CB071229

Cirurgia Laparoscópica Ilustrada
Bases Técnicas

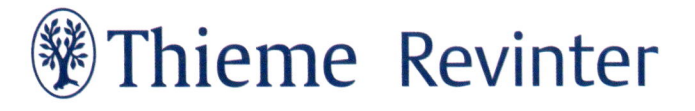

Thieme Revinter

Cirurgia Laparoscópica Ilustrada
Bases Técnicas

Renan Silva Couto
Formado em Medicina pela Universidade Federal do Estado do Rio de Janeiro (UNIRIO)
Residência Médica em Cirurgia Geral na Universidade Federal do Rio de Janeiro (UFRJ)
Residência Médica em Coloproctologia no Hospital Naval Marcílio Dias (HNMD), RJ
Mestre em Técnicas Videoassistidas e Minimamente Invasivas pela UNIRIO
Coordenador do Serviço de Coloproctologia do Hospital Santo Antônio, RS

Rossano Kepler Alvim Fiorelli
Professor Titular e Chefe do Departamento de Cirurgia Geral e Especializada da Universidade Federal do Estado do Rio de Janeiro (UNIRIO)
Coordenador do Programa de Pós-Graduação em Medicina da UNIRIO
Professor Titular de Clínica Cirúrgica da Universidade de Vassouras, RJ
Professor de Clínica Cirúrgica da Universidade Estácio de Sá, RJ
Membro Titular da Academia Nacional de Medicina

Thieme
Rio de Janeiro • Stuttgart • New York • Delhi

Dados Internacionais de Catalogação na Publicação (CIP)

C871c

Couto, Renan Silva
  Cirurgia Laparoscópica Ilustrada: Bases Técnicas / Renan Silva Couto & Rossano Kepler Alvim Fiorelli. – 1. Ed. – Rio de Janeiro – RJ: Thieme Revinter Publicações, 2021.

  314 p.: il; 21 x 28 cm.
  Inclui Índice Remissivo e Bibliografia.
  ISBN 978-65-5572-014-3
  eISBN 978-65-5572-015-0

  1. Cirurgia Laparoscópica. I. Florelli, Rossano Kepler Alvim. II. Título.

CDD: 617.5
CDU: 617.555

Contato com o autor:
Renan Silva Couto
renanscouto@yahoo.com.br

Nota: O conhecimento médico está em constante evolução. À medida que a pesquisa e a experiência clínica ampliam o nosso saber, pode ser necessário alterar os métodos de tratamento e medicação. Os autores e editores deste material consultaram fontes tidas como confiáveis, a fim de fornecer informações completas e de acordo com os padrões aceitos no momento da publicação. No entanto, em vista da possibilidade de erro humano por parte dos autores, dos editores ou da casa editorial que traz à luz este trabalho, ou ainda de alterações no conhecimento médico, nem os autores, nem os editores, nem a casa editorial, nem qualquer outra parte que se tenha envolvido na elaboração deste material garantem que as informações aqui contidas sejam totalmente precisas ou completas; tampouco se responsabilizam por quaisquer erros ou omissões ou pelos resultados obtidos em consequência do uso de tais informações. É aconselhável que os leitores confirmem em outras fontes as informações aqui contidas. Sugere-se, por exemplo, que verifiquem a bula de cada medicamento que pretendam administrar, a fim de certificar-se de que as informações contidas nesta publicação são precisas e de que não houve mudanças na dose recomendada ou nas contraindicações. Esta recomendação é especialmente importante no caso de medicamentos novos ou pouco utilizados. Alguns dos nomes de produtos, patentes e design a que nos referimos neste livro são, na verdade, marcas registradas ou nomes protegidos pela legislação referente à propriedade intelectual, ainda que nem sempre o texto faça menção específica a esse fato. Portanto, a ocorrência de um nome sem a designação de sua propriedade não deve ser interpretada como uma indicação, por parte da editora, de que ele se encontra em domínio público.

© 2021 Thieme
Todos os direitos reservados.
Rua do Matoso, 170, Tijuca
20270-135, Rio de Janeiro – RJ, Brasil
http://www.ThiemeRevinter.com.br

Thieme Medical Publishers
http://www.thieme.com

Capa: Thieme Revinter Publicações Ltda.

Impresso no Brasil por BMF Gráfica e Editora Ltda.
5 4 3 2 1
ISBN 978-65-5572-014-3

Também disponível como eBook:
eISBN 978-65-5572-015-0

Todos os direitos reservados. Nenhuma parte desta publicação poderá ser reproduzida ou transmitida por nenhum meio, impresso, eletrônico ou mecânico, incluindo fotocópia, gravação ou qualquer outro tipo de sistema de armazenamento e transmissão de informação, sem prévia autorização por escrito.

EPÍGRAFO

"At a given instant everything the surgeon knows suddenly becomes important to the solution of the problem. You can't do it an hour later, or tomorrow. Nor can you go to the library and look it up."

"Em um dado instante, tudo o que o cirurgião sabe de repente se torna importante para a solução do problema. Você não pode fazer isso uma hora depois, ou amanhã. Você também não pode ir à biblioteca e pesquisar."

John W. Kirklin
(tradução nossa)

DEDICATÓRIA

Divido esta conquista com minha esposa e companheira. Aqui registro minha admiração, e agradeço toda a paciência, amor e carinho recebidos. O exercício diário de convivência ao seu lado engrandece-me e dignifica minha alma.

Aos meus pais, minha eterna gratidão. Este livro concretiza o vosso esforço e essas palavras representam a homenagem merecida e até hoje ocultada por minha timidez.

Meu irmão, mais uma vez obrigado por acreditar. Sua fé em mim estimula-me a ir além.

Por fim, honro a Deus, meu Protetor e minha Luz.

Renan Silva Couto

AGRADECIMENTO

Agradeço ao Programa de Pós-Graduação em Medicina – Mestrado Profissional em Técnicas Vídeoassistidas e Minimamente Invasivas – da Escola de Medicina e Cirurgia da Universidade Federal do Estado do Rio de Janeiro pela oportunidade recebida e apoio institucional na elaboração desta obra.

Agradeço ainda ao Hospital Universitário Gafrée e Guinle e todos os seus profissionais pelo acolhimento sempre carinhoso. Nos seus corredores e enfermarias aprendi a bela arte da medicina e nele completo mais uma etapa da minha vida. Como diz a máxima: o bom filho à casa torna.

Renan Silva Couto

PREFÁCIO

É fato notório o quanto a ciência evoluiu nos últimos anos, mas apesar dos incontestáveis benefícios da medicina genômica, proteinômica, da vídeocirurgia, da cirurgia pelos orifícios naturais (NOTES), da cirurgia robótica e da telemedicina, jamais devemos nos esquecer que a profissão médica deve ser exercida com humanismo.

No que se refere à cirurgia, são imensuráveis os avanços das técnicas utilizando pequenas incisões ou orifícios denominados portais e através destes acrescidos uma ampla iluminação que permite uma clara visão dos campos cirúrgicos, muitas vezes difíceis na cirurgia convencional.

A presente obra do Dr. Renan Couto e do Prof. Rossano Fiorelli é de grande valia não só para os que iniciam na videocirurgia como também para os cirurgiões experientes na cirurgia convencional.

No presente trabalho os autores descrevem minuciosamente e com clareza não somente o instrumental moderno utilizado na laparoscopia, incluindo suas aplicações na maioria dos atos cirúrgicos, mas todos os aspectos básicos envolvendo este método operatório.

Merece realce a riqueza da documentação iconográfica que valoriza ainda mais a excelente obra dos autores, que ao nosso ver serve de leitura obrigatória a todos aqueles que se dedicam à ciência e à arte de operar, pois além do aspecto científico, nunca é demais lembrar do poeta Virgilio que 400 anos a.C. afirmou que o trabalho persistente vence tudo.

Portanto, efusivas felicitações ao Prof. Rossano Fiorelli que é Professor Titular e Chefe do Departamento de Cirurgia da UNIRIO, e a seu discípulo Dr. Renan Couto.

Pietro Novellino
Professor Emérito do Departamento de Cirurgia Geral e Especializada e
Ex-Reitor da Universidade Federal do Estado do Rio de Janeiro (UNIRIO)
Professor Titular de Clínica Cirúrgica da Universidade de Vassouras,
da Universidade Estácio de Sá e da Faculdade de Medicina Souza Marques
Membro Titular e Ex-Presidente da Academia Nacional de Medicina

COLABORADORES

AGOSTINHO MANUEL DA SILVA ASCENÇÃO
Professor Titular do Departamento de Cirurgia Geral e Especializada da Universidade Federal do Estado do Rio de Janeiro (UNIRIO)
Professor do Curso de Mestrado Profissional em Técnicas Videoassistidas e Minimamente Invasivas da UNIRIO
Professor de Clínica Cirúrgica da Universidade Estácio de Sá, RJ

ANDRÉ GUILHERME LAGRECA DA COSTA CAVALCANTI
Professor Adjunto do Departamento de Cirurgia Geral e Especializada da Universidade Federal do Estado do Rio de Janeiro (UNIRIO)
Professor do Curso de Mestrado Profissional em Técnicas Videoassistidas e Minimamente Invasivas da UNIRIO

ANTONIO CARLOS RIBEIRO GARRIDO IGLESIAS
Professor Titular do Departamento de Cirurgia Geral e Especializada da Universidade Federal do Estado do Rio de Janeiro (UNIRIO)
Professor do Curso de Mestrado Profissional em Técnicas Videoassistidas e Minimamente Invasivas da UNIRIO

CAMILA RODRIGUES DE ALMEIDA
Professora Adjunta dos Departamentos de Morfologia e de Cirurgia Geral e Especializada da Universidade Federal do Estado do Rio de Janeiro (UNIRIO)

FERNANDA CAMPOS DA SILVA
Professora Adjunta do Departamento de Cirurgia Geral e Especializada da Universidade Federal do Estado do Rio de Janeiro (UNIRIO)
Professora do Curso de Mestrado Profissional em Técnicas Videoassistidas e Minimamente Invasivas da UNIRIO

FERNANDO ATHAYDE VELOSO MADUREIRA
Professor Adjunto do Departamento de Cirurgia Geral e Especializada da Universidade Federal do Estado do Rio de Janeiro (UNIRIO)
Professor do Curso de Mestrado Profissional em Técnicas Videoassistidas e Minimamente Invasivas da UNIRIO

HENRIQUE NEUBARTH PHILLIPS
Mestre em Técnicas Videoassistidas e Minimamente Invasivas da UNIRIO
Professor de Clínica Cirúrgica da Universidade Estácio de Sá, RJ

MARIA RIBEIRO SANTOS MORARD
Professora-Associada do Departamento de Cirurgia Geral e Especializada da Universidade Federal do Estado do Rio de Janeiro (UNIRIO)
Coordenadora do Curso de Mestrado Profissional em Técnicas Videoassistidas e Minimamente Invasivas da UNIRIO
Professora de Clínica Cirúrgica da Universidade Estácio de Sá, RJ

MAURÍCIO SZUCHMACHER, MD, FACS, FSVS
Division of Vascular Surgery, Mather Hospital/Northwel Health and St. Charles Hospital/Catholic Health Sistem – Port Jefferson, New York – EUA
Division of Vascular Surgery, Peconic Bay Medical Center/Northwel Health – Riverhead and St. Catherine of Sienna Hospital/Catholic Health Sistem – Smithtown, New York – EUA
Fellow of the American College of Surgeons
Fellow of the Society for Vascular Surgery

PEDRO EDER PORTARI FILHO
Professor Adjunto do Departamento de Cirurgia Geral e Especializada da Universidade Federal do Estado do Rio de Janeiro (UNIRIO)
Professor do Curso de Mestrado Profissional em Técnicas Videoassistidas e Minimamente Invasivas da UNIRIO
Professor de Clínica Cirúrgica da Universidade Estácio de Sá, RJ

RHYCKTIELLE GLADYSMANN FERRER CARNEIRO COUTO
Formada em Medicina pela Universidade Federal do Estado do Rio de Janeiro (UNIRIO)
Residência Médica em Ginecologia e Obstetrícia na Universidade Federal do Rio de Janeiro (UFRJ)

RICARDO CAVALCANTI RIBEIRO
Professor Adjunto do Departamento de Cirurgia Geral e Especializada da Universidade Federal do Estado do Rio de Janeiro (UNIRIO)
Professor do Curso de Mestrado Profissional em Técnicas Videoassistidas e Minimamente Invasivas da UNIRIO

RICARDO ZORRÓN
Director of Center for Innovative Surgery, Charité Universitatsmedizin, Berlin, Germany
Head of Department of Bariatric and metabolic Surgery, Ernest Von Bergmann Klinikum Potsdam, Germany
Professor Colaborador do Curso de Mestrado Profissional em Técnicas Videoassistidas e Minimamente Invasivas da UNIRIO

STÊNIO KARLOS ALVIM FIORELLI
Professor adjunto do Departamento de Cirurgia Geral e Especializada da Universidade Federal do Estado do Rio de Janeiro (UNIRIO)
Professor do Curso de Mestrado Profissional em Ciências Aplicadas em Saúde da Universidade de Vassouras, RJ
Professor de Clínica Cirúrgica da Universidade Estácio de Sá, RJ

SUMÁRIO

1 RACK CIRÚRGICO E SEUS COMPONENTES 1
Renan Silva Couto ▪ Stênio Karlos Alvim Fiorelli ▪ Rossano Kepler Alvim Fiorelli

2 INSTRUMENTAL 19
Renan Silva Couto ▪ Rhycktielle Gladysmann Ferrer Carneiro Couto ▪ Agostinho Manuel da Silva Ascenção

3 POSICIONAMENTO DO PACIENTE E MESA CIRÚRGICA 53
Renan Silva Couto ▪ Rhycktielle Gladysmann Ferrer Carneiro Couto ▪ Pedro Eder Portari Filho

4 ORGANIZAÇÃO DO CAMPO OPERATÓRIO 65
Renan Silva Couto ▪ Maria Ribeiro Santos Morard ▪ Rossano Kepler Alvim Fiorelli

5 ACESSO À CAVIDADE ABDOMINAL E PRIMEIRA PUNÇÃO 83
Renan Silva Couto ▪ Camila Rodrigues de Almeida ▪ André Guilherme Lagreca da Costa Cavalcanti

6 PUNÇÕES REMANESCENTES E POSICIONAMENTO DOS PORTAIS 101
Renan Silva Couto ▪ Rhycktielle Gladysmann Ferrer Carneiro Couto ▪ Antonio Carlos Ribeiro Garrido Iglesias

7 PRINCÍPIOS DE MANUSEIO DO LAPAROSCÓPIO E CAMPO VISUAL 119
Renan Silva Couto ▪ Fernando Athayde Veloso Madureira ▪ Rossano Kepler Alvim Fiorelli

8 HEMOSTASIA CIRÚRGICA E APROXIMAÇÃO DE TECIDOS 133
Renan Silva Couto ▪ Rhycktielle Gladysmann Ferrer Carneiro Couto ▪ Maurício Szuchmacher
Rossano Kepler Alvim Fiorelli

9 DRENAGEM CIRÚRGICA 201
Renan Silva Couto ▪ Pedro Eder Portari Filho ▪ Agostinho Manuel da Silva Ascenção

10 RETIRADA DE PEÇAS CIRÚRGICAS 215
Renan Silva Couto ▪ Rhycktielle Gladysmann Ferrer Carneiro Couto
Maria Ribeiro Santos Morard ▪ Fernanda Campos da Silva

**11 RETIRADA DOS TROCARTES, DESINFLAÇÃO DO PNEUMOPERITÔNIO
E FECHAMENTO DA PAREDE ABDOMINAL** 231
Renan Silva Couto ▪ Fernando Athayde Veloso Madureira ▪ Rossano Kepler Alvim Fiorelli

12 REPROCESSAMENTO E CUIDADOS GERAIS COM OS MATERIAIS 251
Renan Silva Couto ▪ Rhycktielle Gladysmann Ferrer Carneiro Couto ▪ Ricardo Cavalcanti Ribeiro

13 DIFICULDADES, CONTRATEMPOS E COMPLICAÇÕES 263
Renan Silva Couto ▪ Henrique Neubarth Phillips ▪ Ricardo Zorrón

REFERÊNCIAS BIBLIOGRÁFICAS 277

ÍNDICE REMISSIVO 281

RACK CIRÚRGICO E SEUS COMPONENTES

CAPÍTULO 1

Renan Silva Couto ▪ Stênio Karlos Alvim Fiorelli ▪ Rossano Kepler Alvim Fiorelli

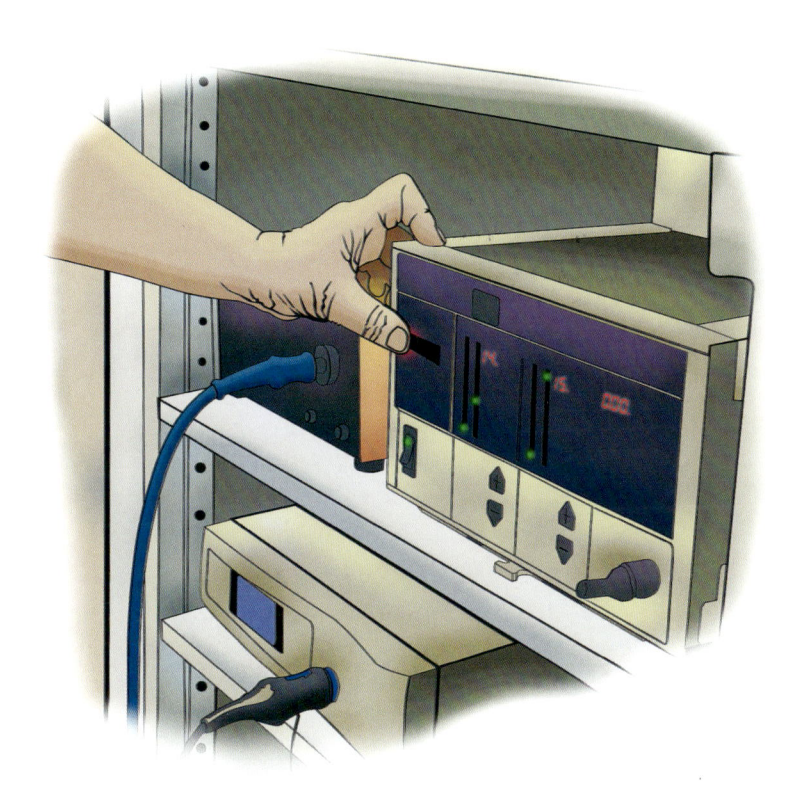

A cirurgia laparoscópica já é método consolidado no meio cirúrgico e segue em expansão em quase todas as especialidades. Embora exista maior dificuldade técnica inicial, com maior curva de aprendizado, os benefícios evidentes como rápido retorno do paciente às atividades cotidianas, menor dor pós-operatória e melhor qualidade estética, estimulam os cirurgiões a evoluírem tecnicamente nesta área.

CIRURGIA CONVENCIONAL × CIRURGIA LAPAROSCÓPICA

A cirurgia convencional é caracterizada por grandes incisões, exposição ampla das vísceras abdominais, adequada iluminação por focos cirúrgicos e intervenção sob visão direta das estruturas. Tal paradigma foi totalmente modificado pela cirurgia laparoscópica, que introduziu novos conceitos e exigiu adaptações (Fig. 1-1).

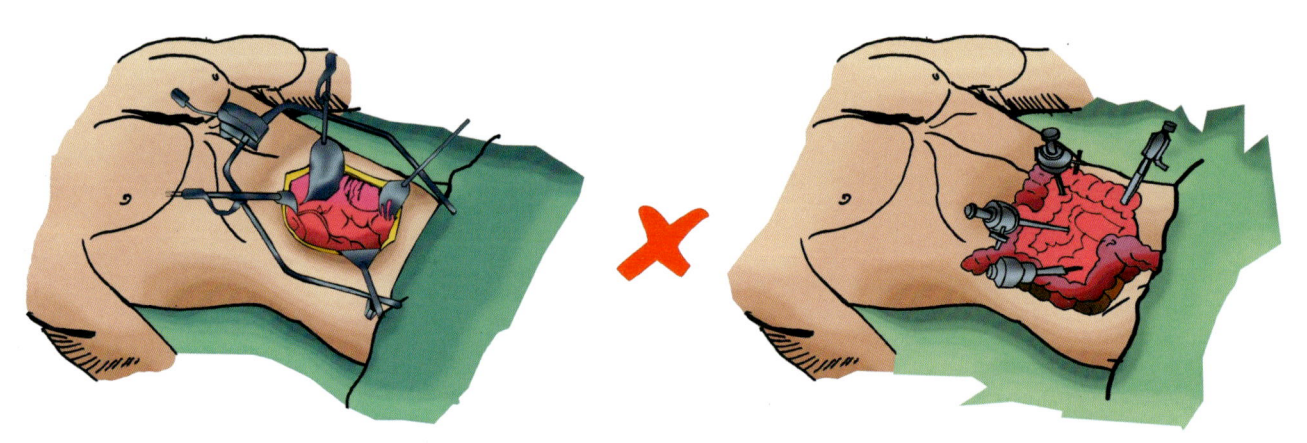

Fig. 1-1. Representação comparativa entre a cirurgia convencional e a laparoscopia.

▶ Incisões e Instrumental

Na laparoscopia, as incisões extensas foram substituídas por incisões mínimas, por onde são introduzidos instrumentos específicos.

Tais instrumentos levam à perda da sensibilidade tátil outrora sentida pelo cirurgião na cirurgia tradicional e causa maior dificuldade técnica inicial para o operador em curva de aprendizado, porém, permitem movimentos e ações mais delicadas e precisas.

> **SAIBA MAIS**
>
> **EFEITO FULCRO**
> Na laparoscopia os instrumentos movimentam-se em um ponto fixo à parede abdominal, causando movimentos inversos paradoxais à movimentação pelo examinador, fenômeno conhecido como efeito Fulcro (Fig. 1-2). Ademais, a movimentação desses instrumentos, especialmente, de suas extremidades funcionais, é restrita se comparada à movimentação do punho humano, limitação contornada na cirurgia robótica.

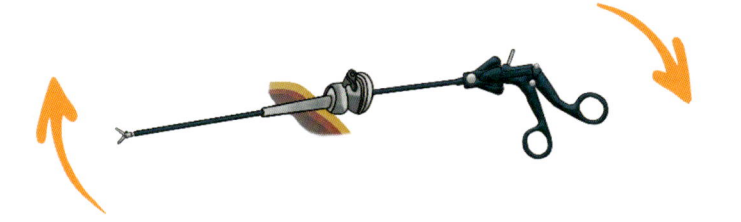

Fig. 1-2. Movimento conhecido com efeito fulcro.

▶ Exposição do Campo Operatório

A cavidade peritoneal é em realidade um espaço virtual, vedado ao meio externo. Seu acesso se dá por incisões extensas na cirurgia convencional ou por acesso indireto por meio de distensão da cavidade com gás carbônico, e afastamento artificial da parede abdominal anterior das vísceras intra-abdominais, tornando o espaço inicialmente virtual em um espaço real, permitindo a atuação do cirurgião (Fig. 1-3).

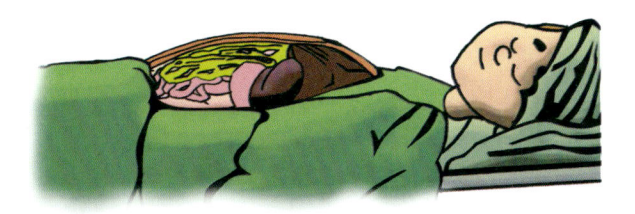

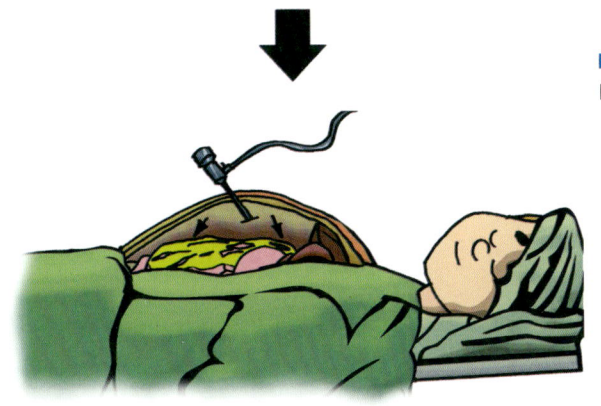

Fig, 1-3. Representação do pneumoperitônio.

▶ Visão do Campo Operatório

A visão do campo operatório na laparoscopia é realizada de forma indireta por meio da captação de imagens por equipamentos específicos introduzidos pelos portais, transmissão e exibição em uma tela de monitor (Fig. 1-4).

A observação direta e tridimensional da visão humana é substituída pela visão bidimensional de microcâmeras; entretanto, os detalhes nem sempre aparentes na cirurgia convencional se tornam mais nítidos com melhor análise anatômica.

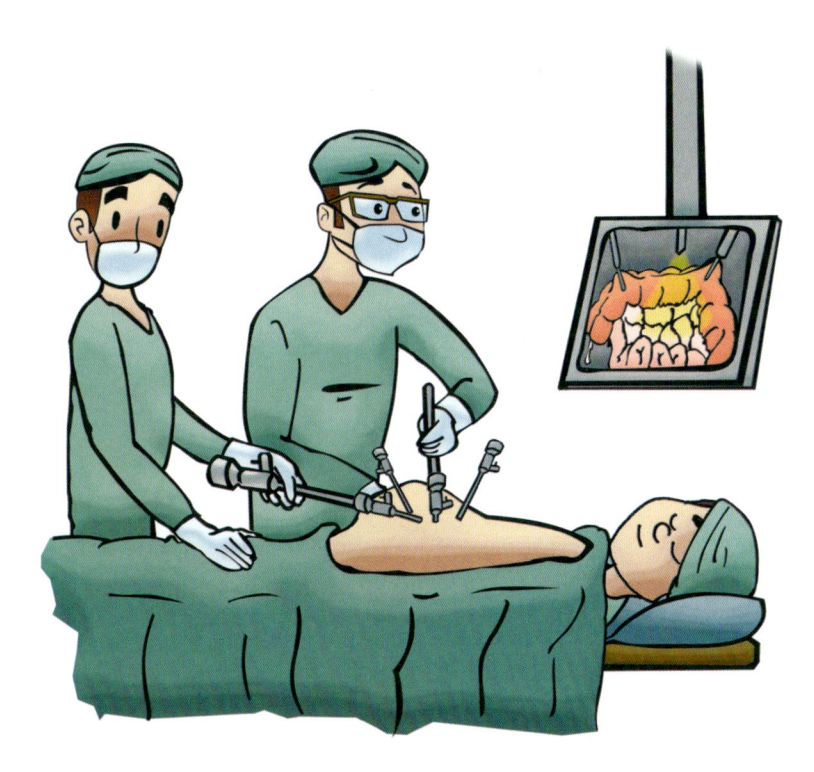

Fig. 1-4. Representação da visão do campo operatório na laparoscopia.

▶ Iluminação do Campo Operatório

A iluminação do campo operatório na laparoscopia não pode ser realizada pelos tradicionais focos cirúrgicos pois não há exposição direta das vísceras. Portanto, é necessário um sistema de iluminação específico que produza e direcione a luz à cavidade abdominal através dos portais, respeitando as particularidades do método (Fig. 1-5).

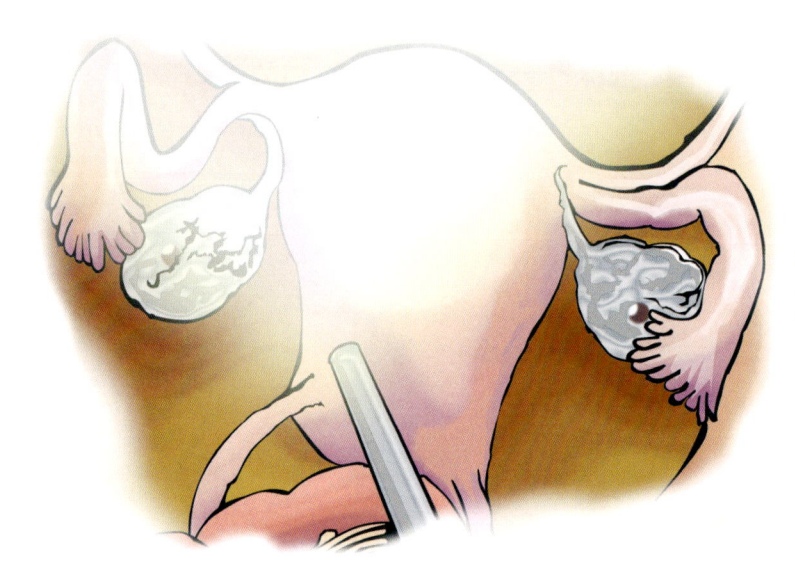

Fig. 1-5. Representação da iluminação do campo operatório na laparoscopia.

RACK CIRÚRGICO E SEUS COMPONENTES

A seguir serão descritos o *rack* cirúrgico e seus componentes. O objetivo é fornecer uma visão geral sobre cada um, sua função e características gerais. Detalhes sobre seu uso e manuseio serão mais bem abordados em capítulos subsequentes.

▶ Sistema de Vídeo: Captação, Transmissão e Exibição da Imagem

A realização de procedimentos laparoscópicos requer a realização de pequenas incisões pelas quais são introduzidos os instrumentos que indiretamente permitem a captação das imagens e manipulação dos tecidos. Essas imagens são, então, transmitidas a um monitor e exibidas, permitindo a intervenção proposta.

Constituem esse sistema de captação e reprodução de imagem: microcâmera, processador de imagem, monitor e laparoscópio.

Componentes:

- Microcâmera.
- Processador de imagem.
- Monitor.
- Laparoscópio.

Microcâmera (ou Cabeçote de Câmera)

A microcâmera é o equipamento responsável pela captação da imagem e sua transformação em sinal eletrônico (Fig. 1-6).

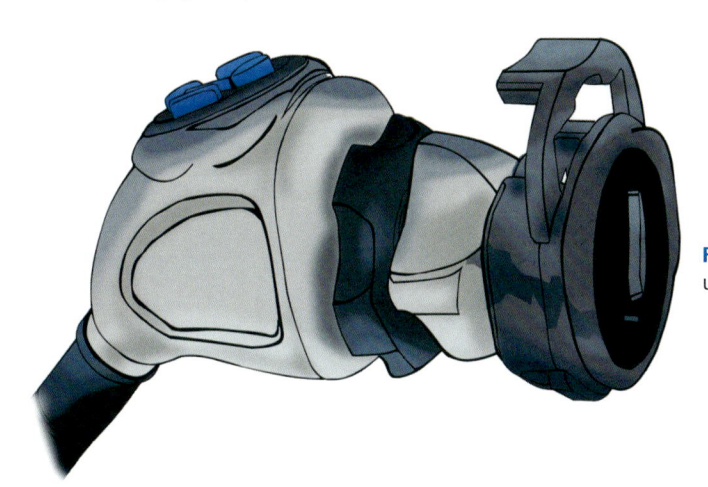

Fig. 1-6. Representação de uma microcâmera.

Funcionamento da Microcâmera

A transmissão da imagem em sinal eletrônico ocorre por ação de circuitos integrados (*chips*), sensores de captura de imagem.

Os CCD's são constituídos por milhares de *pixels*, fotocélulas que estimuladas pela luz geram corrente elétrica. Essa corrente será transformada pela processadora de imagem, com remontagem das imagens e transmissão ao monitor. Em essência, cada *pixel* é responsável por uma fração da imagem. Logo, quanto maior a quantidade de *pixels* e *chips*, maior será a resolução da microcâmera e qualidade da imagem. Tais *chips* foram absolutos desde o início da laparoscopia no Brasil, porém, com a nova geração de *chips* CMOS houve aumento da velocidade de processamento, redução do ruído na imagem e superaquecimento, incômodos indesejados. Assim sendo, a tecnologia CMOS vem paulatinamente dominando o mercado nacional.

A maior parte das microcâmeras existentes atualmente são constituídas por três *chips*. Inicialmente a luz passa por um prisma onde é decomposta em seus três componentes primários (vermelho, verde e azul), sendo cada um desviado para um *chip*. O resultado são imagens mais nítidas, com cores mais fiéis e maior sensibilidade a baixas luminosidades, comparadas com os modelos de um único *chip*, em que um filtro era disposto na frente do referido *chip* e promovia a separação da luz.

Aspectos Técnicos

As microcâmeras estão disponíveis sob diferentes formas e fabricantes, entretanto, todas apresentam componentes comuns como o acoplador ao laparoscópio, ocular, anel focador e controles diversos, que permitem em sua maioria a realização de *zoom*, controle do branco e/ou outros mais. Acoplado ao corpo há ainda um cabo elétrico que deverá ser conectado ao processador de imagem (Fig. 1-7).

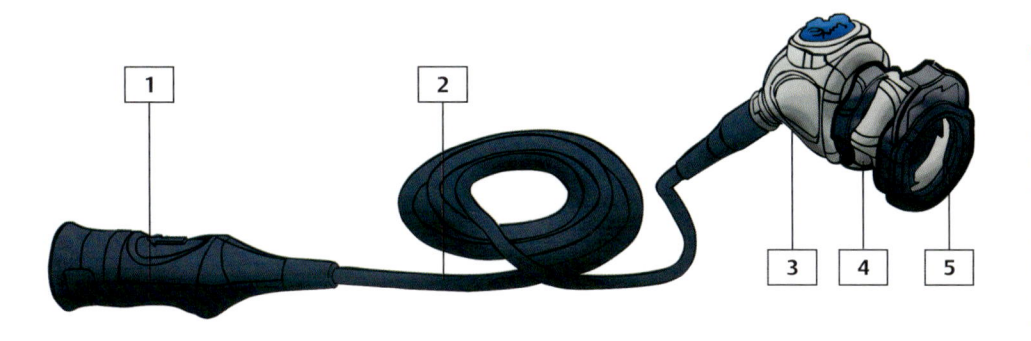

Fig. 1-7. Visão geral de uma microcâmera e seus componentes. *1.* Conector do cabo: conecta a cabeça da microcâmera à processadora de imagem. *2.* Cabo da câmera. *3.* Cabeça da câmera: captura imagens fotográficas e de vídeo, fornece controles e conecta-se ao acoplador de foco. *4.* Anel de controle do foco. *5.* Acoplador do laparoscópio.

Processador de Imagem

É a unidade de controle que recebe o sinal eletrônico emitido pelas microcâmeras e o transmite ao monitor para exibição das imagens (Fig. 1-8).

A maioria dos processadores do mercado possuem perfis pré-configurados para diferentes especialidades. Saber utilizar esses perfis é importantíssimo, seja para equipe de engenharia, enfermagem ou a própria equipe cirúrgica. A tecnologia está disponível, mas poucos realmente conseguem tirar o máximo dela.

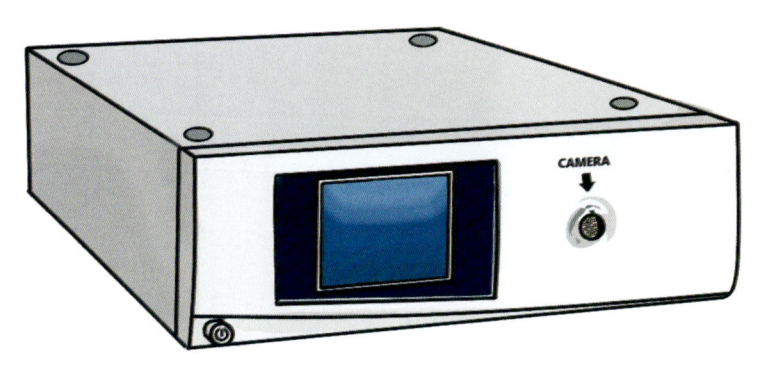

Fig. 1-8. Representação de um processador de imagem.

Aspectos Técnicos

São equipamentos de manuseio simples que apresentam em seu painel dianteiro conector para o cabo da microcâmera, botões para controle diversos e um visor (*touchscreen* nos modelos mais recentes).

Os recursos dos processadores de imagem são semelhantes nos mais diversos aparelhos. Existem controles de *zoom*, controle do branco e outros mais conforme o aparelho, incluindo, seleção de configurações de especialidades cirúrgicas que otimizam a câmera para melhor desempenho em vários procedimentos cirúrgicos específicos.

O painel traseiro fornece portas para monitores de vídeo, gravadores e/ou outros aparelhos mais. Nesse contexto, vale enfatizar que as saídas digitais mais comuns atualmente são a DVI, SDI e 3G-SDI, sendo a primeira a saída com entrega da imagem de melhor qualidade. Algumas marcas entregam ainda possibilidade gravação em *pendrive* na processadora da microcâmera, recurso extremamente útil nos dias atuais (Fig. 1-9).

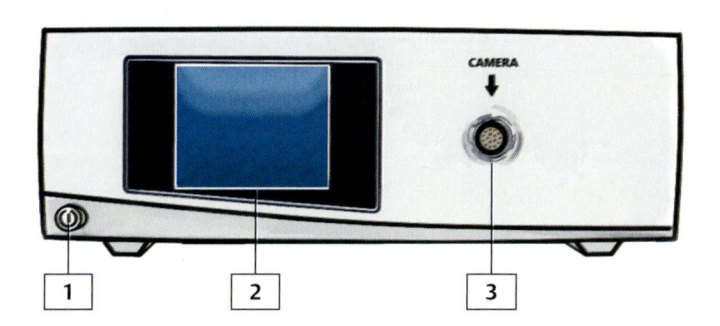

Fig. 1-9. Visão geral do painel dianteiro de um processador de imagem: *1.* botão liga/desliga; *2.* tela sensível ao toque que permite navegar por diferentes opções de controle da câmera e ajuste das configurações do sistema. *3.* Conector.

RACK CIRÚRGICO E SEUS COMPONENTES 7

> **SAIBA MAIS**
>
> **CONTROLE DO BRANCO (OU *WHITE BALANCE*)**
> O controle do branco (ou *white balance*) é considerado um dos aspectos técnicos mais importantes para a laparoscopia. Basicamente, trata-se da calibragem da câmera usando a luz branca como referência para o ajuste das demais cores. Ele visa criar uma correspondência correta, harmoniosa e fiel entre as cores reais do ambiente e as cores que irão aparecer no monitor. O controle de branco é assim chamado porque quando é definido para a câmera o que deve ser tratado como branco na imagem, as outras cores são automaticamente corrigidas. Maiores detalhes serão abordados em capítulos subsequentes.

Monitor Grau Médico

São os equipamentos responsáveis por exibir as imagens capturadas pelas microcâmeras. Assemelham-se aos monitores de computadores pessoais e televisores, porém são dotados de inúmeras características ímpares que os distinguem e os tornam ideais para a aplicação médica. Além da alta resolução possuem mecanismos para controle de interferência e proteção (Fig. 1-10).

Cada tonalidade tem seu papel em construir a imagem mais real possível, permitindo que cirurgião possa tomar as melhores decisões durante o procedimento. Tais monitores são capazes de diferenciar *nuances* das mais diversas tonalidades, destacando-se o vermelho. A quantidade de tons de vermelho exibidos por eles é muito maior do que em monitores domésticos, desde os tons mais claros e rosados aos mais escuros. Quando há muito sangue na cavidade, roubando luz e colorindo toda a anatomia ao redor, é a capacidade desses supermonitores de diferenciar essas pequenas nuances que pode ser decisiva nas ações do cirurgião, ajudando literalmente a salvar vidas.

Os monitores de grau médico possuem ainda carcaças blindadas magneticamente contra ruídos indesejáveis na rede e no sinal de imagem, evitando interferência pelos demais equipamentos presentes na sala operatória.

Adicionalmente, o ângulo de visão desses equipamentos e de 178°. Isso significa dizer que quando estão diante de monitores de grau médico, os cirurgiões podem posicionar-se como desejarem que continuarão vendo a melhor imagem. Todos na sala cirúrgica conseguem ter uma excelente imagem, mesmo posicionados lateralmente à tela.

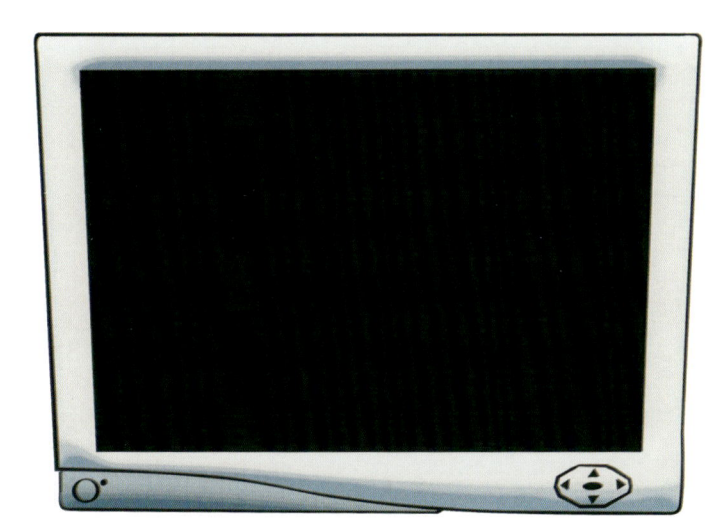

Fig. 1-10. Representação de um monitor grau médico.

> **SAIBA MAIS**
>
> **RESOLUÇÃO DA IMAGEM**
> A definição de uma imagem é definida pela qualidade e nitidez que a mesma é transmitida. Portanto, afirmar que um monitor é de alta definição significa dizer que é capaz de exibir imagens de alta qualidade e nitidez. Resumidamente, as telas digitais utilizam três pontos que emitem as luzes verde, vermelha e azul, para que juntas consigam formar as milhares de cores desejadas. A união destes três pontos é responsável pela formação do famoso *pixel*, e a união dos *pixels* forma a imagem que será transmitida. Em essência cada *pixel* é responsável por uma fração da imagem. Logo, quanto maior a quantidade de *pixels*, melhores serão a resolução do monitor e a qualidade da imagem exibida.
> A qualidade da imagem também está relacionada com a associação da resolução ao tamanho dos monitores (em polegadas). Mais importante que a quantidade absoluta de *pixels* é a quantidade de *pixels* em cada polegada, ou seja, a densidade de *pixels*. Entretanto, esse detalhe é minimizado em razão da fabricação de monitores com dimensões adequadas à resolução.
> Adiante seguem os tipos de resoluções mais comuns em ordem crescente de qualidade de imagem:
>
> - SD: 640 × 480 pixels.
> - HD: 1.280 × 720 pixels.
> - Full HD: 1.920 × 1.080 pixels.
> - Ultra HD: 4 K 3.840 × 2.160 pixels 8 K 7.680 × 4.320 pixels.
>
> Atualmente, os tamanhos mais comprados são de 24 e 26 polegadas, porém, com o aumento gradativo da tecnologia 4 K chegando ao setor, a tendência é que as telas aumentem de tamanho, assim como acontece com o mercado de celulares e smart TVs. E tão importante quanto o tamanho dos monitores é dimensionar a quantidade de monitores de uma sala cirúrgica de vídeo. Procedimentos mais complexos, nos quais dois ou mais cirurgiões atuam ativamente em diferentes tempos cirúrgicos, necessitam do uso de dois, e, por vezes, três monitores espalhados pela sala ou pendurados em braços aéreos. Permitir que os cirurgiões operem de frente para suas telas de alta resolução, sem riscos de lesões no pescoço ou articulações do braço, torna a sala cirúrgica mais segura para o paciente e para as equipes.
> É preciso enfatizar que, em termos práticos, a exibição de imagens de alta definição exige a captação de imagens de alta definição, logicamente, um monitor de alta definição para funcionar plenamente exige a captação de imagens por uma microcâmera de alta definição.

Laparoscópio (ou Ótica)

Muitas especialidades nomeiam seus endoscópios, de acordo com sua utilização, tais como: histeroscópio, nefroscópio e laparoscópio (a laparoscopia não é diferente).

Todos possuem óticas rígidas ou semirrígidas construídas em aço inox, lentes em forma de bastão e fibra ótica incorporada, que permitem e promovem, de forma simplista, a ampliação das imagens captadas pela microcâmera (Fig. 1-11).

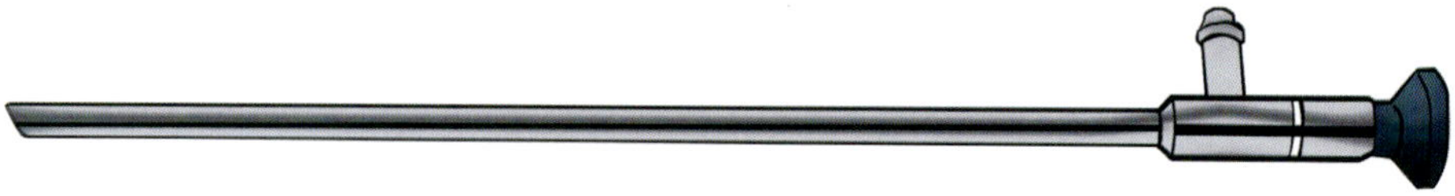

Fig. 1-11. Representação de um laparoscópio.

Aspectos Técnicos

Externamente, os laparoscópios são tubos metálicos que possuem em sua extremidade proximal uma peça circular para acoplamento à microcâmera. Próximo a essa peça e em posição perpendicular encontra-se o conector com o sistema de iluminação, de padrão universal.

Variam quanto ao comprimento, diâmetro e angulação, aspectos que serão mais bem abordados em capítulo subsequente *(Cap. 7: Princípios de manuseio do laparoscópio e campo visual)*.

FIQUE DE OLHO

GRAVADOR CIRÚRGICO

A documentação dos procedimentos laparoscópicos é facilitada pela existência de gravadores de imagem que permitem o arquivamento e a documentação das cirurgias. Tais equipamentos são independentes ou componentes integrados do processador de imagem e permitem o arquivamento e o registro dos procedimentos nas mais diversas formas de mídia e formatos, conforme as características de cada modelo (Fig. 1-12). Atualmente ótimos equipamentos de grau médico estão disponíveis no mercado. São opções de máquinas que, além de gravar fotos e vídeos em FullHD, indexam informações de pacientes, médicos, procedimentos e demais dados, disponibilizando em diversos formatos como DICOM e com exportação via PACS, em *blu-ray*, *pendrive* e/ou HD externo. Algumas marcas permitem ainda integração com outros equipamentos e controlam todos os equipamentos do sistema de videolaparoscopia e até permitem transmissão ao vivo, via nuvem.

É importante ressaltar que o registro não só ajuda no aperfeiçoamento e no ensino da técnica em relação à cirurgia convencional como também é prova documental objetiva a favor do cirurgião em disputas judiciais, cada vez mais comuns em nosso meio em razão do número crescente de processos direcionados a médicos e instituições de saúde.

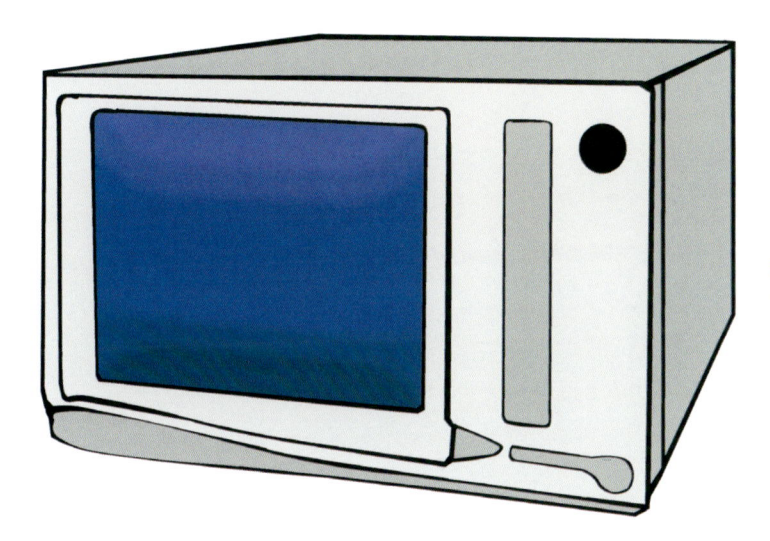

Fig. 1-12. Representação de um gravador.

IMPORTANTE

CIRURGIA LAPAROSCÓPICA EM TRÊS DIMENSÕES

Sistemas de vídeo sofisticados que permitem a captação e a exibição das imagens em três dimensões já estão disponíveis no mercado, entretanto, em razão do alto custo, ainda são de uso limitado e restrito em nosso meio.

Em termos práticos, os equipamentos são semelhantes aos equipamentos habituais. A grande diferença é a necessidade de uso de óculos específicos pela equipe cirúrgica.

Essa tecnologia traz uma série de vantagens, como ampliação dos detalhes anatômicos e imagem tridimensional para toda a equipe, como na visão natural.

Sistema de Iluminação (Geração e Transmissão da Luz)

A cavidade peritoneal e as demais regiões exploradas na laparoscopia são cavidades sem luz própria, que devem ser iluminadas para a realização dos procedimentos. Diferentemente da cirurgia convencional, em que o os focos promovem a iluminação do campo operatório, na cirurgia laparoscópica essa iluminação é oriunda de luz artificial produzida por uma fonte, que é transmitida por um cabo ao laparoscópio.

Componentes:

- Fonte de luz fria.
- Cabo de fibra ótica.

Fonte de Luz Fria

A luz é gerada por lâmpadas presente no interior da fonte de luz (Fig. 1-13). Atualmente a lâmpada de xenônio é a mais utilizada, entretanto, as lâmpadas de LED estão progressivamente ganhando maior espaço no mercado, em razão de maior capacidade de iluminação e vida útil mais elevada. As lâmpadas halógenas, importantes historicamente, estão em desuso e são consideradas obsoletas.

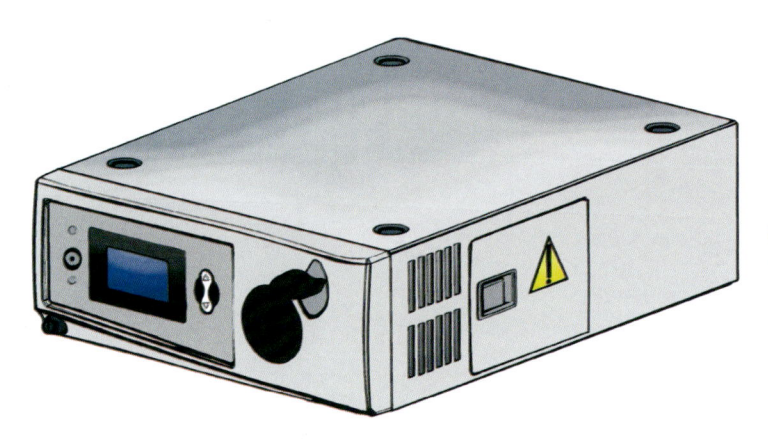

Fig. 1-13. Representação de uma fonte de luz fria.

FIQUE DE OLHO

TEMPERATURA DA COR
A luz é considerada quente ou fria em razão do tom de cor que ela dá ao ambiente, especificamente o campo operatório quando considerada a laparoscopia, e não em razão da temperatura dissipada sob efeito joule na ponta do laparoscópio. A luz quente refere-se a um tom mais avermelhado e luz fria refere-se a um tom mais claro do amarelo ao branco, a cor mais fria. Assim sendo a ponta do laparoscópio deve sempre ser protegida e não dirigida diretamente ao paciente enquanto a luz estiver ligada, visando evitar queimaduras iatrogênicas. O fato de tratar-se de luz fria nada tem a ver com a temperatura dissipada na ponta do laparoscópio.

IMPORTANTE

FONTES HALÓGENAS *VERSUS* XENON *VERSUS* LED
As fontes de luz halógenas foram aquelas utilizadas no início da laparoscopia. Nelas, a temperatura da cor oscila entre 3.200 e 3.600 ºK, emitindo uma luz de pior qualidade, mais avermelhada. Sua duração é ainda muito curta (cerca de 50 h), exigindo trocas frequentes das lâmpadas.
As fontes de luz de xenônio são as mais utilizadas na atualidade e fornecem luz branca de alta qualidade, mais branca, sendo a luz emitida com maior qualidade. Sua lâmpada dura cerca de 500 horas e não queimam abruptamente, ocorrendo redução gradual da intensidade.
A tecnologia LED de alta *performance* é considerada atualmente o estado da arte em sistemas de iluminação e alia a alta intensidade luminosa das lâmpadas de xenon ao alto rendimento, desempenho e durabilidade dos LEDs. Assim como no mercado de consumo geral, a tecnologia LED trouxe maior eficiência luminosa, resultado de menor consumo e maior emissão de luz. A grande vantagem da fonte de LED é a durabilidade do modulo de LED que possui entre 20 e 50 mil horas de vida útil, de acordo com cada fabricante, enquanto a lâmpada de xenon tem somente 500 horas. Tal fato torna o custo de manutenção da fonte de LED muito mais baixo do que a de xenon. Além disso, o custo de aquisição de ambas as fontes já é semelhante, com pequena diferença.
Para procedimentos minimamente invasivos, aspectos como dispersão e concentração luminosa, diâmetro da ótica, tamanho da cavidade e cor da anatomia fazem toda a diferença na hora de escolher a fonte de luz mais adequada. Nesse contexto, a fonte de xenon tem uma qualidade luminosa maior (6.000 × 5.400 °K), porém, a iluminação da fonte de LED é mais uniforme, proporcionando ao cirurgião uma sensação de imagem mais clara.

Aspectos Técnicos

As fontes de luz fria são de manuseio intuitivo. Apresentam em seu painel frontal conexão para acoplamento do cabo de fibra ótica e controles diversos, destacadamente reguladores de intensidade de luz (Fig. 1-14).

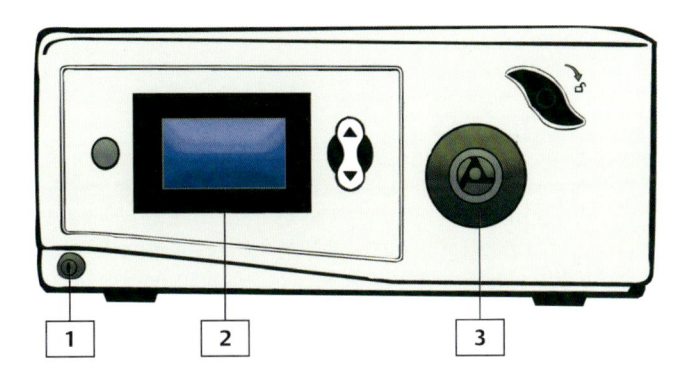

Fig. 1-14. Visão geral do painel de uma fonte de luz fria: *1.* botão liga/desliga; *2.* tela sensível ao toque e botões para controle da intesidade da luz e *stand-by*; *3.* conexão do cabo de fibra ótica.

Cabo de Fibra Ótica

É responsável pela transmissão da luz produzida pela fonte de luz fria ao laparoscópio. Seu interior é formado por fibras óticas extremamente finas e delicadas (Fig. 1-15).

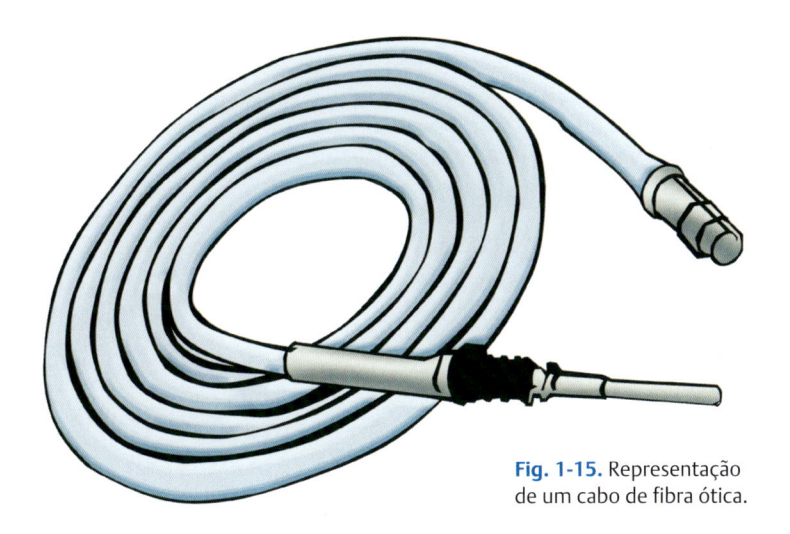

Fig. 1-15. Representação de um cabo de fibra ótica.

Aspectos Técnicos

Os melhores cabos de fibra disponíveis geralmente possuem estruturas internas de proteção contra dobras nas extremidades. Alguns são completamente revestidos, tornando-os mais resistentes aos impactos mecânicos. Todavia, a maior agressão a que são submetidos certamente advém do processo de esterilização.

Os bons cabos também possuem filtro infravermelho e ultravioleta, reduzindo a temperatura na entrada da ótica e evitando aquecimentos desnecessários no sistema de iluminação.

Para fontes mais potentes (como xênon 300 W ou algumas LEDs), deve-se utilizar cabos com diâmetro útil (apenas fibras) mínimo de 4,8 mm.

O comprimento depende muito das clínicas cirúrgicas e tipos de procedimentos e técnicas que cada equipe utiliza, sendo os mais utilizados aqueles com 2,5 e 3 metros de comprimento.

▶ Sistema de Distensão (Formação e Manutenção do Pneumoperitônio)

A cavidade peritoneal é um compartimento virtual, apenas acessado e observado sob realização de afastamento mecânico da parede anterior as vísceras abdominais, técnica em desuso, ou sob distensão gasosa de gás carbônico, o chamado pneumoperitônio.

Componentes:

- Insuflador.
- Tubo/mangueira para insuflação.

Insuflador

Insuflador é o equipamento responsável criação do pneumoperitônio; manutenção do pneumoperitônio durante o procedimento; controle de pressão do gás dentro da cavidade e renovação periódica do gás. Modelos mais atuais, microprocessados, são extremamente eficientes no controle da pressão intra-abdominal determinada pelo cirurgião, mantendo o equilíbrio de pressão do pneumoperitônio estável por insuflação e retirada de gás carbônico de forma altamente eficaz (Fig. 1-16).

Vale dizer que são equipamentos críticos em termos de segurança do paciente, porém, tal fato é frequentemente negligenciado. Visando a prevenção de contaminação do equipamento, sua instalação deveria ocorrer sempre em posição superior à altura da mesa cirúrgica, fato desconhecido por grande parte dos cirurgiões. Assim sendo, em caso de fluxo reverso pela mangueira de gás carbônico, a ação da gravidade dificultaria a chegada de fluidos ao equipamento.

A grande diferença entre os insufladores disponíveis no mercado atualmente corresponde à capacidade de insuflação, geralmente, de 20, 30 e 40 litros/min. Nesse contexto, é preciso associar a tecnologia às complexidades cirúrgicas das equipes. A cirurgia bariátrica, por exemplo, trabalha com abdomes grandes e paredes espessas para sustentar e inflar, enquanto em nefrectomias utiliza-se aspiração frequente para exposição do campo cirúrgico. Nessas situações há necessidade de alta capacidade de insuflação, sendo recomendado o uso de insufladores de 40 litros/min. Em hospitais de baixa complexidade, com realização de procedimentos limitados e mais simples, como colecistectomias e apendicectomias, insufladores de 20 litros/min são, geralmente, suficientes.

Adicionalmente, modelos mais recentes são dotados de sistema capaz de aquecer internamente o gás carbônico, ajudando a evitar a condensação nas lentes do laparoscópio e embaçamento das imagens. Tais sistemas, todavia, são mais eficazes quando associados a acessórios externos de aquecimento.

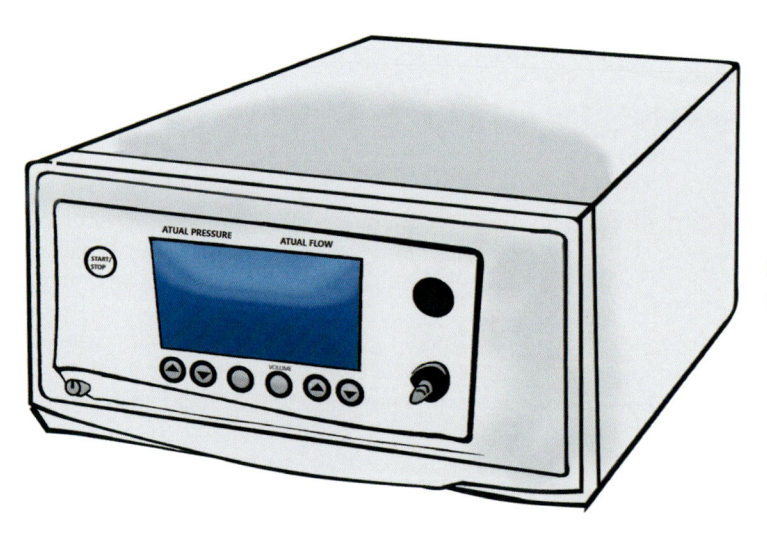

Fig. 1-16. Representação de um insuflador.

Aspectos Técnicos

O painel dianteiro dos insufladores possui controles diversos, como controle de regulação da pressão máxima desejada (mm/Hg), velocidade de insuflação (L/min) e múltiplos indicadores, incluindo a pressão real (mmHg) e quantidade de gás disponível no reservatório, além de conexão para tubos/mangueiras para insufladores (Fig. 1-17).

No painel traseiro encontra-se a conexão para acoplamento de mangueiras de alta pressão que conectam os reservatórios de gás ao aparelho. Essa conexão segue também dois principais padrões diferentes conforme o padrão criado pelas principais produtoras de equipamentos (ditos padrão americano e padrão europeu), conforme já explicado anteriormente.

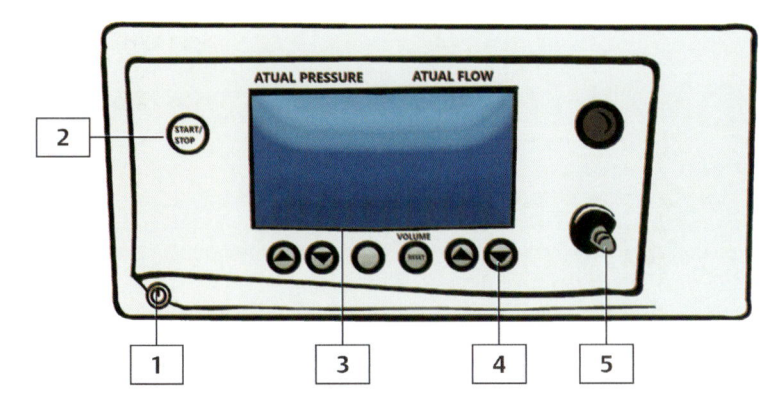

Fig. 1-17. Visão geral do painel dianteiro de um insuflador: *1.* botão liga/desliga; *2.* botão *start/stop*; *3.* tela; *4.* botões de controle; *5.* conexão do tubo de insuflação.

Tubo/Mangueira de Insuflação

É o instrumento responsável por transportar o gás carbônico do insuflador ao trocarte, que por sua vez o levará à cavidade abdominal para criação/manutenção do pneumoperitônio.

Aspectos Técnicos

O tubo possui em sua extremidade proximal um conector específico para o insuflador apropriado conforme o padrão utilizado (existem dois principais padrões reconhecidos tradicionalmente como padrão americano ou europeu, assim denominados em razão do padrão criado pelas principais produtoras de equipamentos laparoscópicos, sediadas em territórios americano e alemão). Em sua extremidade distal existe um outro conector, geralmente do tipo LUER-Lock, que se conecta aos trocartes, que levará o gás insuflado ao interior da cavidade peritoneal (Fig. 1-18).

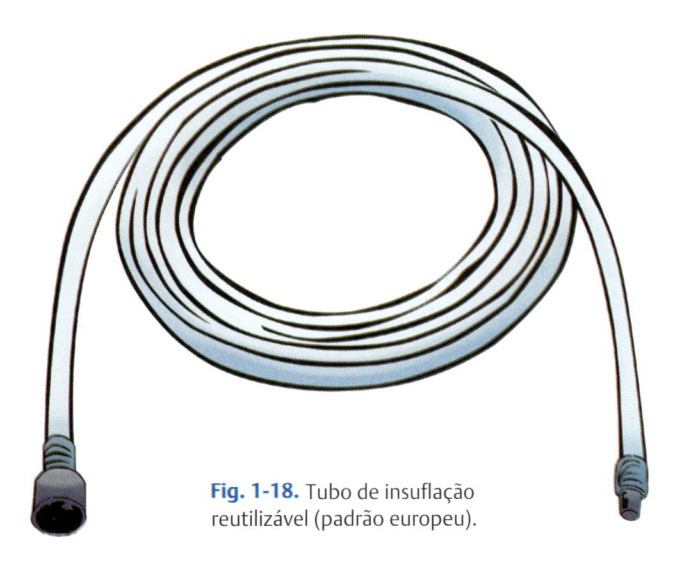

Fig. 1-18. Tubo de insuflação reutilizável (padrão europeu).

Existem mangueiras especiais produzidas pelos fabricantes de insufladores que garantem a oferta de gás carbônico aquecido, proporcionando assim melhor imagem aos cirurgiões pela menor ocorrência de condensação das lentes e embaçamento das imagens. São mangueiras dotadas de circuitos inteligentes que controlam eletronicamente a temperatura de resistências elétricas dentro do tubo de silicone. O objetivo é que o gás carbônico chegue em torno de 37°C automaticamente na cavidade abdominal, independentemente do fluxo. Não se deve esquecer que as mangueiras de silicone também trocam calor com o ambiente.

FIQUE DE OLHO

O cilindro de gás carbônico deve ser utilizado sempre na posição vertical. Caso o cilindro de gás carbônico esteja deitado ou inclinado, gás na forma líquida pode entrar no equipamento, danificando-o gravemente.

SAIBA MAIS

FILTRO HIDROFÓBICO
Evita a passagem de contaminantes biológicos ao paciente, similarmente ao filtro utilizado na ventilação mecânica. Ele visa a evitar que impurezas entrem no corpo do paciente e que os líquidos corporais entrem no equipamento. Seu lugar é entre o insuflador e o tubo para insuflador, podendo, inclusive, ser componente do próprio tubo para insuflador, conforme alguns modelos descartáveis no mercado.
O filtro hidrofóbico deve ser de uso único, ou seja, a cada procedimento deve-se instalar um filtro novo (Fig. 1-19).

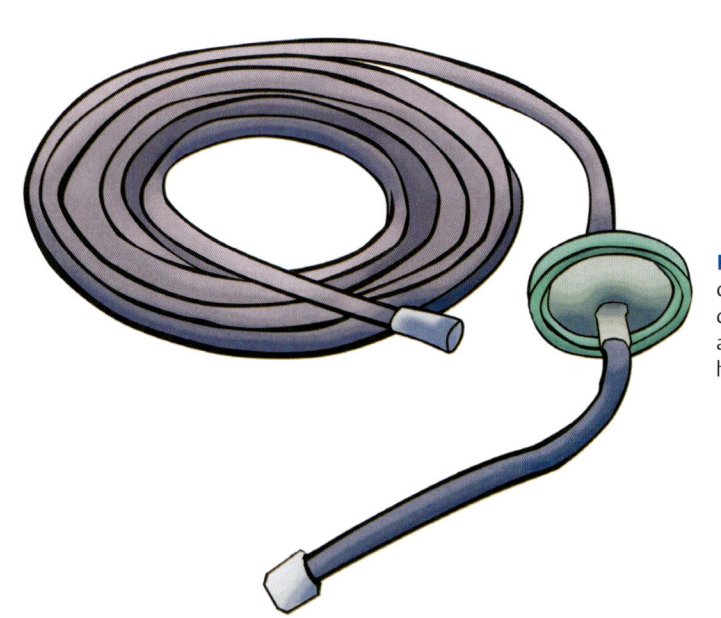

Fig. 1-19. Representação de um tubo de insuflação descartável (padrão americano) com filtro hidrofóbico.

SAIBA MAIS

SISTEMA DE APOIO
Armário Cirúrgico: Proteção Mecânica
Os equipamentos laparoscópicos são delicados e de alto custo, devendo ser acomodados de forma segura. Existem armários próprios de diversos modelos e formas, geralmente construídos de aço ou policarbonato, que acomodam e oferecem proteção mecânica aos equipamentos. Possuem divisões que permitem a adequada organização do *set* laparoscópico (Fig. 1-20).

***Nobreaks*: Proteção Elétrica**
Nobreak é um aparelho condicionador que regula a voltagem e a pureza da energia que chega até os eletrônicos conectados a ele e também é responsável por alimentar os dispositivos em caso de queda de luz por meio de uma bateria, sendo seu uso recomendado na laparoscopia.
O *nobreak* para uso em equipamentos médico-hospitalares deve respeitar a potência adequada dos aparelhos e ser do tipo senoidal puro (que transmite uma onda de energia pura e harmônica, indicada para produtos sensíveis que necessitam de uma corrente contínua sem mudanças bruscas) (Fig. 1-21).

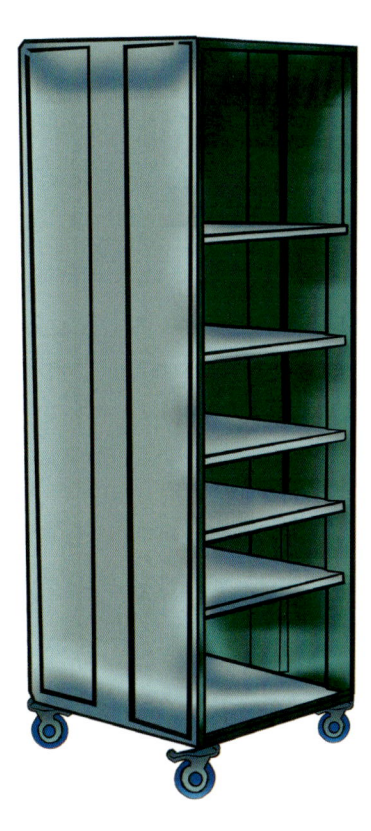

Fig. 1-20. Representação de um armário cirúrgico.

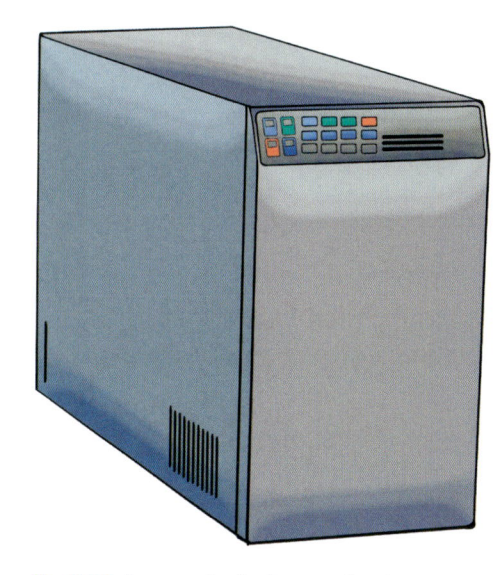

Fig. 1-21. Representação de um *nobreak*.

SAIBA MAIS

FILTROS DE LINHA, ESTABILIZADORES DE TENSÃO E *NOBREAKS*
Filtros de linha, estabilizadores de tensão e *nobreaks* são dispositivos que servem para proteger os equipamentos eletrônicos de surtos repentinos de tensão, frequência ou corrente elétrica, porém, possuem diferenças significativas entre si.
Os filtros de linha evitam o dano de equipamentos por sobrecargas de energia, somente.
Os estabilizadores de tensão, além de possuírem a mesma função dos filtros de linhas, estabilizam a tensão elétrica de entrada, de forma que a tensão de saída seja sempre igual.
Os *nobreaks*, por sua vez, são estabilizadores de tensão com bateria interna que permitem o funcionamento dos equipamentos por algum tempo sem outra fonte de energia elétrica, além da estabilização da tensão elétrica de saída. Por essa razão, são os equipamentos ideais para uso médico-hospitalar.

FIQUE DE OLHO

CAPAS PARA LAPAROSCOPIA
Em qualquer ato cirúrgico, os procedimentos de assepsia e antissepsia são fundamentais. Idealmente, todos os materiais que tocam o paciente devem ser estéreis, contudo, nem todos os equipamentos podem ser submetidos a processos de esterilização, como as microcâmeras. Outros, como cabos de fibra ótica, são frequentemente utilizados após processos de limpeza, exclusivamente. Nessas situações, são utilizadas capas para laparoscopia que os revestem durante o procedimento cirúrgico.

Essas capas laparoscópicas são capas plásticas maleáveis estéreis que funcionam como efetiva barreira de proteção microbiana, impedindo a contaminação de áreas estéreis e assegurando condições de assepsia dentro do ambiente cirúrgico. São produtos descartáveis. Seu uso será mais bem explicado em capítulo subsequente (Fig. 1-22).

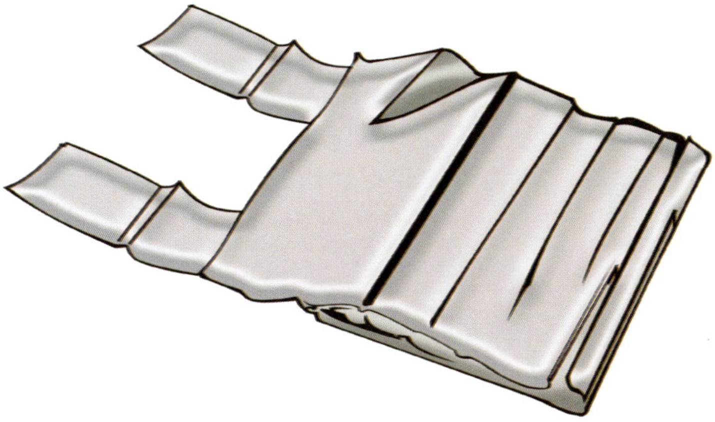

Fig. 1-22. Representação de uma capa para uso na laparoscopia.

SAIBA MAIS

SALAS INTELIGENTES DE CIRURGIA
As salas inteligentes de cirurgia são um conceito de sala operatória não limitada à laparoscopia que alia as novidades tecnológicas na construção de um espaço integrado que proporcione maior ergonomia à equipe cirúrgica e maior controle da atividade pelo cirurgião, com controle pleno de todo o espaço, como iluminação ideal, visão constante dos sinais vitais, acesso em tempo real a documentações radiológicas e laboratoriais, mobilidade completa dos equipamentos no espaço, registro do procedimento e conectividade com outros ambientes. O cirurgião tem o comando integral de todos os equipamentos, o que permite autonomia, redução do tempo de cirurgia e de hospitalização.

Em termos estruturais, essas salas são dotadas de diversos monitores de alta resolução, braços articulados que permitem a sustentação e mobilidade quase irrestrita dos equipamentos, câmeras instaladas em diversos locais como paredes e braços articulados supracitados e centrais de controle, ativadas por *touch screen* e/ou voz, por exemplo.

Essas salas são a tendência para um futuro próximo e a despeito dos custos elevados de implantação promovem além das vantagens citadas para a equipe cirúrgica maior conforto e segurança ao paciente, além de facilitar a disseminação do ensino e compartilhamento da informação (Fig. 1-23).

Vantagens de uma sala cirúrgica inteligente:

- Maior conforto e segurança ao paciente: sonorização ambiente e uso de óculos de realidade virtual podem distrair aqueles pacientes que não necessitam de anestesia geral. Além disso, por meio de videoconferências, cirurgiões podem contar com o apoio de especialistas na execução dos procedimentos.
- Aumento da precisão e redução do tempo do ato cirúrgico: há disponibilidade de melhor resolução de imagens e acesso aos diversos parâmetros clínicos e exames complementares durante o ato operatório, acelerando e facilitando as decisões no ato cirúrgico.
- Disponibilidade em tempo real de informações do paciente: por ser um sistema integrado, ele permite a comunicação com o servidor de imagens médicas e prontuário.
- Orientação e treinamento de médicos especialistas: o acesso remoto ao procedimento facilita o treinamento de cirurgiões em formação que podem assistir a cirurgia e receber orientações de seus preceptores sem a preocupação com espaço e com a assepsia/antissepsia cirúrgica em salas repletas de profissionais. Além disso, um cirurgião experiente pode realizar a cirurgia e, simultaneamente, explicar os passos operatórios, inclusive, respondendo dúvidas oriundas dos alunos remotos.

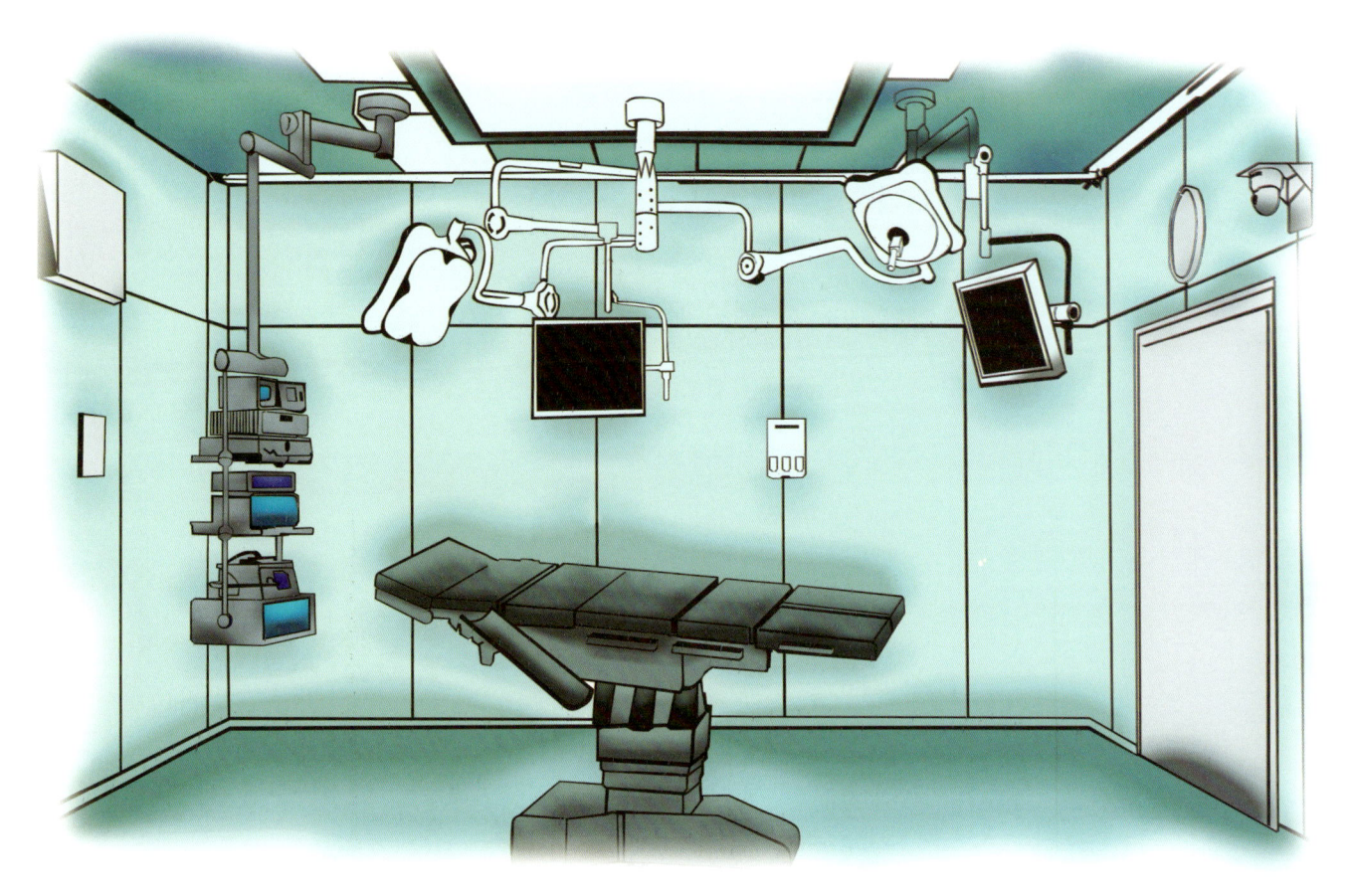

Fig. 1-23. Sala inteligente.

INSTRUMENTAL

CAPÍTULO 2

Renan Silva Couto ▪ Rhycktielle Gladysmann Ferrer Carneiro Couto
Agostinho Manuel da Silva Ascenção

A cirurgia laparoscópica apresenta etapas comuns a todos os procedimentos.

Em cada uma dessas etapas são utilizados instrumentos específicos para o cumprimento de determinadas finalidades e adaptados às particularidades que a técnica exige (Fig. 2-1).

A seguir serão discutidos os aspectos gerais dos instrumentos visando, especialmente, ao adequado reconhecimento. Detalhes pormenorizados de seu uso serão mais bem abordados em capítulos subsequentes.

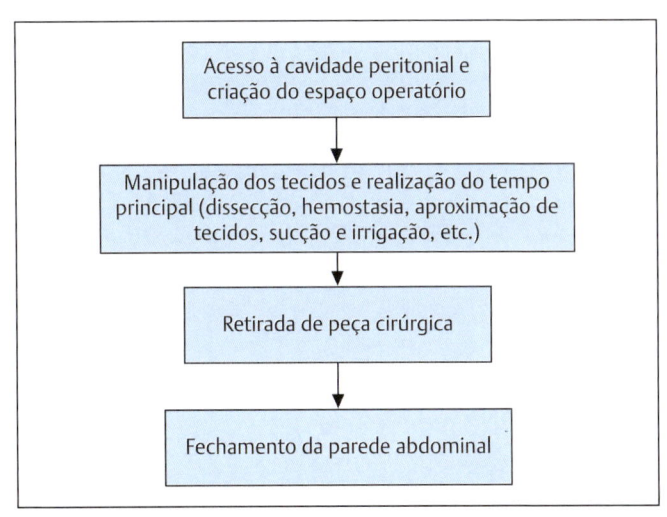

Fig. 2-1. Etapas gerais de um procedimento laparoscópico.

INSTRUMENTOS PARA ACESSO À CAVIDADE PERITONEAL E CRIAÇÃO DO ESPAÇO OPERATÓRIO

O passo inicial e comum a todos os procedimentos laparoscópicos é o acesso à cavidade abdominal, criação do espaço operatório pelo pneumoperitônio e estabelecimento de portais que permitam a introdução, movimentação e retirada dos demais instrumentos.

De forma simplista, acessar a cavidade peritoneal é criar uma solução de continuidade na parede abdominal para inserção de peças que permitam a insuflação de ar para o interior da cavidade peritoneal (pneumoperitônio) e a passagem dos instrumentos laparoscópicos sem perda desse ar insuflado. Essas peças são os trocartes.

A solução de continuidade referida pode ocorrer por meio de uma minilaparotomia (acesso aberto/semiaberto) ou por um defeito pontual causado pela passagem de uma agulha (acesso fechado), nomeada em homenagem ao seu inventor (Veress)

▶ Trocartes

São instrumentos que auxiliam na criação e na manutenção do pneumoperitônio, além da entrada e da saída dos instrumentos laparoscópicos, razão de serem também conhecidos de forma genérica como portais quando em uso durante os procedimentos.

O trocarte é composto por bainha, porção externa, e mandril, porção interna (Fig. 2-2).

A bainha é a porção que permite a passagem dos instrumentos, sendo constituída por cânula, segmento cilíndrico que atravessa a parede abdominal, e um sistema valvulado cuja função é evitar o escape de gás (Figs. 2-3 a 2-5).

As cânulas podem ter ranhuras, serem rosqueáveis, possuírem invólucros insufláveis (todos mecanismos para maior tração à parede e melhor fixação) ou serem lisas. Seu diâmetro e comprimento definem o tamanho do trocarte. Os diâmetros variam de 2 mm (minilaparoscopia) à 30 mm e são escolhidos de acordo com a pretensão dos instrumentos a serem utilizados (diâmetros de 5, 10 e 12 mm são os mais utilizados). Há sempre uma diferença nos diâmetros interno e externo da cânula, porém, essa diferença varia de marca para marca, não seguindo um padrão.

Em relação ao comprimento do trocarte, o padrão é um comprimento de 11 cm, entretanto, existem variações adaptadas a idade e constituição do paciente, como trocartes mais curtos, utilizados em cirurgias pediátricas, e trocartes mais longos utilizados em grandes obesos.

O sistema valvulado tem como objetivo a selagem interna do gás, evitando seu escape durante a passagem de instrumentos. Ele é constituído, basicamente, por um diafragma de silicone externo que se ajusta à haste dos instrumentos, geralmente componente de uma peça articulável, e a válvula interna, responsável por impedir o escape de gás quando não há instrumentos em seu interior. As válvulas internas podem ser do tipo janela, com abertura direta ao contato do instrumento, ou tipo diafragma, com uma configuração semelhante às valvas cardíacas. A despeito da existência de válvulas manuais, a imensa maioria das válvulas em uso atualmente possuem mecanismo automático (Fig. 2-6).

Algumas bainhas possuem ainda uma conexão lateral que permite a passagem de gás, com mecanismo de controle por uma válvula tipo Luer, permitindo a insuflação da cavidade e também a retirada de fumaça em decorrência do uso de energia monopolar, por exemplo. Esse encaixe para o tubo para insuflador é conhecido como porta de insuflação ou válvula torneira pela sua forma.

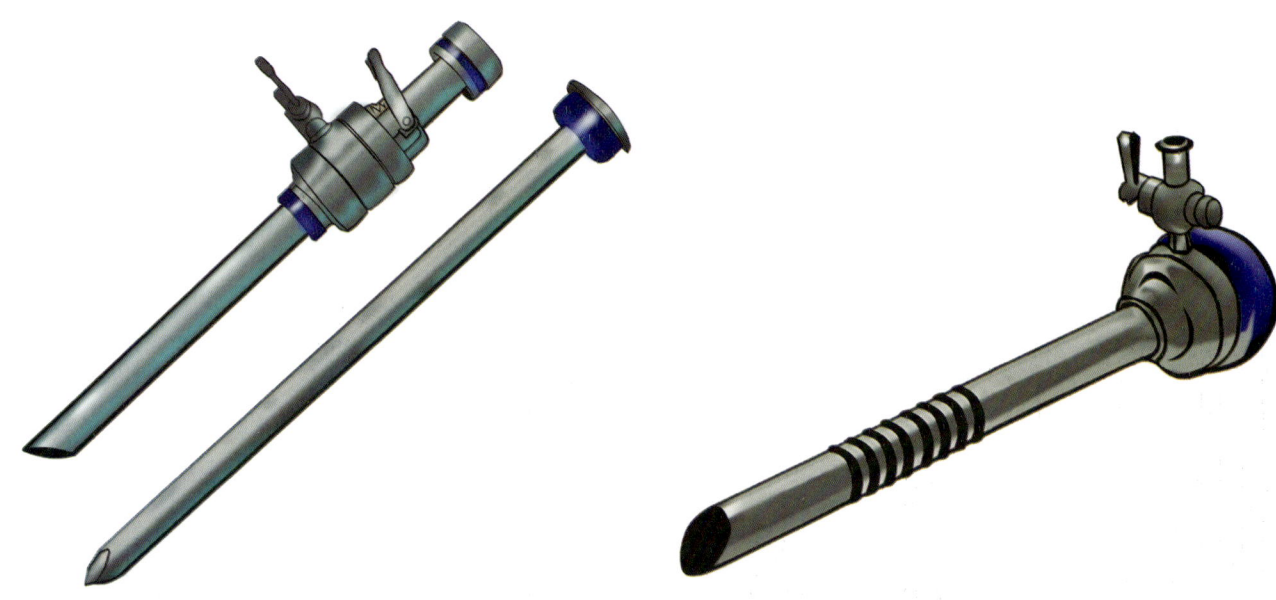

Fig. 2-2. Trocarte com mandril fora da cânula.

Fig. 2-3. Bainha diafragma rosqueável com válvula torneira.

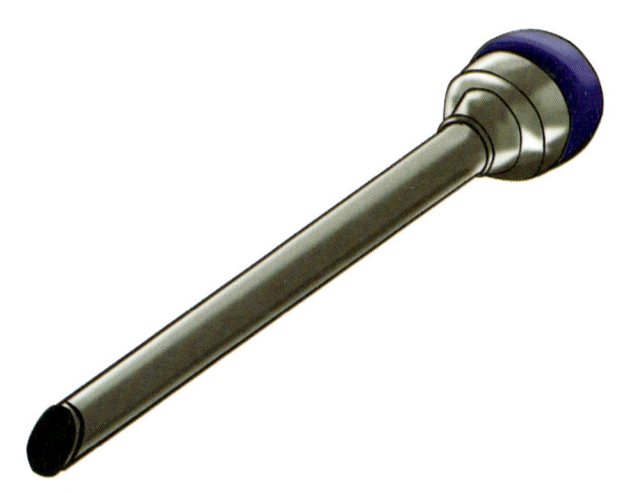

Fig. 2-4. Bainha diafragma lisa sem válvula torneira.

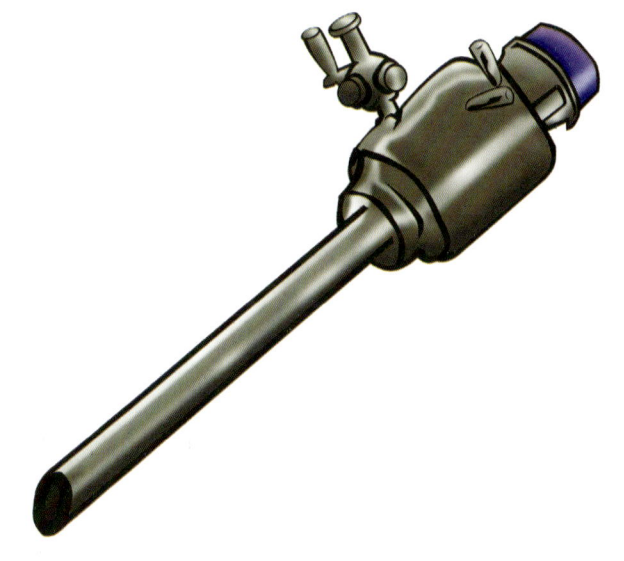

Fig. 2-5. Bainha janela lisa com válvula torneira.

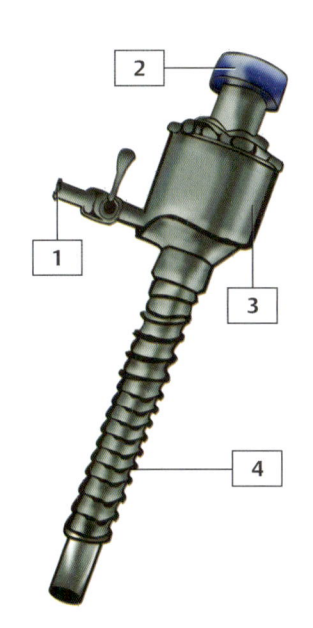

Fig. 2-6. Bainha e seus componentes: *1.* válvula torneira; *2.* válvula externa; *3.* válvula interna tipo janela (não visível externamente); *4.* cânula.

FIQUE DE OLHO

As cânulas possuem um orifício distal que serve não somente para a manutenção da insuflação, caso ocorra uma oclusão distal da própria cânula, como também para impedir a formação de vácuo local e lesão iatrogênica por entrada inadvertida das vísceras.

O mandril, porção interna do trocarte, tem a finalidade de atravessar a parede abdominal e permitir o adequado posicionamento da bainha. Para isso possui em sua extremidade distal pontas com formatos e características próprias, sendo de aspecto cônico, com extremidade romba ou pontiaguda; ou perfurocortantes, de pontas cortantes (Figs. 2-7 a 2-9). O formato cônico diminui o risco de lesão de vasos da parede abdominal, contudo, em razão do uso de maior esforço para penetração, há risco mais elevado de lesões iatrogênicas de vísceras abdominais. As pontas perfurocortantes, traumáticas, exigem menor esforço para penetração, porém, estão associadas a risco mais elevado de lesão dos vasos da parede abdominal. Além dos tradicionais formatos cortantes piramidal e excêntrico, existe a ponta retrátil, uma ponta cortante com mecanismo de proteção, que retrai ao atingir a cavidade peritoneal e fica livre da contrapressão tecidual.

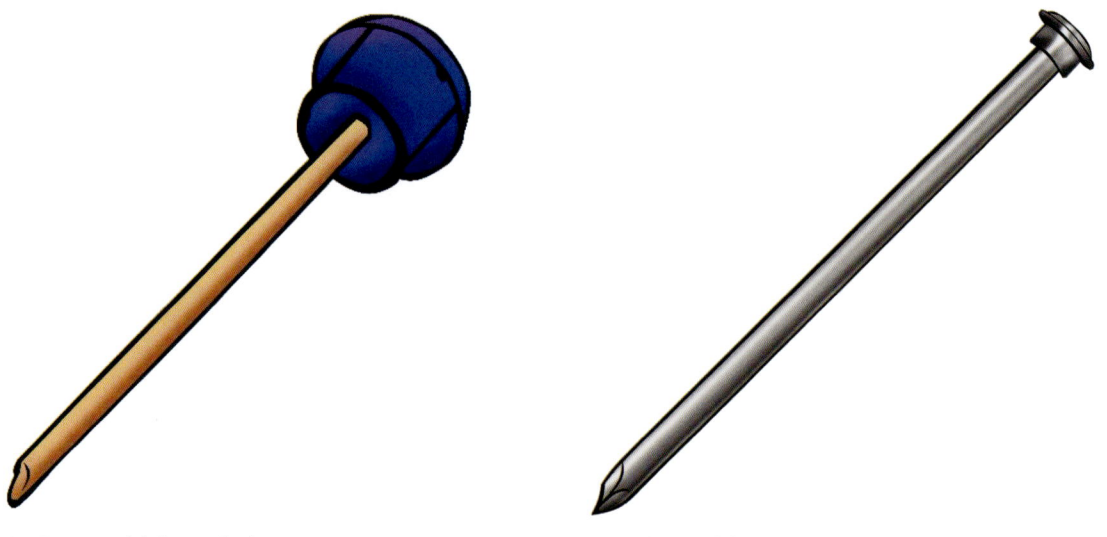

Fig. 2-7. Mandril descartável.

Fig. 2-8. Mandril permanente.

Cônica com ponta afilada

Cônica com ponta romba

Piramidal

Excêntrica

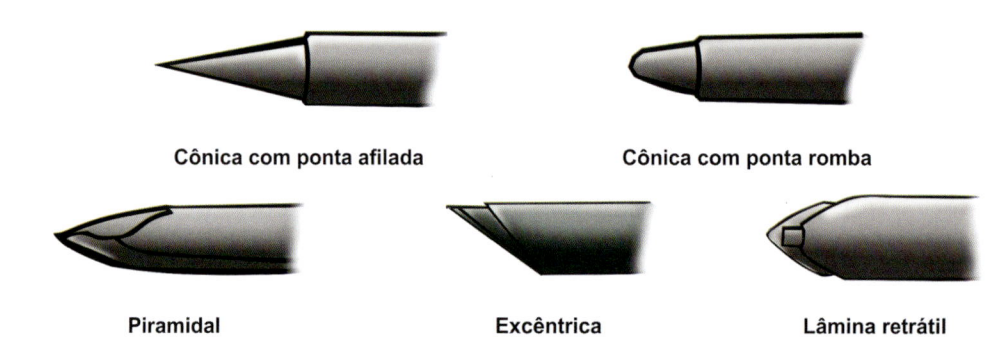

Lâmina retrátil

Fig. 2-9. Diferentes formatos de pontas do mandril.

FIQUE DE OLHO

Os mandris possuem um orifício lateral na extremidade que se comunica a um canal que se estende até a porção proximal. Tal mecanismo permite o escape de gás ao entrar na cavidade peritoneal, funcionando como mais um mecanismo de alerta ao cirurgião (Fig. 2-10).

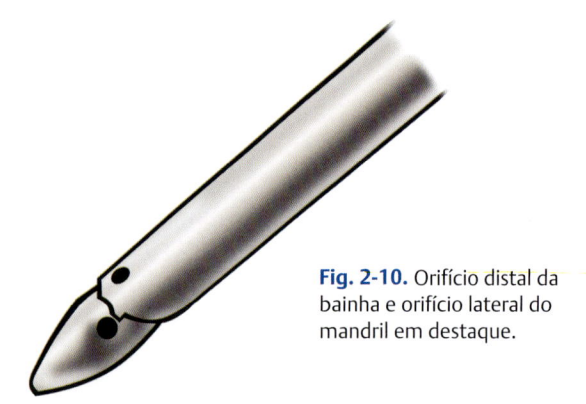

Fig. 2-10. Orifício distal da bainha e orifício lateral do mandril em destaque.

INSTRUMENTAL

> ### SAIBA MAIS
>
> **TROCARTE DE HASSON**
> Trata-se de um trocarte especial desenvolvido para a primeira punção da cavidade na técnica aberta (mais bem abordada em capítulo subsequente). É em suma um trocarte com mandril de ponta romba com um segmento cônico externo à bainha cuja função é exercer pressão sobre a borda da incisão e evitar o escape do gás. Possui ainda aletas laterais que permitem a fixação do trocarte à parede por pontos transfixados na aponeurose (Fig. 2-11).
>
> **TROCARTES DE PONTA ÓTICA**
> São também trocartes especiais desenvolvidos para punção sob visualização direta. A despeito da existência de inúmeros modelos com tal finalidade, são, basicamente, constituídos por bainhas e mandris transparentes, que permitem a inserção de laparoscópios de 0 grau e visualização das estruturas transpassadas (Fig. 2-12).

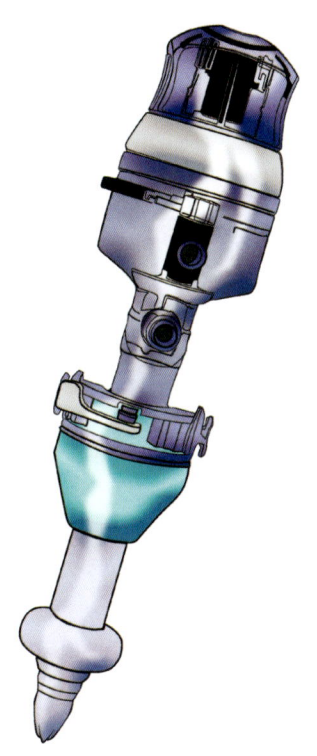

Fig. 2-11. Trocarte de Hasson descartável.

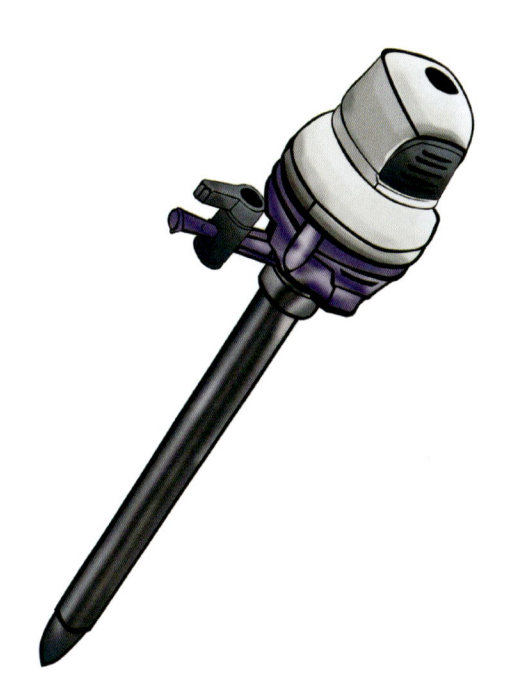

Fig. 2-12. Modelo de trocarte de ponta ótica descartável.

> ### FIQUE DE OLHO
>
> **TROCARTES DESCARTÁVEIS *VERSUS* PERMANENTES**
> Os trocartes descartáveis (uso único) são mais leves, exigem menor força na penetração intraperitoneal em razão de se encontrarem sempre afiados e promovem menor probabilidade de lesão elétrica. Sua maior desvantagem é o custo elevado.
> Os trocartes permanentes (reprocessáveis) são feitos de metal e autoclaváveis. Em razão do uso seriado se tornam menos afiados e com falhas nos mecanismos de retenção de gases, ocorrendo perdas e prejudicando a realização dos procedimentos cirúrgicos (Quadro 2-1).

Quadro 2-1. Características Principais dos Trocartes

- Material: descartável ou permanente
- Diâmetros: 2-30 mm (5 mm, 10 mm e 15 mm são os mais comuns)
- Comprimento: variável (11 cm é o modelo padrão)
- Componentes: bainha e mandril
- Componentes da bainha: sistema valvulado para retenção de gases (janela ou diafragma), válvula torneira (presente ou não) e cânula (rosqueável ou lisa)
- Tipos de mandril: cortantes (piramidal, excêntrico ou retrátil) ou rombo (cônico)

▶ Redutor

Os trocartes descartáveis possuem mecanismos eficientes para impedir o escape de gás da cavidade abdominal, mesmo diante do uso de pinças mais estreitas que seu diâmetro, diferentemente dos instrumentos permanentes. Contudo, ainda assim, o uso de pinças mais estreitas que o diâmetro do trocarte permanente é possível graças ao uso de instrumentos chamados redutores.

Os redutores podem ser longos ou curtos (também chamados de redutores de acoplar ou externos) e são específicos conforme o diâmetro dos trocartes (p. ex., redutor de 10 mm para 5 mm, 15 mm para 10 mm etc.) (Figs. 2-13 e 2-14) (Quadro 2-2).

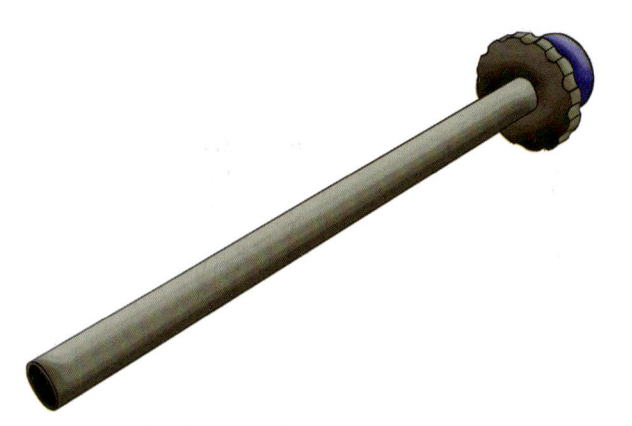

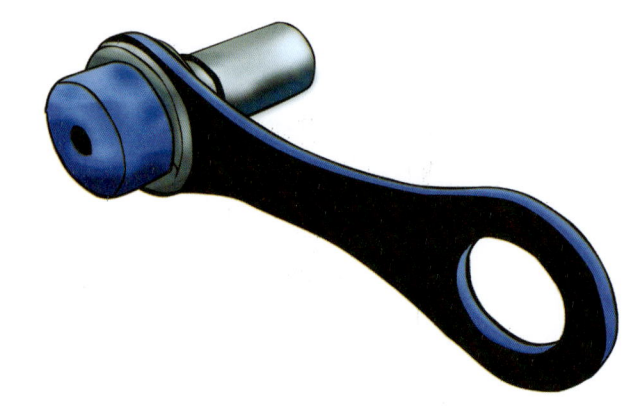

Fig. 2-13. Modelo de redutor longo.

Fig. 2-14. Modelo de redutor externo.

Quadro 2-2. Características Principais dos Redutores

- Material: permanente (uso desnecessário em trocartes descartáveis)
- Tipos: longos ou externos
- Tamanhos: variáveis (15 mm para 10 mm, 15 mm para 5 mm, 12 mm para 10 mm, 12 mm para 5 mm, 10 mm para 5 mm, 5 mm para 3 mm etc.)

▶ Agulha de Veress

É uma agulha especial para a criação do pneumoperitônio por técnica fechada (sem incisões), como será visto mais detalhadamente em capítulo subsequente. Sua finalidade é atravessar a parede abdominal e permitir a insuflação de ar na cavidade peritoneal às cegas, sem causar danos ao paciente.

Para isso, conta com mecanismo de proteção de sua bainha externa. A bainha externa possui ponta cortante e um componente interno com ponta romba que varia sua posição conforme a resistência enfrentada pela agulha. Na presença de resistência, sofre retração e, em sua ausência, protrusão. Por essa razão, durante a entrada na cavidade abdominal, quando há contato com as estruturas musculares e planos aponeuróticos, a ponta interna é retraída, permitindo que a ponta cortante facilite a penetração em tais planos. Logo após a entrada na cavidade peritoneal, há protrusão da ponta romba interna e os riscos às estruturas são minimizados (Fig. 2-15).

Podem ser descartáveis ou permanentes (Figs. 2-16 e 2-17) (Quadro 2-3).

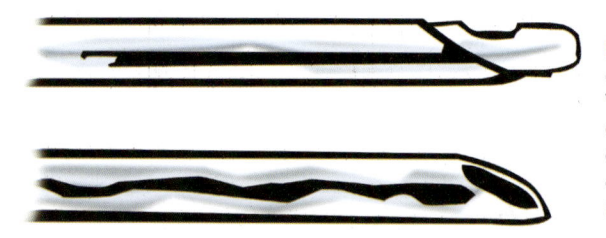

Fig. 2-15. Detalhe do esquema de segurança da agulha de Veress: bainha externa cortante e ponta romba protrusa com exibição de orifício de canal que permite a passagem do ar insuflado.

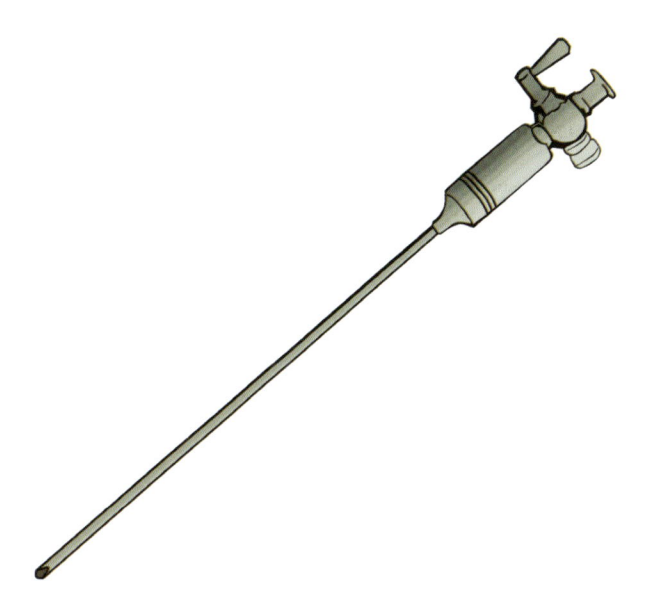

Fig. 2-16. Agulha de Veress permanente.

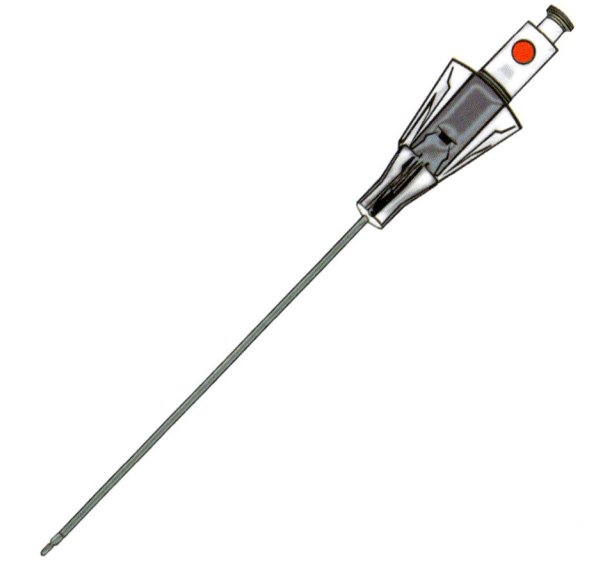

Fig. 2-17. Agulha de Veress descartável.

Quadro 2-3. Características Principais das Agulhas de Veress
- Material: descartável ou permanente
- Esquema de segurança com bainha externa cortante e ponta romba retrátil

FIQUE DE OLHO

INSTRUMENTOS PERMANENTES × INSTRUMENTOS DESCARTÁVEIS
Instrumentos permanentes são reprocessáveis e apresentam problemas potenciais em decorrência de deterioração pelo uso seriado.
Os instrumentos descartáveis são novos a cada uso, entretanto, apresentam elevado custo acumulado.

SAIBA MAIS

CIRURGIA LAPAROSCÓPICA COM ASSISTÊNCIA MANUAL (HALS: *HAND-ASSISTED LAPAROSCOPIC SURGERY*)

Existem técnicas laparoscópicas que empregam a assistência manual (HALS: *hand-assisted laparoscopic surgery*). Esta via de acesso permite ao cirurgião inserir a mão na cavidade peritoneal através de dispositivos especiais fixados sem escape gasoso e perda do pneumoperitônio (Figs. 2-18 e 2-19).
As indicações para o uso da cirurgia laparoscópica com assistência manual incluem falha de progressão da cirurgia totalmente laparoscópica, preferência do cirurgião, durante curva de aprendizado e demais indicações das cirurgias laparoscópicas em geral. A despeito de não ser rotina na maioria dos serviços, a cirurgia laparoscópica com assistência manual apresenta algumas vantagens como sensação tátil, dissecção digital e ajuda no controle vascular. As grandes desvantagens são o custo e o pior campo visual. É válido enfatizar que a retirada de peças cirúrgicas, entretanto, é facilitada quando empregados tais dispositivos, que existem sob diversas formas.

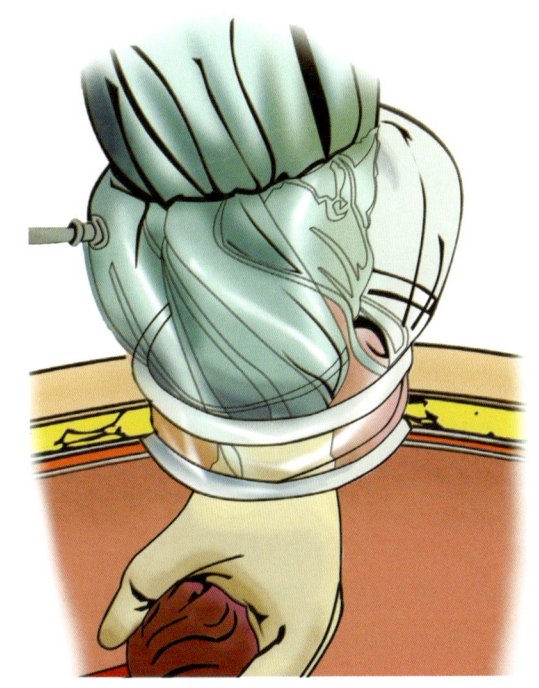

Fig. 2-18. Representação de uma cirurgia laparoscópica com assistência manual.

Fig. 2-19. Dispositivo HALS.

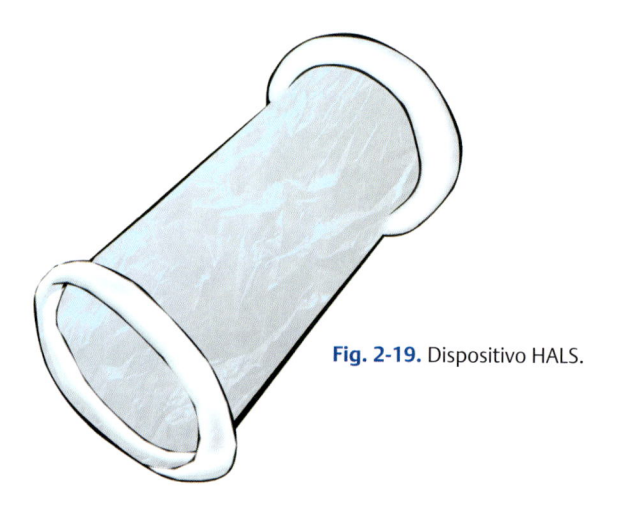

INSTRUMENTOS DE MANIPULAÇÃO TECIDUAL

De modo geral, grande parte dos instrumentos utilizados na cirurgia convencional foram transpostos para a cirurgia laparoscópica por meio de adaptações pertinentes à técnica.

Didaticamente, são agrupados conforme a finalidade:

- Pinças de dissecção e preensão.
- Pinças de biópsia.
- Tesouras.
- Afastadores.
- Instrumentos de irrigação e sucção.
- Instrumentos de aproximação dos tecidos.
- Instrumentos para hernioplastias.
- Instrumentos para manipulação das vias biliares.
- Instrumentos de hemostasia e uso de energias.

▶ Pinças de Dissecção, Preensão, Biópsia e Tesouras
▶ *Características Gerais*

As pinças laparoscópicas diferenciam-se por suas extremidades que definem sua função e apresentam elementos que, mesmo variáveis, seguem padrões semelhantes.

As pinças são, basicamente, constituídas por uma porção proximal sob a forma de empunhadura ou cabo, haste e extremidade funcional (Fig. 2-20).

As empunhaduras são a interface de manipulação do cirurgião e devem oferecer conforto e facilidade durante o uso. Possuem dois formatos básicos: axial e radial (padrão) (Fig. 2-21).

O formato axial é, atualmente, pouco utilizado em pinças dissectoras e de preensão, sendo, porém, o formato mais comum de porta-agulhas laparoscópicos, conforme será observado adiante. O formato radial é o padrão, porém, em razão da dificuldade ergonômica para rotação da pinça em seu eixo principal, movimento importante para o cirurgião, pode possuir uma peça giratória que permite o posicionamento mais adequado da extremidade funcional para a realização de determinada tarefa desejada (Fig. 2-22).

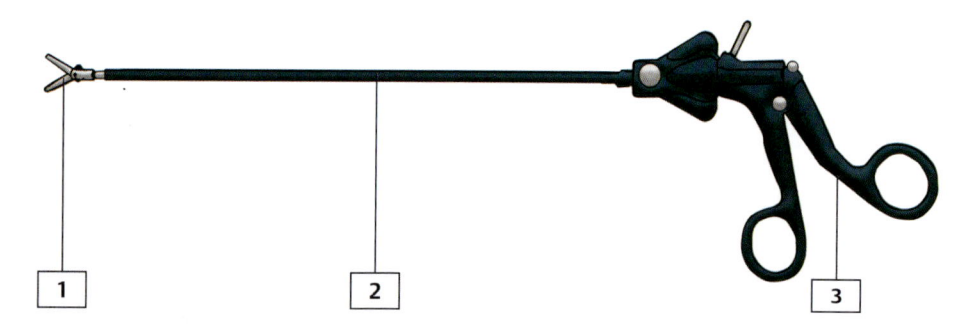

Fig. 2-20. Componentes comuns de uma pinça laparoscópica: *1.* extremidade funcional; *2.* haste; *3.* empunhadura.

Fig. 2-21. Empunhadura axial.

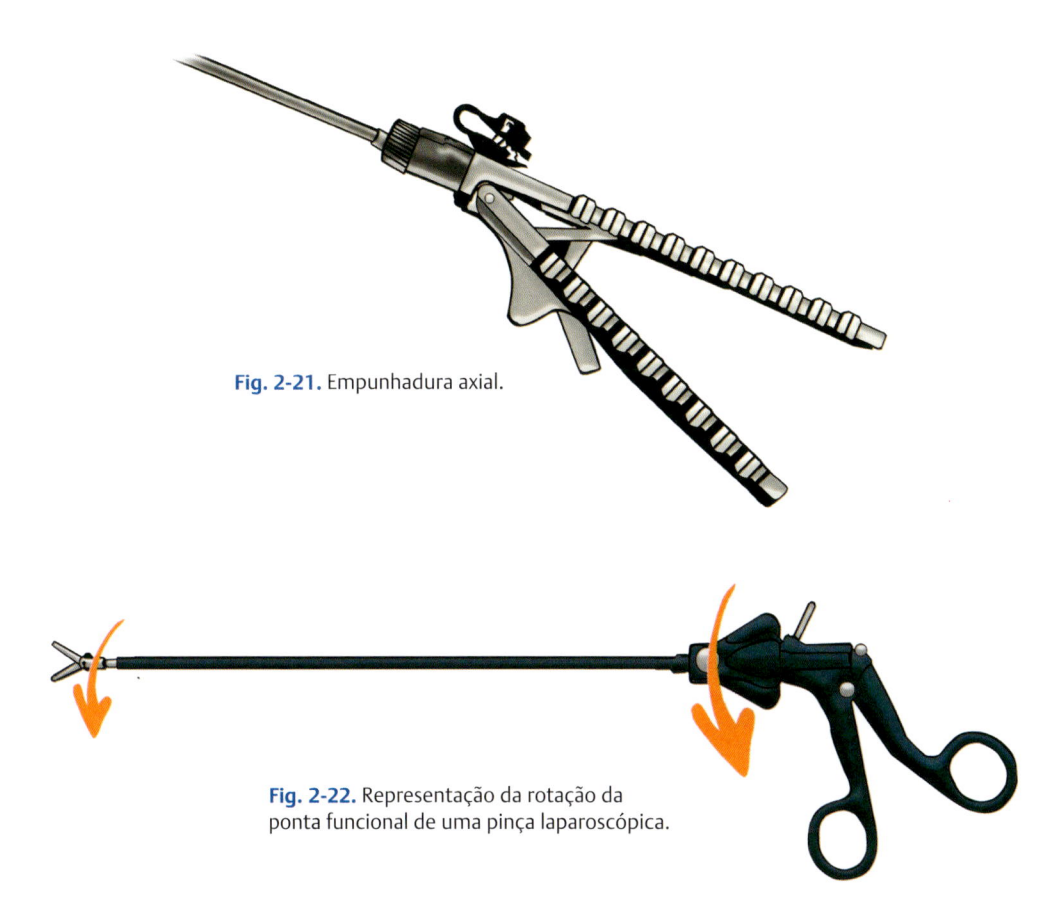

Fig. 2-22. Representação da rotação da ponta funcional de uma pinça laparoscópica.

A empunhadura pode ainda possuir um pino de conexão a cabos para uso da eletrocirurgia e mecanismo de trava, conhecido como cremalheira, presente frequentemente em pinças traumáticas pelo uso mais confortável na preensão de tecidos por períodos prolongados (Figs. 2-23 a 2-25). A cremalheira é, geralmente, dispensável em pinças atraumáticas pois são frequentemente utilizadas como dissectoras, com movimentos dinâmicos e recorrentes durante a manipulação tecidual.

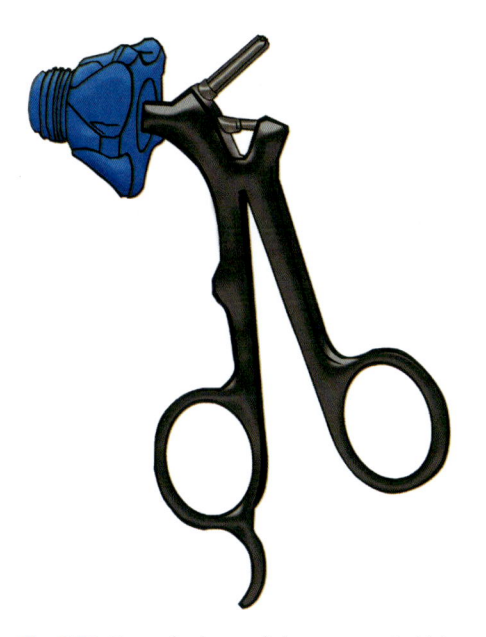

Fig. 2-23. Empunhadura radial com peça giratória e pino de conexão para uso de energia monopolar.

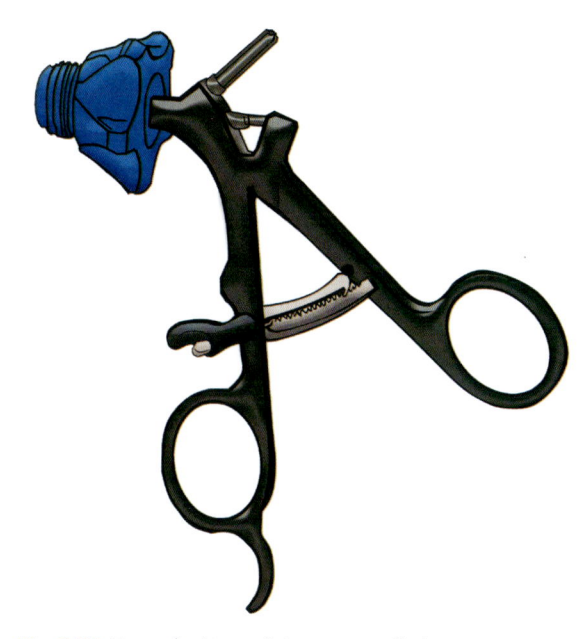

Fig. 2-24. Empunhadura radial com cremalheira sem peça giratória e pino de conexão para uso de energia monopolar.

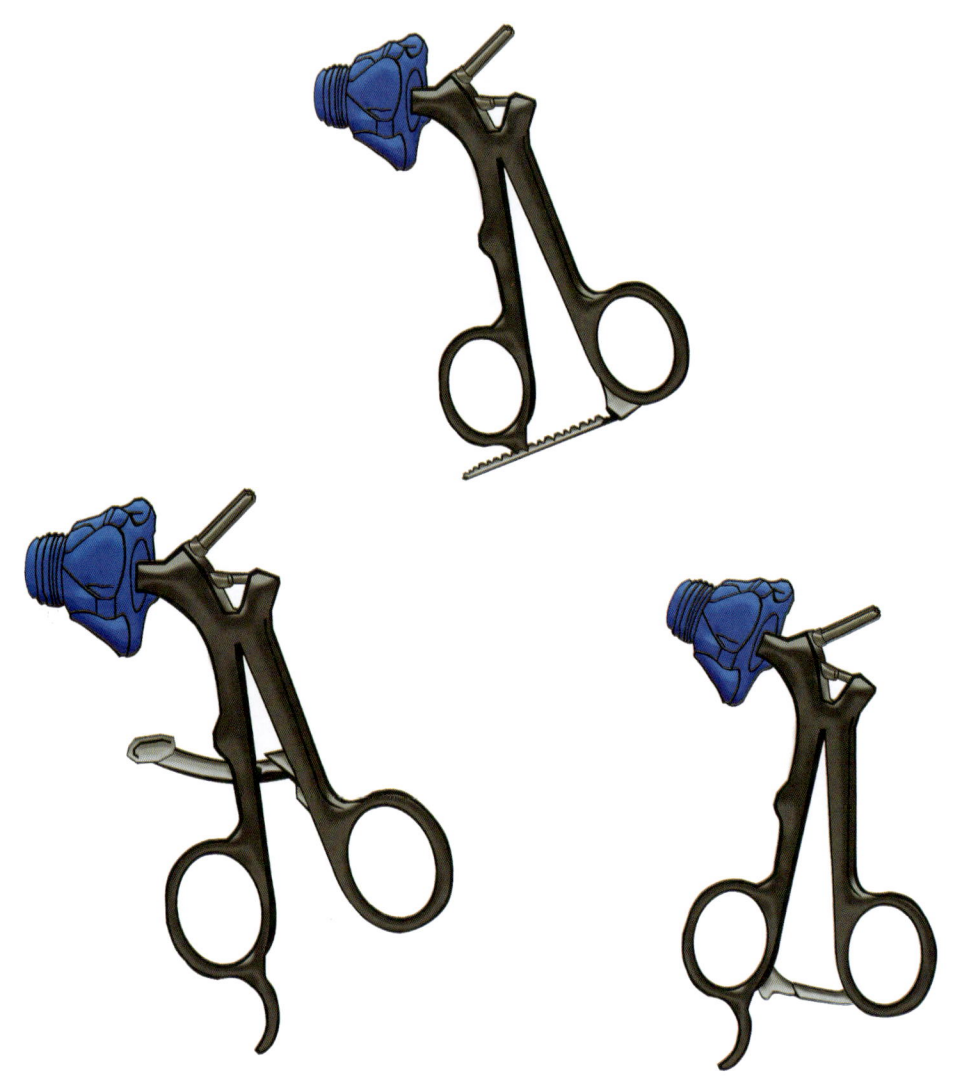

Fig. 2-25. Modelos de cremalheira.

As hastes variam em relação ao diâmetro, comprimento e, atualmente, possibilidade de articulação do seu segmento distal.

Os calibres mais comuns são 5 mm e 10 mm, sendo as hastes de 5 mm àquelas mais utilizadas. Diâmetro de 10 mm são mais comuns em pinças traumáticas utilizadas para a retirada de peças, por exemplo (Fig. 2-26). Calibres menores são utilizados na minilaparoscopia.

O comprimento-padrão das hastes é de cerca de 35 cm, porém, comprimentos diferentes existem para utilização em situações específicas, como cirurgia em grandes obesos.

Embora pouco comuns, são disponíveis no mercado pinças com segmento distal das hastes articuláveis, permitindo maior mobilidade da ponta funcional. Essas pinças possuem grande utilidade nas cirurgias laparoscópicas de acesso único (Fig. 2-27).

A ponta e o formato das mandíbulas definem a atribuição da pinça em questão, sendo, portanto, variáveis de acordo com a tarefa pretendida. De maneira geral possuem a função de dissecar (pinças de dissecção) ou segurar tecidos (pinças de preensão). Em razão das características comuns também serão abordados nesse grupo as pinças de biópsia e tesouras laparoscópicas.

Assim como os demais instrumentos laparoscópicos, existem disponível pinças permanentes e descartáveis. As pinças permanentes, porém, são desmontáveis e isso significa que é possível mudar a sua constituição conforme a necessidade do cirurgião, variando, por exemplo, as diferentes empunhaduras para uma determinada ponta de acordo com o uso pretendido. Outra vantagem dessa característica é a possibilidade de redução de custos na compra do material pois um número reduzido de empunhaduras é suficiente para uma ampla gama de pontas funcionais de acordo com o procedimento pretendido.

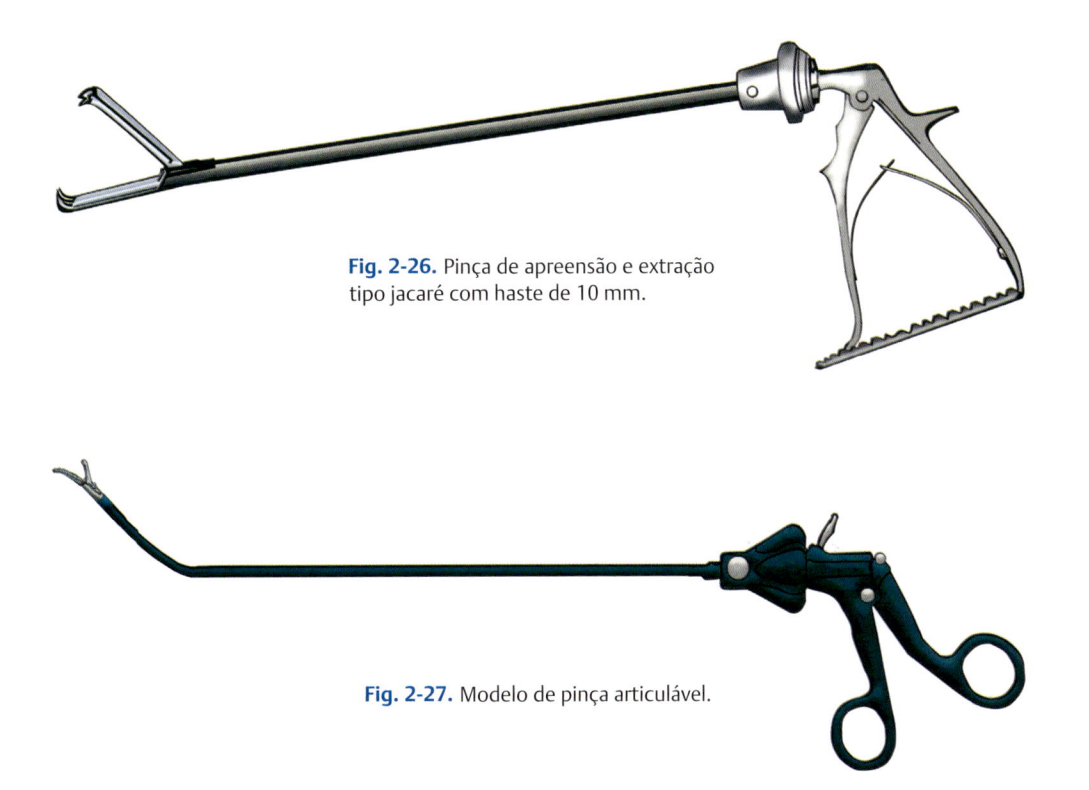

Fig. 2-26. Pinça de apreensão e extração tipo jacaré com haste de 10 mm.

Fig. 2-27. Modelo de pinça articulável.

▶ Pinças de Dissecção

De maneira geral são atraumáticas constituídas por mandíbulas estreitas; retas, anguladas ou curvas; de pontas delgadas ou rombas.

Suas hastes são de 5 mm e, em razão de sua atribuição, com alta quantidade de movimentos na cirurgia, são formadas por empunhaduras sem cremalheiras, frequentemente com peça giratória, com pino de conexão a energia monopolar ou não.

Quanto à nomenclatura, algumas pinças, por semelhança com suas congêneres da cirurgia convencional, possuem o mesmo nome, como a pinça Mixter, por exemplo. Nesse aspecto, destaca-se que a pinça Maryland é a pinça de dissecção mais conhecida por ser a pinça de dissecção mais utilizada nas colecistectomias laparoscópicas, procedimento mais comum em nosso meio (Figs. 2-28 e 2-29).

A preensão de tecidos deve ser desestimulada pois a preensão exerce pressão elevada, com risco de lesão e/ou isquemia local.

Fig. 2-28. Pinça de dissecção Maryland.

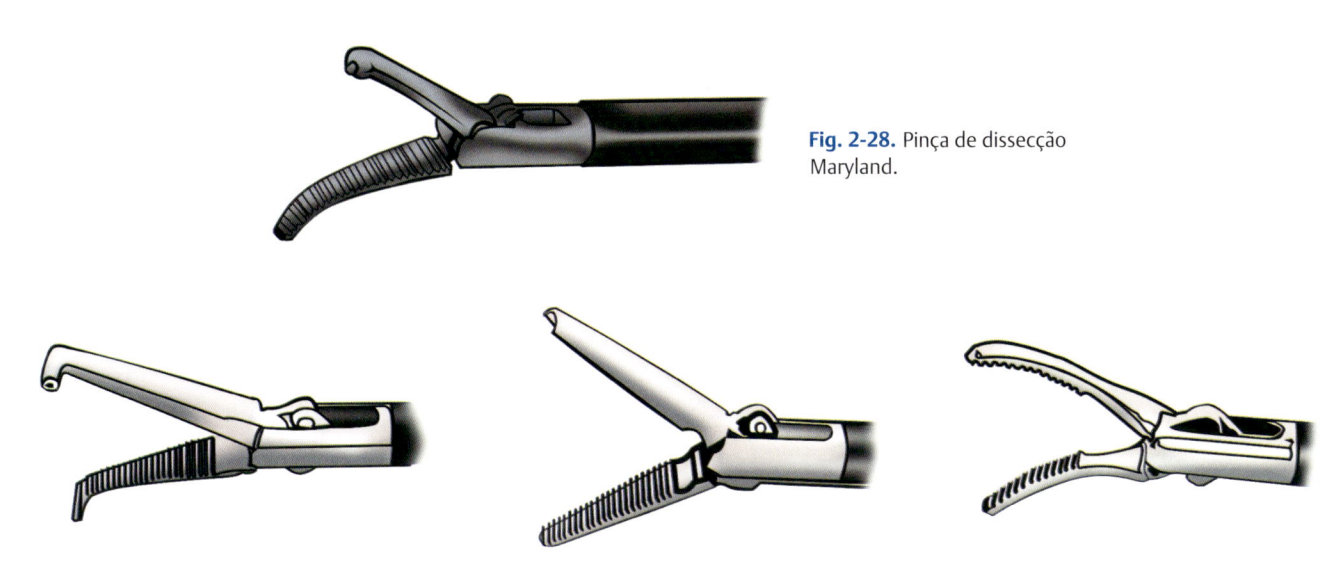

Fig. 2-29. Modelos de pinças de disseção.

▶ Pinças de Preensão

São pinças com mandíbulas projetadas para acomodação dos tecidos. Por essa razão apresentam geralmente mandíbulas mais largas, longas e de pontas rombas, características que as tornam mais apropriadas à manipulação tecidual por exercerem menor pressão local. São genericamente conhecidas como *graspers* e apresentam uma série de variações, sendo agrupadas em 2 grandes grupos: pinças atraumáticas e pinças traumáticas.

As pinças atraumáticas são utilizadas para manipulação de tecidos delicados, como tubas uterinas e intestinos. Não possuem ranhuras grosseiras ou dentes e podem ser fenestradas. A presença de fenestras diminui a pressão exercida sobre os tecidos na preensão.

As pinças traumáticas são utilizadas em tecidos resistentes como miomas e cápsula ovariana. Possuem ranhuras grosseiras com aspecto serrilhado. Quanto mais profundas essas ranhuras, maior o poder de preensão e maior a pressão exercida sobre os tecidos, com risco mais elevado de lesões e isquemia local. A direção dessas ranhuras é também importante. Idealmente, a direção da tração exercida sobre os tecidos deve ser perpendicular às ranhuras. Tais pinças podem ainda conter dentes em suas pontas e evidentemente devem ser evitadas em tecidos que não serão excisados.

Assim como as pinças de dissecção, o calibre mais comum das hastes é 5 mm, porém, hastes com 10 mm são também utilizadas nesse grupo, especialmente, em pinças traumáticas utilizadas para retirada de peças, por exemplo.

Sobre as empunhaduras, é comum a utilização de pinças com cremalheiras. Esse mecanismo de trava é muito importante em cirurgias longas, em que é necessária a preensão por períodos demorados, sob risco de perda do campo visual e todas as suas consequências. Podem conter a peça giratória e o pino conector à energia monopolar ou não.

Pinças com congêneres na cirurgia convencional são a pinça dente-de-rato, Allis etc. (Figs. 2-30 e 2-31).

Fig. 2-30. Pinça dente-de-rato.

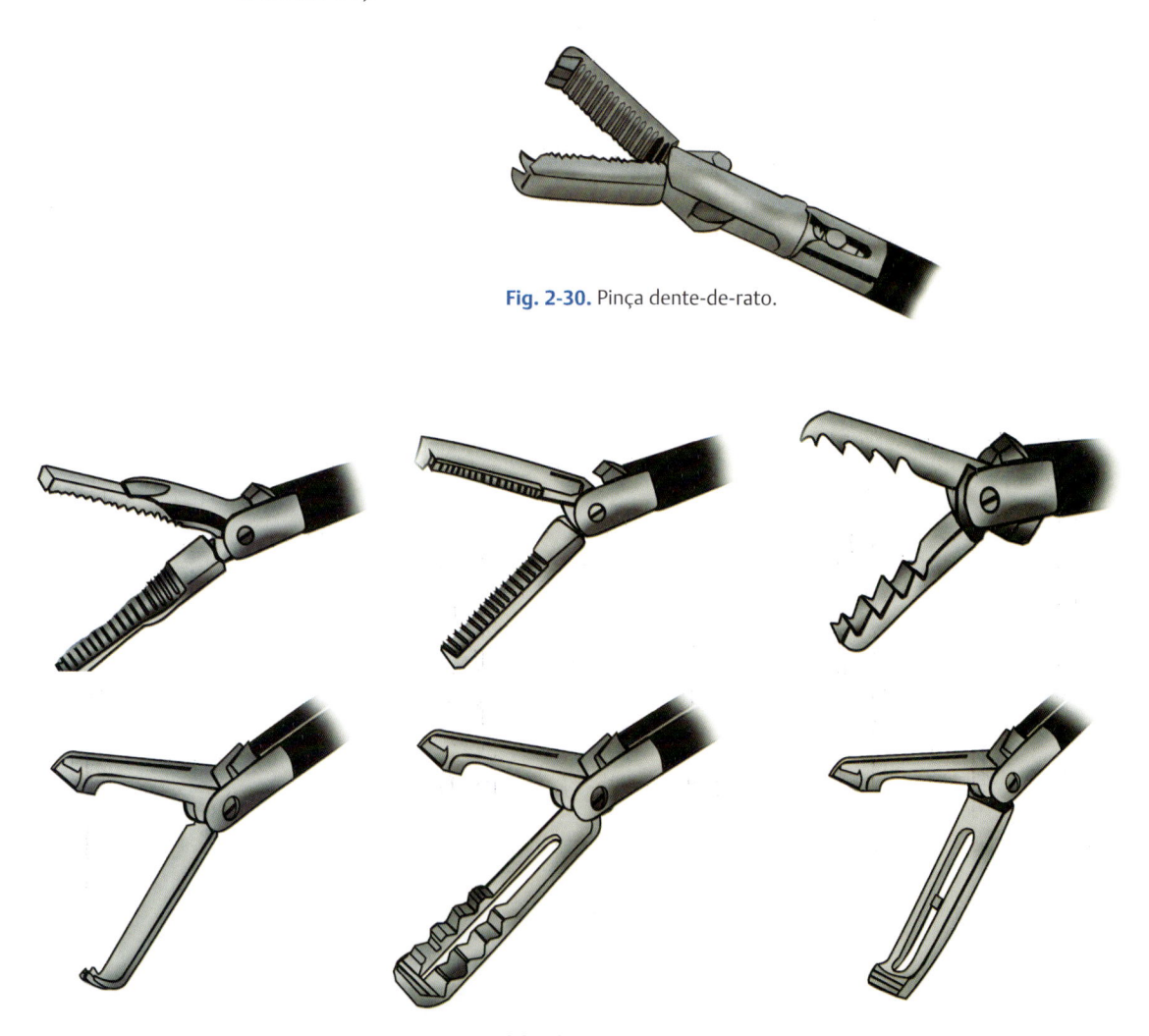

Fig. 2-31. Modelos de pinças de preensão.

▶ Pinças de Biópsia

São pinças que aliam uma série de mecanismos para extração de tecidos. De forma geral, são pinças com capacidade simultânea de preensão e secção, permitindo a retirada de fragmentos de forma pouco traumática (Fig. 2-32).

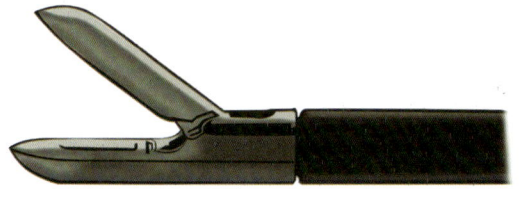

Fig. 2-32. Modelo de pinça de biópsia.

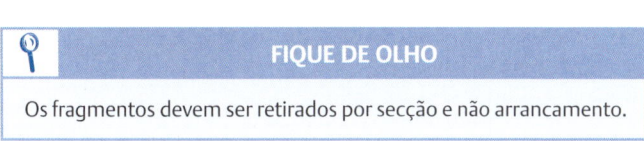

FIQUE DE OLHO
Os fragmentos devem ser retirados por secção e não arrancamento.

▶ Tesouras

Estruturalmente são instrumentos que se assemelham às demais pinças laparoscópicas, diferenciando-se pela ponta funcional com mandíbulas cortantes. São disponíveis sob diferentes formatos, com lâminas retas, curvas ou de formatos especiais, com pontas delgadas ou curvas. As tesouras mais utilizadas são semelhantes às de Metzenbaum, com mandíbulas curvas, por facilitar as manobras de dissecção e diérese. As tesouras com lâminas retas são geralmente utilizadas para o corte de fios, evitando o desgaste e a redução do poder de corte das demais. Existem ainda tesouras cuja movimentação da mandíbula ocorre pela movimentação de somente uma das lâminas. São tesouras mais difíceis de manusear, porém, permitem a tração e a individualização do tecido anterior ao corte (Figs. 2-33 a 2-35).

As hastes possuem geralmente calibre de 5 mm e, como as demais pinças, estão disponíveis em comprimentos variados.

Sua empunhadura não deve possuir cremalheira, possui peça rotatória e pode conter o pino de conexão à energia monopolar, tornando seu uso mais adequado para dissecção em situações determinadas. Enfatiza-se que o uso de energia causa desgaste das lâminas de corte e por essa razão preconiza-se a aplicação da energia com a mandíbula fechada durante o seu uso para dissecção de tecidos e mesmo hemostasia eventual.

Assim como as demais pinças estão disponíveis em material descartável, de uso pouco habitual em nosso meio, e material reutilizável (Quadro 2-4).

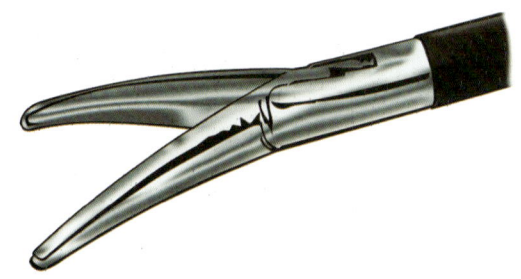

Fig. 2-33. Tesoura permanente curva tipo Metzenbaum (mais comum).

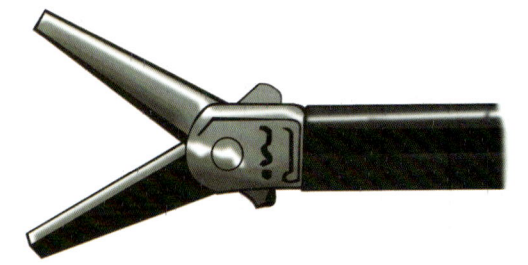

Fig. 2-34. Tesoura permanente reta com ponta romba: adequada para a realização de suturas e corte de fios.

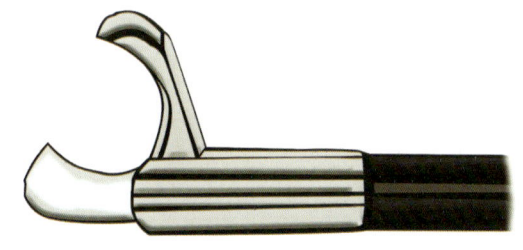

Fig. 2-35. Tesoura permanente tipo "bico de papagaio": ponta em gancho com uma única lâmina cortante.

Quadro 2-4. Características Principais das Pinças Laparoscópicas
- Componentes gerais: extremidade funcional, haste e empunhadura
- Extremidades funcionais (mandíbulas): adaptada à função desejada (dissecção, preensão, biópsia e/ou corte)
- Hastes: rígidas ou articuladas. Comprimentos e diâmetros variáveis
- Empunhadura: axial ou radial (padrão), com ou sem cremalheira

▶ Afastadores

Na cirurgia laparoscópica, o adequado posicionamento do paciente é fundamental pois promove de forma natural o afastamento de órgãos pela ação da gravidade e melhor exposição do campo operatório. Entretanto, é comum a necessidade de afastamento mecânico e atraumático das estruturas, como nas cirurgias convencionais.

Esse afastamento pode ser realizado por pinças de preensão com a mandíbula fechada ou instrumentos específicos, os afastadores (eventualmente chamados de retratores). Comparativamente aos instrumentos convencionais, equivalem aos afastadores dinâmicos.

A despeito da existência de afastadores diversos, possuem características comuns e podem ser articulados ou não; reutilizáveis ou descartáveis; com hastes de 5, 10 ou 12 mm (descartáveis).

Afastadores não articulados geralmente possuem o formato simples de bastão, com hastes de 5 ou 10 mm (Quadro 2-5).

Os afastadores mais comuns, entretanto, são articuláveis, adquirindo em sua grande maioria forma de leque ou dobradiça após acionamento de peça giratória em sua empunhadura, com hastes de 5 mm, frequentemente (Figs. 2-36 e 2-37).

São disponíveis ainda outros formatos de afastadores, com extremidades constituídas de almofadas infláveis de diversos formatos e outros mais (Figs. 2-38 a 2-40).

Quadro 2-5. Características Principais dos Afastadores Laparoscópicos

- Material: permanentes ou descartáveis
- Tipos: rígidos ou articulados
- Hastes: diâmetros variados (5 mm é o mais comum)
- Extremidade funcional: ponta romba, formato em leque ou dobradiça

Fig. 2-36. Afastadores articuláveis permanentes em leque.

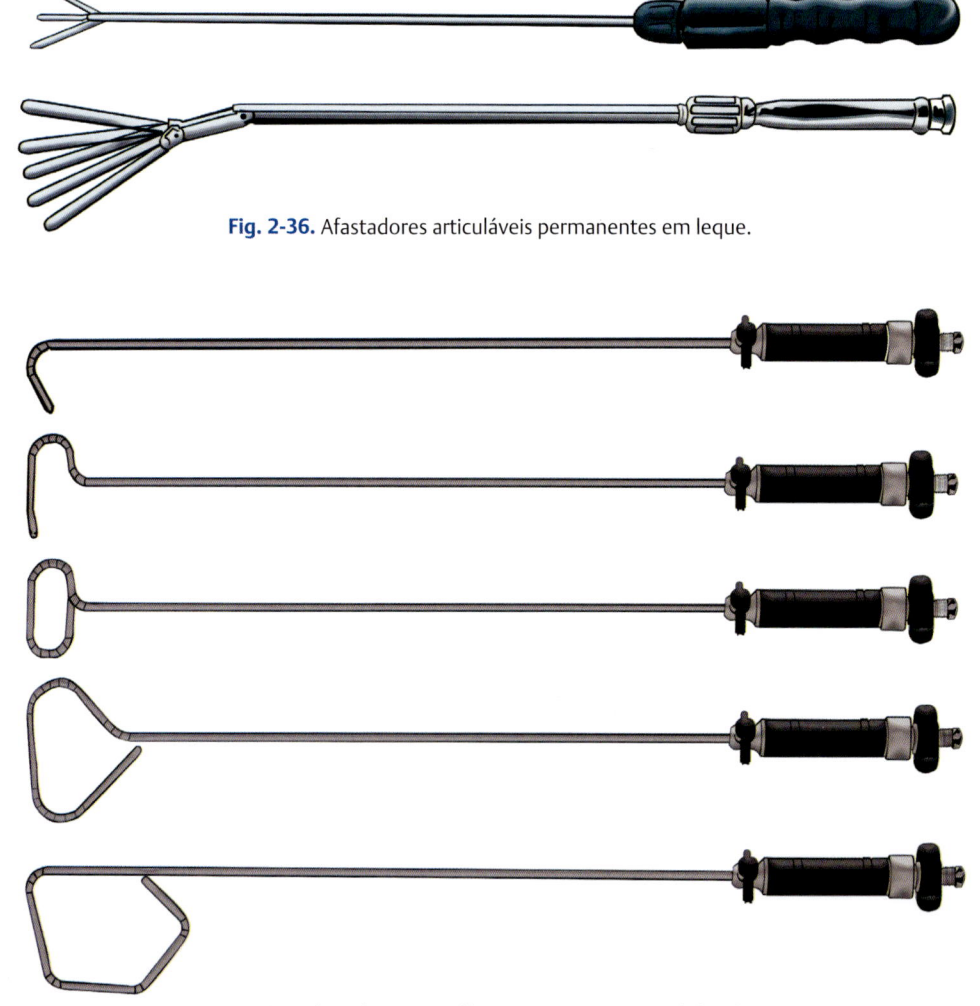

Fig. 2-37. Afastadores articuláveis permanentes em dobradiça.

INSTRUMENTAL

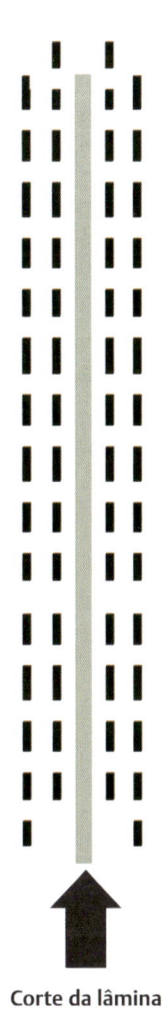

Fig. 2-53. Configurações típicas de grampos e linhas de grampo dos grampeadores lineares cortantes.

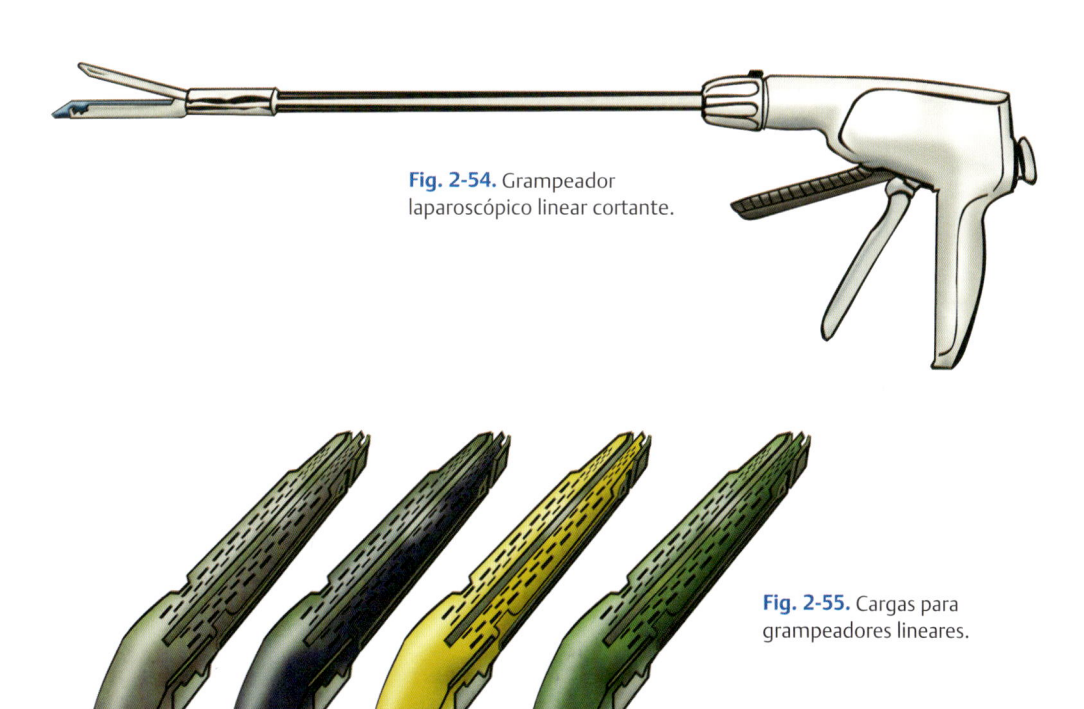

Corte da lâmina

Fig. 2-54. Grampeador laparoscópico linear cortante.

Fig. 2-55. Cargas para grampeadores lineares.

Grampeadores Curvos

Apresentam linhas de grampeamento curva, todavia, assemelham-se na prática aos grampeadores lineares (especialmente, se considerados os grampeadores laparoscópicos), tanto na forma de uso quanto na finalidade. A sinuosidade da linha de grampo trata-se de um artifício para melhor adaptação à determinadas estruturas e procedimentos, sendo um recurso equivalente à articulação dos grampeadores lineares supracitados (Figs. 2-56 e 2-57).

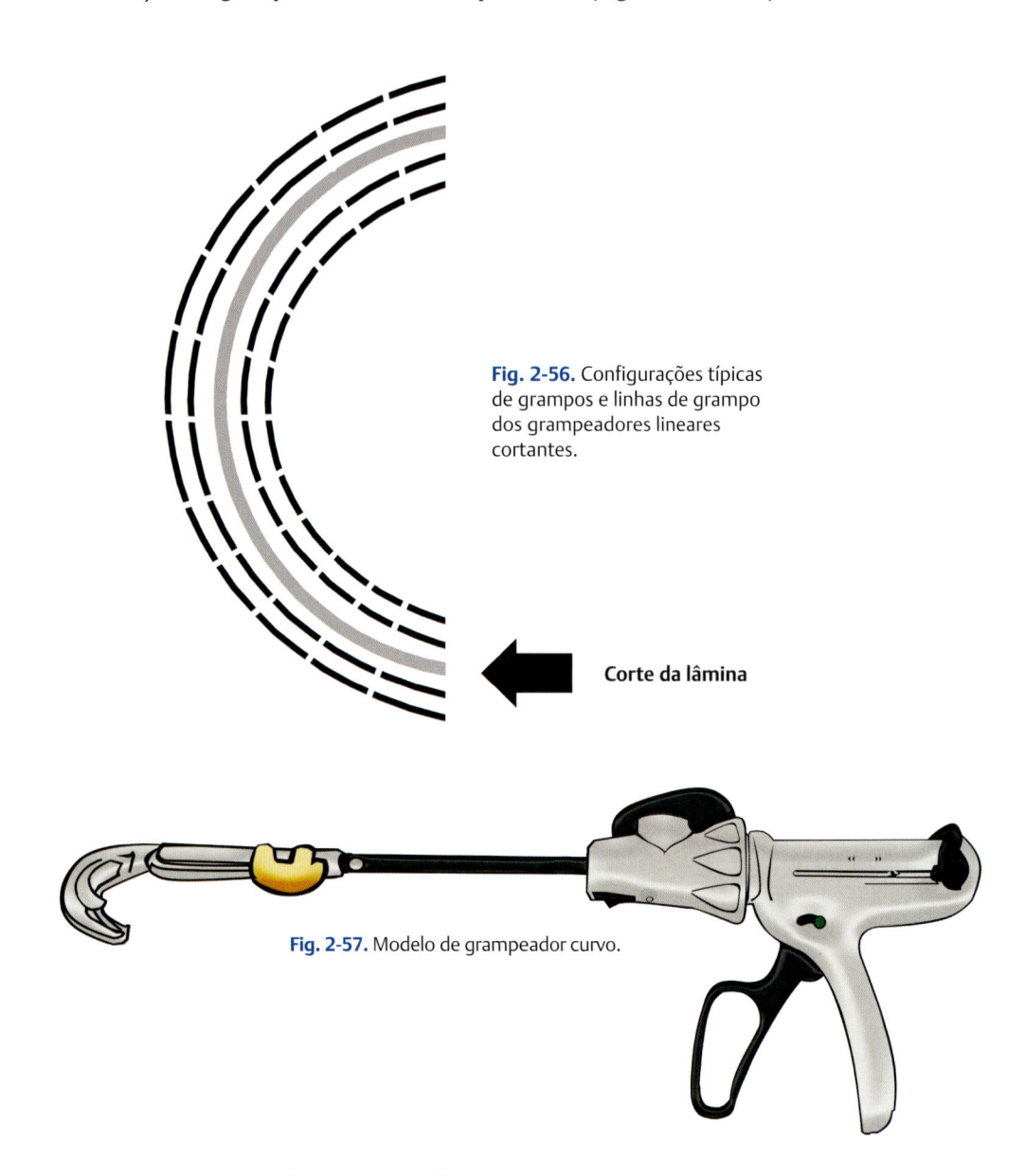

Fig. 2-56. Configurações típicas de grampos e linhas de grampo dos grampeadores lineares cortantes.

Corte da lâmina

Fig. 2-57. Modelo de grampeador curvo.

Grampeadores Circulares (= Intraluminares)

Os grampos são colocados em fileiras circulares. Não são recarregáveis e frequentemente cortantes (exceto modelos antigos), sendo utilizados para realização de anastomoses entre vísceras ocas (Figs. 2-58 e 2-59).

É importante destacar que embora tenha grande utilização em cirurgias laparoscópicas, o seu uso é por via intraluminal, como por exemplo a via retal na confecção de anastomoses colorretais laparoscópicas.

Seu tamanho varia de 21-34 mm.

INSTRUMENTAL

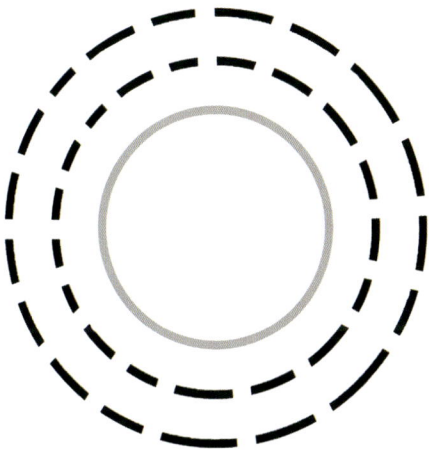

Fig. 2-58. Configurações típicas de grampos e linhas de grampo de grampeadores circulares.

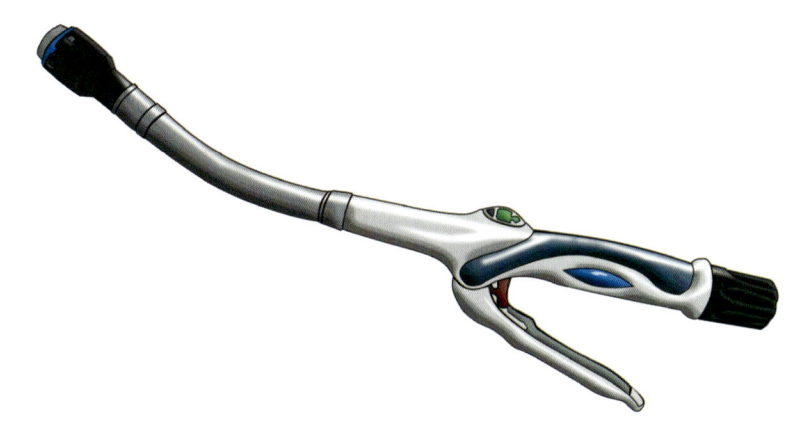

Fig. 2-59. Grampeador circular cortante.

FIQUE DE OLHO

Os endogrampeadores promovem a aproximação dos tecidos utilizando grampos de titânio. Ao ativar o instrumento, as pernas abertas dos grampos são empurradas através dos tecidos, encontrando-se contra a bigorna e assim adquirindo o aspecto característico em "B". Tal configuração permite que vasos pequenos passem pelas aberturas dos grampos e, assim, a margem de tecido entre a linha de grampo e linha de corte permaneça bem perfundida (Fig. 2-60).

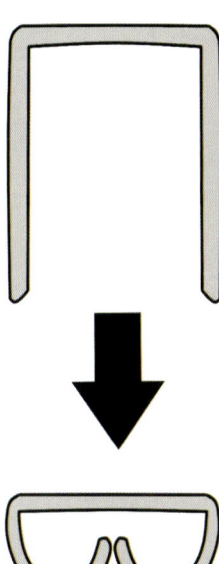

Fig. 2-60. Representação do aspecto característico em "B" após adequado grampeamento.

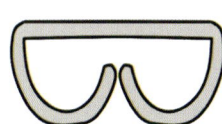

Vantagens do Grampeamento

O grampeamento mecânico é mais rápido que as técnicas tradicionais de sutura, reduzindo o tempo total da operação.

Ressalta-se, todavia, que a sutura mecânica é tão segura quanto a manual, não havendo diferença entre ambas.

O uso do grampeador não é garantia de bom resultado, sendo o resultado dependente de boa técnica cirúrgica e condições relacionados com o paciente e o estado dos tecidos grampeados (Quadro 2-9).

Quadro 2-9. Características Principais dos Endograampeadores

- Material: descartáveis
- Tipos principais: lineares e intraluminares
- Endogrampeadroes mais utilizados na laparoscopia: lineares cortantes recarregáveis e circulares cortantes não recarregáveis
- Hastes: > 10 mm

▶ Empurradores de Nó

Nós realizados fora da cavidade abdominal podem ser levados ao local pretendido no interior da cavidade abdominal por meio dos empurradores de nó, sendo um recurso valioso para cirurgiões iniciantes pouco habituados à realização de suturas laparoscópicas.

Os empurradores de nós são constituídos por empunhaduras axiais, hastes e extremidades funcionais com abertura, fenda ou orifício que permitem a passagem da ponta livre do fio do nó realizado fora da cavidade abdominal (Fig. 2-61 e Quadro 2-10).

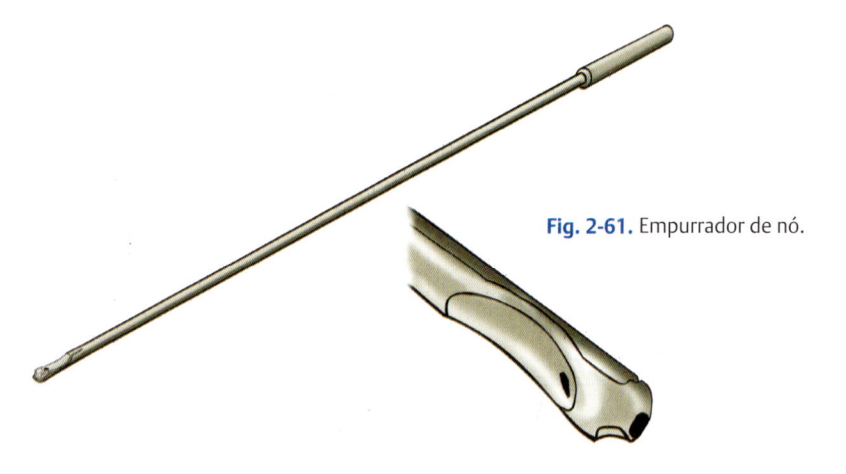

Fig. 2-61. Empurrador de nó.

Quadro 2-10. Características Principais dos Empurradores de Nó

- Material: permanentes ou descartáveis
- Empunhadura: axiais
- Hastes: 5 mm

▶ Instrumentos para Hernioplastias

As hernioplastias e as colecistectomias são as cirurgias eletivas mais comuns no mundo inteiro, entretanto, a realização de hernioplastia por via laparoscópica é ainda exceção em nosso meio.

A hernioplastia laparoscópica exige do cirurgião minucioso entendimento anatômico e habilidade técnica requintada. É, portanto, indiscutível a relevância do conhecimento detalhado dos instrumentos específicos utilizados nesse grupo de cirurgias, fato frequentemente desconsiderado por cirurgiões inexperientes que se atentam exclusivamente para tempos operatórios e negligenciam aspectos cirúrgicos básicos.

A seguir serão apresentados os instrumentos dissectores tipo balão utilizados em hernioplastias inguinais; dispositivos para fixação das telas e as telas disponíveis para uso laparoscópico.

▶ Instrumentos Dissectores tipo Balão

A abordagem laparoscópica das hérnias inguinais ocorre por duas técnicas distintas, a abordagem transabdominal pré-peritoneal (*transabdominal preperitoneal* – *TAPP*) e a técnica totalmente extraperitoneal (*totally extraperitoneal* – *TEP*).

Na técnica transabdominal, o acesso ao sítio cirúrgico ocorre da maneira habitual, com confecção do pneumoperitônio e acesso à cavidade abdominal, diferentemente da técnica pré-peritoneal totalmente extraperitoneal, em que a cavidade abdominal não é acessada. Nesse método, o campo operatório restringe-se ao espaço pré-peritoneal, um espaço virtual. Não há criação do pneumoperitônio, entretanto, o princípio de expor um espaço virtual é mantido. Esse espaço é exposto por dissecção ou distensão, às cegas (pouco utilizada e não recomendada) ou sob visão direta.

Nesse contexto, destaca-se a dissecção digital, utilizando-se a extremidade romba de um dedo da mão; a dissecção com a própria ótica, também conhecida como dissecção telescópica, ou a dissecção com dispositivos dissectores tipo balão, que consistem, basicamente, em trocartes acoplados à balões, que podem ser preenchidos com gás ou líquidos (Figs. 2-62 a 2-64).

Fig. 2-62. Modelo de trocarte-balão permanente.

Fig. 2-63. Modelo de trocarte-balão descartável.

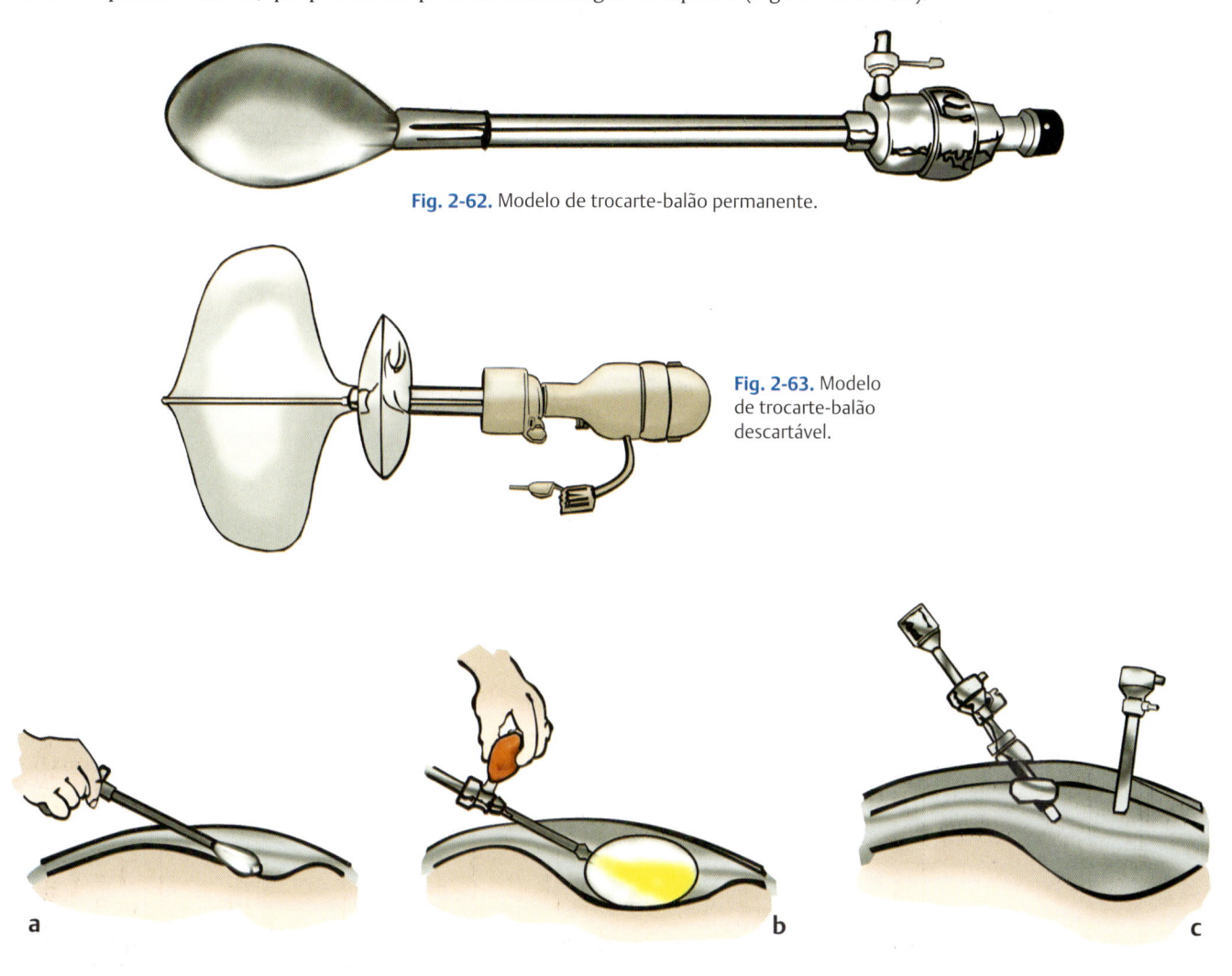

Fig. 2-64. Representação do acesso ao espaço pré-peritoneal na hernioplastia inguinal (TEP). (**a**) Inserção do trocarte balão; (**b**) insuflação do trocarte-balão; (**c**) posicionamento dos trocartes após exposição pré-peritoneal.

FIQUE DE OLHO

A dificuldade de acesso ao espaço pré-peritoneal em razão da impossibilidade de insuflação local com gás como na cavidade abdominal, é semelhante à dificuldade encontrada no acesso a outros espaços extraperitoneais, como o espaço retroperitoneal, abordado frequentemente por urologistas em nefrectomias e adrenalectomias.

▶ Dispositivos de Fixação dos Materiais Protéticos

A fixação das próteses, independente da hernioplastia considerada (hernioplastia inguinal, ventral etc.), pode ser realizada por meio de suturas laparoscópicas com os instrumentos para a aproximação de tecidos já explicados anteriormente; dispositivos de sutura transfascial e endograpeadores para hernioplastias. Os endograpeadores para hérnias inquestionavelmente são a melhor alternativa, a despeito de custo mais elevado. A realização de suturas laparoscópicas e o uso de dispositivos de suturas exigem tempo operatório mais longo e grande habilidade técnica, sem resultados superiores em comparação com os endograpeadores (Fig. 2-65).

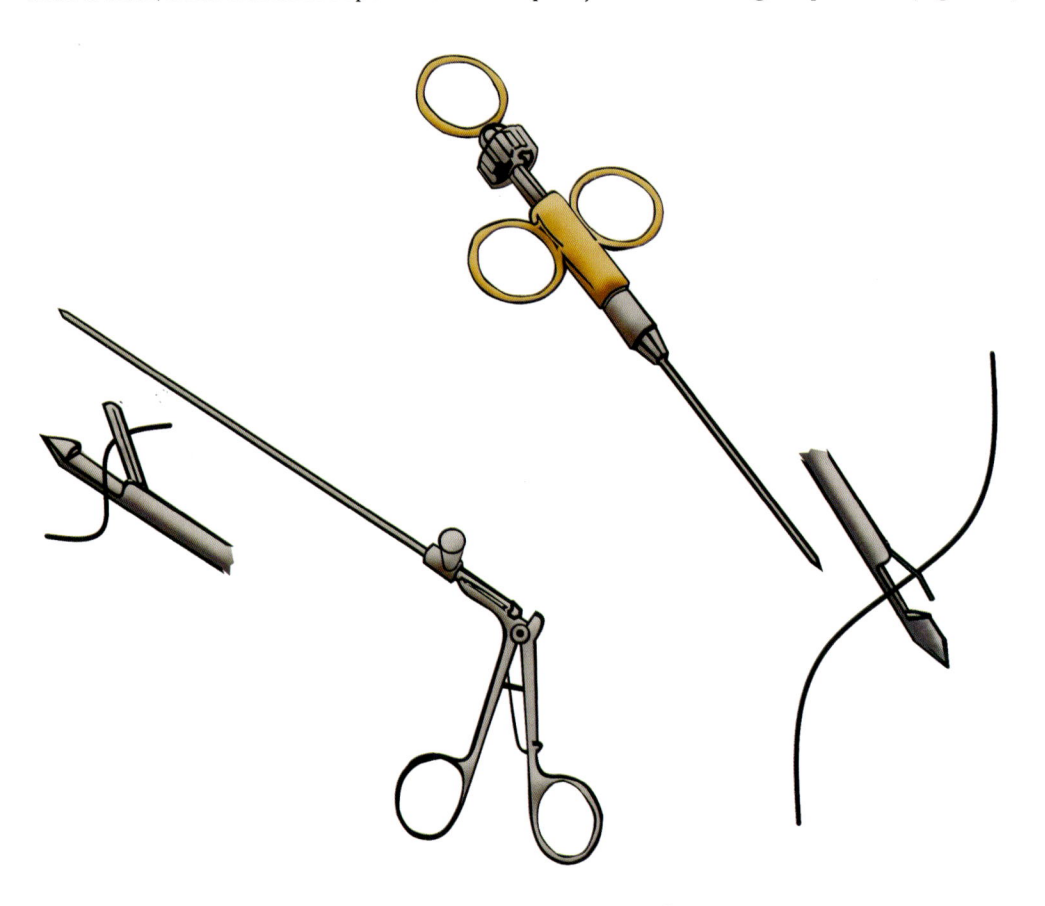

Fig. 2-65. Dispositivos de sutura transfasciais.

▶ Grampeadores Laparoscópicos para Uso em Hernioplastias

Os endograpeadores para hernioplastias são instrumentos descartáveis que se assemelham aos endograpeadores já descritos anteriormente, com liberação de um único grampo por acionamento. Os grampos apresentam formas variadas conforme a empresa fabricante, contudo, apresentam a mesma finalidade: fixar a tela aos tecidos adjacentes (Figs. 2-66 e 2-67).

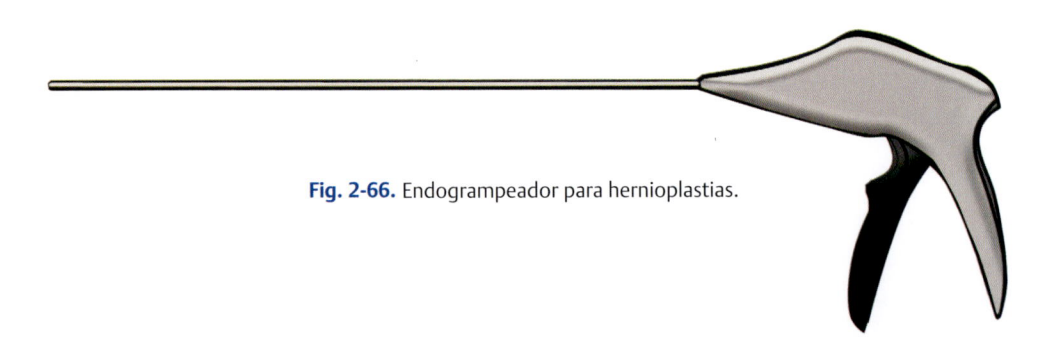

Fig. 2-66. Endograpeador para hernioplastias.

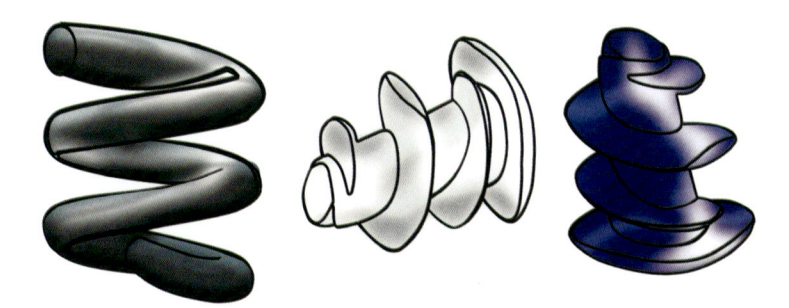

Fig. 2-67. Formato de alguns grampos disponíveis no mercado.

▶ Materiais Protéticos (Telas)

Atualmente, as técnicas sem tensão são o padrão-ouro na correção das hérnias em razão da acentuada redução dos índices de recidiva. Nessas cirurgias, são utilizadas próteses popularmente conhecidas como telas, que variam principalmente em relação ao material, diâmetro dos poros e gramatura (Fig. 2-68).

O material é importante por ser um dos fatores que propicia a reação inflamatória e, consequentemente, fibrose local. Podem ser agrupadas em dois grupos: absorvíveis e inabsorvíveis. As telas absorvíveis podem ser de origem animal (colágeno bovino, suíno etc.) ou sintéticas (ácido poliglicólico, poliglactina etc.). São telas que reduzem o risco de infecção e aderências, porém, não são empregadas com o objetivo de propiciar resistência tênsil. É por essa razão que frequentemente são utilizadas como componentes de telas de dupla-composição, na face de contato com as vísceras. As telas sintéticas inabsorvíveis, feitas principalmente à base de polímeros (polipropileno, poliéster), resultam em intensa reação de corpo estranho e fibrose, propiciando manutenção da resistência tênsil do tecido, porém, com risco elevado de formação de aderências quando em contato com as vísceras. São as telas mais utilizadas na prática clínica.

A porosidade do material é importante para a integração dos tecidos. As telas microporosas (como celulose, colágeno, poliuretano), com diâmetros dos poros menores de 10 μm, induzem pouca reação inflamatória, diferentemente das telas macroporosas (como polipropileno e poliéster), de diâmetros maiores que 75 μm, em que o tamanho permite a migração de células inflamatórias, ocorrendo infiltração celular e forte aderência aos tecidos adjacentes. Logo, quanto maior a porosidade, maior a reação inflamatória local, maior o risco de infecção e aderências.

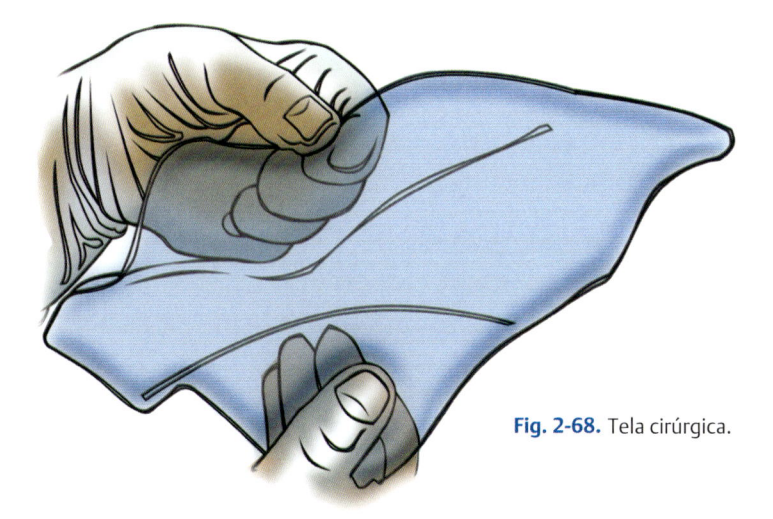

Fig. 2-68. Tela cirúrgica.

A gramatura, ou peso molecular, é definida pelo cálculo do seu peso, em gramas, dividido pela sua superfície, em metros quadrados, (g/m^2). Telas de baixa gramatura supostamente apresentam melhor biocompatibilidade, com menor dor e desconforto após as cirurgias (Quadro 2-11).

Quadro 2-11. Características Principais dos Instrumentos para Hernioplastias

- Instrumentos mais utilizados: instrumentos para acesso ao pré-peritônio (TEP), dispositivos para fixação das telas e telas
- Acesso ao espaço pré-peritoneal: às cegas ou visualização direta (dissecção digital, dissecção telescópica e uso de dissectores tipo balão)
- Dissectores tipo balão: reprocessáveis ou descartáveis
- Dispositivos para fixação das telas: suturas endoscópicas, dispositivos para suturas transfasciais e endogrampeadores (melhor opção)
- Telas: absorvíveis (baixa reação inflamatória e baixa força tênsil), não absorvíveis (alta reação inflamatória e alta força tênsil) e mistas (ideais para contato com vísceras)

▶ Instrumentos para Manipulação das Vias Biliares

Alguns instrumentos são importantes para a manipulação das vias biliares. São eles:

- Agulha de aspiração.
- Bisturi para vias biliares.
- Coledocoscópio.
- Extratores endoscópicos de cálculos.

▶ *Agulha de Punção e Aspiração*

Frequentemente, a vesícula biliar encontra-se tensa, seja por repleção de bile ou pus, especialmente, na inflamação aguda. Nesses casos, a punção para esvaziamento é um recurso valioso. Para isso são utilizadas agulhas de punção e aspiração, cânulas com agulhas em suas extremidades funcionais e conexão à mangueira de aspiração nas empunhaduras, encontradas em material permanente ou descartável (Fig. 2-69).

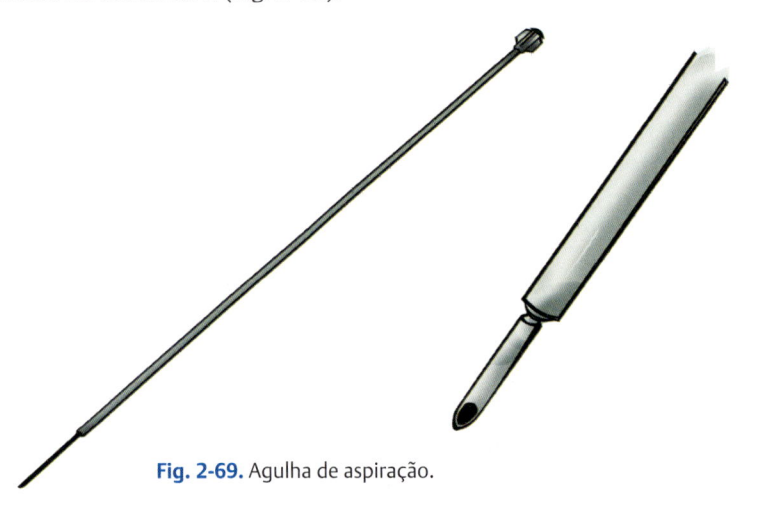

Fig. 2-69. Agulha de aspiração.

FIQUE DE OLHO

Uma alternativa barata à utilização de agulhas de aspiração é a realização de punção do fundo com agulhas de grosso calibre, como cateteres intravenosos.

▶ Bisturi para Vias Biliares

A exploração cirúrgica das vias biliares é um procedimento cada vez menos comum. Isso ocorre em razão do avanço de métodos diagnósticos e terapêuticos menos invasivos, como a colangiorressonância e colangiopancreatografia retrógrada endoscópica (CPRE). Entretanto, é dever de todo cirurgião saber realizar adequadamente uma colangiografia intraoperatória e conhecimentos básicos sobre manipulação das bias biliares (incluindo técnicas de extração de cálculos, papilotomia e derivações biliodigestivas), ainda que por via convencional (Fig. 2-70).

No contexto de cirurgia minimamente invasiva, pode-se afirmar seguramente que todos os procedimentos realizados pela via tradicional podem ser realizados pela via laparoscópica, seja a colangiografia ou a manipulação das vias biliares. A colangiografia é realizada também pela administração de contraste após a cateterização do ducto cístico ou da via biliar principal, e visando a realização dessa cateterização existem instrumentos que ajudam na secção e na exposição da via biliar.

São instrumentos que permitem o encaixe de lâminas em suas extremidades que permitirão a secção de maneira precisa.

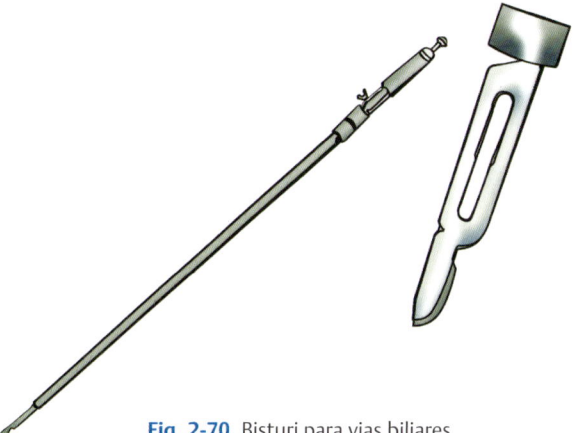

Fig. 2-70. Bisturi para vias biliares.

▶ Coledocoscópio

A exploração laparoscópica da via biliar apresenta particularidades, uma vez que exige habilidade técnica aprimorada. A melhor maneira de fazê-lo é por via endoscópica, pela introdução de um videocoledocoscópio flexível, que permite exploração das vias biliares hepáticas intra e extra-hepáticas com excelente qualidade de imagem, além de possibilitar abordagens terapêuticas em cálculos biliares e estenoses através do canal de trabalho (Fig. 2-71).

Esse equipamento é pouco disponível ainda pelo elevado custo, mas lentamente vem sendo adotado pelos serviços de cirurgia do país. Os diâmetros são variados, em geral, de 2,8 e 5,3 mm.

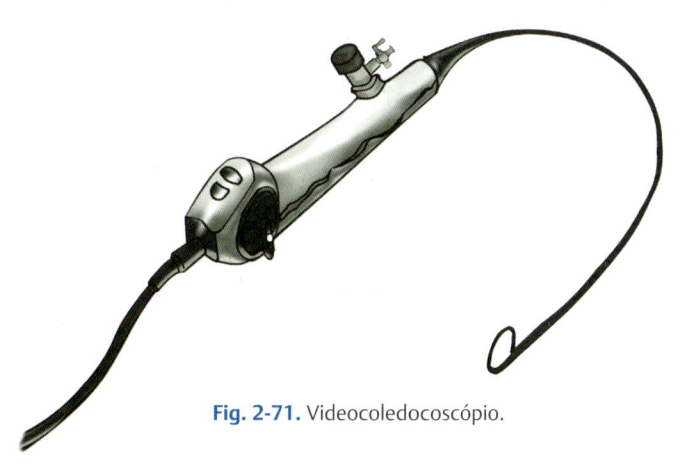

Fig. 2-71. Videocoledocoscópio.

FIQUE DE OLHO

Embora pouco usual, é possível utilizar um ureteroscópio flexível para explorar a via biliar, semelhantemente ao uso do coledocoscópio.

▶ Extratores Endoscópicos de Cálculos

Na manipulação da via biliar por meio endoscópico, vários são os instrumentos endoscópicos para auxílio na extração de cálculos. Dentre eles, os instrumentos mais utilizados são as pinças fórceps, as cestas de Dormia e os cateteres-balão (Figs. 2-72 e 2-73) (Quadro 2-12).

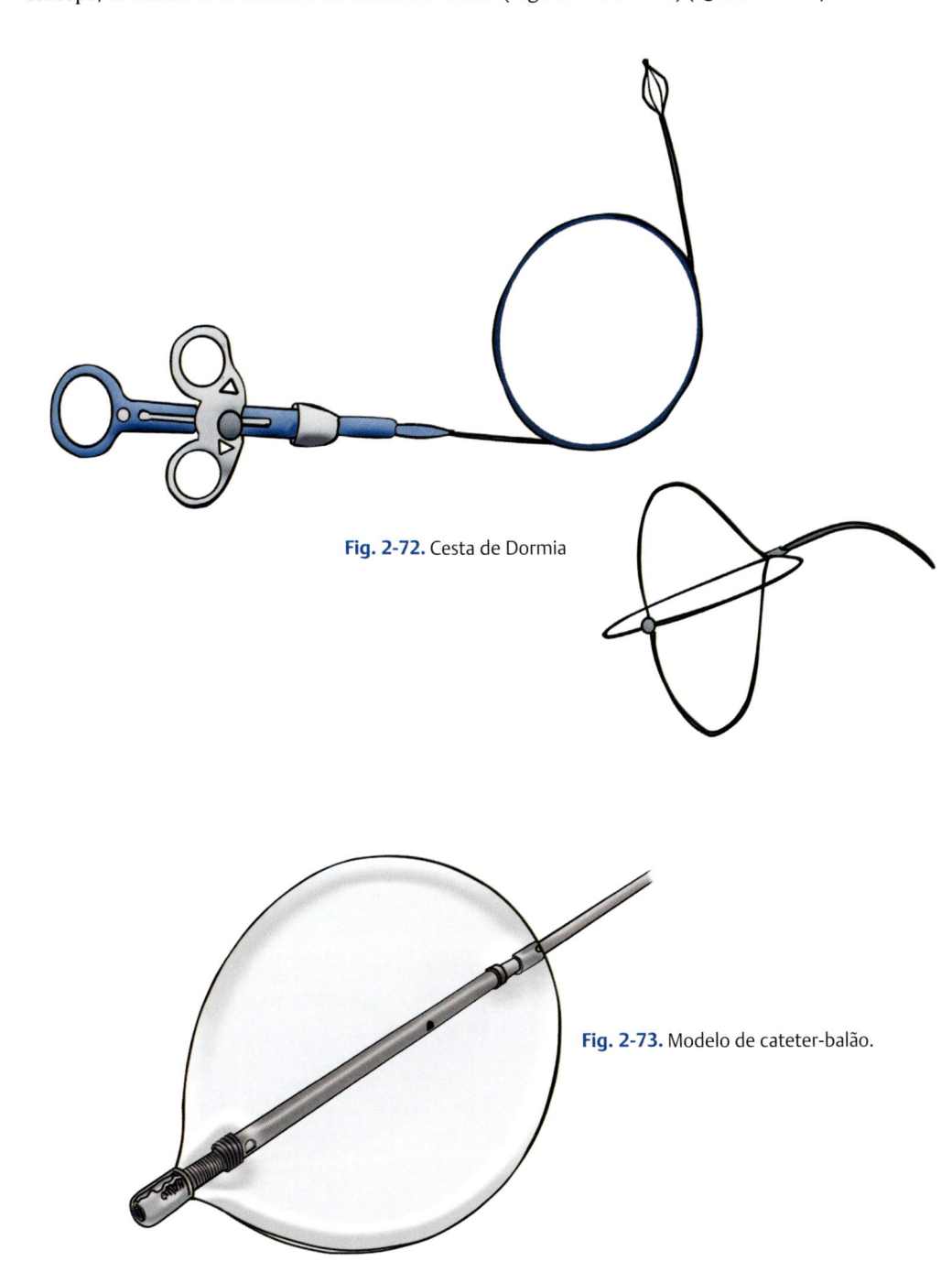

Fig. 2-72. Cesta de Dormia

Fig. 2-73. Modelo de cateter-balão.

Quadro 2-12. Características Principais dos Instrumentos Utilizados na Manipulação das Vias Biliares

- Punção fúndica: agulha de aspiração
- Acesso às vias biliares: cateterização do cístico ou via biliar principal
- Colédocotomia: bisturi para vias biliares
- Exploração de vias biliares: videocoledocoscópio
- Extratores endoscópicos de cálculos: pinça fórceps, cestas de Dormia e cateter-balão

▶ Instrumentos de Hemostasia e Uso de Energias

A hemostasia cirúrgica consiste na interrupção de um sangramento, podendo ser realizada por métodos mecânicos, químicos e/ou uso de energias.

▶ Métodos Mecânicos

Os métodos mecânicos são os mais simples e envolvem a realização de procedimentos temporários, como a compressão com gazes, ou definitivos, como clipagem de vasos e suturas. Para a aplicação desses métodos, em geral, não há utilização de instrumentos especiais, sendo utilizados para tal fim instrumentos já abordados previamente como pinças de preensão, clipadores, porta-agulhas e mesmo endogrampeadores (Fig. 2-74).

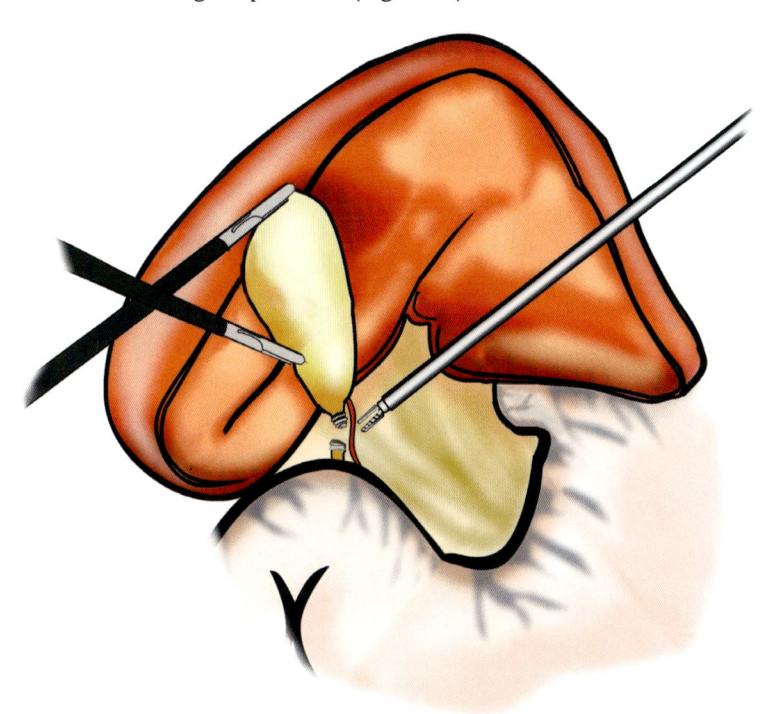

Fig. 2-74. Clipadura da artéria cística durante uma colecistectomia.

▶ Métodos Químicos

Os métodos químicos de hemostasia atuam na cascata de coagulação e incluem, basicamente, determinados hemostáticos tópicos e adesivos teciduais. São exemplos desse grupo os hemostáticos tópicos à base de trombina e fibrina (Figs. 2-75 e 2-76).

Antifibrinolíticos sistêmicos têm importância cada vez maior na prática médica, entretanto, seus benefícios no intraoperatório são limitados.

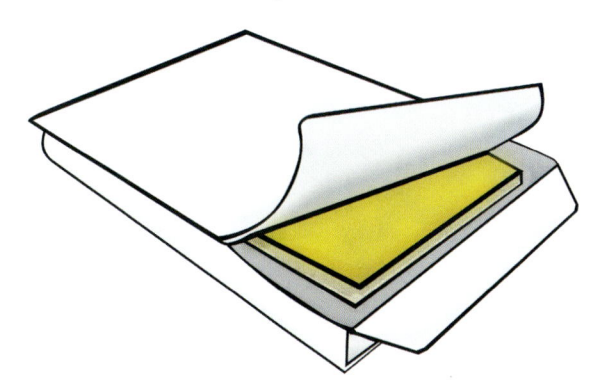

Fig. 2-75. Esponja absorvível de gelatina combinada com trombina.

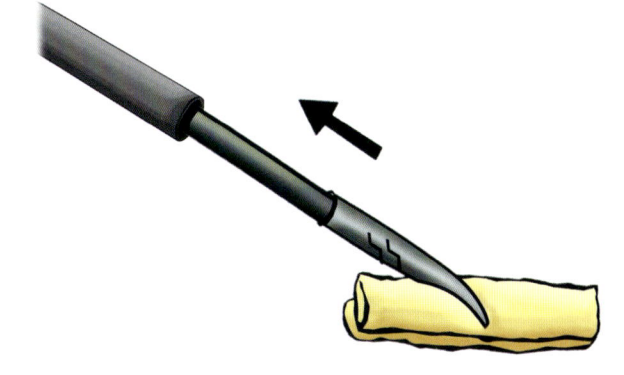

Fig. 2-76. Inserção do hemostático tópico no redutor para introdução na cavidade.

► **Energias**

O uso de energias revolucionou a cirurgia pois o controle adequado do sangramento permitiu a realização de procedimentos cada vez mais complexos, como hepatectomias, gastrectomias e colectomias laparoscópicas.

De forma simplista, energia no contexto cirúrgico representa o uso da energia térmica no controle de sangramentos e independente da forma como a energia térmica é produzida (eletrocirurgia, energia ultrassônica etc.), há necessidade de uma fonte geradora e uma peça de mão, instrumento para aplicação da respectiva energia no tecido (Figs. 2-77 e 2-78).

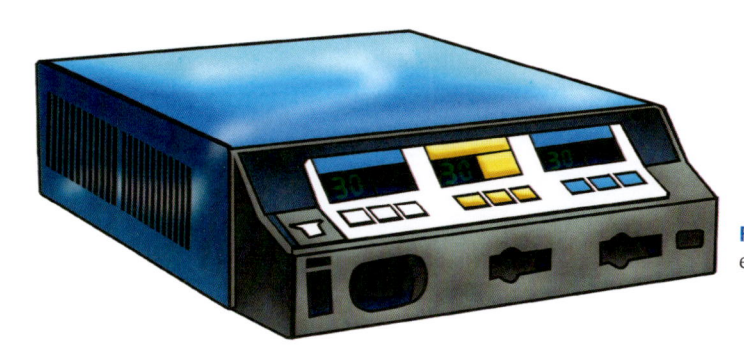

Fig. 2-77. Unidade geradora em eletrocirurgia.

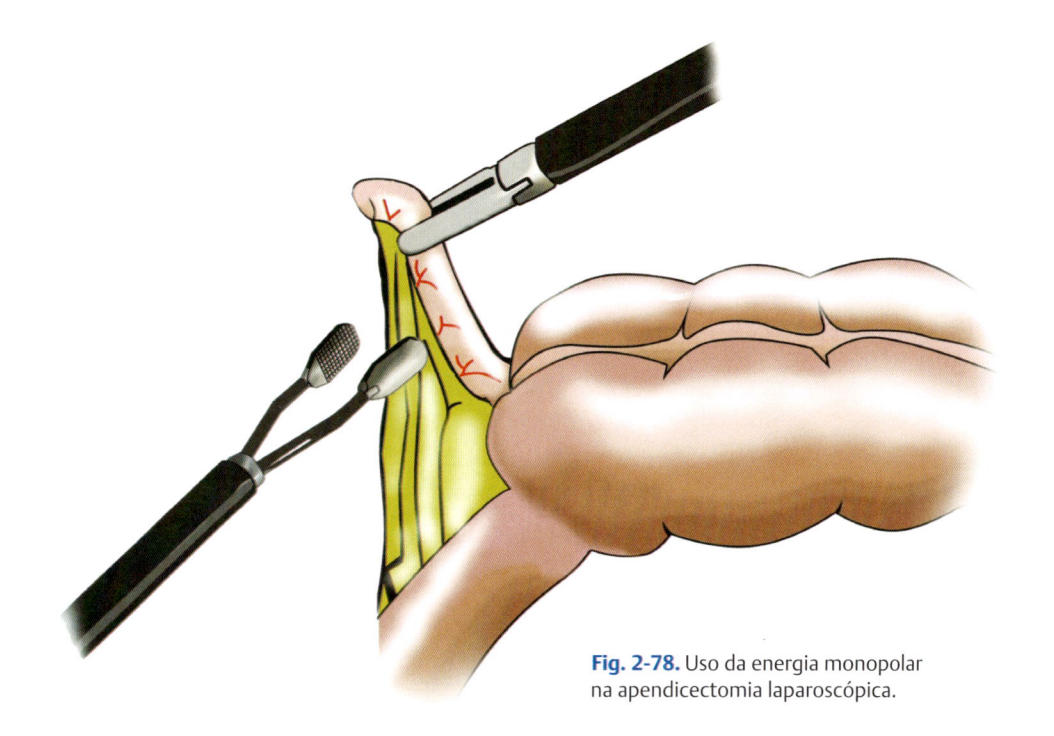

Fig. 2-78. Uso da energia monopolar na apendicectomia laparoscópica.

FIQUE DE OLHO

A hemostasia cirúrgica será amplamente abordada no *Capítulo 8 – Hemostasia Cirúrgica e Aproximação dos Tecidos*.

INSTRUMENTOS PARA A RETIRADA DE PEÇAS CIRÚRGICAS

A remoção das peças cirúrgicas depende de inúmeros fatores, como a etiologia da condição (benigna ou maligna), o grau de contaminação do procedimento e, destacadamente, o tamanho das peças cirúrgicas.

Peças pequenas podem ser retiradas pelo próprio trocarte ou por ampliações das incisões portais. Peças grandes podem ser retiradas pela extensão das incisões portais, realização de contra-aberturas ou após fragmentação das peças cirúrgicas.

Em cirurgias contaminadas e infectadas, é recomendado ainda o uso de bolsas coletoras ou protetores de ferida para evitar a contaminação da parede abdominal (Fig. 2-79).

Assim sendo, instrumentos específicos para a remoção das peças cirúrgicas incluem as bolsas coletoras e os protetores de ferida.

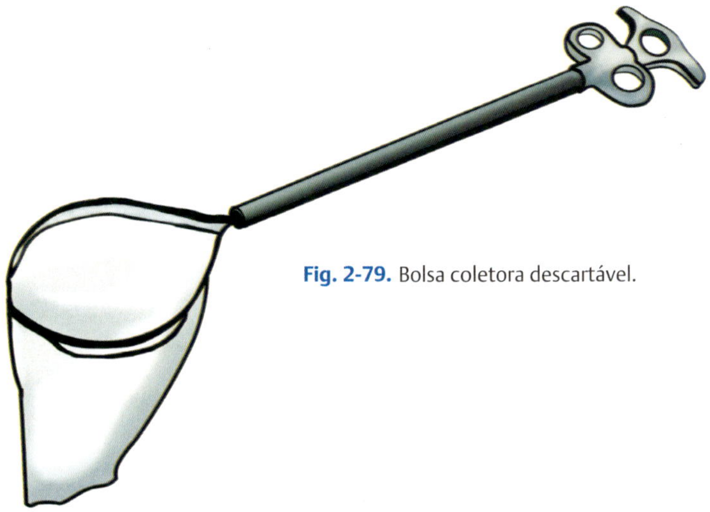

Fig. 2-79. Bolsa coletora descartável.

> **FIQUE DE OLHO**
> A retirada de peças cirúrgicas será mais bem discutida no *Capítulo 10 – Retirada de Peças Cirúrgicas*.

INSTRUMENTOS DE FECHAMENTO DA CAVIDADE ABDOMINAL

O fechamento da parede abdominal é uma etapa comum a todos os procedimentos laparoscópicos, porém, frequentemente não recebe a devida atenção pelo cirurgião. Se realizado adequadamente, o fechamento previne complicações importantes, especialmente, hérnias incisionais.

Tal fechamento pode ocorrer sob visualização laparoscópica direta ou não. Em geral, o fechamento às cegas é semelhante ao fechamento tradicional, não exigindo instrumentos específicos para tal fim. Em contrapartida, o fechamento sob visualização direta necessita de instrumentos específicos, ainda sem disponibilidade ampla em nosso meio pela baixa experiência de uso pelos cirurgiões e custo elevado, em geral (Figs. 2-80 e 2-81).

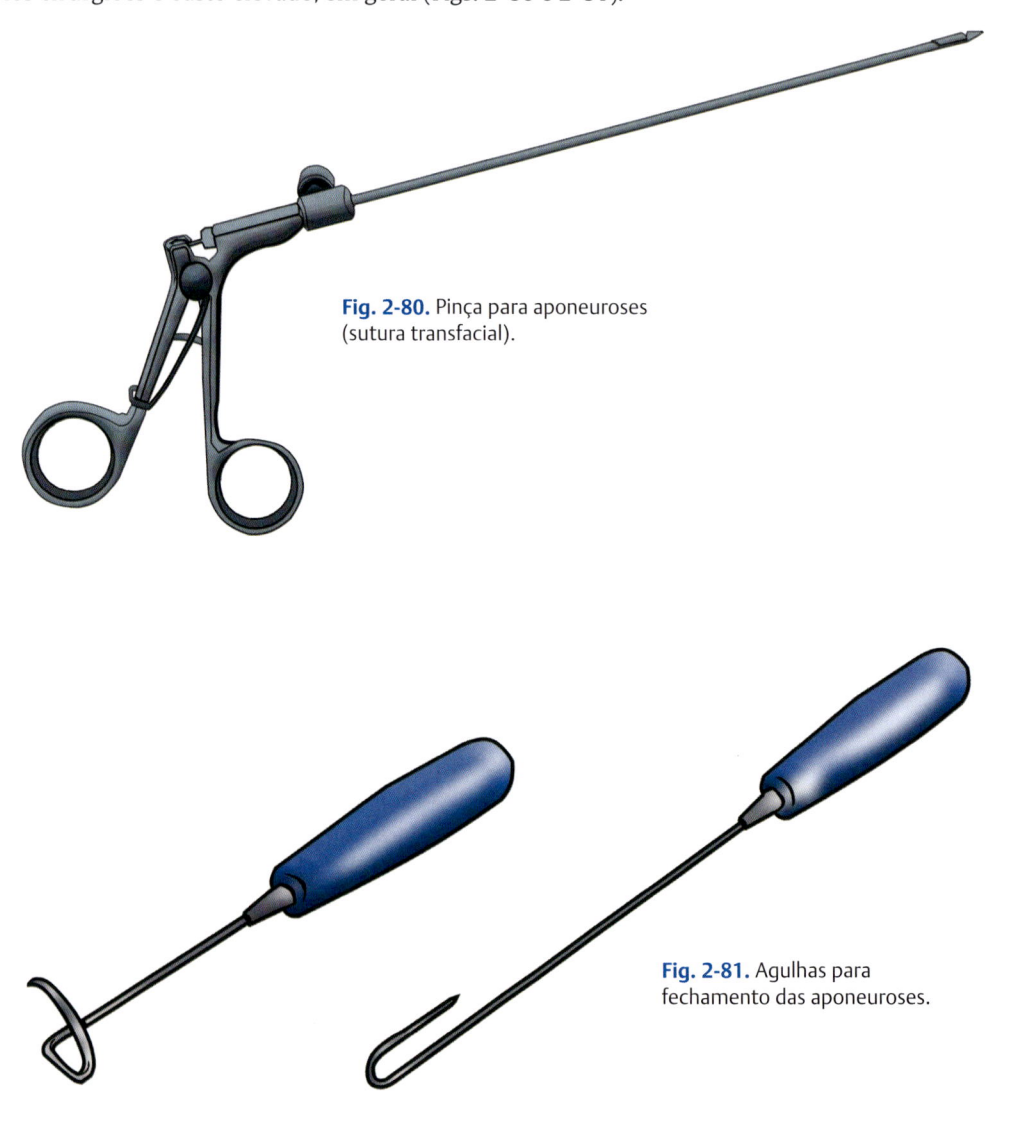

Fig. 2-80. Pinça para aponeuroses (sutura transfacial).

Fig. 2-81. Agulhas para fechamento das aponeuroses.

FIQUE DE OLHO

O fechamento da parede abdominal será detalhado no *Capítulo 11 – Retirada dos Trocartes, Desinflação do Pneumoperitônio e Fechamento da Parede Abdominal*.

POSICIONAMENTO DO PACIENTE E MESA CIRÚRGICA

Renan Silva Couto ▪ Rhycktielle Gladysmann Ferrer Carneiro Couto
Pedro Eder Portari Filho

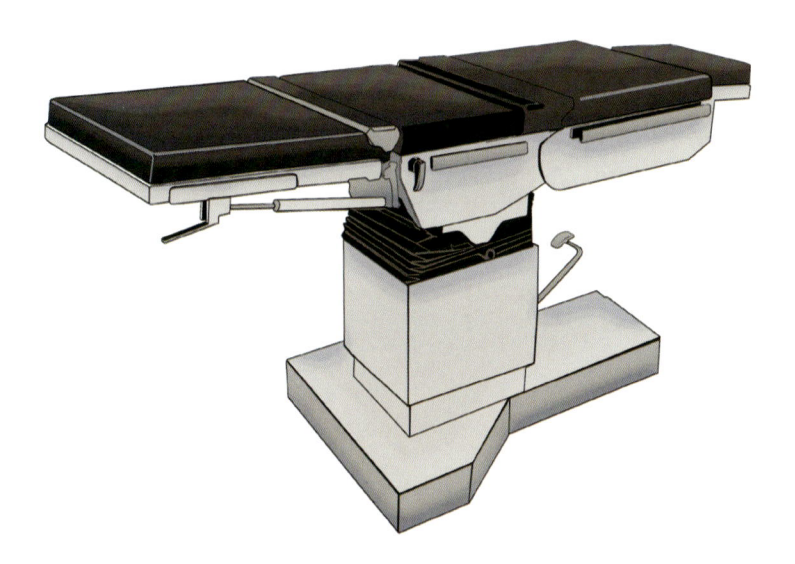

INTRODUÇÃO

A cirurgia laparoscópica é também conhecida como uma das modalidades da cirurgia minimamente invasiva em razão de menores incisões, redução na dor pós-operatória, menor tempo de recuperação dos doentes, menor resposta imune e metabólica, menor tempo de hospitalização e baixos índices de morbidade. Contudo, a exposição do campo operatório é mais restrita e exige medidas para contornar tal limitação.

Planejamento dos sítios de portais, portais adicionais para afastamento de estruturas e adequado posicionamento do paciente são alguns desses recursos. É prudente, porém, o uso cauteloso de portais adicionais pois seu emprego implica perda estética (maior número de incisões), maior risco de choque das pinças, inutilização de mãos potencialmente úteis para outras ações e eventual necessidade de maior número de auxiliares, contrariando os princípios básicos e vantagens da laparoscopia.

É evidente, portanto, a importância do adequado posicionamento do paciente, que não somente ajuda na prevenção de lesões, assim como na cirurgia tradicional, como também promove o afastamento das vísceras pela ação da gravidade (Quadro 3-1).

Quadro 3-1. Objetivos do adequado posicionamento do paciente
- Ajudar na exposição do campo operatório
- Evitar lesões decorrentes durante movimentos da mesa operatória
- Impedir lesões musculares por posições viciosas
- Proteger proeminências ósseas visando à prevenção de úlceras de pressão e tromboses
- Impedir a hiperextensão de membros e terminações nervosas, prevenindo parestesias e paralisias

FIXAÇÃO E ACOMODAÇÃO À MESA OPERATÓRIA

Igualmente às cirurgias convencionais, a maior parte dos procedimentos laparoscópicos inicia-se com o paciente posicionado em decúbito dorsal com os membros superiores, preferencialmente, estendidos junto ao corpo.

Em seguida, de acordo com o procedimento proposto, ocorrem as mudanças de posição da mesa operatória, frequentemente com inclinações significativas. Para isso, o paciente deve estar bem fixado e adequadamente acomodado à mesa operatória, visando a prevenção de acidentes.

Essa fixação é realizada por meio de contenção mecânica. São utilizados para este fim diversos meios, destacando-se equipamentos próprios para esta finalidade e/ou adaptações. A contenção de tronco e membros é geralmente suficiente para a fixação adequada, entretanto, contenções adicionais podem eventualmente ser úteis.

É preciso lembrar que o procedimento pode ser longo, especialmente se consideradas as cirurgias avançadas. É necessário, então, que, além de estar bem fixado à mesa, o paciente deve estar bem acomodado, evitando assim lesões isquêmicas e/ou nervosas por compressão. O adequado posicionamento e a fixação promovem segurança e conforto.

▶ Equipamentos de Fixação à Mesa Operatória

São constituídos, basicamente, por variados cintos e faixas de contenção, além de equipamentos próprios da mesa operatória, como perneiras e braçadeiras.

Os cintos de imobilização são equipamentos especialmente desenhados para tal finalidade, resultando em fixação aliada a maior conforto do paciente e menor risco de lesões inadvertidas (Figs. 3-1 e 3-2).

São equipamentos duráveis e possuem ótima relação custo-benefício.

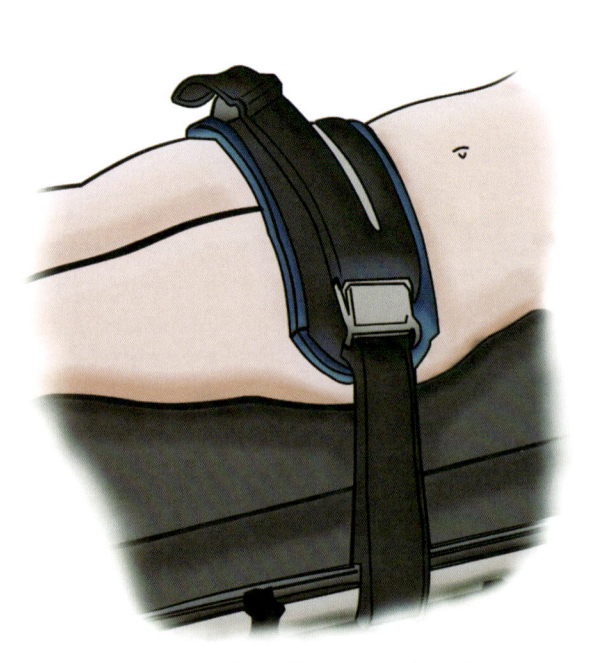

Fig. 3-1. Contenção do quadril por cinto de imobilização.

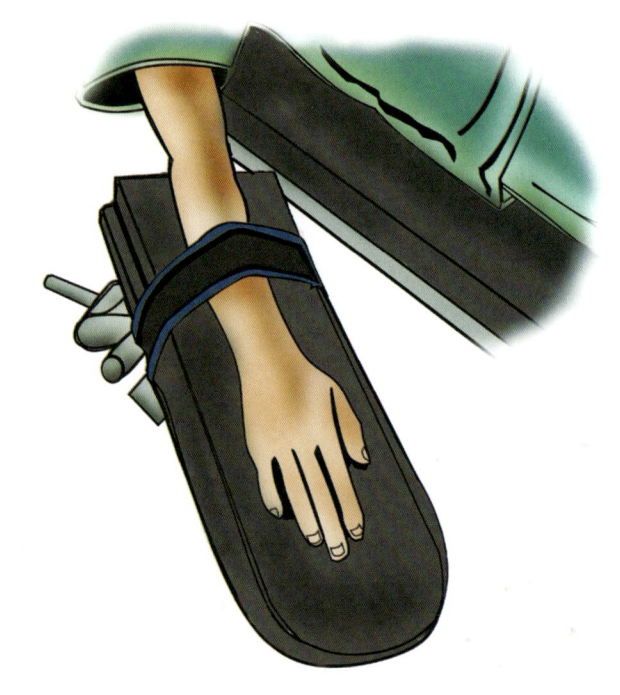

Fig. 3-2. Contenção de membros superiores.

FIQUE DE OLHO

FIXAÇÃO À MESA COM USO DE MATERIAIS DE BAIXO CUSTO
O paciente pode ser fixado à mesa operatória com materiais de baixo custo disponíveis em qualquer centro cirúrgico, como compressas e fitas adesivas (esparadrapo). O uso de compressas entre o paciente e as fitas adesivas reduz a ocorrência de lesões cutâneas, especialmente, na região perineal durante a contenção do quadril (Fig. 3-3).

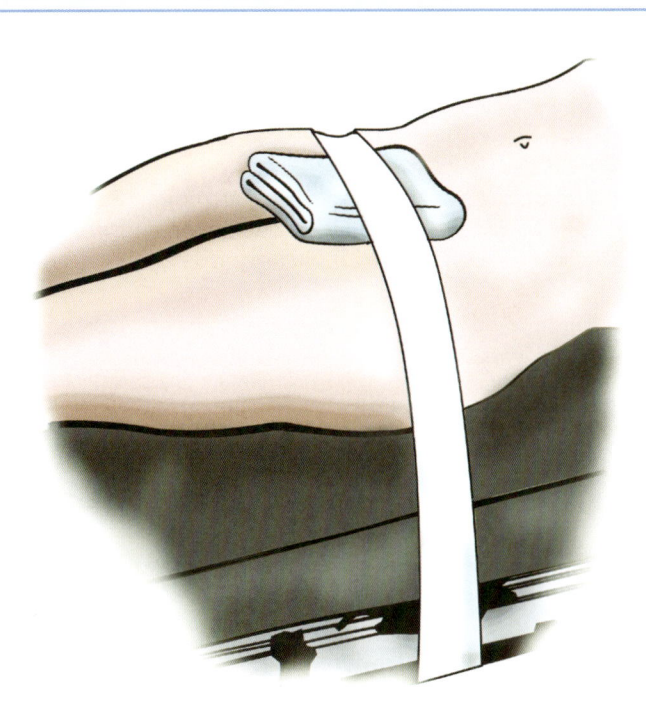

Fig. 3-3. Contenção do quadril com fita adesiva e compressa cirúrgica.

RECURSOS DE PROTEÇÃO DO PACIENTE NO POSICIONAMENTO CIRÚRGICO

Diversos recursos auxiliam no posicionamento e promovem maior conforto ao paciente, incluindo colchonetes, travesseiros, espumas protetoras, inúmeros tipos de coxins (almofadas, compostos de gel etc.) e mantas térmicas (Figs. 3-4 a 3-8).

Tais recursos absorvem as forças compressivas, proporcionam redistribuição da pressão, previnem estiramento excessivo e regulam a temperatura corporal, minimizando os efeitos da hipotermia no intraoperatório.

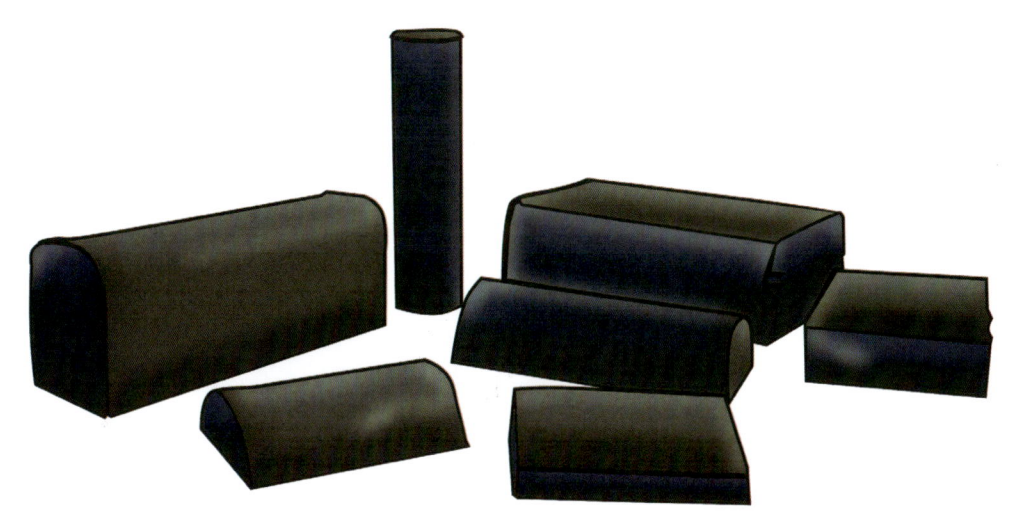

Fig. 3-4. Almofadas para suporte.

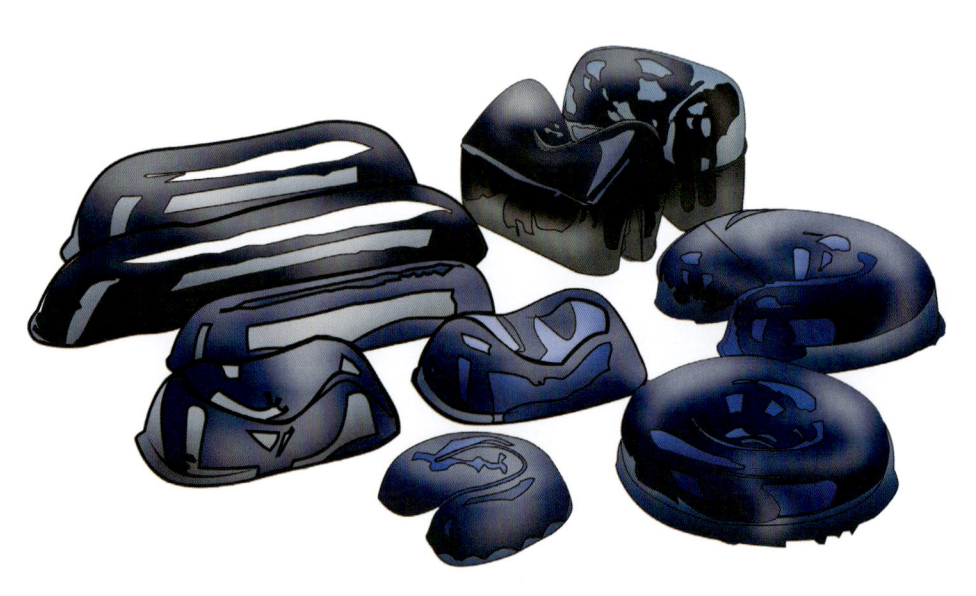

Fig. 3-5. Coxins de polímeros de gel.

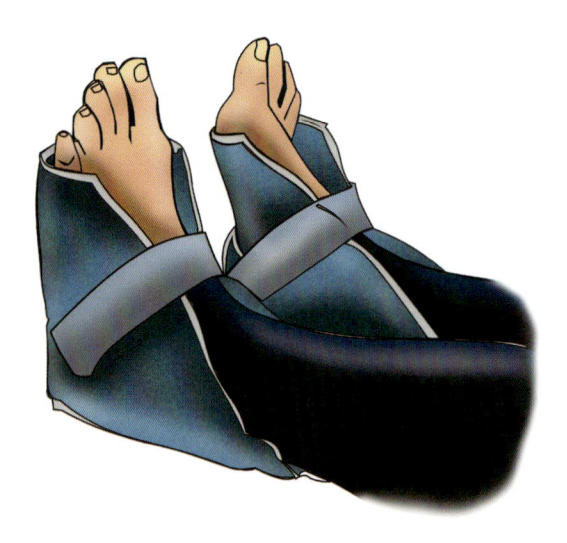

Fig. 3-6. Modelo de coxim de gel para calcanhar.

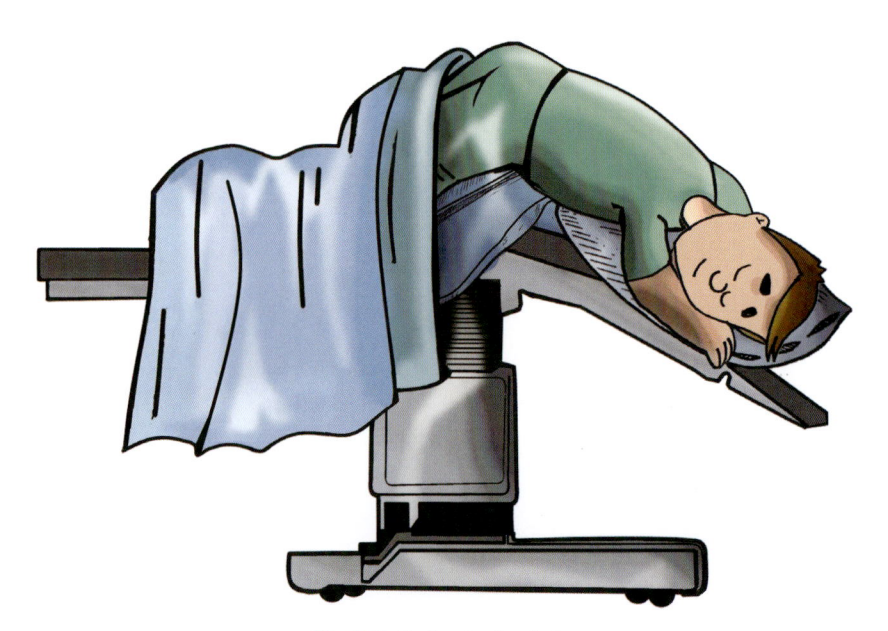

Fig. 3-7. Coxim de almofada.

Fig. 3-8. Manta térmica e unidade de aquecimento.

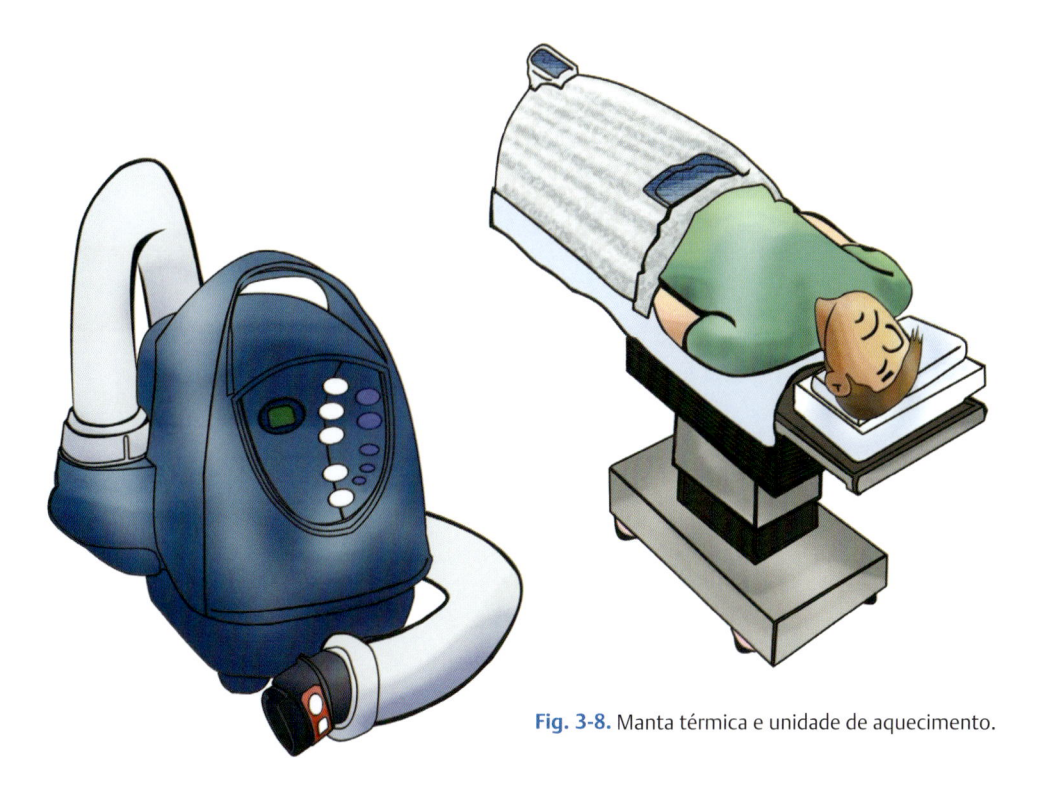

NOÇÕES GERAIS DE POSICIONAMENTO

O posicionamento do paciente e da mesa operatória em si variam de acordo com o procedimento cirúrgico proposto, sendo decisiva a localização do campo operatório.

A exposição ampla do campo operatório é fundamental para uma cirurgia segura. Nesse contexto, em razão de um campo limitado comparado com a cirurgia convencional e a impossibilidade de uso das mãos (exceto alguns poucos procedimentos por métodos de assistência manual), outros recursos precisam ser utilizados, destacando-se o uso de afastadores (pinças rombas ou afastadores específicos ao método) e a gravidade, como será visto adiante (Fig. 3-9).

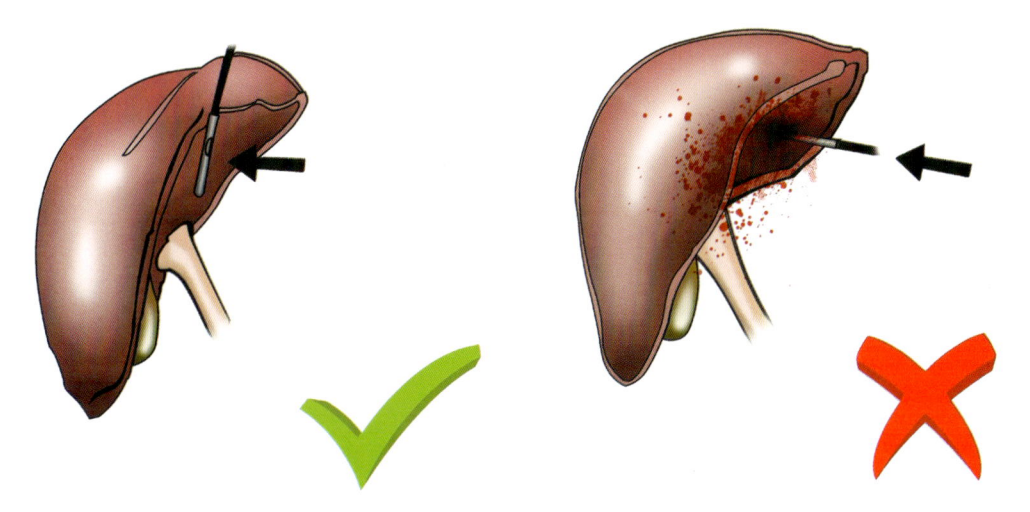

Fig. 3-9. Afastamento hepático com auxílio de pinça laparoscópica.

▶ Cirurgias no Andar Superior do Abdome

De maneira geral, a mesa operatória é inclinada em cefaloaclive. Essa posição permite que o omento maior, o cólon transverso e o intestino delgado deslizem naturalmente para a região inferior do abdome. Adicionalmente, inclinações laterais podem ser úteis.

▶ *Colecistectomias*

O paciente inicialmente é colocado em posição supina, com fixação do quadril e uso eventual de coxim lombar. Os membros superiores podem ficar estendidos ao longo do corpo, entretanto, geralmente os anestesistas mantêm o membro superior direito em abdução para controle do acesso periférico (Fig. 3-10).

Após o acesso à cavidade abdominal e a inserção dos portais, a mesa é colocada em cefaloaclive com inclinação lateral esquerda, permanecendo assim até a retirada da vesícula biliar (Fig. 3-11) (Quadro 3-2).

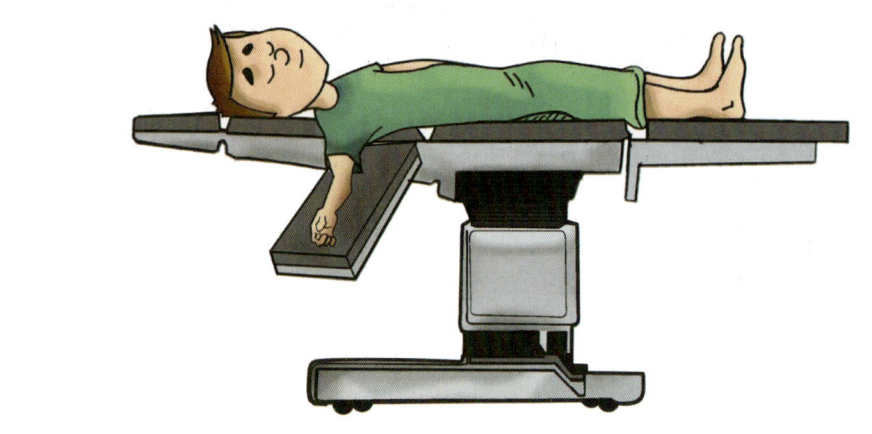

Fig. 3-10. Posição supina com membro superior em abdução.

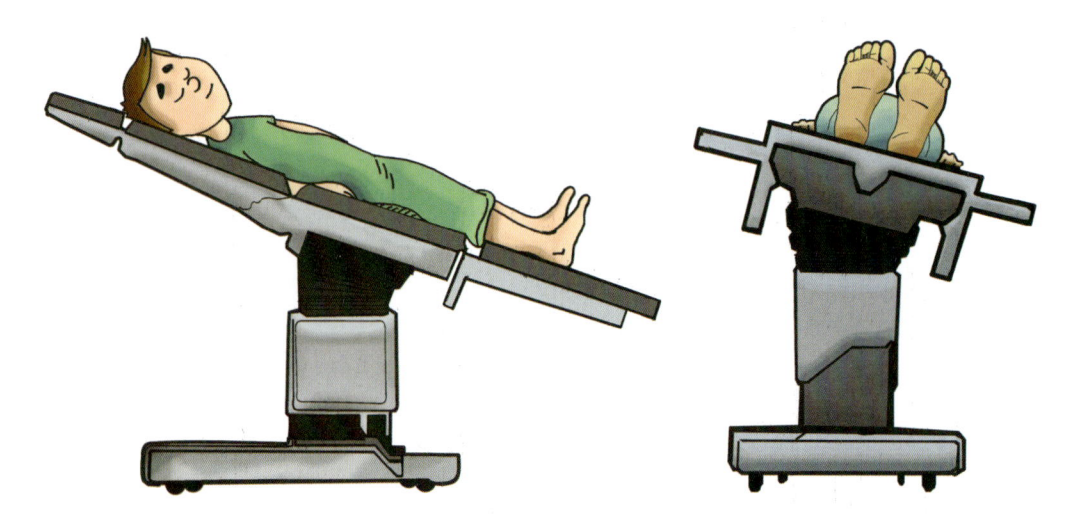

Fig. 3-11. Cefaloaclive com inclinação lateral esquerda.

Quadro 3-2. Posicionamento do Paciente e Mesa Operatória na Colecistectomia Laparoscópica

- Posição inicial: posição supina
- Fixação e acomodação do paciente: fixação no quadril e uso eventual de coxim lombar
- Posição nos tempos cirúrgicos principais: cefaloaclive com inclinação lateral esquerda

▶ Cirurgias do Hiato Esofágico e Cirurgias Gástricas

O paciente é posicionado com os membros inferiores em abdução, com fixação no quadril, membros inferiores e membros superiores, se também abduzidos conforme decisão do anestesista. Quando estendidos, geralmente a contenção é realizada sobre o tronco. Semelhantemente à colecistectomia, um coxim lombar pode ser utilizado para melhor exposição do campo (Fig. 3-12).

Após o acesso à cavidade, a mesa é colocada em cefaloaclive com inclinações laterais, se necessário (Fig. 3-13) (Quadro 3-3).

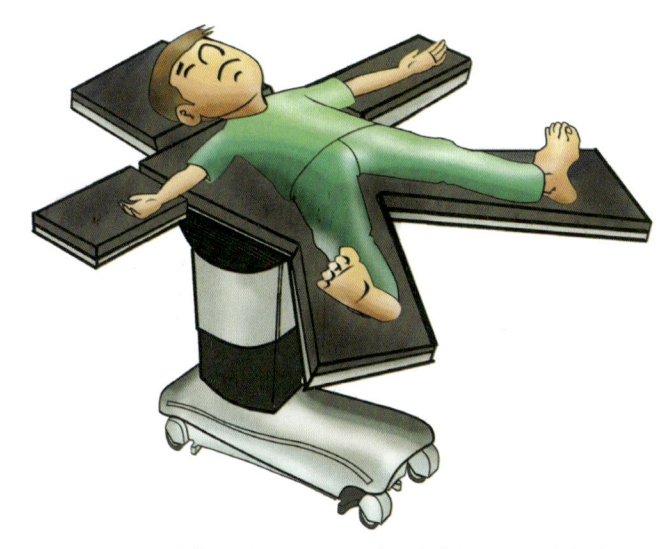

Fig. 3-12. Posição supina com membros inferiores em abdução.

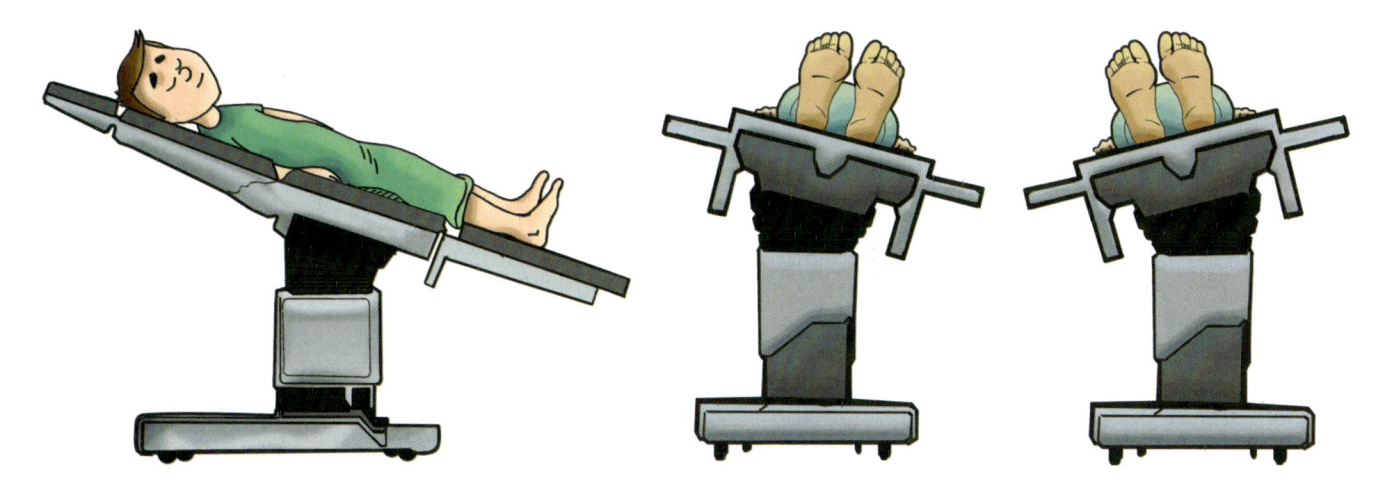

Fig. 3-13. Cefaloaclive com inclinações laterais.

Quadro 3-3. Posicionamento do Paciente nas Cirurgias do Hiato Esofágico e Gástricas

- Posição inicial: posição supina com membros inferiores em abdução
- Fixação e acomodação do paciente: fixação no quadril, membros inferiores e tronco (ou membros superiores se abduzidos pelo anestesista)
- Posição nos tempos cirúrgicos principais: cefaloaclive com inclinações laterais, se necessário

SAIBA MAIS

POSIÇÃO FRANCESA
O posicionamento dos membros inferiores em abdução para a entrada do cirurgião entre as pernas é típico da escola francesa de cirurgia, sendo uma característica tão marcante que a posição é conhecida como "posição francesa, utilizada em praticamente todas as cirurgias do andar superior, incluindo a colecistectomia, embora não seja habitual em nosso meio.

▶ Cirurgias no Andar Inferior do Abdome

Nas cirurgias do andar inferior, a mesa operatória é inclinada em cefalodeclive, posição conhecida como Trendelenburg. Dessa maneira, o omento maior, o cólon transverso e as alças intestinais são facilmente mantidos no andar superior, com melhor exposição da região inferior da cavidade. Adicionalmente, inclinações laterais são úteis conforme o procedimento proposto (Fig. 3-14).

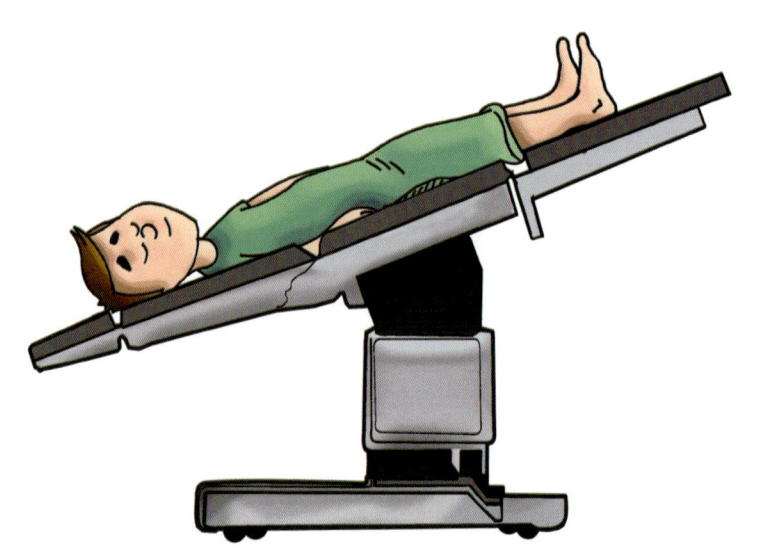

Fig. 3-14. Posição de Trendelenburg.

▶ Cirurgias Apendiculares

Nas apendicectomias, o paciente é inicialmente colocado em posição supina com o membro superior esquerdo estendido ao longo do corpo. Recomenda-se a fixação de tronco e quadril para posterior colocação em Trendelenburg e inclinação lateral esquerda, que provoca o deslizamento contralateral das alças e melhor exposição do quadrante inferior direito (Fig. 3-15) (Quadro 3-4).

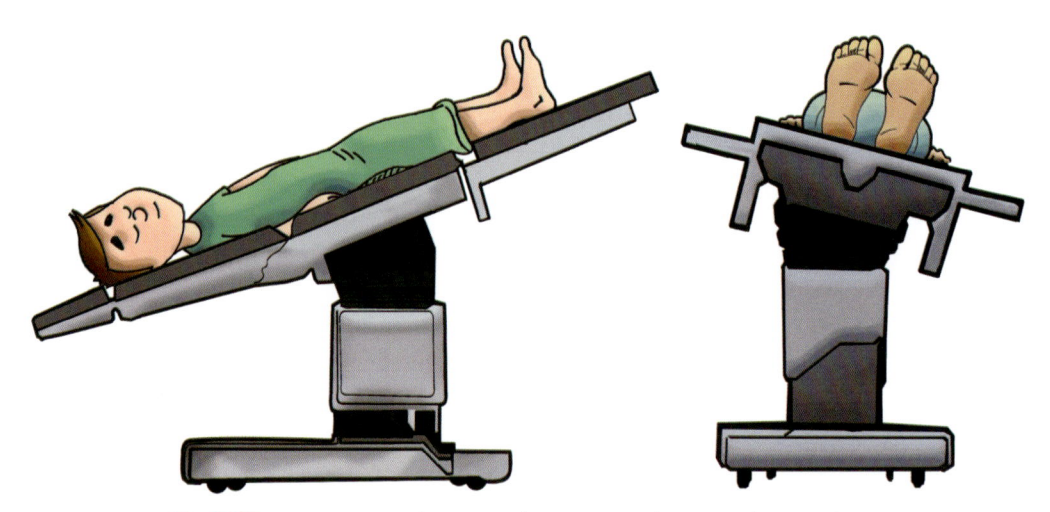

Fig. 3-15. Posicionamento da mesa cirúrgica na apendicectomia laparoscópica.

Quadro 3-4. Posicionamento do Paciente e Mesa Cirúrgica nas Apendicectomias Laparoscópicas

- Posição inicial: posição supina
- Fixação e acomodação do paciente: fixação no quadril e tronco
- Posição nos tempos cirúrgicos principais: Trendelenburg com inclinação lateral esquerda

▶ Cirurgias Ginecológicas

Nas cirurgias ginecológicas há manipulação do sistema genital feminino, localizado na cavidade pélvica. Logicamente, a posição de Trendelenburg é o posicionamento ideal para manipulação local, com inclinações laterais da mesa conforme a necessidade. A grande variação nesse grupo de cirurgias é a posição dos membros inferiores. Quando previsto o uso de manipulador uterino (p. ex., histerectomias) e/ou manipulação perineal, a posição inicial de escolha é a posição francesa, com membros inferiores em abdução (Figs. 3-16 e 3-17) (Quadro 3-5).

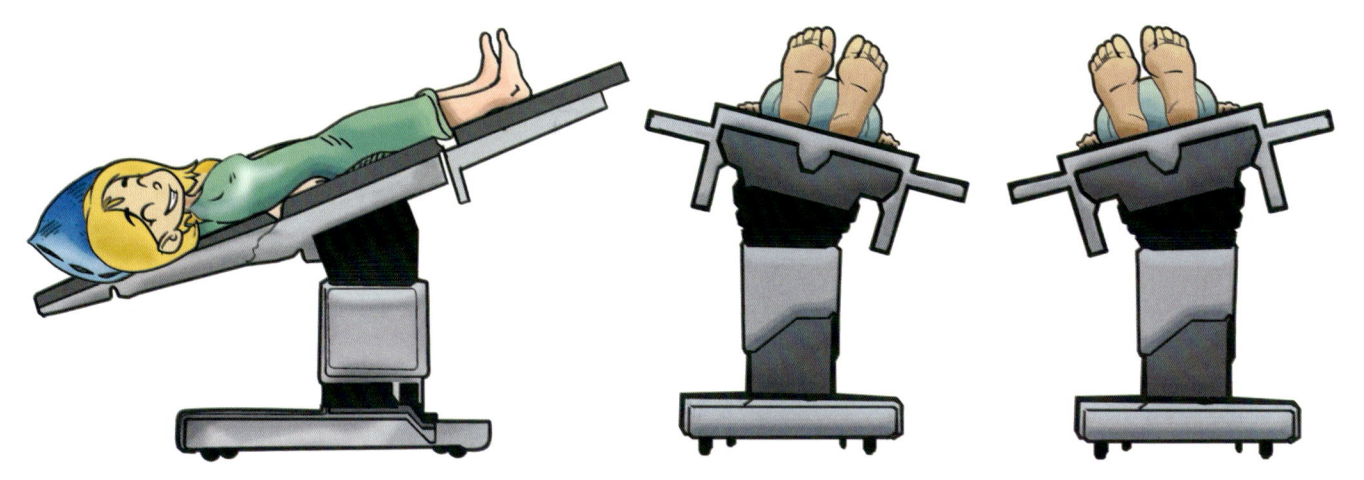

Fig. 3-16. Posicionamento da mesa cirúrgica nas cirurgias ginecológicas.

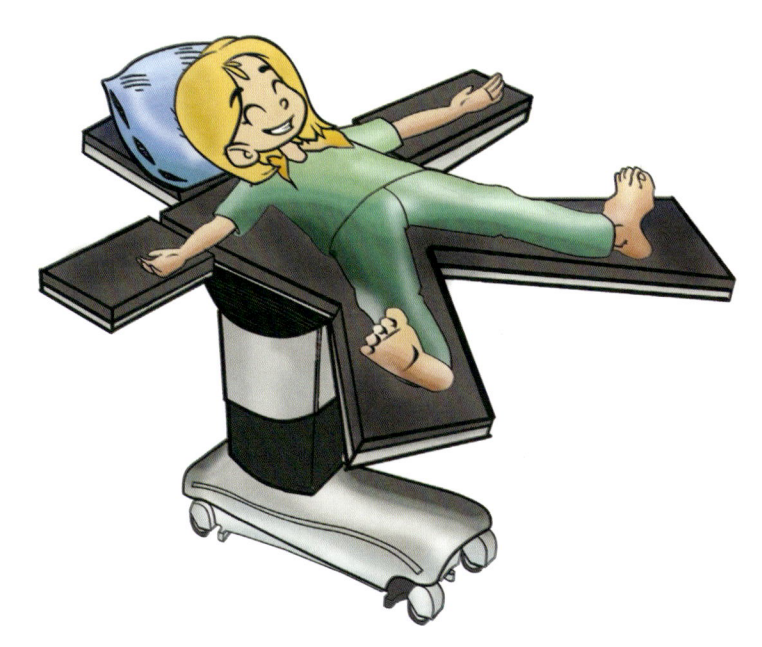

Fig. 3-17. Paciente com membros inferiores em abdução.

Quadro 3-5. Posicionamento da Mesa Cirúrgica nos Procedimentos Ginecológicos Laparoscópicos

- Posição inicial: posição supina com abdução dos membros inferiores ou não (eventualmente, levemente fletidos – Lloyd-Davies)
- Fixação e acomodação do paciente: na posição supina, fixação de tronco e quadril. Quando membros em abdução, fixação nos membros inferiores
- Posição nos tempos cirúrgicos principais: Trendelenburg com inclinações laterais ou não (p. ex., histerectomia)

▶ Cirurgias Colorretais

O posicionamento típico das cirurgias colorretais é a posição de Lloyd-Davies, com realização de Trendelenburg durante os procedimentos e inclinações laterais conforme a necessidade (Fig. 3-18).

Vale enfatizar que o cefalodeclive nesse grupo de procedimentos é acentuado, exigindo adequada contenção do paciente (Quadro 3-6).

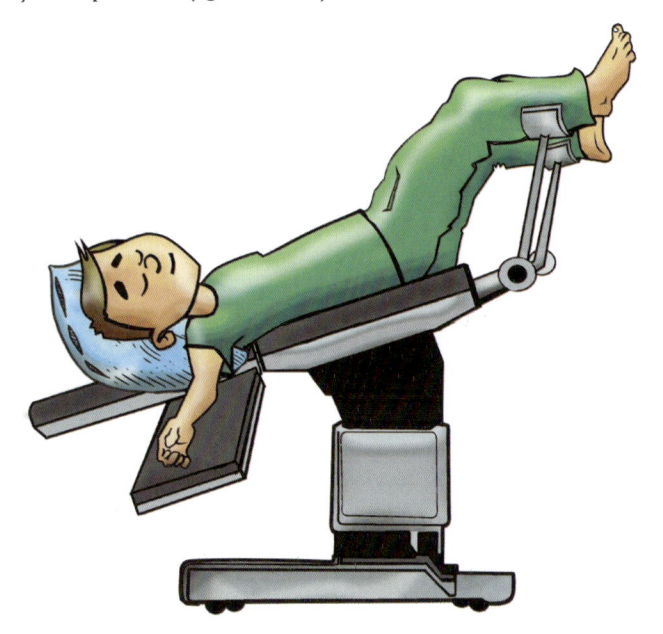

Fig. 3-18. Posicionamento da mesa cirúrgica nas cirurgias colorretais.

Quadro 3-6. Posicionamento da Mesa Cirúrgica nas Cirurgias Colorretais

- Posição inicial: Lloyd-Davies
- Fixação e acomodação do paciente: contenção de tronco e membros inferiores
- Posição nos tempos cirúrgicos principais: Trendelenburg reverso acentuado com inclinações laterais conforme o procedimento (inclinação lateral esquerda nas colectomias direitas e inclinação lateral direita nas colectomias esquerdas)

▶ Hernioplastias Inguinais

As hernioplastias inguinais são realizadas com o paciente em posição supina, independente da técnica utilizada. Durante o procedimento cirúrgico, o cefalodeclive pode ser útil, especialmente, na técnica transabdominal pré-peritoneal (TAPP) (Fig. 3-19) (Quadro 3-7).

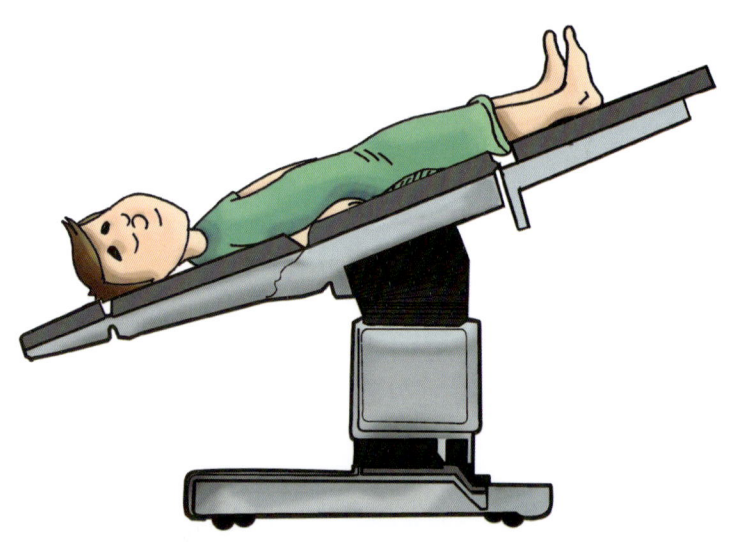

Fig. 3-19. Posicionamento da mesa cirúrgica nas hernioplastias inguinais.

POSICIONAMENTO DO PACIENTE E MESA CIRÚRGICA

Quadro 3-7. Posicionamento da Mesa Cirúrgica nas Hernioplastias Inguinais
- Posição inicial: posição supina
- Fixação e acomodação do paciente: fixação no quadril
- Posição nos tempos cirúrgicos principais: Trendelenburg

FIQUE DE OLHO

Considera-se que o intestino delgado ocupe aproximadamente metade do volume abdominal. Assim sendo, o cirurgião deve dirigir a inclinação da mesa de forma a colocá-lo na metade oposta à estrutura-alvo, manobra eficaz na grande maioria dos casos. Contudo, eventualmente, tal posicionamento é insuficiente. Nessa situação, recomenda-se tentar afastá-lo com uma pinça fechada ou algum instrumento rombo, como um aspirador, tracionando-o em bloco pela mobilização do seu mesentério (Fig. 3-20). Caso tal manobra ainda assim for insuficiente, deve-se buscar por aderências fixas das alças, especialmente fixações pélvicas, que deverão ser liberadas anteriormente a uma nova tentativa de mobilização.

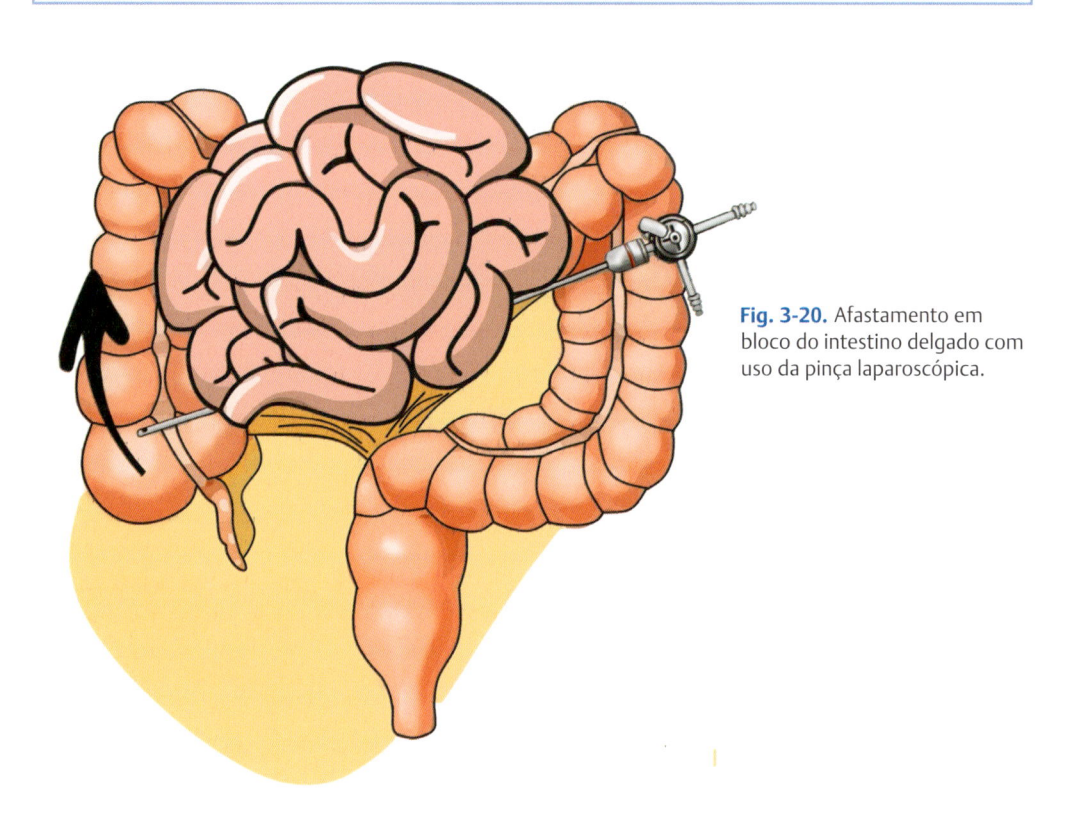

Fig. 3-20. Afastamento em bloco do intestino delgado com uso da pinça laparoscópica.

ORGANIZAÇÃO DO CAMPO OPERATÓRIO

Renan Silva Couto ▪ Maria Ribeiro Santos Morard ▪ Rossano Kepler Alvim Fiorelli

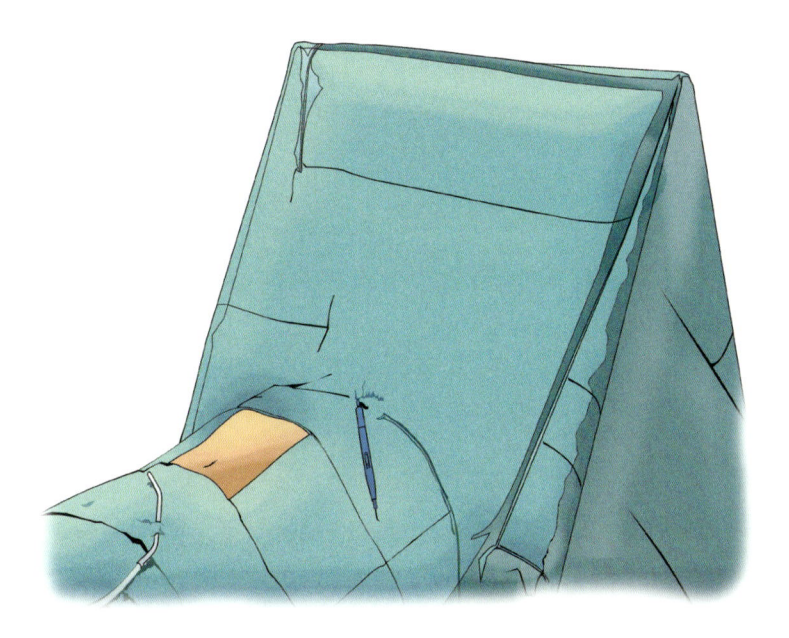

INTRODUÇÃO
A realização de um procedimento cirúrgico segue uma série de ações pré-determinadas que visam à redução de erros no processo; diminuição do tempo cirúrgico; otimização de recursos materiais e humanos. Trata-se de um rito, especialmente importante na laparoscopia, que exige equipamentos e instrumentos especiais, equipe habilitada e, destacadamente, ótima integração entre todos. Definitivamente, é errado considerar a incisão cirúrgica como início da cirurgia. O procedimento inicia-se desde a preparação da sala.

Esse capítulo objetiva, portanto, apresentar de maneira simplificada a rotina de organização do campo operatório, comum a todos os procedimentos laparoscópicos (Fig. 4-1).

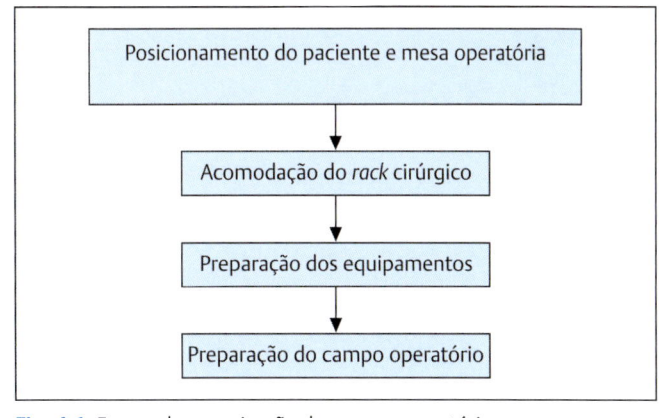

Fig. 4-1. Etapas de organização do campo operatório.

ACOMODAÇÃO DO *RACK* CIRÚRGICO E EQUIPE

A discussão do posicionamento do paciente e sua acomodação na mesa operatória no capítulo anterior é de suma importância para o entendimento deste assunto. A acomodação do *rack* cirúrgico depende diretamente do posicionamento do paciente.

Geralmente, o *rack* cirúrgico, especialmente, o monitor, deve ser colocado em posição oposta ao cirurgião, sob sua linha de visão, com o paciente entre ambos. Essa disposição permite que o cirurgião opere de frente para o órgão em questão com visão direta do monitor (Fig. 4-2).

Essa é a situação ideal. Não há como esquecer, todavia, que além do cirurgião a equipe é composta por auxiliar(es) e instrumentador, dificultando o posicionamento perfeito para todos em razão da restrição espacial, situação contornada pelas salas inteligentes e presença de seus inúmeros monitores distribuídos pelo espaço operatório.

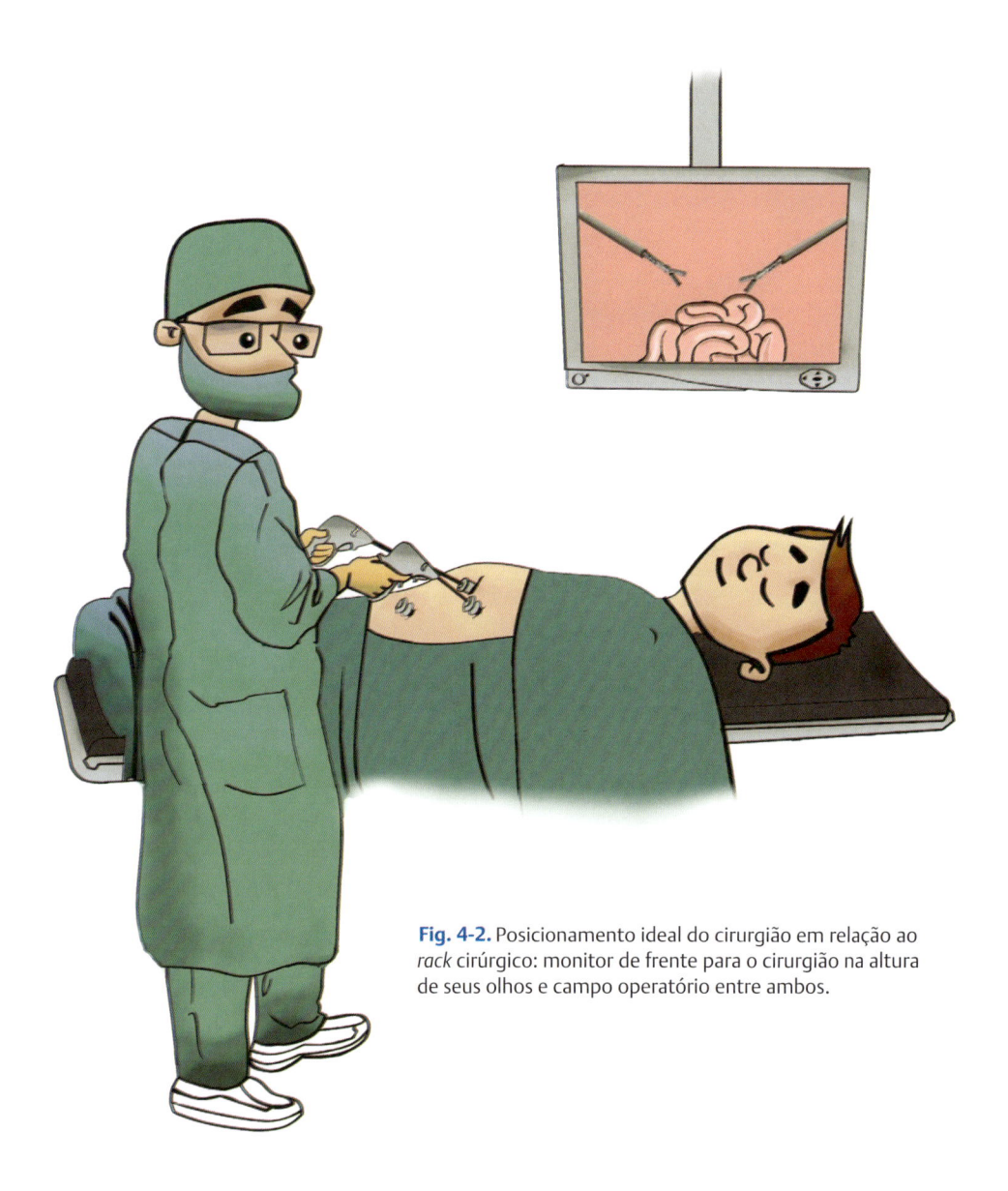

Fig. 4-2. Posicionamento ideal do cirurgião em relação ao *rack* cirúrgico: monitor de frente para o cirurgião na altura de seus olhos e campo operatório entre ambos.

ORGANIZAÇÃO DO CAMPO OPERATÓRIO

▶ **Cirurgias Comuns**
▶ *Colecistectomias*

O paciente é colocado em decúbito dorsal e o *rack* cirúrgico posicionado ao lado do seu ombro direito.

Durante o procedimento o cirurgião posiciona-se ao lado esquerdo do paciente, o primeiro auxiliar em sua frente e o operador da câmera ao seu lado (Fig. 4-3).

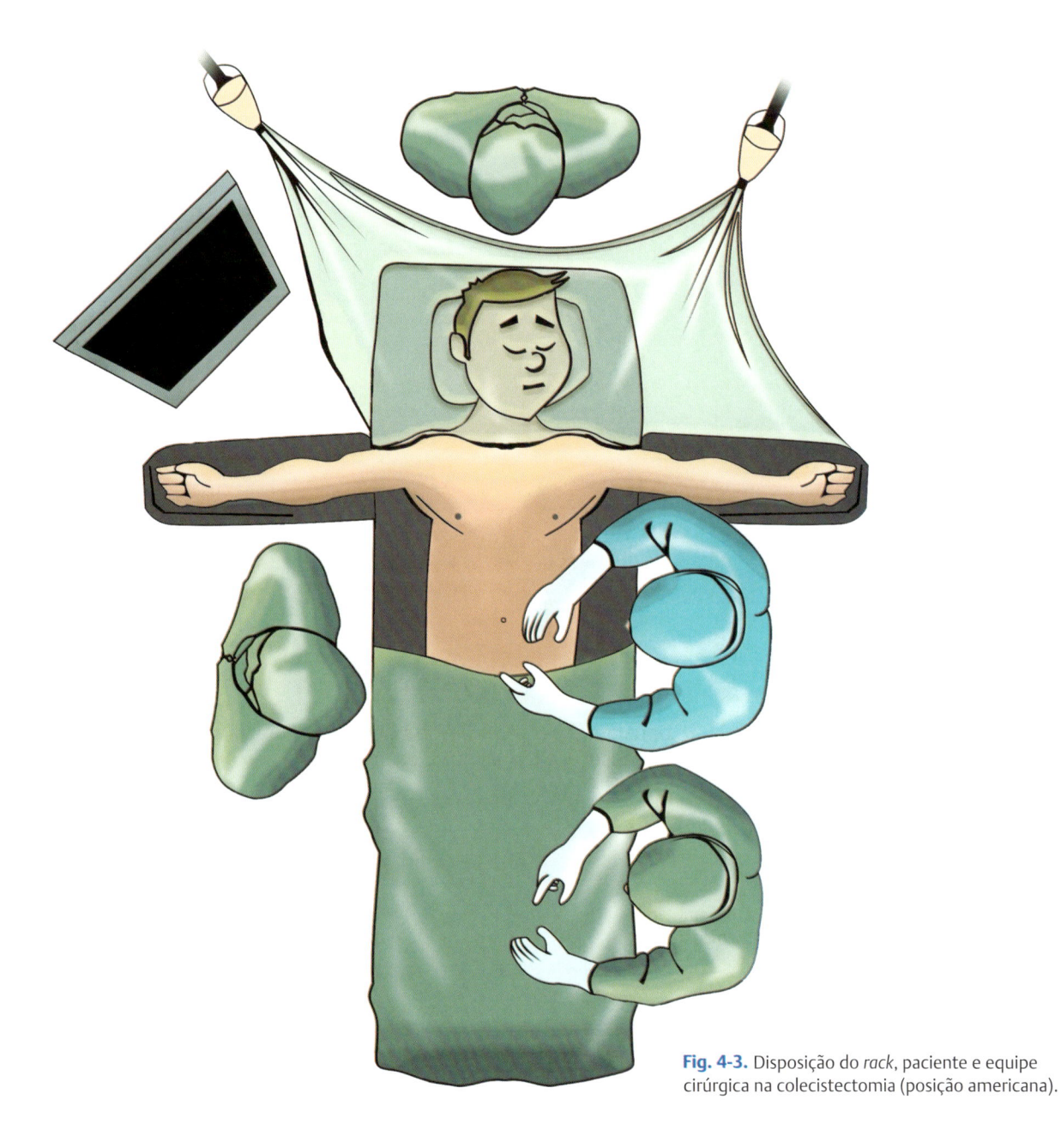

Fig. 4-3. Disposição do *rack*, paciente e equipe cirúrgica na colecistectomia (posição americana).

> ### FIQUE DE OLHO
>
> **POSIÇÃO FRANCESA**
> Não é comum em nosso meio para a realização de colecistectomia. O paciente é colocado em decúbito dorsal com os membros inferiores em abdução e o *rack* cirúrgico posicionado ao lado do seu ombro direito. Durante o procedimento, o cirurgião posiciona-se entre as pernas do paciente e o operador da câmera ao lado direito do cirurgião. Em geral, é dispensável a presença de outro(s) auxiliar(es), útil apenas para sustentação e tração do fundo da vesícula (Fig. 4-4).

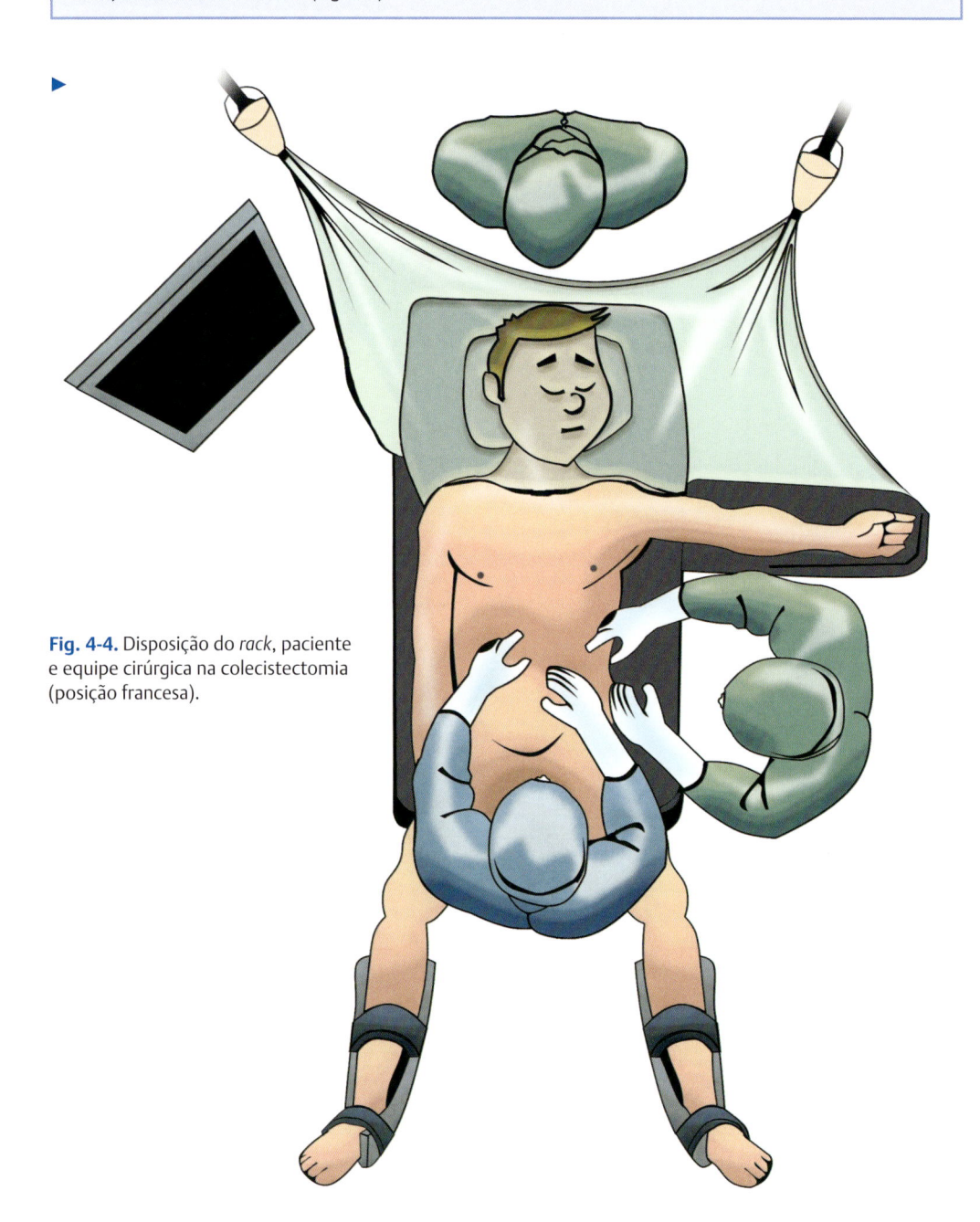

Fig. 4-4. Disposição do *rack*, paciente e equipe cirúrgica na colecistectomia (posição francesa).

▶ Cirurgias do Hiato Esofágico e Cirurgias Gástricas

Nas cirurgias do hiato esofágico e gástricas, o paciente é geralmente colocado na posição francesa, com o *rack* cirúrgico posicionado ao lado do seu ombro direito.

Durante o procedimento, o cirurgião posiciona-se entre as pernas e os auxiliares em ambos os lados do paciente (Fig. 4-5).

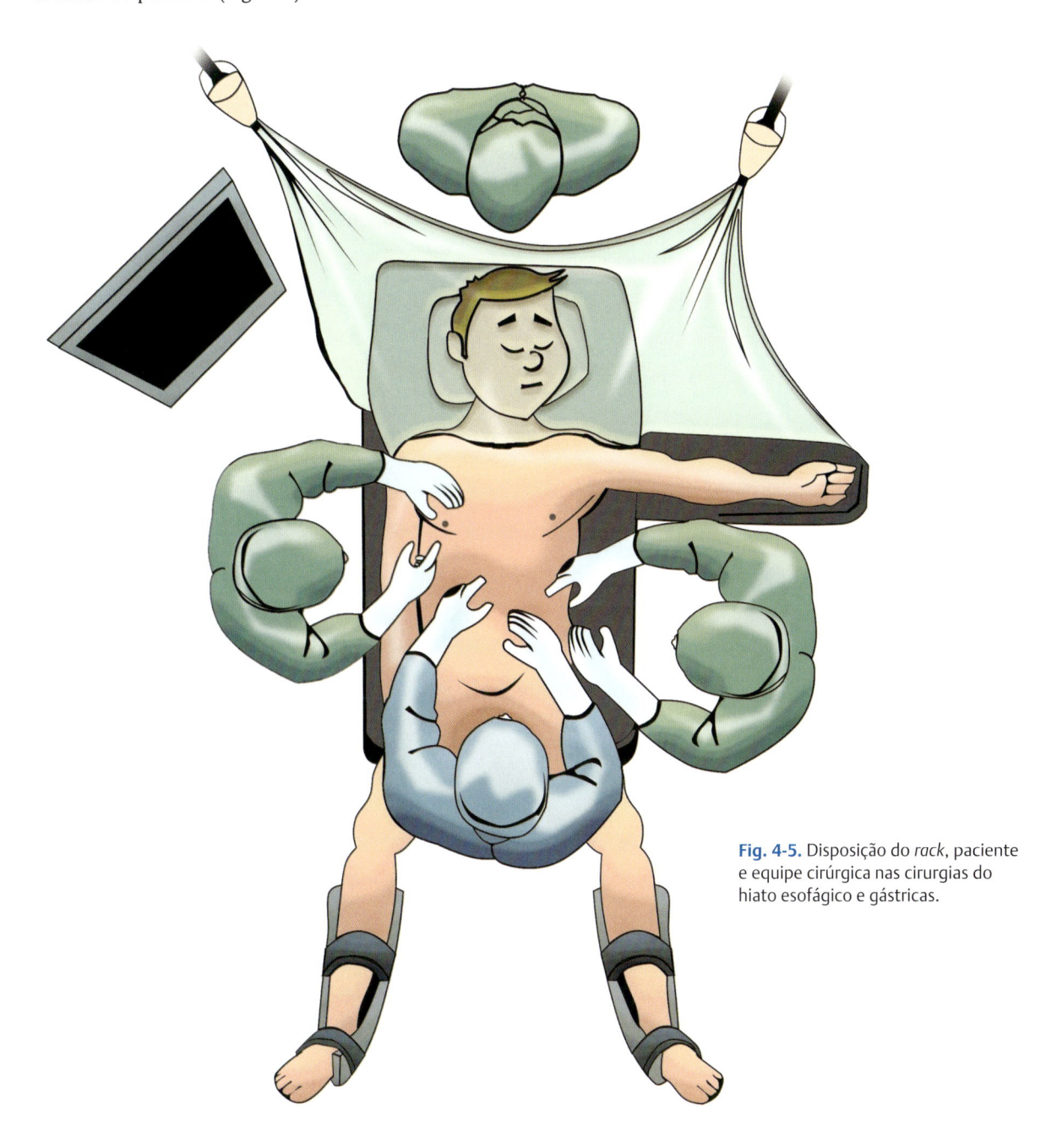

Fig. 4-5. Disposição do *rack*, paciente e equipe cirúrgica nas cirurgias do hiato esofágico e gástricas.

▶ Apendicectomias

O paciente é colocado em decúbito dorsal com os braços ao longo do corpo e o *rack* cirúrgico à direita.

Durante a cirurgia, a equipe cirúrgica fica à esquerda do paciente: operador da microcâmera no centro e o cirurgião à direita dele (Fig. 4-6).

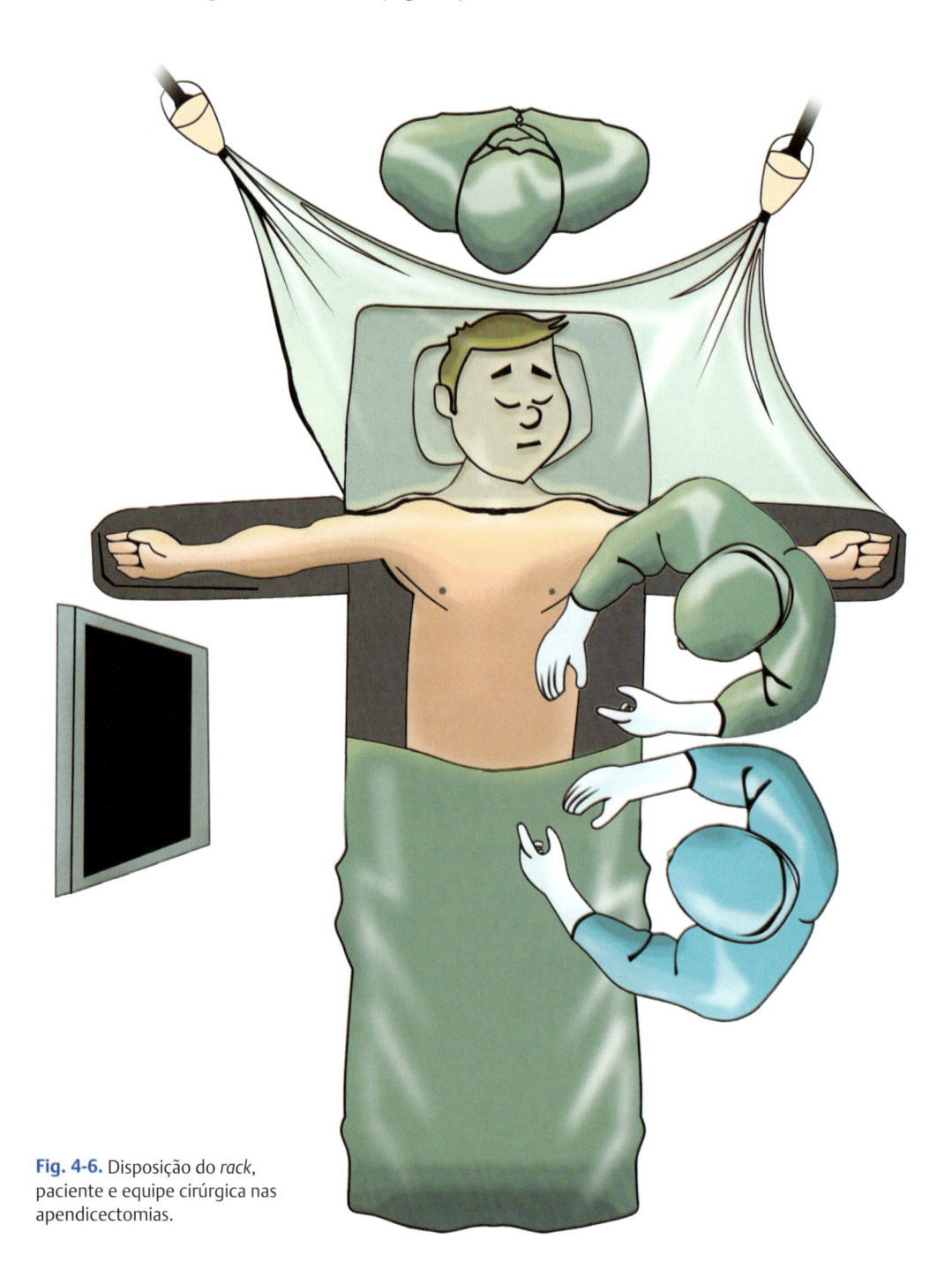

Fig. 4-6. Disposição do *rack*, paciente e equipe cirúrgica nas apendicectomias.

▶ **Cirurgias Ginecológicas**

O paciente é colocado em decúbito dorsal (membros inferiores abduzidos ou não), com os braços ao longo do corpo e o *rack* cirúrgico à direita ou à esquerda conforme a lateralidade do procedimento. Na ausência de lateralidade, como laqueaduras e histerectomia, o *rack* é preferencialmente colocado à direita do paciente.

Durante a cirurgia a equipe cirúrgica acomoda-se conforme a lateralidade do procedimento ou quando esta não se aplica, à esquerda do paciente, semelhantemente às apendicectomias (Fig. 4-7).

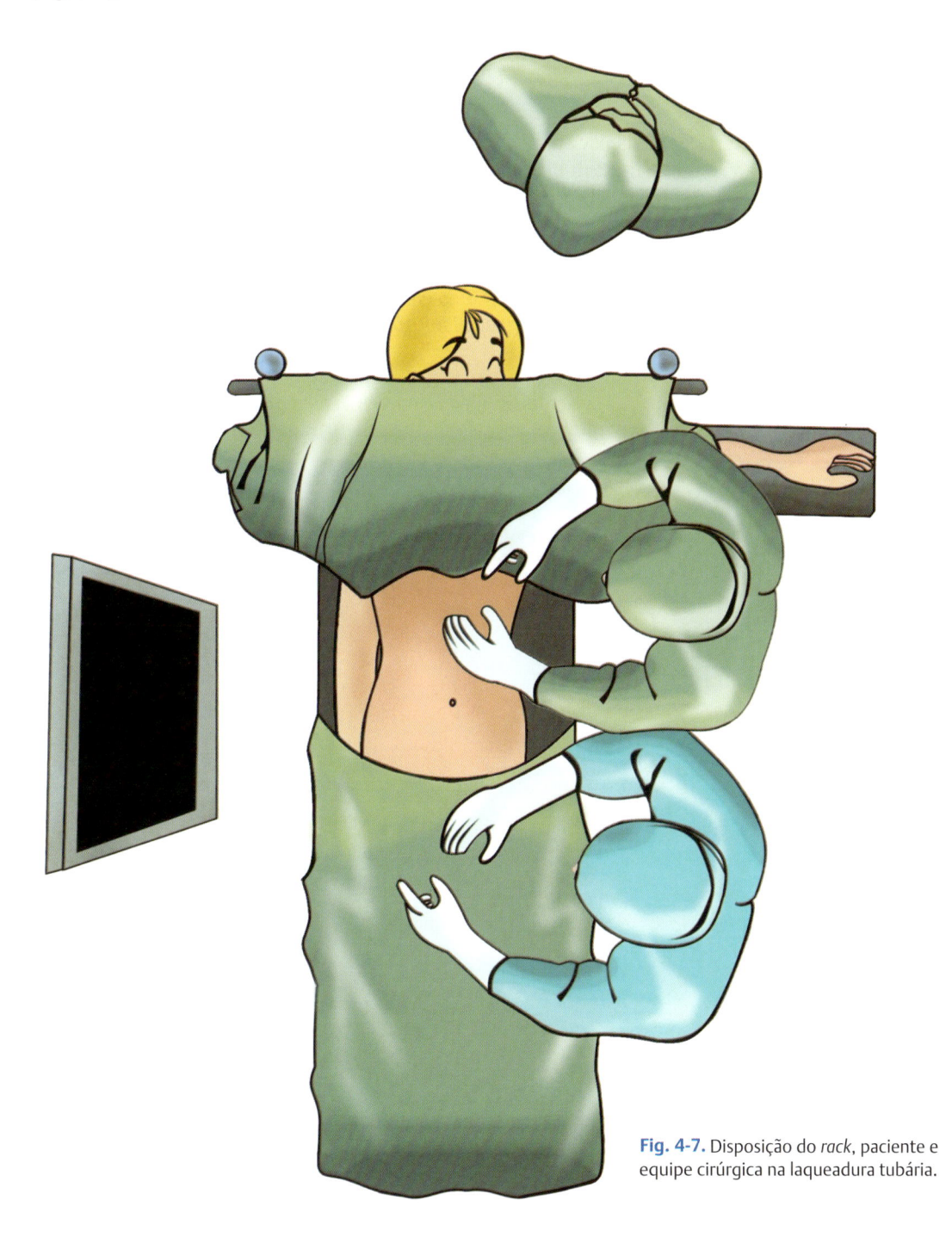

Fig. 4-7. Disposição do *rack*, paciente e equipe cirúrgica na laqueadura tubária.

▶ Cirurgias Colorretais

Nas cirurgias colorretais, a posição padrão do paciente é a posição de Lloyd-Davies.

A disposição do *rack* e da equipe durante os procedimentos, todavia, é variável de acordo com a cirurgia proposta. Na colectomia direita, o cirurgião posiciona-se entre as pernas do paciente e seus auxiliares nas laterais ou mesmo à esquerda. Nas colectomias esquerdas e cirurgias retais, o cirurgião localiza-se ao lado direito do paciente enquanto o auxiliar-câmera posiciona-se a sua frente e o primeiro auxiliar entre os membros inferiores (Figs. 4-8 a 4-10).

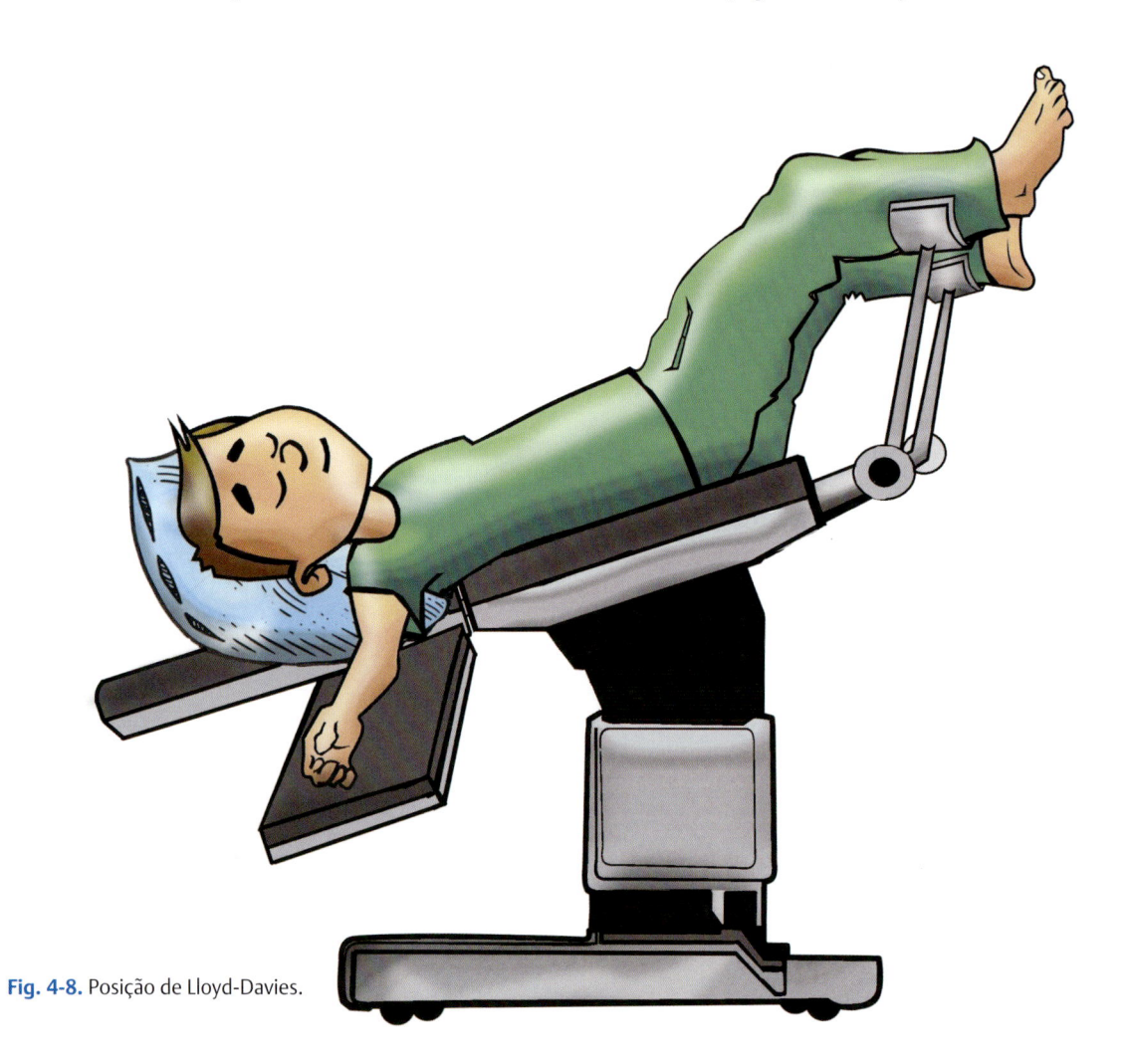

Fig. 4-8. Posição de Lloyd-Davies.

Fig. 4-9. Disposição do *rack*, paciente e equipe cirúrgica nas cirurgias colorretais à esquerda (colectomia esquerda, retossigmoidectomia, ressecção anterior de reto e cirurgia de Miles).

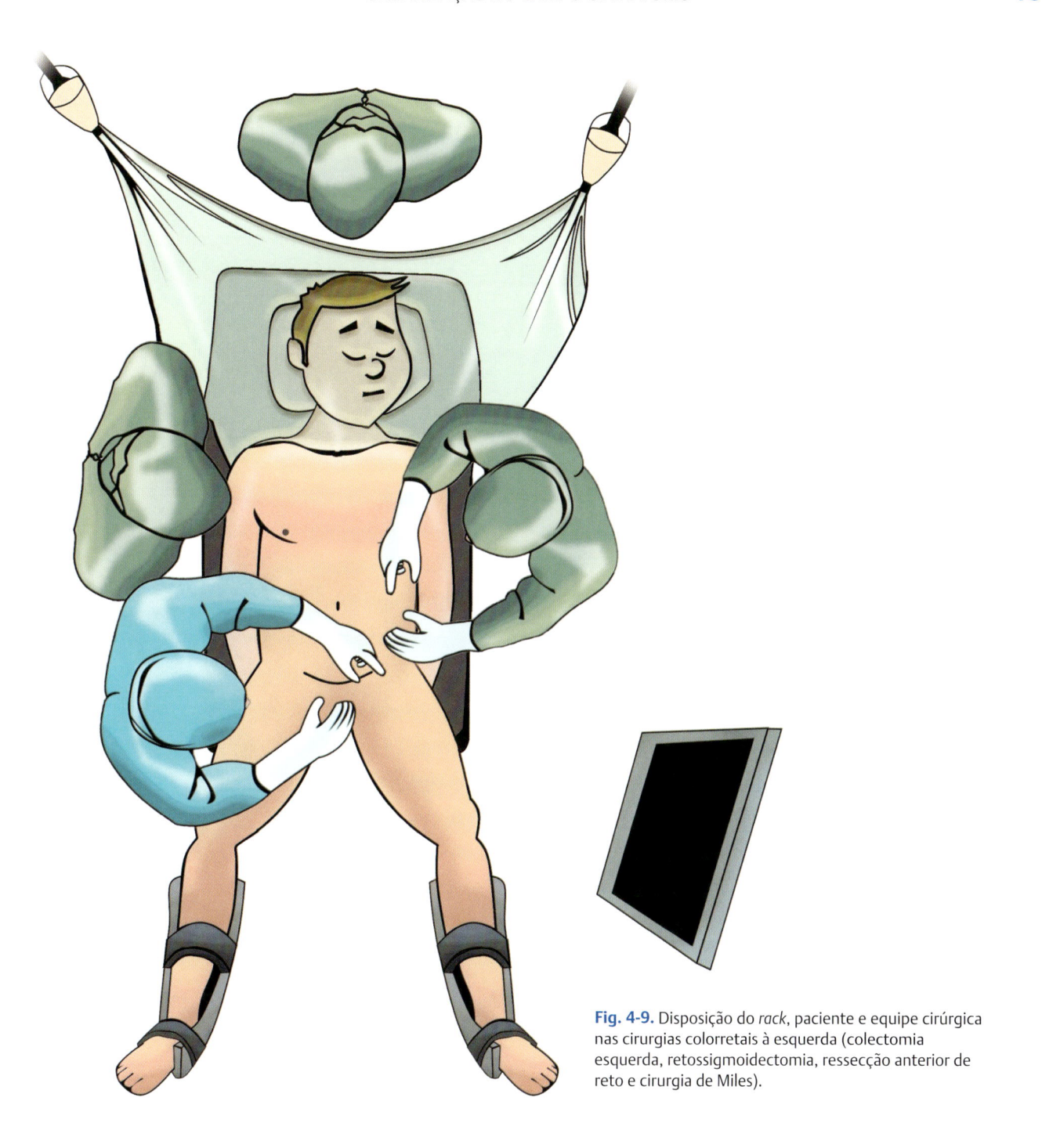

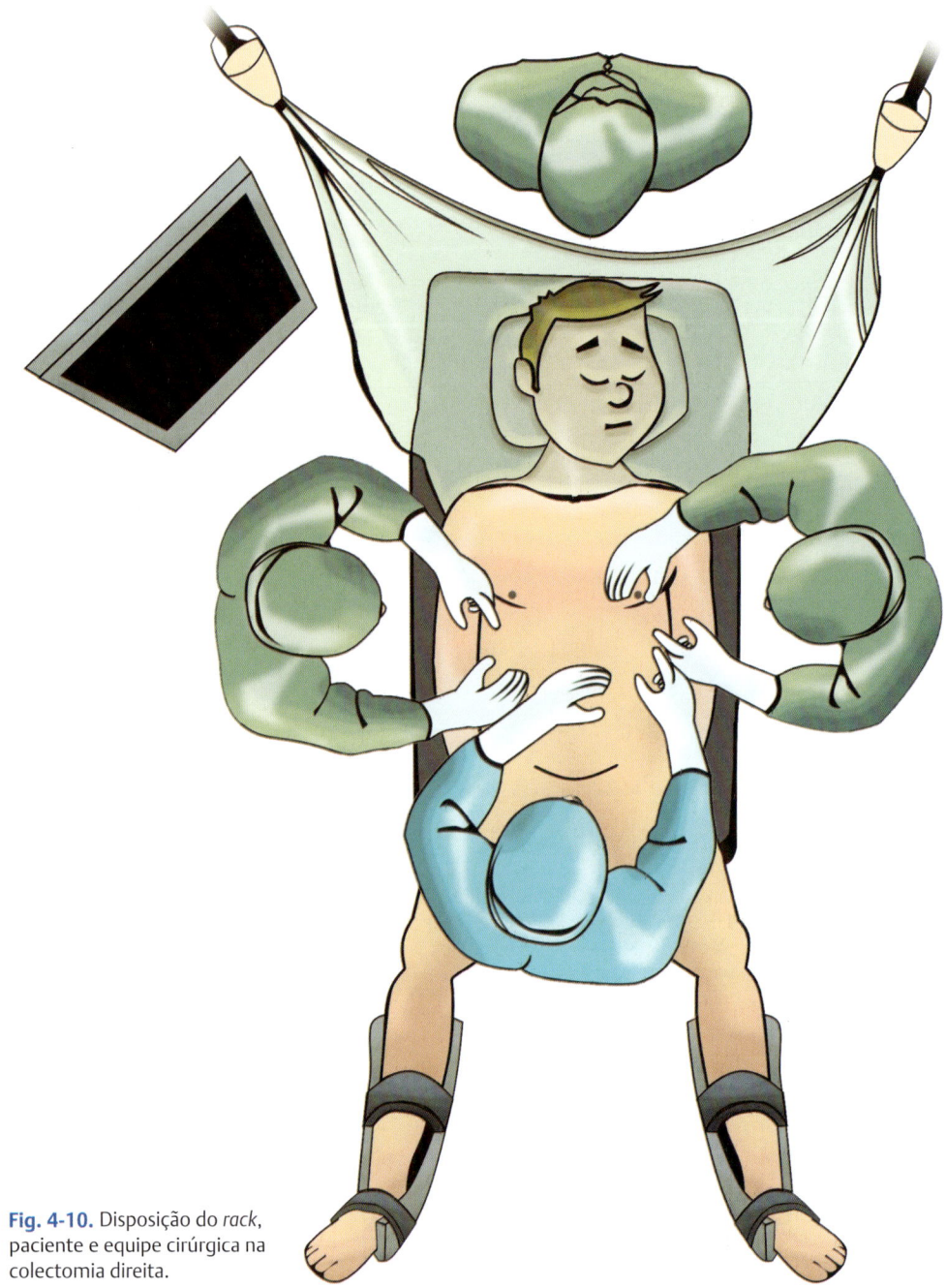

Fig. 4-10. Disposição do *rack*, paciente e equipe cirúrgica na colectomia direita.

▶ Hernioplastias Inguinais

Nas hernioplastias inguinais o paciente é posicionado em decúbito dorsal e o *rack* cirúrgico próximo aos seus pés.

Durante o procedimento, o cirurgião posiciona-se no lado contralateral da hérnia e seu auxiliar câmera no lado oposto. Eventualmente essa posição pode inverter-se em razão da mão dominante do cirurgião (Fig. 4-11).

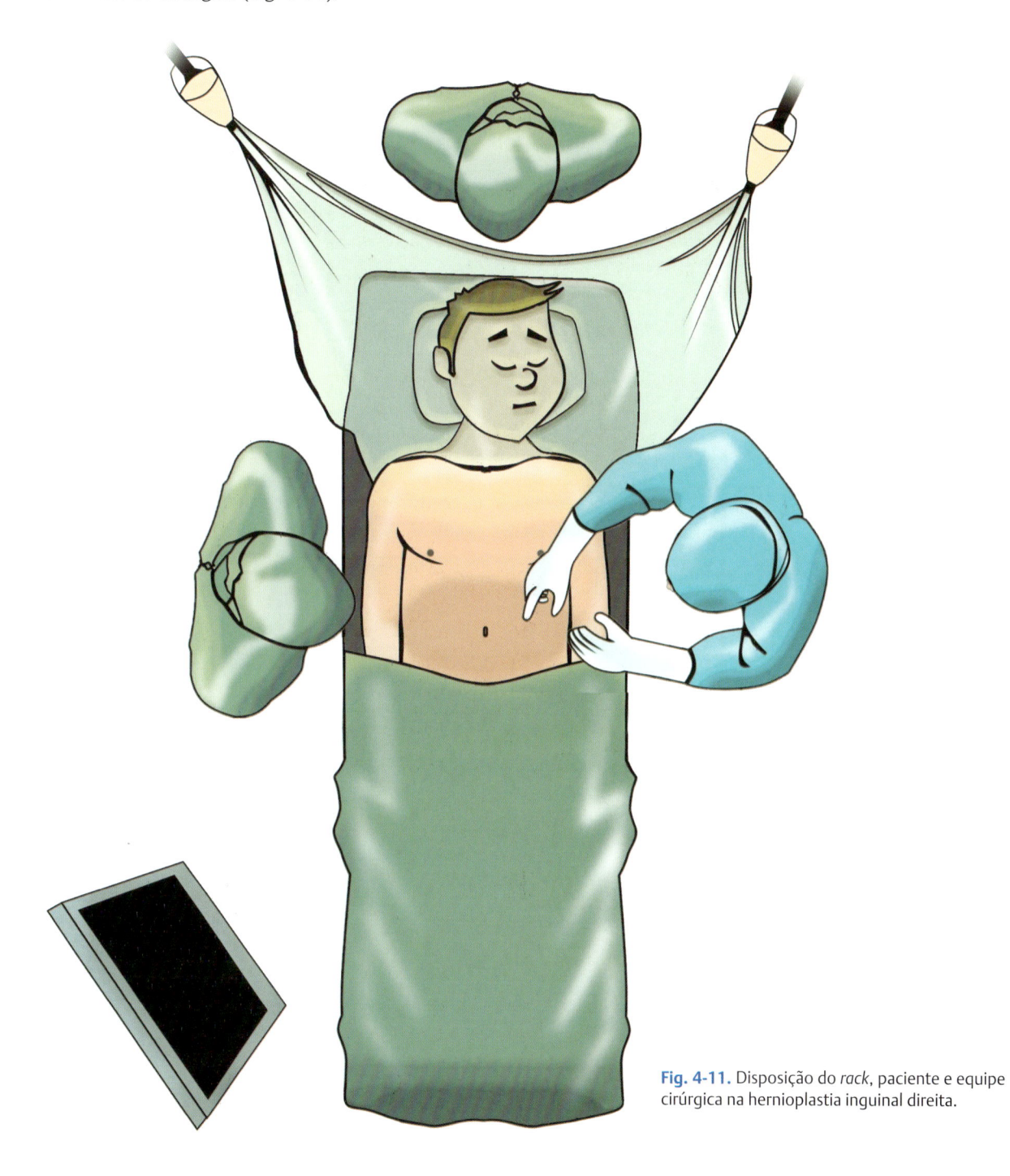

Fig. 4-11. Disposição do *rack*, paciente e equipe cirúrgica na hernioplastia inguinal direita.

PREPARAÇÃO DOS EQUIPAMENTOS

A preparação dos equipamentos consiste na verificação do funcionamento dos aparelhos e pré-ajuste dos controles. Cada aparelho é verificado e pré-ajustado para o início da cirurgia (Fig. 4-12).

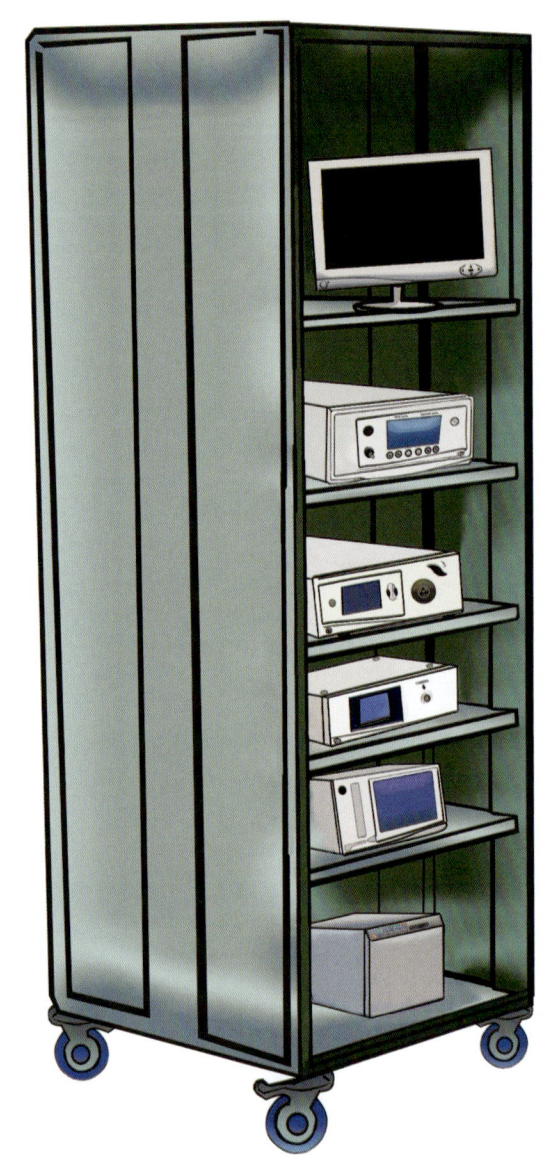

Fig. 4-12. *Rack* cirúrgico.

▶ Checagem do Sistema Elétrico
- Verificação da voltagem das tomadas utilizadas e avaliação de compatibilização com os equipamentos.
- Ligação do estabilizador de voltagem.

▶ Sistema de Distensão

- Verificação da conexão entre o reservatório de CO_2 e o insuflador.
- Abertura da válvula do cilindro de CO_2.
- Ligação do insuflador.
- Verificação da quantidade de gás disponível no reservatório.
- Ajuste da velocidade inicial de insuflação.
- Ajuste da pressão máxima desejada para o pneumoperitônio (Fig. 4-13) (Quadro 4-1).

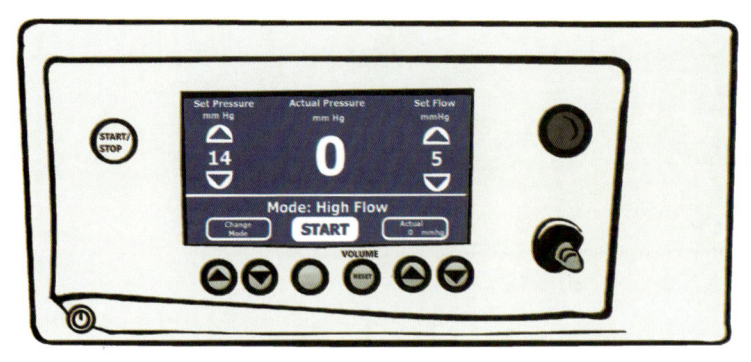

Fig. 4-13. Insuflador de gás pré-ajustado para o início da cirurgia.

Quadro 4-1. Ajustes do Insuflador

- Pressões:
  - Pressão ideal: 10-14 mmHg
  - Obesos: até 15 mm
  - Crianças: 6 mmHg
- Fluxos:
  - Insuflação inicial: até 2,5 L/min (Obs.: independente da velocidade de fluxo estabelecida, a agulha de Veress, utilizada no método fechado, possui fluxo máximo de 2 L/min)
  - Manutenção (ajuste após estabelecimento do pneumoperitônio): 15-20 L/min

▶ Sistema de Captação de Imagens

- Conexão da microcâmera ao processador de imagens.
- Ligação do processador de imagens.
- Seleção da especialidade cirúrgica para otimização do desempenho.
- Ajuste do gravador de imagem, se disponível (Fig. 4-14) (Quadro 4-2).

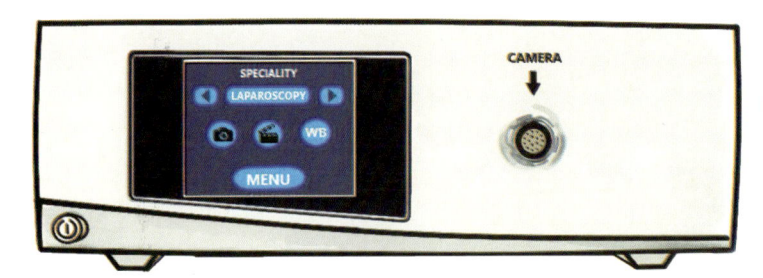

Fig. 4-14. Processador de imagem ajustado para a laparoscopia.

Quadro 4-2. Ajustes Iniciais do Processador de Imagens
- Especialidade cirúrgica: laparoscopia

▶ Sistema de Iluminação
- Ligação da fonte de luz.
- Conexão do cabo de luz à fonte.
- Ajuste da intensidade e manutenção em *standby* até o início do procedimento (Fig. 4-15) (Quadro 4-3).

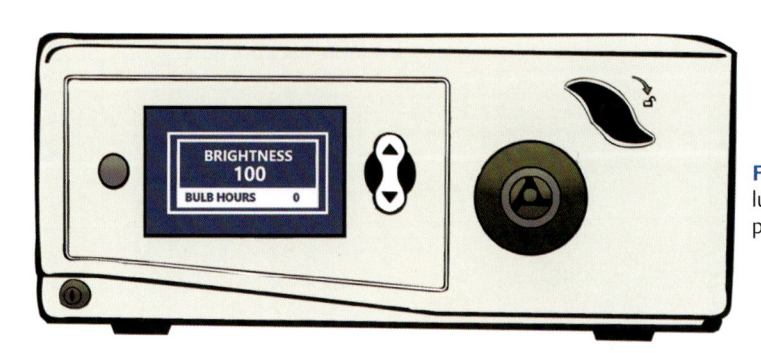

Fig. 4-15. Fonte de luz ajustada para o procedimento cirúrgico.

Quadro 4-3. Ajustes Iniciais da Fonte de Luz

- Intensidade da luz: 80-100% e colocação em *standby*

▶ Aspirador e Irrigador
- Verificação da pressão do vácuo.
- Manutenção do instrumental na sala para uso eventual (Fig. 4-16).

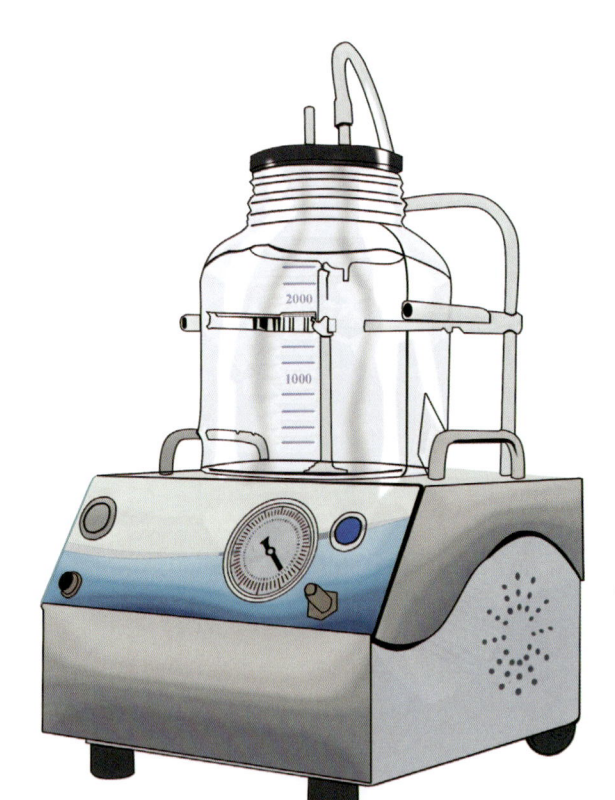

Fig. 4-16. Modelo de aspirador cirúrgico.

PREPARAÇÃO DO CAMPO OPERATÓRIO

- Degermação e antissepsia da pele do campo operatório (Fig. 4-17).
- Aposição dos campos cirúrgicos e bolsa própria para acomodação dos instrumentos (Figs. 4-18 e 4-19).
- Conexão da mangueira de insuflação ao insuflador de CO_2 e acomodação no campo operatório.
- Conexão do laparoscópio à microcâmera e cobertura do conjunto com a capa estéril para laparoscopia (Fig. 4-20).
- Conexão do cabo de luz recoberto pela capa estéril para laparoscopia ao conjunto microcâmera + laparoscópio.
- Conexão das pinças e cabos para eletrocirurgia e demais sistemas de energia previstos para uso.
- Realização do controle do branco e acomodação do conjunto na bolsa (Fig. 4-21).
- Incisão e realização dos tempos operatórios (Fig. 4-22).

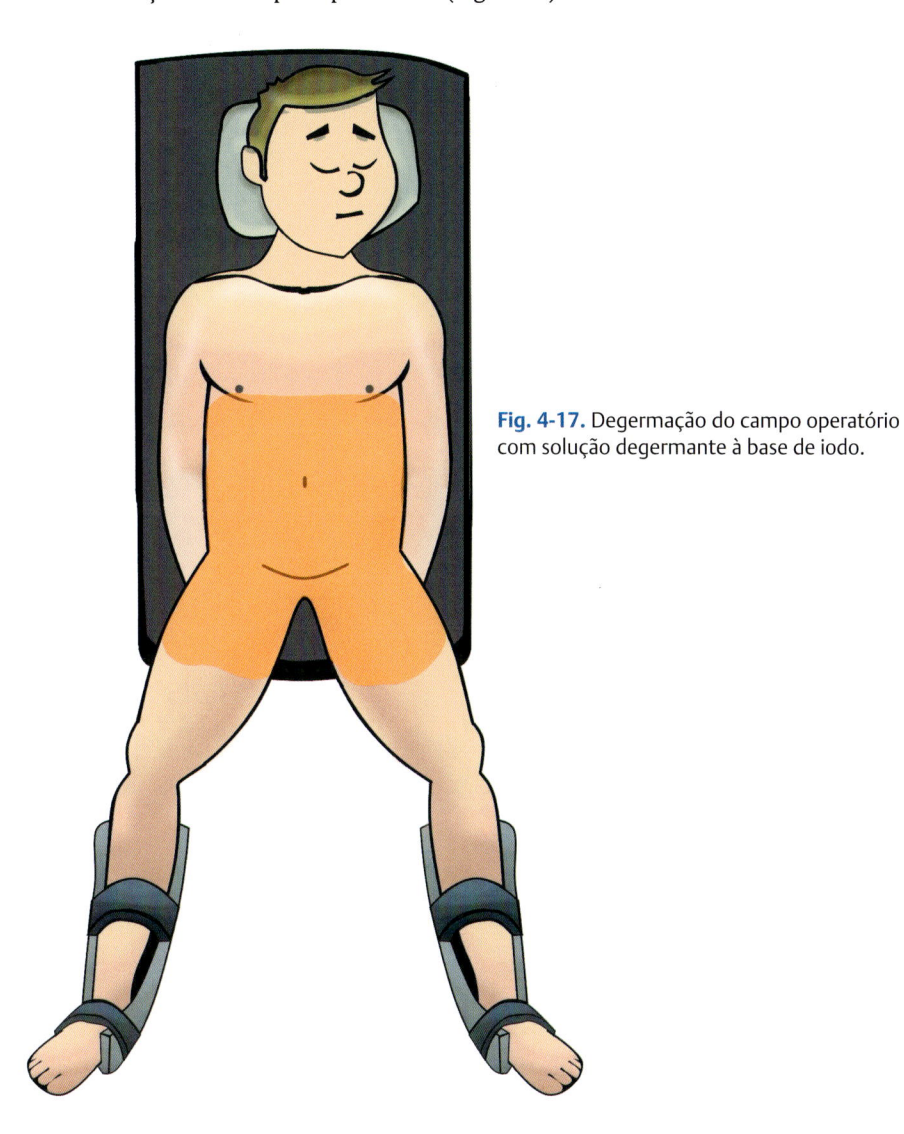

Fig. 4-17. Degermação do campo operatório com solução degermante à base de iodo.

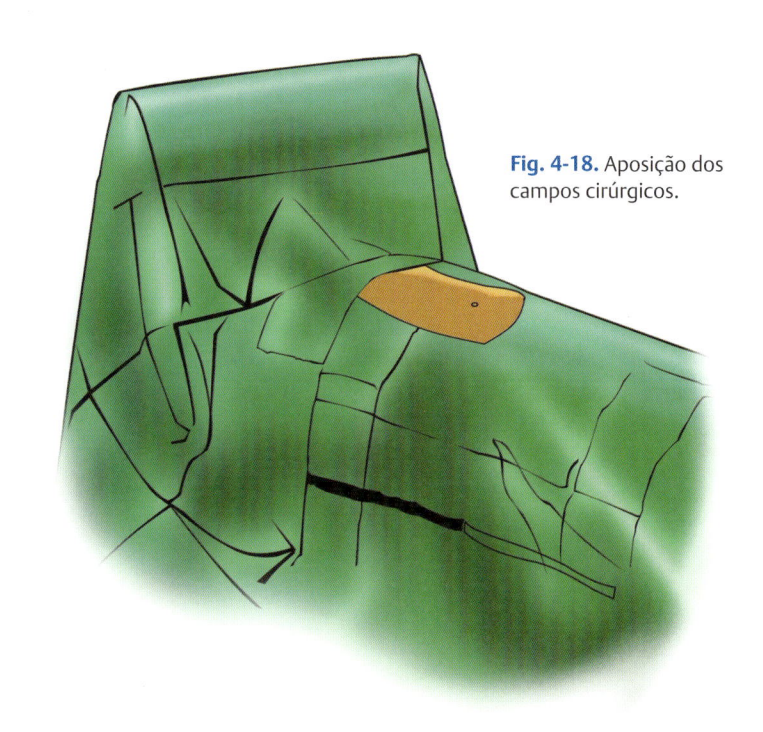

Fig. 4-18. Aposição dos campos cirúrgicos.

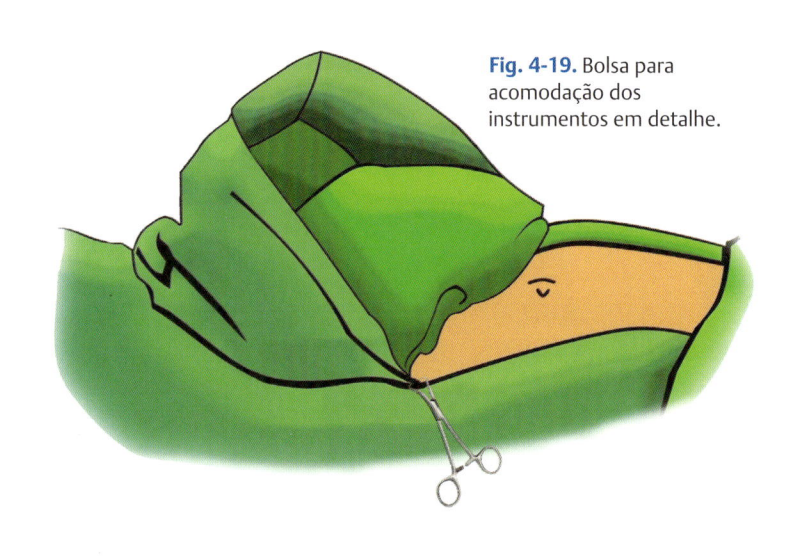

Fig. 4-19. Bolsa para acomodação dos instrumentos em detalhe.

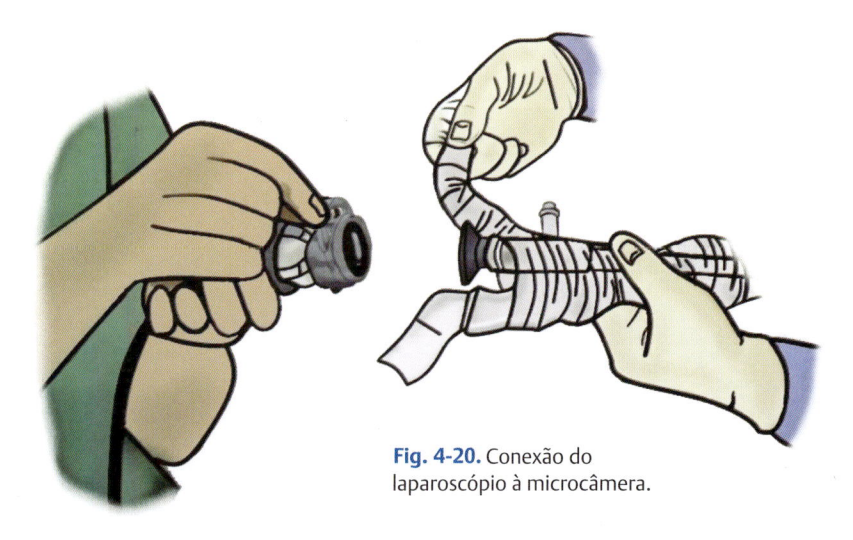

Fig. 4-20. Conexão do laparoscópio à microcâmera.

ORGANIZAÇÃO DO CAMPO OPERATÓRIO

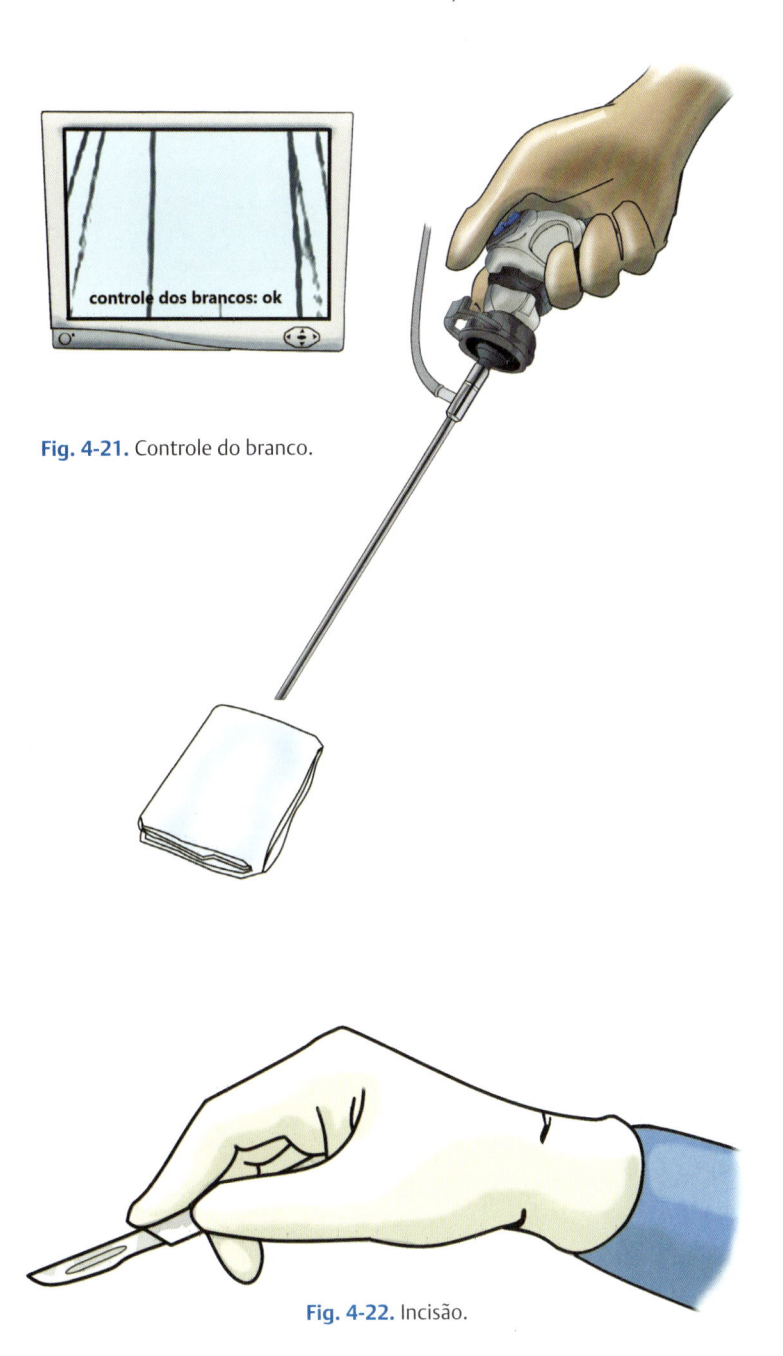

Fig. 4-21. Controle do branco.

Fig. 4-22. Incisão.

ACESSO À CAVIDADE ABDOMINAL E PRIMEIRA PUNÇÃO

Renan Silva Couto ▪ Camila Rodrigues de Almeida ▪ André Guilherme Lagreca da Costa Cavalcanti

INTRODUÇÃO

O acesso à cavidade abdominal é o primeiro tempo cirúrgico de qualquer procedimento cirúrgico. Na laparoscopia, o primeiro passo é a insuflação da cavidade com gás carbônico. O pneumoperitônio proporcionará o ambiente para a realização da intervenção proposta, tornando a cavidade peritoneal um espaço real e permitindo a manipulação cirúrgica, conforme já enfatizado previamente.

MÉTODOS DE ACESSO À CAVIDADE ABDOMINAL, CONFECÇÃO DO PNEUMOPERITÔNIO E PRIMEIRA PUNÇÃO

As principais formas de acesso à cavidade na laparoscopia resumem-se a três técnicas:

- Técnica aberta.
- Técnica semiaberta.
- Técnica fechada.

▶ Técnica Aberta

A técnica aberta é o método mais facilmente compreendido pelos cirurgiões iniciantes uma vez que consiste em uma minilaparotomia, com visualização direta dos tecidos por planos até identificação e abertura do peritônio, seguida por inserção e fixação de um trocarte de ponta romba, tradicionalmente, o trocarte de Hasson.

É a técnica mais segura pois evita a punção às cegas, com controle visual em todas as etapas do acesso à cavidade. A grande desvantagem do método, todavia, é a possibilidade de escape exagerado de gás provocado por uma incisão eventualmente maior que o necessário.

▶ Instrumentos Necessários

Por se tratar de uma minilaparotomia, exige apenas alguns instrumentos básicos já utilizados na cirurgia convencional e o trocarte de Hasson, de ponta romba (Fig. 5-1).

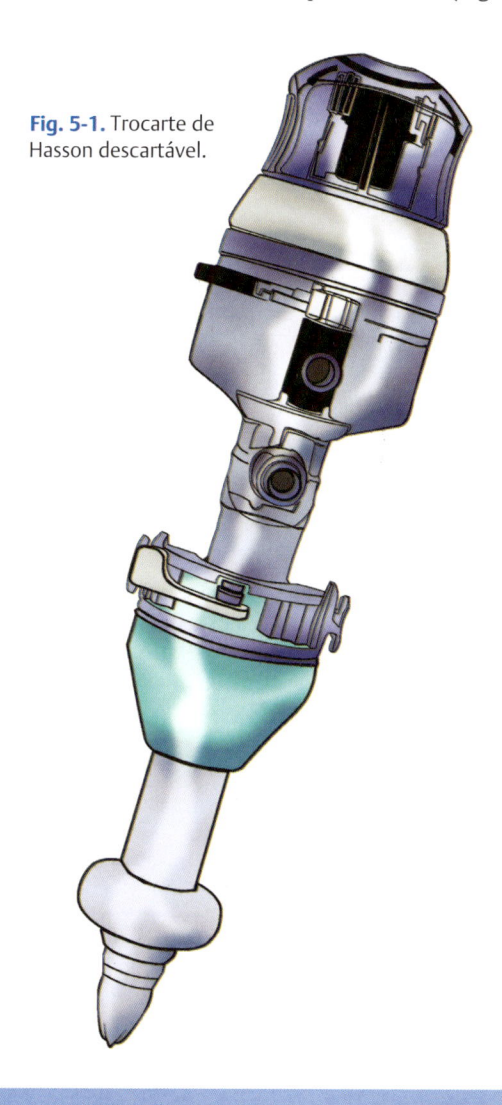

Fig. 5-1. Trocarte de Hasson descartável.

FIQUE DE OLHO

A despeito de tradicionalmente ser utilizado o trocarte de Hasson, outro trocarte qualquer pode ser utilizado em sua substituição. Logicamente, tratando-se de trocartes de pontas cortantes, os cuidados e atenção devem ser criteriosos visando a prevenção de lesões iatrogênicas.

▶ Técnica Cirúrgica

1. Incisão supraumbilical ou infraumbilical, mediana ou transversa (Fig. 5-2):
    - Embora pouco utilizada, em geral, a lâmina 11 é boa escolha para as incisões dos portais.

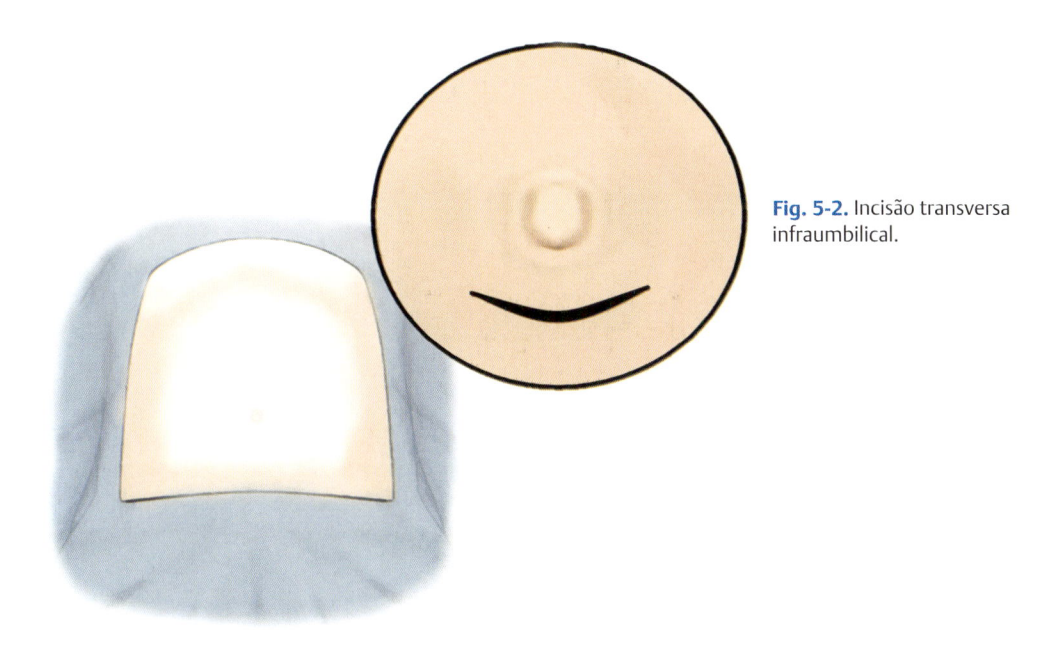

Fig. 5-2. Incisão transversa infraumbilical.

FIQUE DE OLHO

Quando a incisão é realizada em localização transumbilical, com utilização da cicatriz umbilical para o método, é conhecida como técnica semiaberta, conforme será discutido adiante.

2. Dissecção por planos até a aponeurose (Fig. 5-3):
    - O auxiliar expõe o campo com auxílio de afastadores dinâmicos (Farabeufs) e o cirurgião realiza dissecção romba local com pinça Kelly ou mesmo com o próprio auxílio dos afastadores até a exposição da aponeurose.

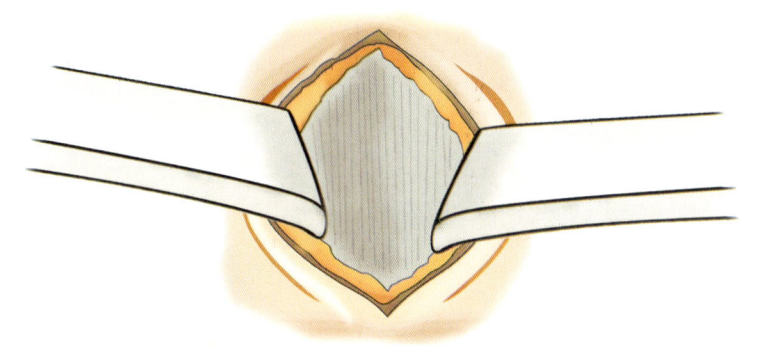

Fig. 5-3. Exposição das aponeuroses.

3. Realização de suturas de reparo (Fig. 5-4):
   - São realizadas suturas de tração na aponeurose, em bolsa de tabaco ou mesmo suturas simples.

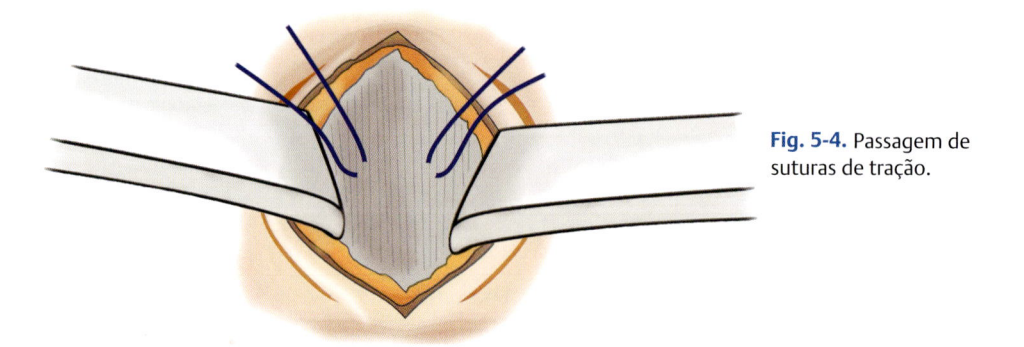

Fig. 5-4. Passagem de suturas de tração.

4. Incisão da aponeurose para posterior passagem do trocarte (Fig. 5-5).

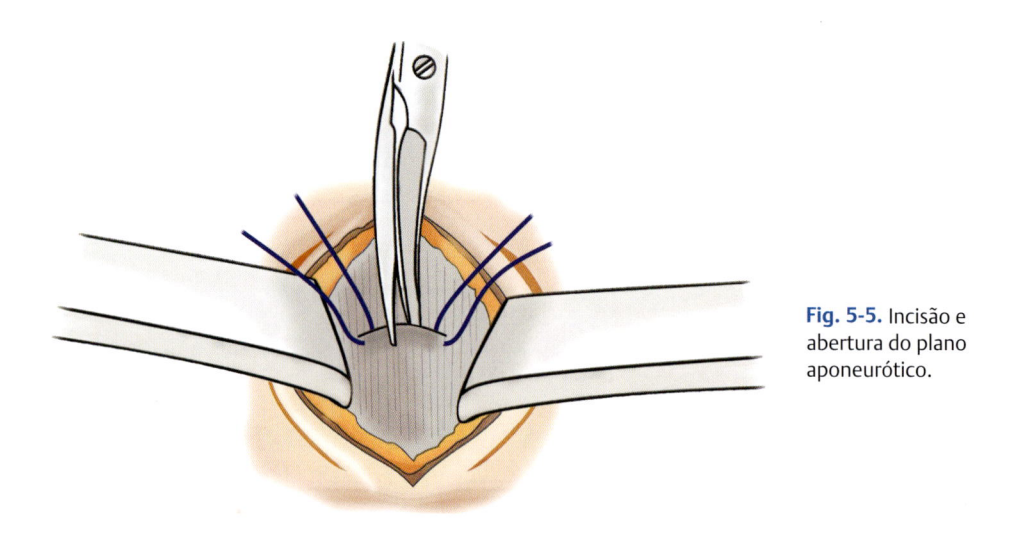

Fig. 5-5. Incisão e abertura do plano aponeurótico.

5. Identificação do peritônio seguido de seu pinçamento e secção (Figs. 5-6 e 5-7).

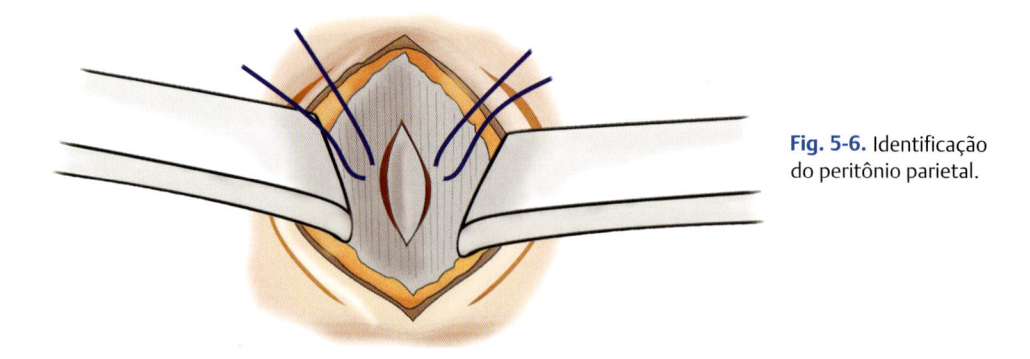

Fig. 5-6. Identificação do peritônio parietal.

ACESSO À CAVIDADE ABDOMINAL E PRIMEIRA PUNÇÃO

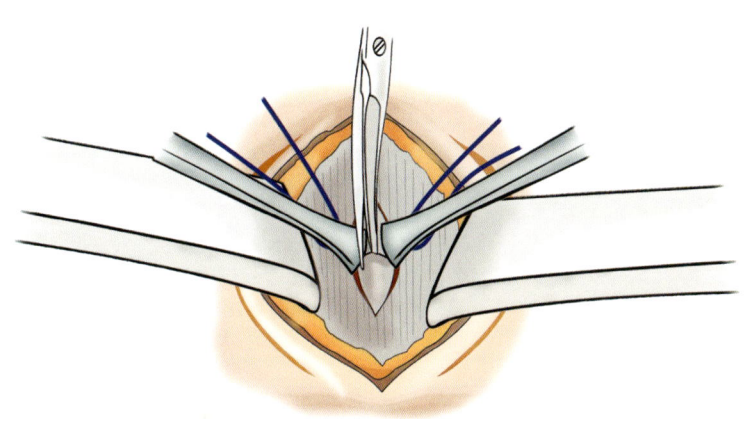

Fig. 5-7. Prensão e secção do peritônio parietal.

FIQUE DE OLHO

Frequentemente, o peritônio é incisado juntamente com a aponeurose.
Outras vezes, em vez de pinçamento e incisão, pode-se atravessar o peritônio com a ponta romba de uma pinça Kelly de forma cuidadosa.

6. Identificação do espaço intraperitoneal e dilatação digital ou instrumental do portal (Figs. 5-8 e 5-9).

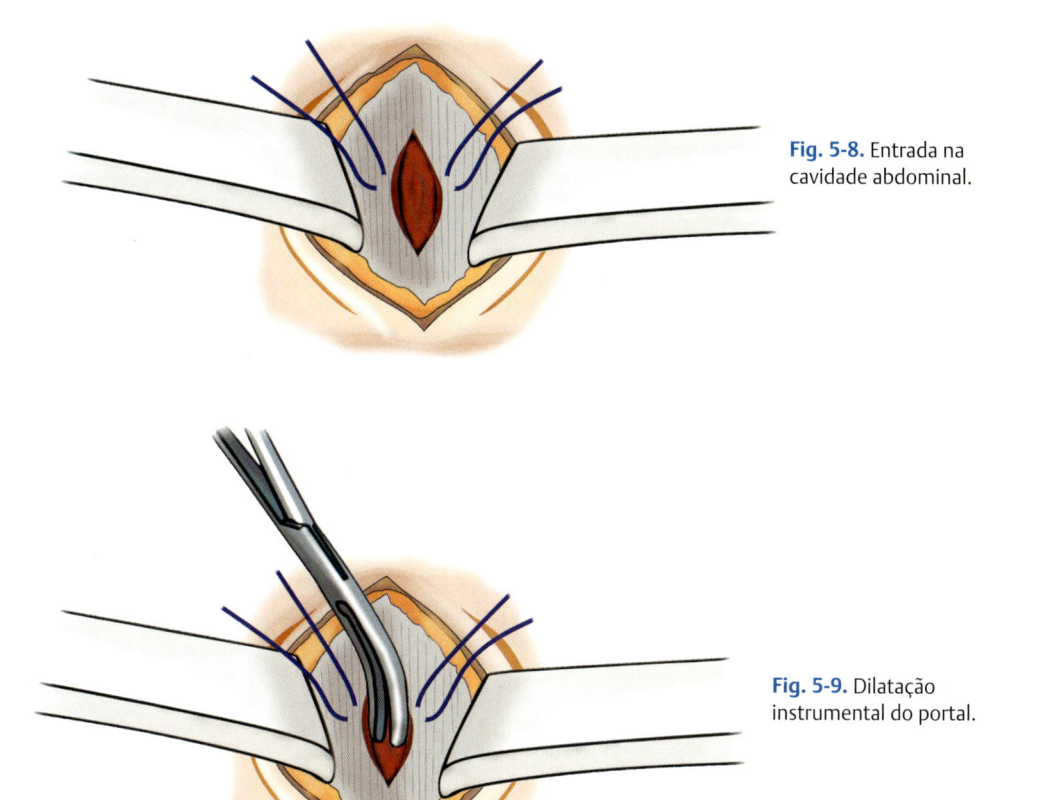

Fig. 5-8. Entrada na cavidade abdominal.

Fig. 5-9. Dilatação instrumental do portal.

7. Tração dos reparos seguida de inserção e fixação da cânula de Hasson (Fig. 5-10):
   - A tração/elevação da parede abdominal proporciona um ganho de até 8 cm entre a incisão e o retroperitônio, reduzindo o risco de lesões iatrogênicas. Ademais, também proporciona tensão controlada contra a pressão gerada pela introdução do trocarte.

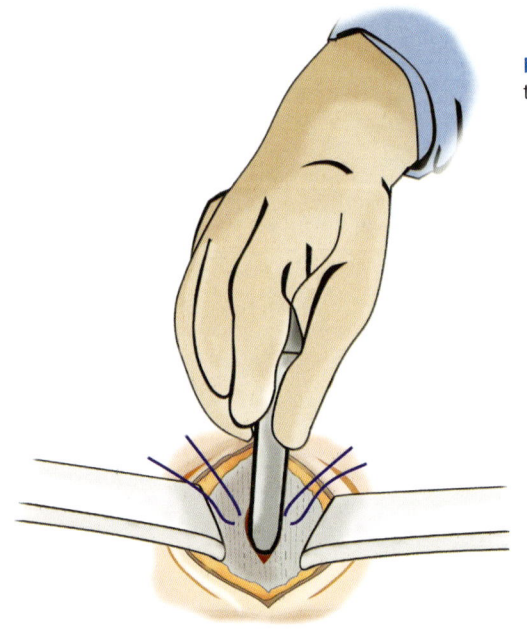

Fig. 5-10. Inserção do trocarte de Hasson.

FIQUE DE OLHO

A introdução do trocarte em topografia periumbilical deve evitar o direcionamento para um trajeto vascular, o que implica orientar o trocarte para um dos hipocôndrios nas cirurgias do andar superior, evitando o eixo da artéria aorta; ou em plano estritamente sagital e medial na direção do oco pélvico nas cirurgias do andar inferior, evitando o eixo das artérias ilíacas (Fig. 5-11).

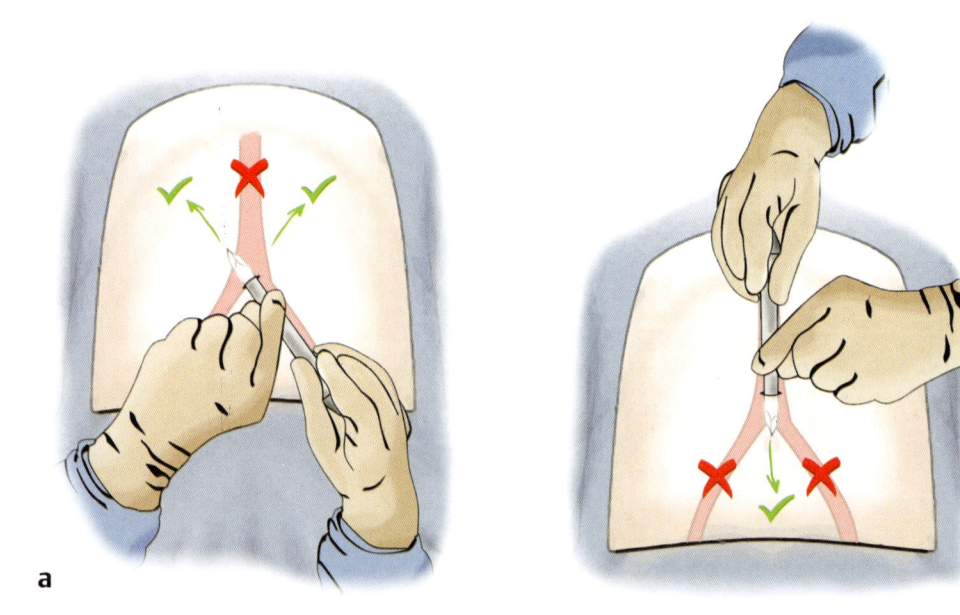

Fig. 5-11. Introdução do primeiro trocarte em região periumbilical. (**a**) Sentido cranial. (**b**) Sentido caudal.

8. Conexão da mangueira de insuflação e confecção do pneumoperitônio.

FIQUE DE OLHO

O dióxido de carbono é o gás mais utilizado na laparoscopia pois é aquele que apresenta características que mais o aproximam do gás ideal: não é combustível; é relativamente barato e altamente absorvível, resultando em baixo risco de embolia gasosa.

▶ Sugestão de Ajustes Gerais do Insuflador
- Pressões:
  - Pressão ideal: 10-14 mmHg.
  - Obesos: 15 mmHg.
  - Crianças: 6 mmHg.
- Fluxos:
  - Insuflação inicial: até 2,5 L/min (Obs.: independente da velocidade de fluxo estabelecida, a agulha de Veress, utilizada no método fechado, possui fluxo máximo de 2 L/min).
  - Manutenção (ajuste após estabelecimento do pneumoperitônio): 15-20 L/min.

▶ Técnica Semiaberta
O método semiaberto assemelha-se à técnica aberta, sendo utilizado o orifício umbilical, um orifício natural e preexistente, para a inserção do trocarte. Tal método aproveita o fato de o orifício umbilical ser o local da parede abdominal com menor distância entre a pele e o peritônio.

▶ Instrumentos Necessários
Assim como no método aberto, os instrumentos utilizados são aqueles já utilizados na cirurgia convencional e um trocarte para primeira punção, geralmente de 10 mm para uso do laparoscópio.

▶ Técnica Cirúrgica
1. Incisão transumbilical mediana (Fig. 5-12):
   - Recomenda-se o uso de lâmina nº 11.

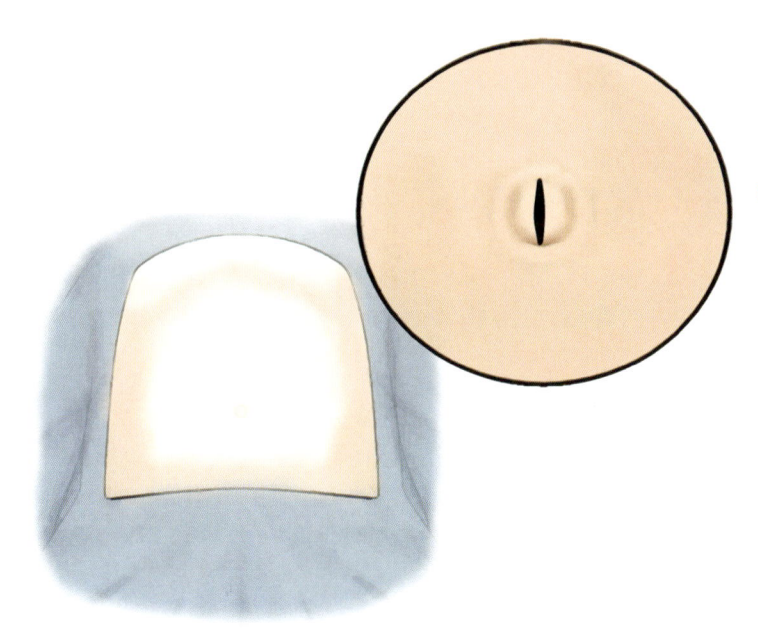

Fig. 5-12. Incisão transumbilical.

2. Descolamento das bordas cutâneas do orifício umbilical.

3. Preensão do orifício umbilical seguido de tração de suas bordas e dissecção da aponeurose com bisturi elétrico para sua melhor individualização (Figs. 5-13 a 5-15):
   - A individualização é realizada de forma semelhante à individualização da aponeurose nas hernioplastias umbilicais. Sua finalidade é facilitar o posterior fechamento no fim da cirurgia.

Fig. 5-13. Identificação do orifício umbilical.

Fig. 5-14. Dissecção do orifício umbilical.

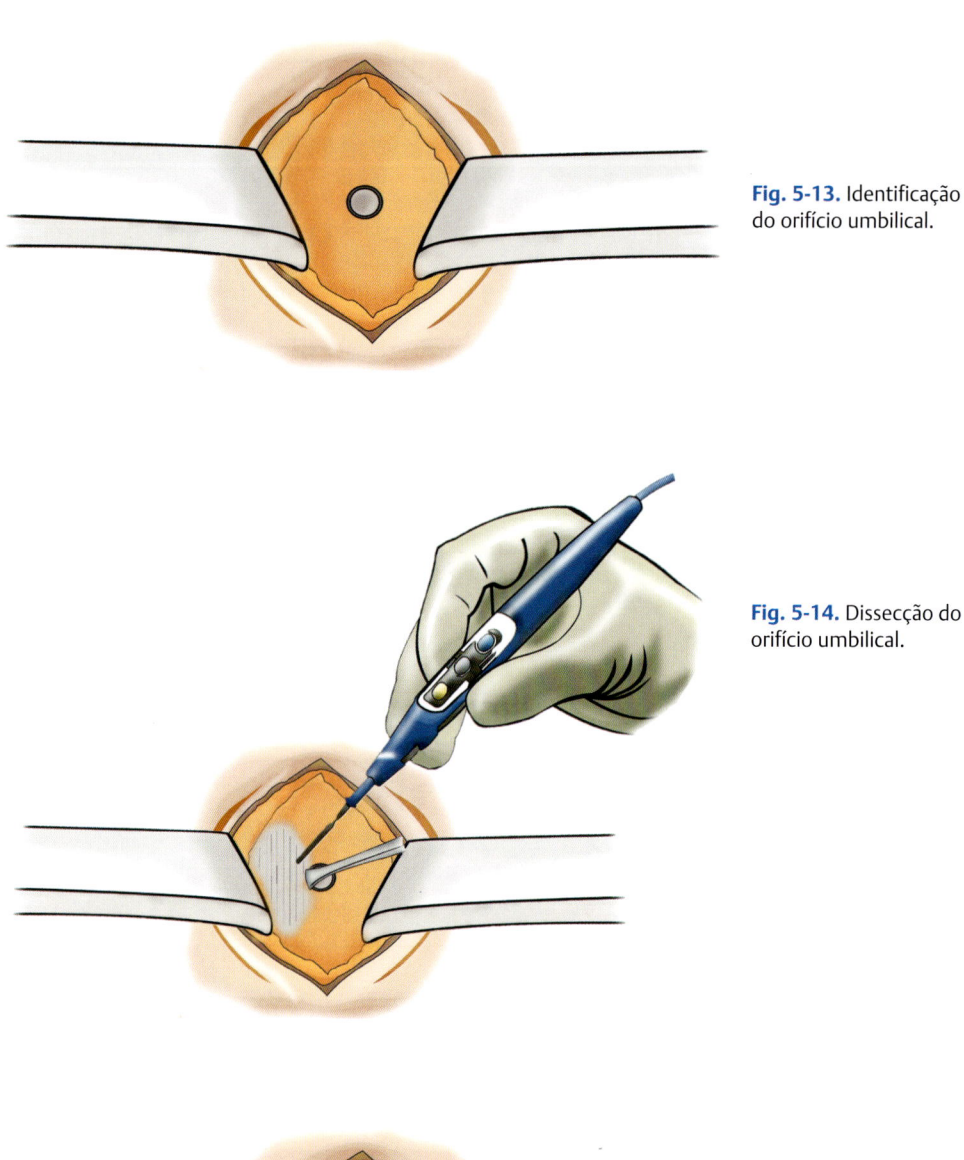

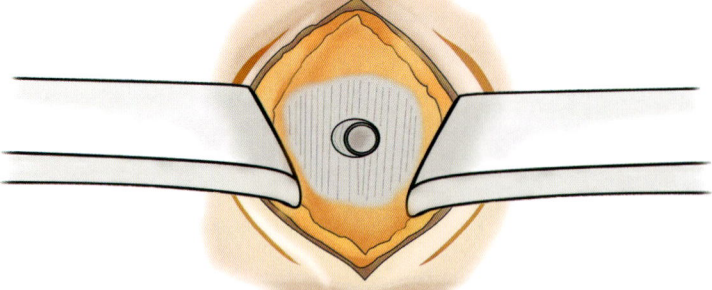

Fig. 5-15. Individualização do orifício umbilical (forma semelhante a um vulcão).

4. Realização de suturas de reparo próximo às bordas do orifício umbilical (Fig. 5-16).

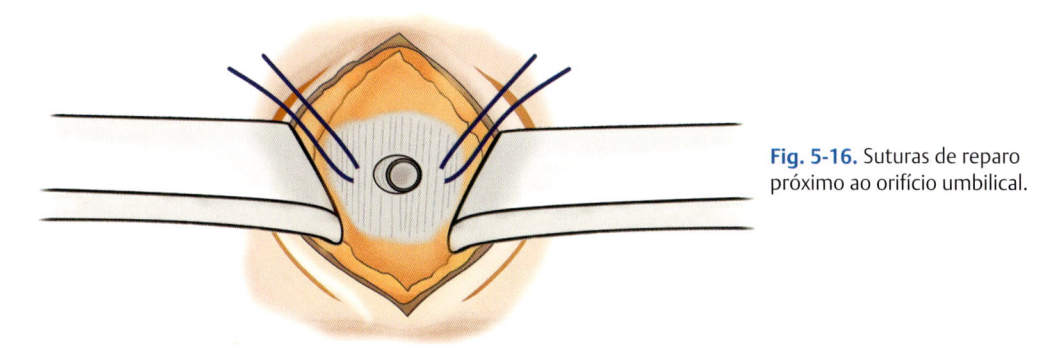

Fig. 5-16. Suturas de reparo próximo ao orifício umbilical.

5. Exérese de segmento superior da aponeurose sobre o orifício umbilical para facilitação do acesso à cavidade (Figs. 5-17 e 5-18):
   - Pinçamento e secção do peritônio parietal (conforme realizado na cirurgia tradicional) ou pefuração do folheto peritoneal por inserção de forma delicada e cuidadosa da ponta romba de uma pinça hemostática (p. ex., tipo Kelly) (Fig. 5-19).

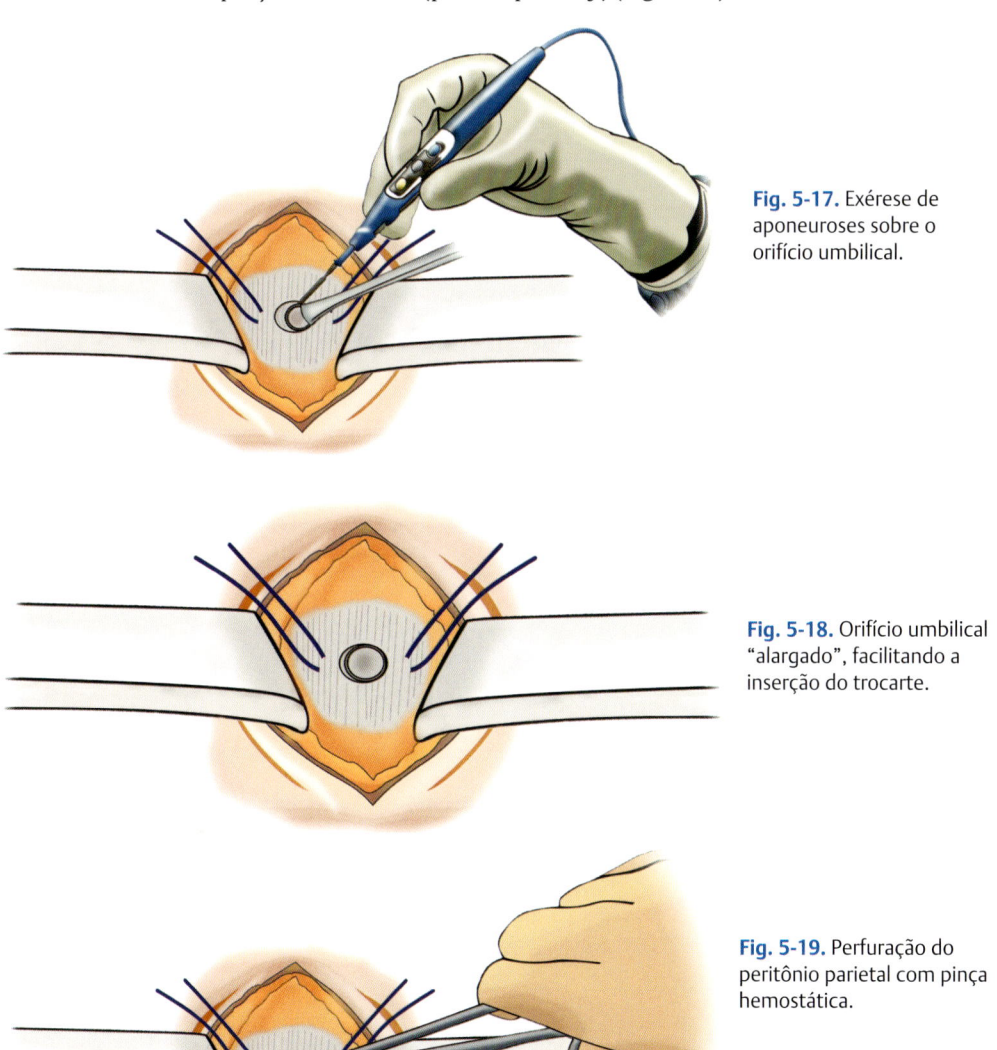

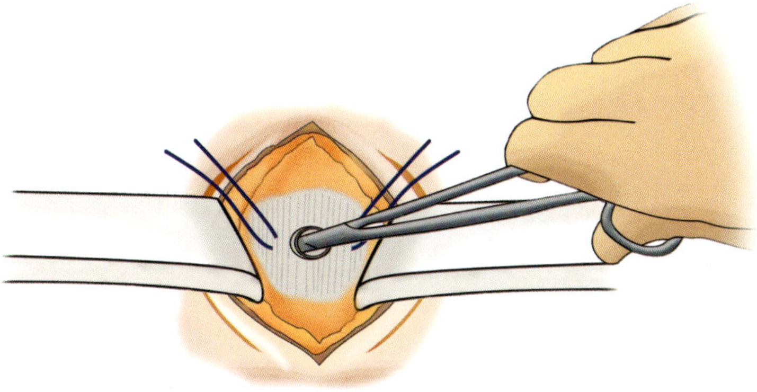

Fig. 5-17. Exérese de aponeuroses sobre o orifício umbilical.

Fig. 5-18. Orifício umbilical "alargado", facilitando a inserção do trocarte.

Fig. 5-19. Perfuração do peritônio parietal com pinça hemostática.

6. Tração da parede abdominal seguida de inserção e fixação da bainha de 10/12 mm (Fig. 5-20):
    - Os autores preferem a passagem inicial da bainha de um trocarte de 5 mm e posterior troca por um trocarte de 10 mm após o estabelecimento do pneumoperitônio. Tal manobra visa a redução do risco de lesões iatrogênicas.

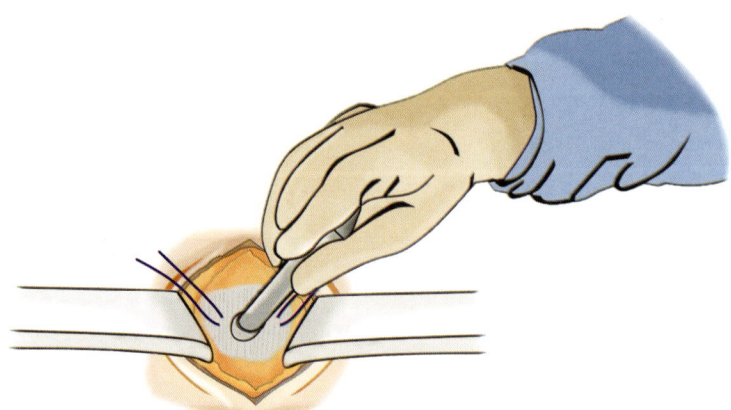

Fig. 5-20. Inserção de bainha do trocarte para confecção do pneumoperitônio.

▶ Técnica Fechada

No método de acesso à cavidade peritoneal pela técnica fechada, o pneumoperitônio é feito às cegas, com incisão mínima na pele e parede abdominal seguida da inserção da agulha de Veress para a insuflação de CO_2 e a criação do pneumoperitônio.

Trata-se de um método seguro, porém, com maior ocorrência de lesão de vísceras ocas e/ou vasculares comparado com os demais.

Em nosso meio, é a técnica mais comumente utilizada.

▶ Instrumentos Necessários

Adicionalmente aos instrumentos utilizados na cirurgia convencional, descritos previamente, o método requer o trocarte para primeira punção e, destacadamente, a agulha de Veress, instrumento específico para esta técnica (Fig. 5-21).

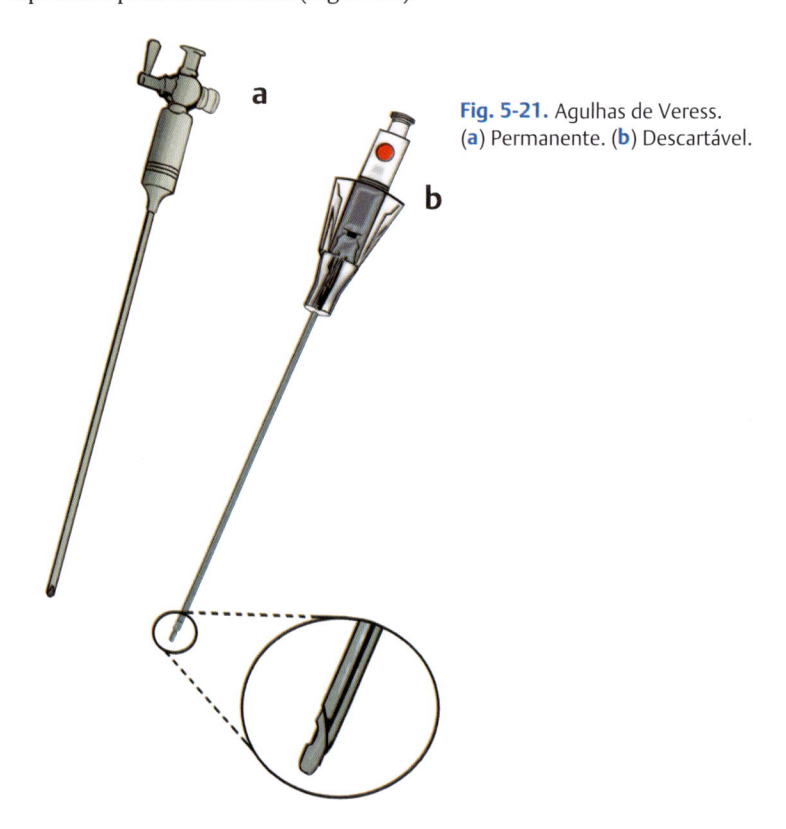

Fig. 5-21. Agulhas de Veress. (**a**) Permanente. (**b**) Descartável.

ACESSO À CAVIDADE ABDOMINAL E PRIMEIRA PUNÇÃO

▶ Técnica Cirúrgica

1. Incisão supraumbilical ou infraumbilical, mediana ou transversa, com cerca de 1-2 cm (um pouco maior que o tamanho do trocarte a ser utilizado no portal) (Fig. 5-22).

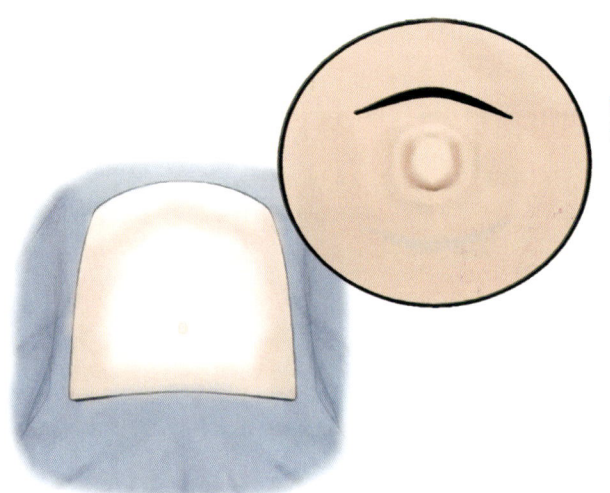

Fig. 5-22. Incisão transversa infraumbilical.

2. Tração cutânea com duas pinças tipo Backaus (Fig. 5-23):
    - A despeito de tratar-se de pinça traumática, o dano cutâneo é pequeno e praticamente imperceptível no pós-operatório.
3. Inserção da agulha de Veress dentro da cavidade peritoneal (Fig. 5-24):
    - A agulha deve ser inserida de forma perpendicular até a percepção de perda de resistência.

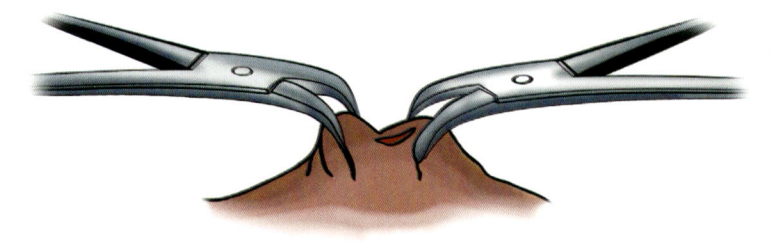

Fig. 5-23. Tração da pele com pinças de campo.

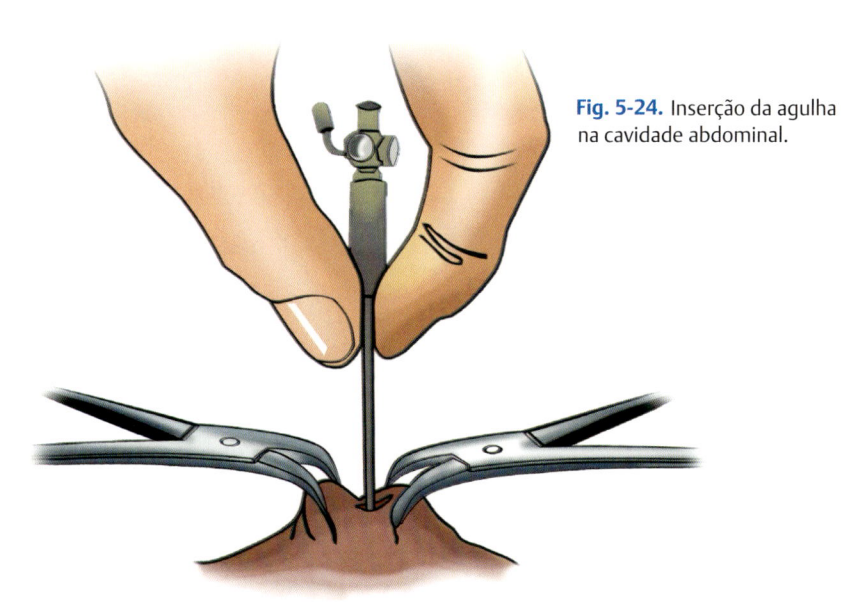

Fig. 5-24. Inserção da agulha na cavidade abdominal.

4. Verificação da localização intraperitoneal da agulha.

Ângulo de Inserção da Agulha de Veress

Grande parte dos cirurgiões recomenda variar a angulação de inserção da agulha de Veress de acordo com o biotipo do paciente. Para pacientes magros, recomenda-se a inserção em ângulo de 45 graus, direcionando a ponta da agulha para a pelve, afastando-a dos grandes vasos centrais. Em pacientes com sobrepeso, o ângulo deve ser mais agudo e em obesos praticamente verticalizado (Fig. 5-25).

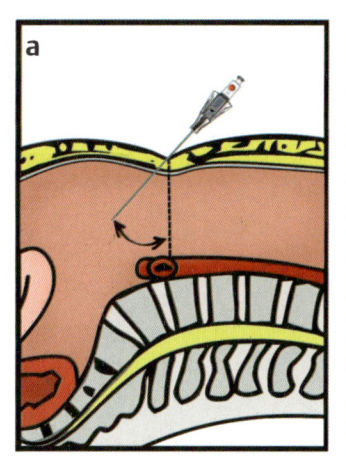

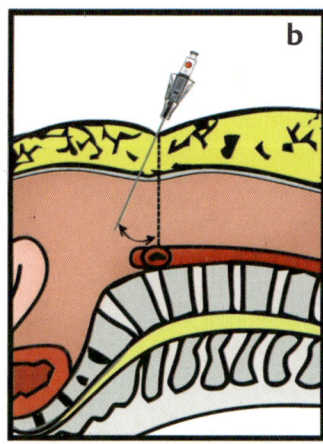

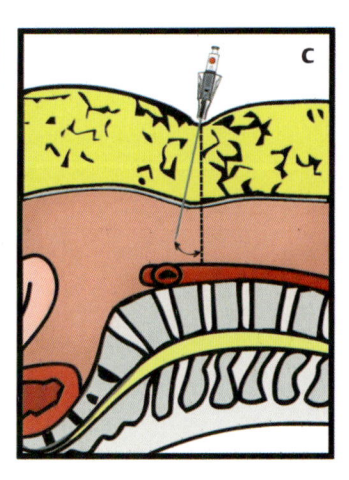

Fig. 5-25. Angulação de inserção da agulha de Veress conforme o biotipo do paciente. (**a**) Paciente normal. (**b**) Paciente com sobrepeso. (**c**) Paciente obeso.

Provas de Posicionamento da Ponta da Agulha de Veress

Em razão da punção às cegas, tais provas são fundamentais na realização do método fechado. Elas visam a confirmação da localização intraperitoneal de sua ponta e avaliação de complicações imediatas, como lesões de vísceras ocas e lesões vasculares.

São elas:

- Duplo clique.
- Perda de resistência.
- Prova de aspiração.
- Prova da resistência (ou teste de infusão salina) e recuperação.
- Prova do gotejamento.
- Pressão intraperitoneal inicial.
- Timpanismo e distensão simétrica da parede abdominal.

Duplo Clique

A perda de resistência provoca protrusão da ponta interna romba da agulha de Veress, resultando em um discreto ruído. Nesse contexto, após a chegada à cavidade abdominal pela inserção da agulha na linha mediana, dois cliques devem ser ouvidos, correspondentes à passagem pela aponeurose e pelo folheto peritoneal parietal.

Quando inserida lateralmente à linha mediana (como na técnica de Palmer, a ser discutida adiante), três cliques devem ser ouvidos, correspondentes, respectivamente, a passagem pela aponeurose anterior do reto abdominal, aponeurose posterior do reto abdominal e folheto parietal anterior (Fig. 5-26).

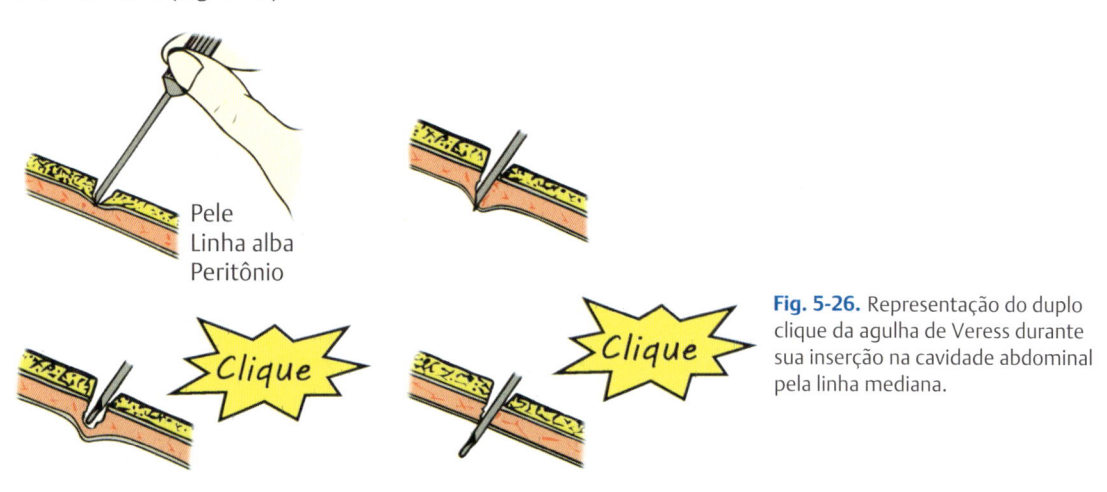

Fig. 5-26. Representação do duplo clique da agulha de Veress durante sua inserção na cavidade abdominal pela linha mediana.

Perda de Resistência

Ao chegar à cavidade peritoneal, o operador deve sentir a evidente perda de resistência provocada pela passagem da parede abdominal. Resistência persistente indica inadequado posicionamento da ponta da agulha de Veress.

Prova de Aspiração

Tão logo a agulha seja supostamente posicionada na cavidade peritoneal, uma seringa de 10 mL parcialmente cheia com 5 mL de solução salina é conectada à agulha de Veress e procede-se a simples aspiração, que deve ser negativa. A sucção de secreção entérica ou sangue indicam, logicamente, ocorrência de lesões durante sua introdução.

Vale enfatizar que a aspiração negativa não confirma o posicionamento adequado da agulha e nem descarta completamente a ocorrência de lesões. Considerando o valor diagnóstico, trata-se de um teste com alta especificidade para detecção de lesões, mas baixa sensibilidade (Fig. 5-27).

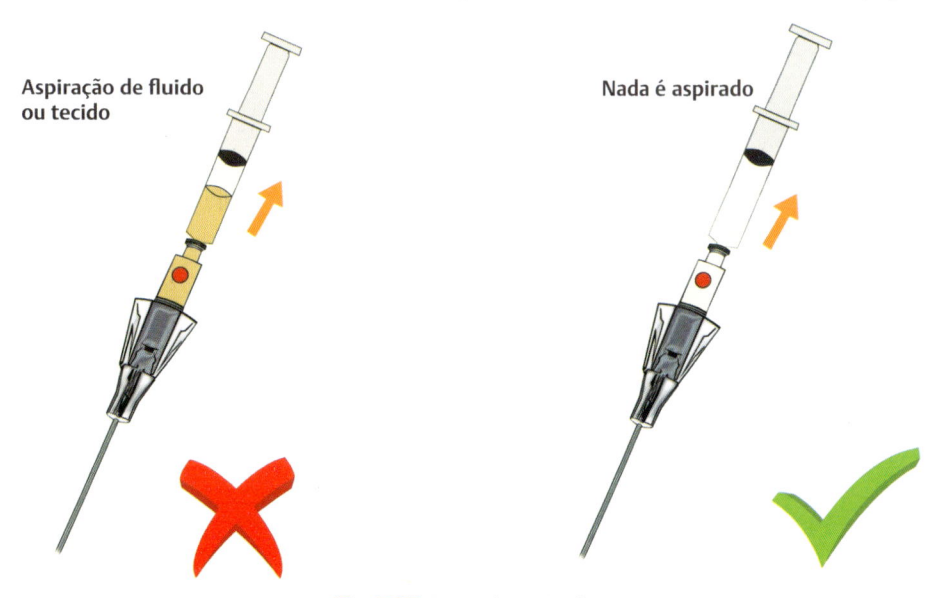

Fig. 5-27. Prova de aspiração.

Prova de Resistência (ou Teste de Infusão Salina) e Recuperação

A infusão de solução salina por seringa conectada à agulha deve ocorrer sem resistência e sua posterior sucção deve ser negativa (prova de recuperação). A presença de resistência elevada e o retorno da solução indicam que a agulha está posicionada em um compartimento fechado, geralmente, o espaço pré-peritoneal (Figs. 5-28 e 5-29).

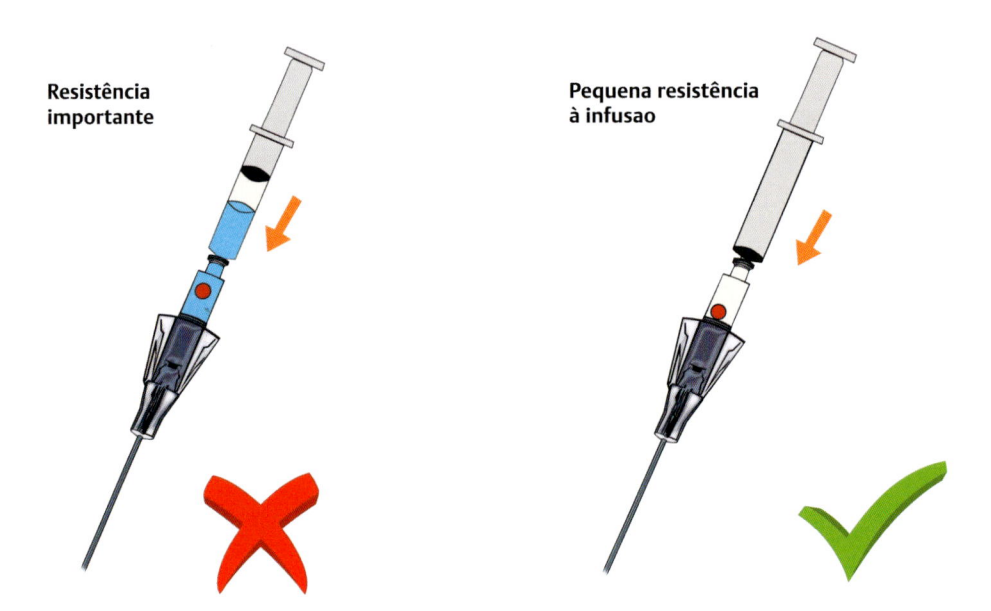

Fig. 5-28. Prova de resistência.

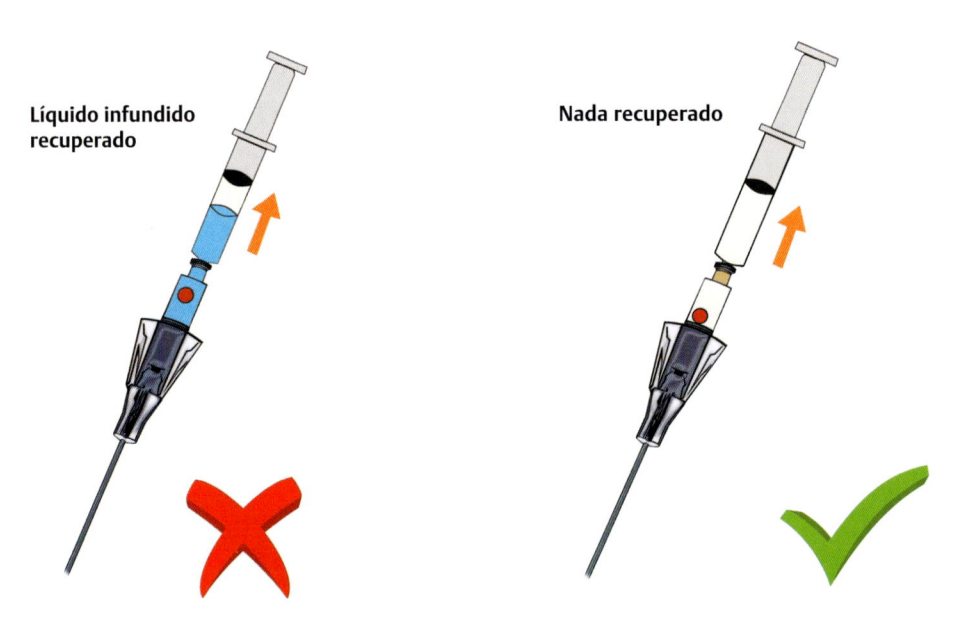

Fig. 5-29. Prova de recuperação.

Prova do Gotejamento

A seringa deve ser desconectada da agulha e uma gota de solução salina deve ser injetada. Se a ponta da agulha estiver adequadamente posicionada na cavidade abdominal, o gradiente negativo de pressão gerado fará com que a gota de solução salina caia dentro da cavidade peritoneal. Caso contrário, a gota d'água permanecerá na superfície da agulha.

Em algumas agulhas descartáveis, a prova de gotejamento pode também ser realizada pela observação de flutuação ou não de uma pequena esfera em seu interior (Fig. 5-30).

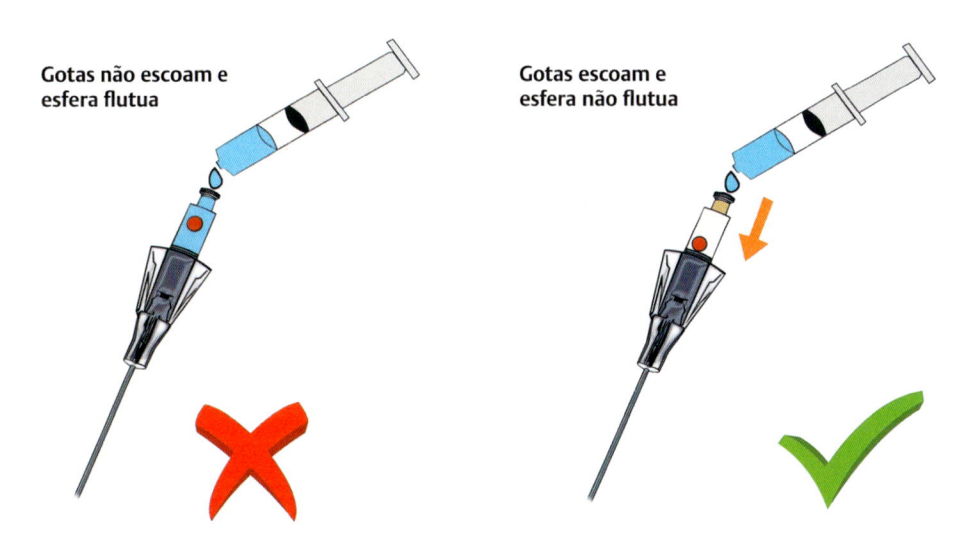

Fig. 5-30. Prova do gotejamento e detalhe do mecanismo de segurança adicional das agulhas descartáveis.

Pressão Intraperitoneal Inicial

A pressão mostrada no insuflador após a inserção da agulha e conexão da mangueira de insuflação deve ser baixa, menor que 8 mmHg. A detecção de pressão elevada sustentada (> 10 mmHg) sugere obstrução do orifício da agulha ou posicionamento inadequado por bloqueio decorrente de contato com gordura pré-peritoneal, omento maior, alças, órgãos sólidos etc.

Timpanismo e Distensão Simétrica da Parede Abdominal

A insuflação gradativa do gás deve promover o surgimento de timpanismo e elevação simétrica da parede abdominal garantindo assim que a ponta da agulha esteja livre e exista difusão do gás por toda a cavidade abdominal.

Timpanismo e elevação assimétrica da parede abdominal são sinais sugestivos de punção inadequada e provável insuflação de alças digestivas ou estômago, órgãos de elevada complascência.

5. Insuflação e confecção do pneumoperitônio (Fig. 5-31).
6. Retirada da agulha de Veress e inserção do trocarte (Fig. 5-32):
    - Após a introdução do trocarte, há perda da resistência, de forma semelhante à introdução da agulha de Veress. Adicionalmente, um sopro de ar é percebido após a abertura da válvula de passagem no próprio instrumento, indicando desinsuflação do pneumoperitônio e adequado posicionamento do trocarte.
    - Alguns cirurgiões defendem a manutenção de uma pressão mais elevada que o habitual (15-25 mmHg) até a colocação do primeiro trocarte, sob a alegação de que uma pressão de 25 mmHg propicia uma distância segura entre a parede abdominal e as alças intestinais (cerca de 10 cm). O autor não recomenda tal conduta, que eleva o risco de complicações cardiopulmonares e é tão eficiente quanto à técnica habitual. Durante a punção apenas a ponta do trocarte deve ser inserida, exigindo apenas poucos centímetros de distância entre a parede e as alças.

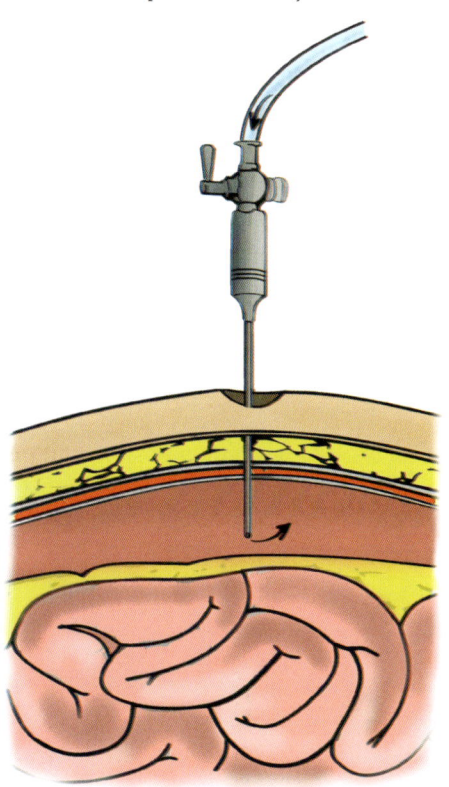

Fig. 5-31. Criação do pneumoperitônio por técnica fechada.

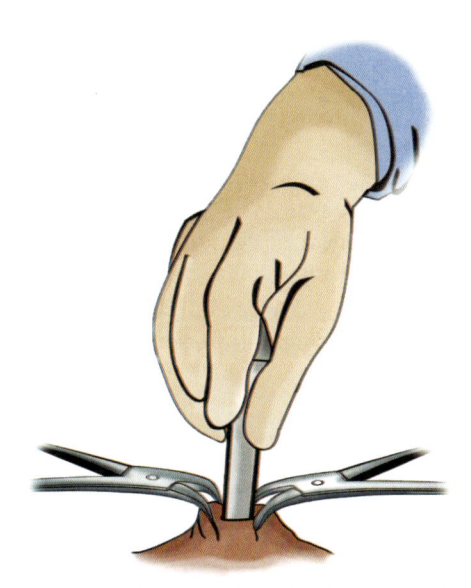

Fig. 5-32. Substituição da agulha de Veress pelo trocarte.

FIQUE DE OLHO

PUNÇÃO DE PALMER

A técnica fechada, com inserção da agulha de Veress na cavidade, pode também ser realizada em outros pontos da parede abdominal além da região periumbilical, tais como hipocôndrio esquerdo, linha mediana infraumbilical e quadrante inferior esquerdo.

Nesse contexto, requer destaque a punção no hipocôndrio esquerdo, conhecida como punção de Palmer. Trata-se do local da parede abdominal com menor probabilidade de aderências, facilitando o acesso.

Para sua realização, recomenda-se a passagem de sonda nasogástrica para esvaziamento gástrico e auxílio na prevenção de lesões iatrogênicas (Fig. 5-33).

ACESSO À CAVIDADE ABDOMINAL E PRIMEIRA PUNÇÃO

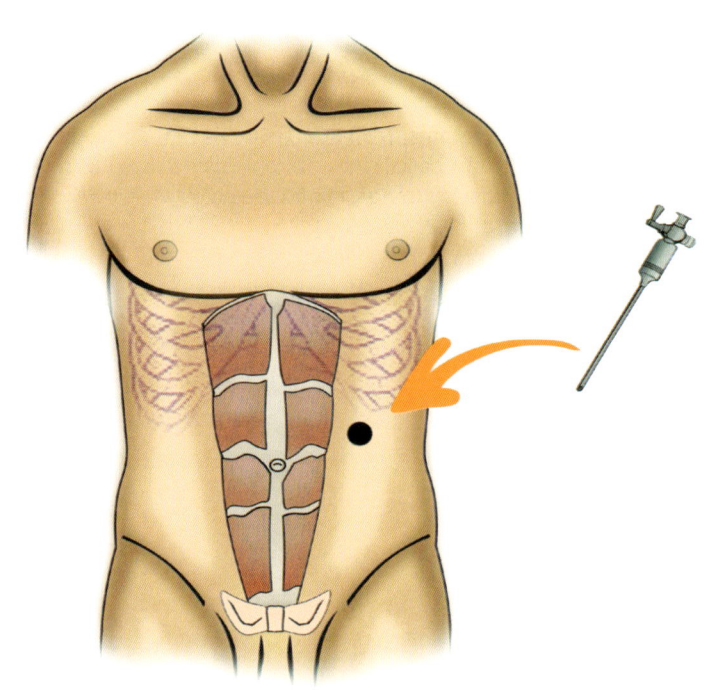

Fig. 5-33. Punção de Palmer (3 cm abaixo do rebordo costal, sobre a linha hemiclavicular média).

> ### SAIBA MAIS
>
> **TÉCNICA DE INSERÇÃO DIRETA DO TROCARTE**
> Consiste em um método pouco utilizado na prática cirúrgica. Nele, o trocarte é diretamente inserido na cavidade peritoneal sem confecção prévia do pneumoperitônio, sendo, geralmente, utilizados trocartes descartáveis com pontas retráteis.
> É uma técnica rápida, porém, pouco executada por causa do risco elevado de lesões iatrogênicas. Deve ser reservada a pacientes selecionados e exige treinamento específico, uma vez que ao chegar à aponeurose, o cirurgião deve promover a entrada do trocarte por meio de tração direta da parede, diferentemente da forma de inserção habitual (Fig. 5-34).
>
> **INSERÇÃO SOB VISUALIZAÇÃO DIRETA**
> Trata-se, em suma, de uma variação das técnicas tradicionais de inserção do primeiro trocarte. Nesse método, a entrada na cavidade peritoneal ocorre sob controle visual e exposição sucessiva de todos os planos da parede abdominal, resultado do acoplamento de um laparoscópio de 0 grau a trocartes descartáveis específicos para tal fim, conhecidos como trocartes ópticos, compostos por cânulas transparentes. Alguns são disponibilizados ainda com empunhaduras radiais com aspecto de cabos de pistola, opcionais, que garantem maior estabilidade e facilidade de manejo durante o uso (Figs. 5-35 a 5-37).

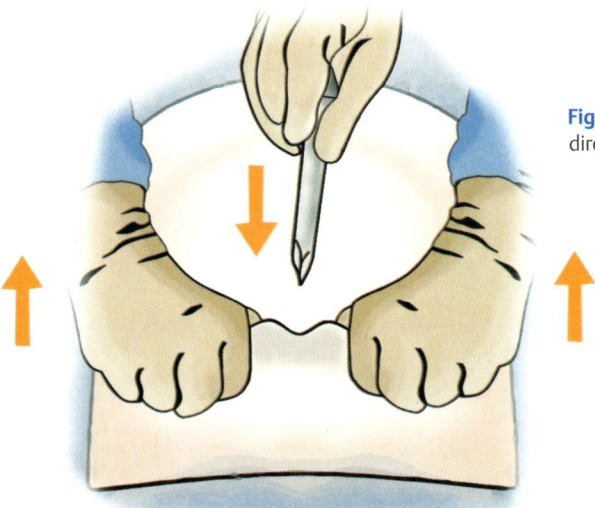

Fig. 5-34. Técnica de inserção direta do trocarte.

Fig. 5-35. Representação de um modelo de trocarte óptico.

Cânula transparente

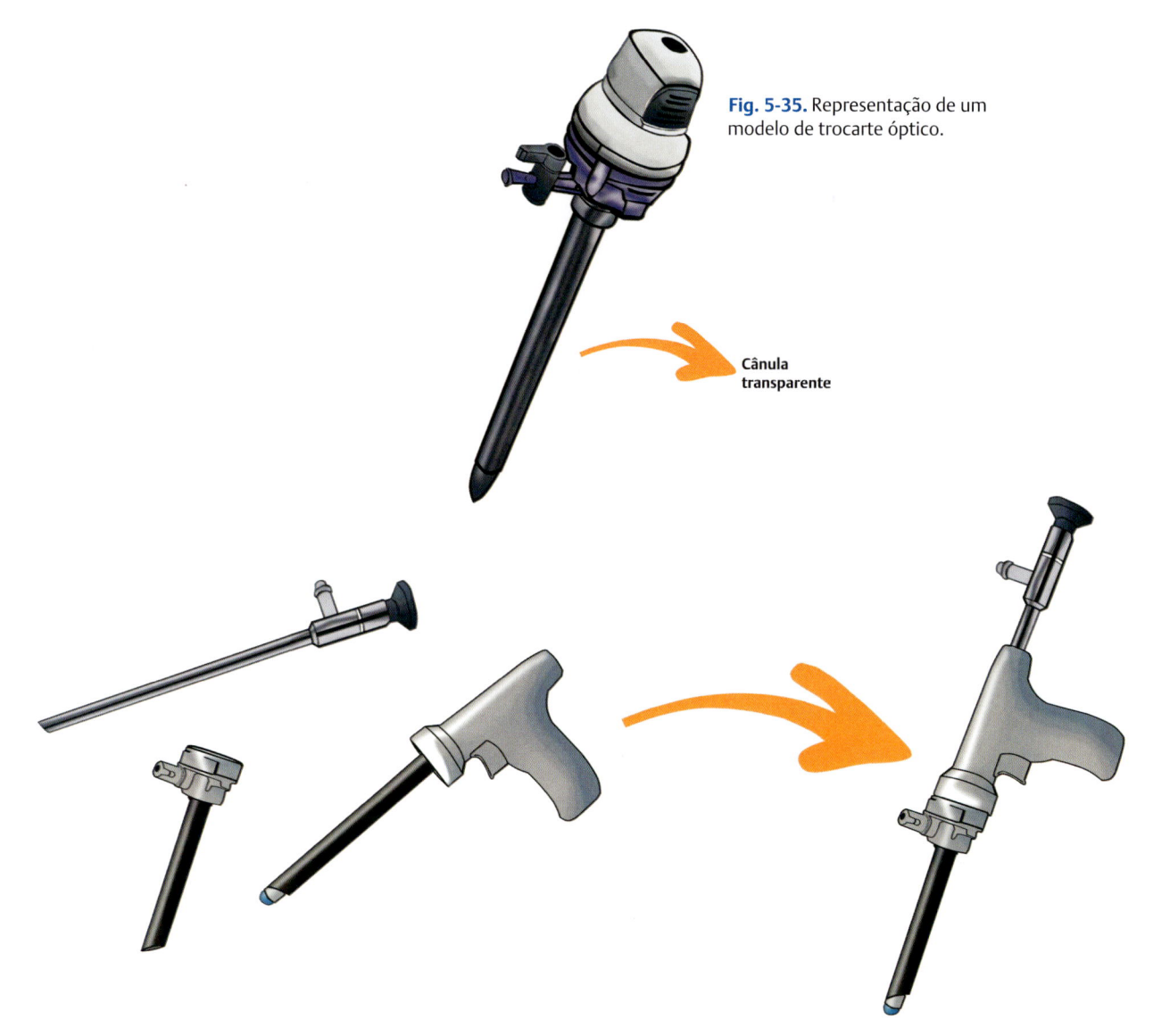

Fig. 5-36. Representação de trocarte óptico com empunhadura radial em cabo de pistola e forma de uso.

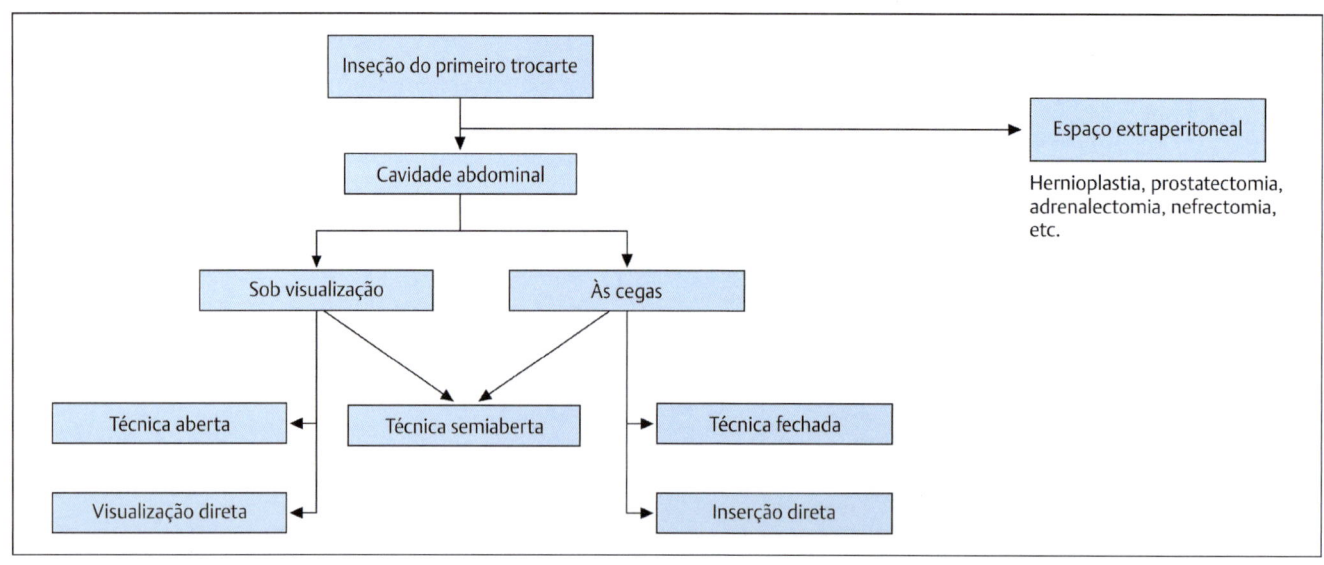

Fig. 5-37. Inserção do primeiro trocarte.

PUNÇÕES REMANESCENTES E POSICIONAMENTO DOS PORTAIS

Renan Silva Couto ▪ Rhycktielle Gladysmann Ferrer Carneiro Couto
Antonio Carlos Ribeiro Garrido Iglesias

PUNÇÕES REMANESCENTES

As punções remanescentes são realizadas após a confecção do pneumoperitônio e primeira punção. Logicamente, são mais fáceis e seguras tecnicamente, uma vez que são realizadas sempre sob visualização direta. Todavia, o risco de lesões iatrogênicas ainda persiste.

Após a inserção do primeiro trocarte, a exploração panorâmica da cavidade abdominal com o objetivo de descartar complicações deve ser realizada. Na ausência de aderências, uma clara visão dentro da cavidade abdominal permite a colocação segura dos trocartes restantes sob a orientação do laparoscópio.

▶ Introdução dos Trocartes

De maneira geral, os trocartes devem ser introduzidos perpendicularmente à parede abdominal por meio de movimentos giratórios, com posterior direcionamento para o sítio operatório após passagem de sua ponta pelo peritônio parietal e entrada na cavidade abdominal (Fig. 6-1).

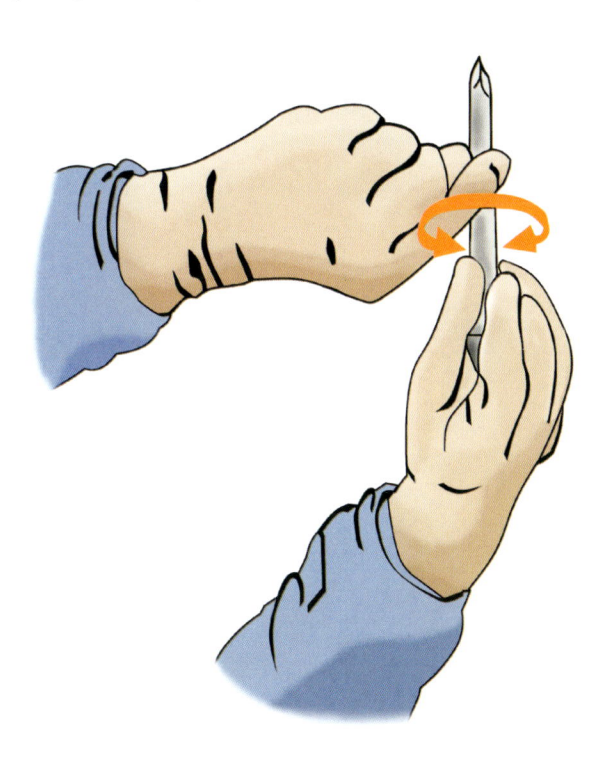

Fig. 6-1. Movimentos giratórios durante a introdução do trocarte.

▶ Manobras de Auxílio na Introdução

Algumas manobras facilitam a entrada dos trocartes e ajudam a prevenir a ocorrência de lesões iatrogênicas. São elas:
- Compressão manual da parede.
- Compressão interna contra a parede por pinças.
- Auxílio com trocarte.

▶ Compressão Manual da Parede

Uma ou duas mãos do assistente (ou cirurgião) mantêm a distância entre a parede, onde se pretende inserir o trocarte e o conteúdo abdominal (Fig. 6-2).

É realizada por um dos auxiliares que traciona a parede abdominal do lado oposto ao sítio de punção para provocar acúmulo contralateral do gás e manutenção de distância segura entre a parede e o conteúdo abdominal (Fig. 6-3).

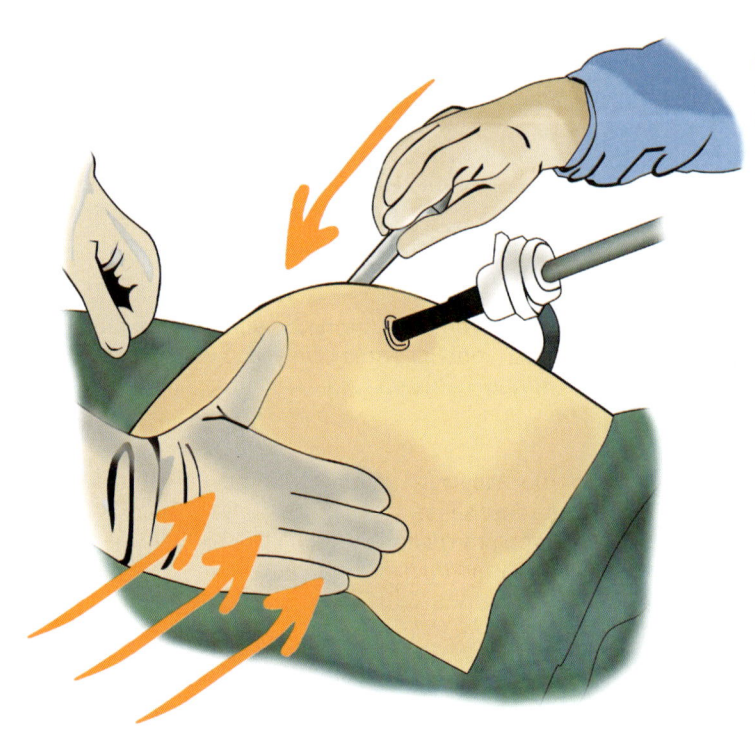

Fig. 6-2. Inserção de trocarte sob auxílio de compressão manual da parede.

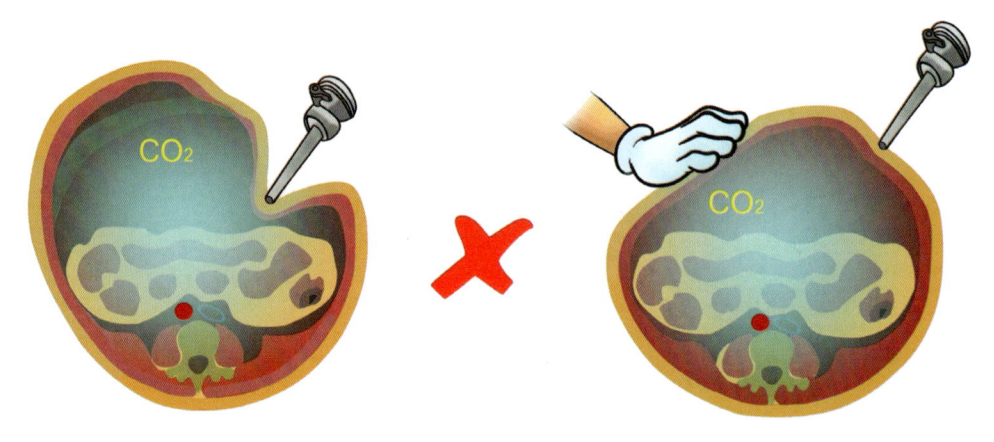

Fig. 6-3. Representação da punção sem auxílio e sob ajuda da compressão manual da parede.

▶ Compressão Interna Contra a Parede por Pinças

Tal técnica só pode ser realizada após a punção do segundo trocarte. Uma pinça introduzida por ele exerce pressão contra a parede abdominal na topografia de inserção do trocarte intencionado durante a punção, evitando uma grande penetração do mandril (Figs. 6-4 e 6-5).

É um método muito utilizado em áreas onde a parede e o peritônio são complacentes, como a região suprapúbica.

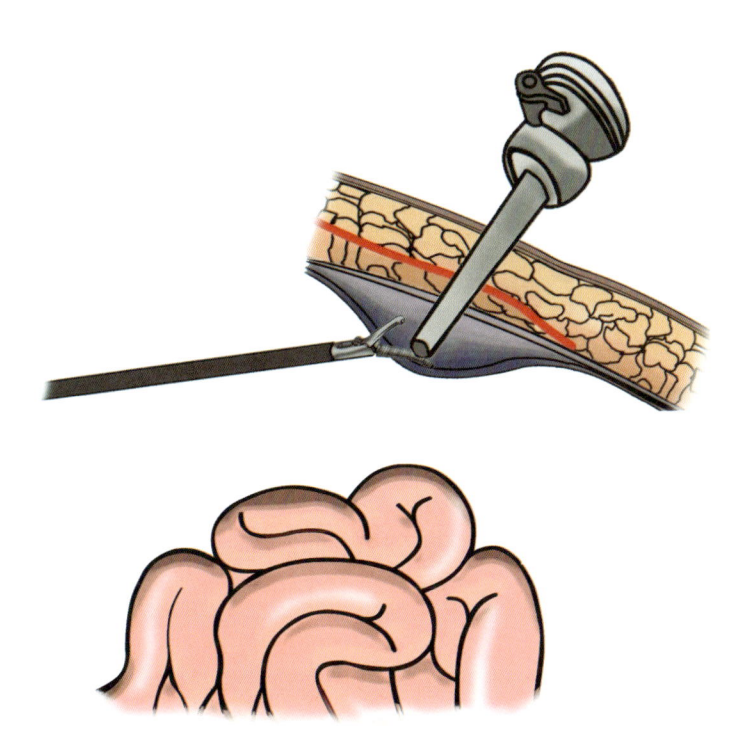

Fig. 6-4. Inserção de trocarte sob auxílio de compressão interna da parede por pinça previamente inserida.

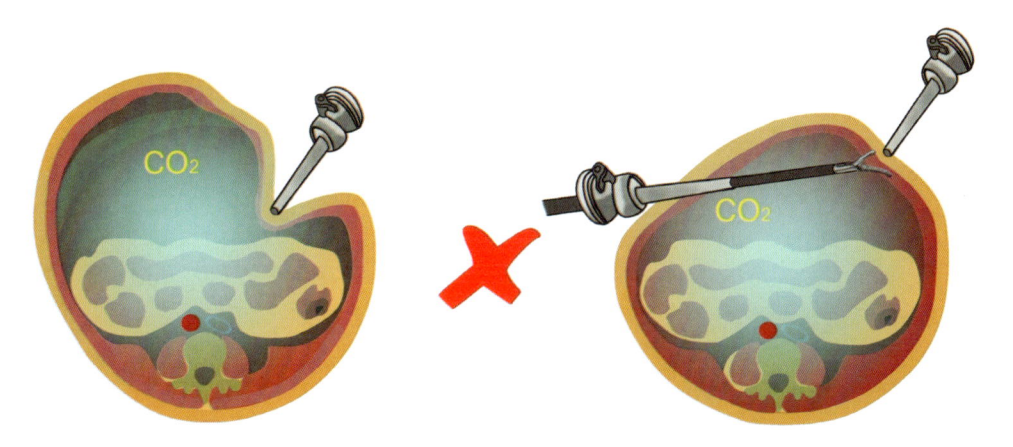

Fig. 6-5. Representação da punção sem auxílio e sob ajuda da compressão interna por pinça previamente inserida.

▶ *Auxílio com Trocarte*

Trata-se de mais uma alternativa na prevenção de lesões iatrogênicas, frequentemente utilizada na cirurgia pediátrica.

Um trocarte previamente inserido, inclusive o trocarte para o uso do laparoscópio funciona como anteparo para a punção subsequente, proporcionando contrapressão. Logicamente, tal método só é o possível se o trocarte utilizado como anteparo apresentar diâmetro igual ou maior que o trocarte a ser inserido e a distância entre as punções não exceder o comprimento de sua cânula (Figs. 6-6 a 6-8).

Quando o trocarte do laparoscópio for utilizado, este deve ser recuado na cânula para evitar dano à lente.

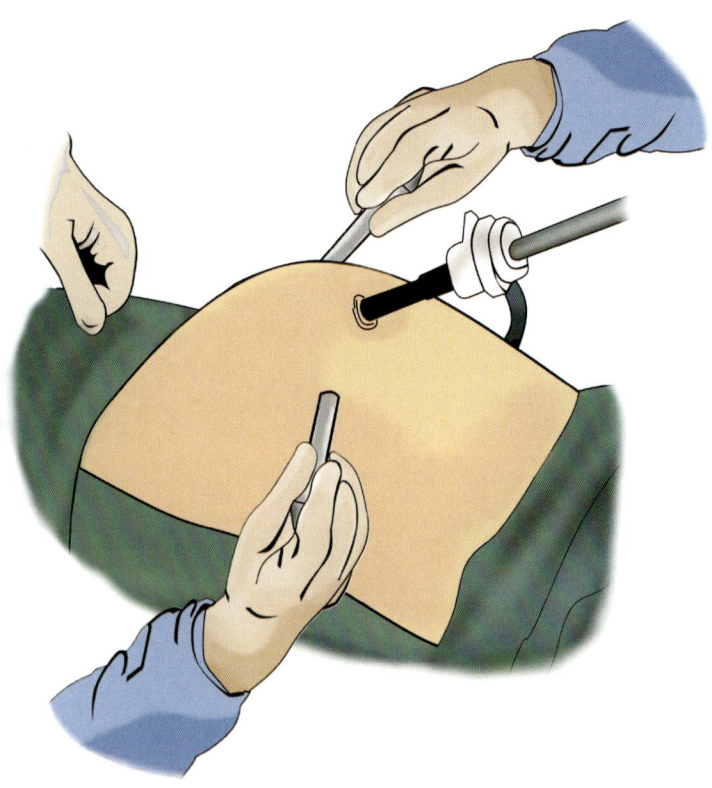

Fig. 6-6. Inserção de trocarte sob auxílio de trocarte previamente inserido (visão externa).

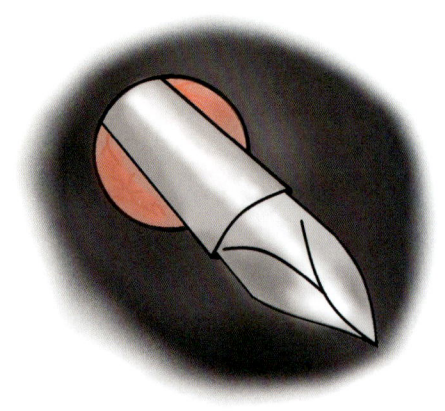

Fig. 6-7. Inserção de trocarte sob auxílio do trocarte de uso do laparoscópio previamente inserido (visão interna).

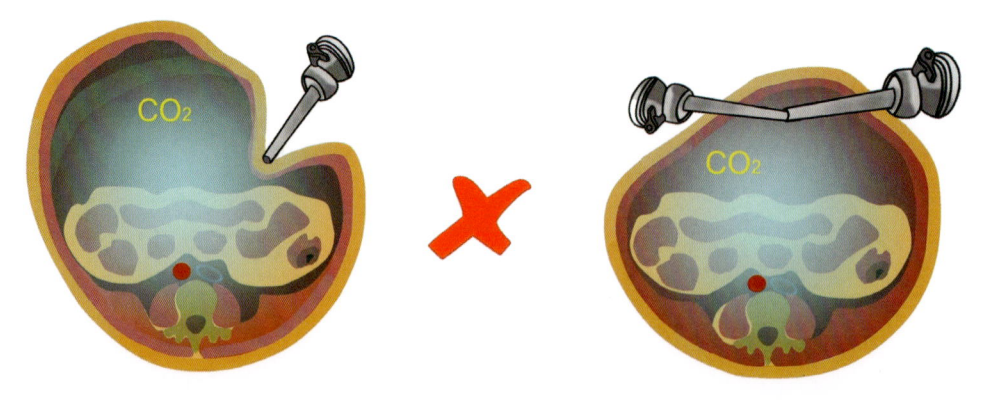

Fig. 6-8. Representação da punção sem auxílio e sob ajuda de trocarte previamente inserido.

▶ Fixação dos Trocartes

Uma vez inserido é fundamental que o trocarte não deslize sobre a parede, mesmo sob os efeitos de tração e pulsão dos instrumentos. Os trocartes rosqueáveis são seguros, assim como trocartes descartáveis dotados de balões e outros mecanismos de fixação, contudo, todos os demais, mais comuns na prática cirúrgica, são mais suscetíveis a esse contratempo. Todavia, a fixação segura à parede abdominal pode ser obtida de maneiras simples, como amarração à pele por pontos de fixação (modo mais utilizado e que impede a exteriorização das cânulas), uso de fitas adesivas estéreis ou segmentos de tubos cortados (evitam a penetração exagerada das cânulas) (Fig. 6-9).

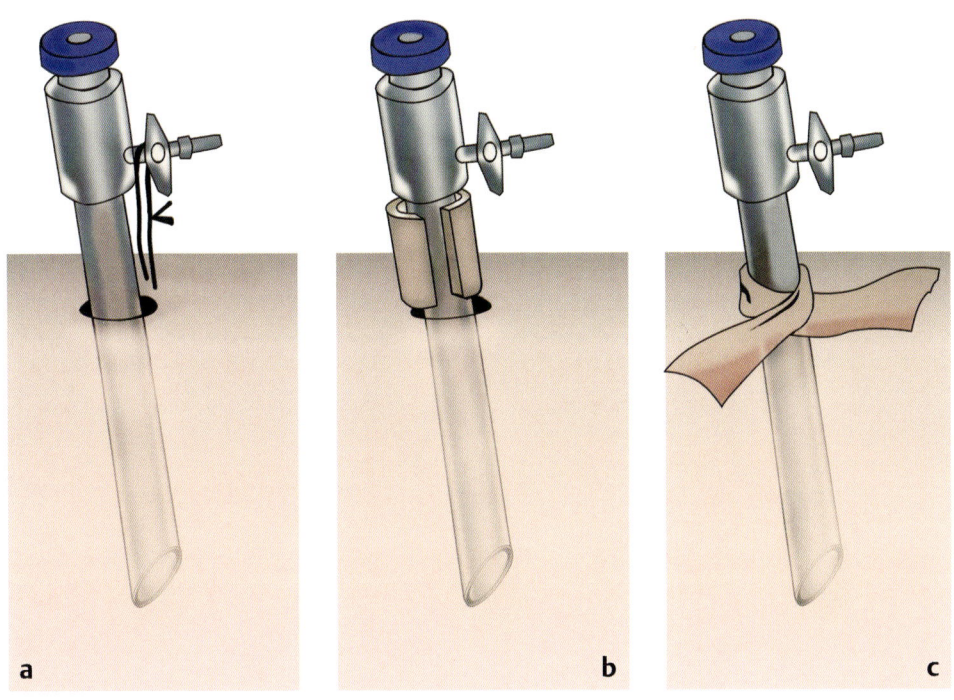

Fig. 6-9. Formas de fixação do trocarte. (**a**) Sutura à pele. (**b**) Auxílio de segmento tubular aberto (equipo de soro, sonda de Foley etc.). (**c**) Uso de fita adesiva estéril.

▶ Escolha do Número de Portais e Tamanho dos Trocartes

Há uma tendência atual de redução do número de portais e miniaturização dos instrumentos, com o uso cada vez menor de portais maiores que 5 mm. Todavia, os princípios de segurança e simplicidade devem ter prioridade, devendo-se evitar a realização de qualquer acrobacia em prol da estética. Assim como na cirurgia convencional, em que as mãos do(s) auxiliar(es) são utilizadas como apoio e eventualmente a incisão é estendida, na cirurgia laparoscópica não deve haver discussão sobre a substituição de um portal de 5 mm por outro maior para a introdução de um instrumento útil para o desenvolvimento adequado da intervenção ou adição de portais adicionais.

▶ Posicionamento dos Portais

O princípio primário que guia o posicionamento dos portais de trabalho é a triangulação da área-alvo. Recomenda-se posicionar os portais idealmente localizados em vértices imaginários da base de um triângulo equilátero com a área-alvo localizada na topografia de seu vértice e a câmera em direção perpendicular à base desse triângulo (Fig. 6-10).

Em detrimento ao princípio clássico de triangulação pode-se utilizar o princípio de arco de um círculo, com posicionamento dos portais neste círculo imaginário com cerca de 7-10 cm entre ele e a área-alvo, com variação de acordo com a intervenção proposta, desde diâmetros maiores (arcos de círculo mais abertos) para cirurgias em que diferentes regiões do abdome são abordadas (como uma colectomia esquerda, por exemplo) ou diâmetros menores (arcos de círculo mais fechados) em cirurgias com abordagem de áreas específicas do abdome (como a colecistectomia, por exemplo) (Fig. 6-11).

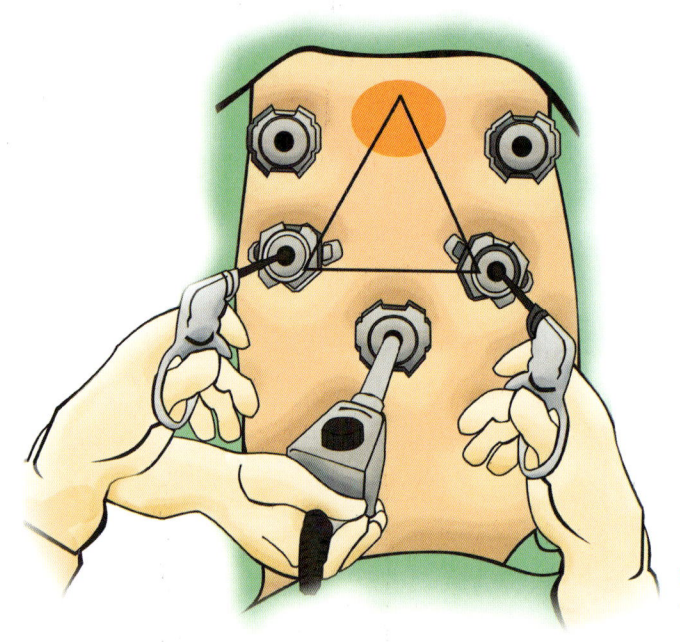

Fig. 6-10. Triangulação da área-alvo.

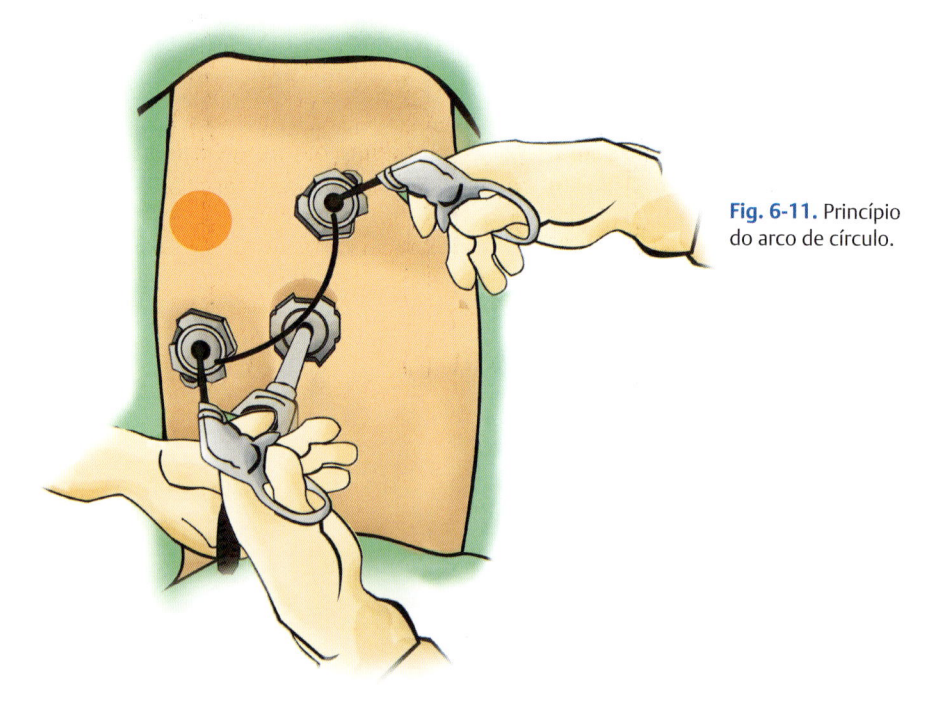

Fig. 6-11. Princípio do arco de círculo.

Assim sendo, os trocartes dedicados ao auxílio a exposição, à divulsão e irrigação/aspiração são posicionados também nesse arco imaginário, mesmo que opostos à área-alvo, ainda que nestes casos não possam ser utilizados pelo cirurgião pois perde-se a capacidade de trabalho "em espelho" (situação ocorrida quando o ângulo formado pelo olhar do cirurgião e o eixo do instrumento excede 90°).

Nesse contexto, portanto, vale destacar alguns locais favoráveis e desfavoráveis ao posicionamento dos portais.

A região umbilical/periumbilical é o sítio mais prático para a inserção do laparoscópio, proporcionando uma visão completa de todas as regiões abdominais e permitindo um arco de círculo completo ao seu redor, fato que facilita a inserção dos demais portais. Logicamente, alguns detalhes devem ser levados em consideração como o posicionamento baixo do umbigo em algumas pessoas, fato que pode ser acentuado pelo pneumoperitônio (Fig. 6-12).

A linha mediana e as bordas laterais nos 2/3 superiores da parede abdominal são topografias privilegiadas para inserção dos portais pelo risco baixo de lesões vasculares parietais.

Opostamente, as fossas ilíacas, anatomicamente definidas como as regiões abaixo das cristas ilíacas e laterais às bordas do reto abdominal, devem ser evitadas, pois são atravessadas pelos vasos epigástricos. Quando utilizadas, recomenda-se a localização precisa desses vasos por transiluminação visando a prevenção de lesões locais.

Os flancos são também locais pouco propícios à cirurgia laparoscópica em razão do risco de contato inoportuno dos instrumentos com as alças intestinais.

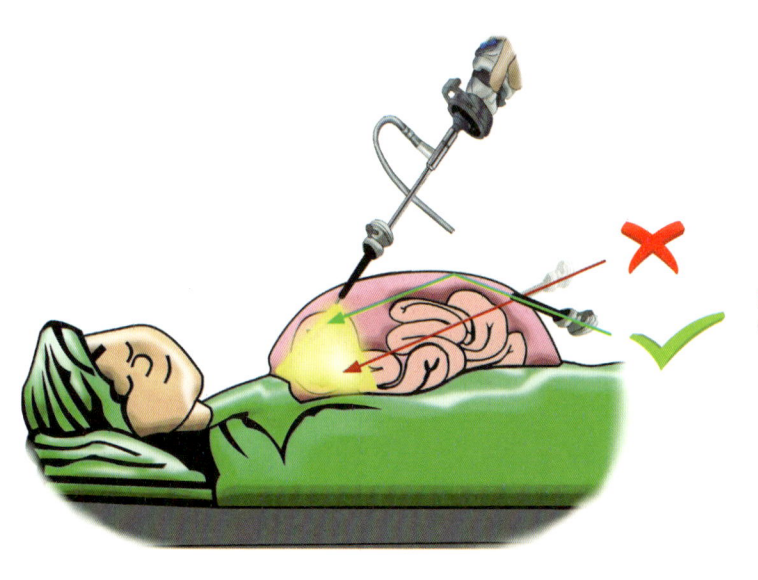

Fig. 6-12. Inserção de trocartes adicionais.

▶ Posicionamento dos Portais nas Cirurgias Mais Comuns
Cirurgias Apendiculares

Um portal para inserção do laparoscópico (portal ótico) (P1 – 10 mm) é posicionado na região umbilical/periumbilical e os portais de trabalho são posicionados, respectivamente, na fossa ilíaca esquerda (duas polpas digitais medialmente à crista ilíaca) (P2 – 10 mm), para a mão direita do cirurgião e região suprapúbica (uma polpa digital acima do púbis) (P3 – 5 mm), para a mão esquerda do cirurgião (Fig. 6-13).

Tais portais podem apresentar diâmetros variáveis de acordo com a técnica cirúrgica a ser empregada. Todavia, o autor recomenda de forma padronizada que P2 seja de 10-12 mm pois dessa maneira é possível utilizar endoalças, *clips*, endogrampeadores e todas as diferentes pinças de energia pela mão direita do cirurgião. Logicamente, variações irão decorrer da experiência de cada cirurgião.

Para cirurgiões menos experientes, a colocação de um portal adicional na fossa ilíaca direita (P4 – 5 mm) pode ser útil para melhor exposição do órgão por um assistente.

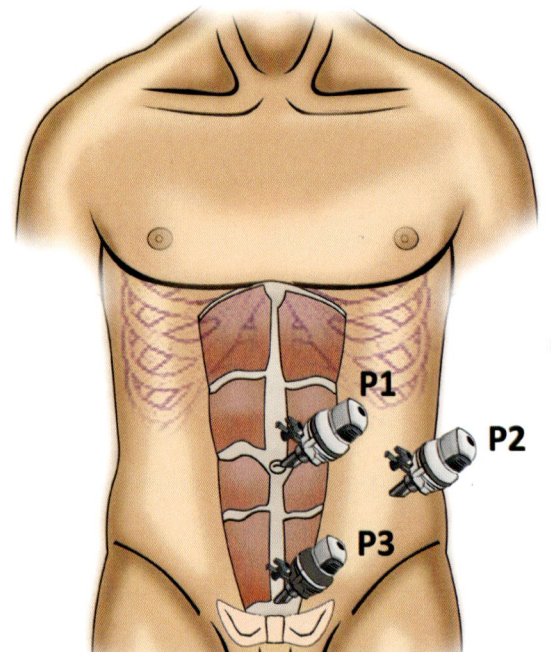

Fig. 6-13. Posicionamento dos portais nas cirurgias apendiculares.

Colecistectomia

Tradicionalmente é realizada na posição americana, com o cirurgião localizado à esquerda do paciente.

O portal ótico (P1 – 10 mm) é introduzido na região umbilical/periumbilical e os portais de trabalho são posicionados no flanco direito, em geral sobre a linha axilar anterior (P2 – 5 mm), para a pinça de tração do fundo vesicular pelo auxiliar; hipocôndrio direito, próximo ao rebordo costal na linha axilar média (P3 – 5 mm), para a mão esquerda do cirurgião, e na região epigástrica (P4 – 10 mm), para a mão direita do cirurgião (Fig. 6-14).

Recomenda-se que P4 seja de 10 mm em razão do diâmetro habitual dos clipadores.

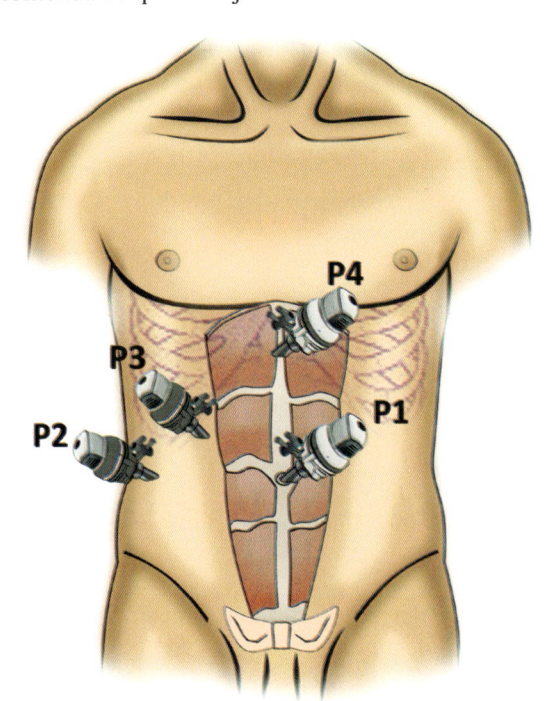

Fig. 6-14. Posicionamento dos portais na colecistectomia.

Cirurgias Ginecológicas

Com exceção da histerectomia radical, cirurgia mais complexa, todos os demais procedimentos ginecológicos podem ser realizados sob posicionamento semelhante dos portais.

Tradicionalmente o portal ótico (P1 – 10 mm) é inserido na região umbilical/periumbilical e dois outros trocartes de trabalho são posicionados nas fossas ilíacas, cerca de duas polpas digitais medialmente às cristas ilíacas (P2 e P3). Deve-se estar atento ao trajeto dos vasos epigástricos inferiores e nervos da parede abdominal durante a colocação dos trocartes auxiliares (Fig. 6-15).

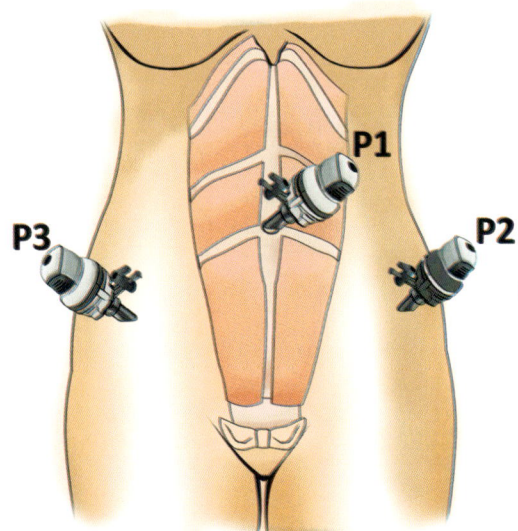

Fig. 6-15. Posicionamento dos portais nas cirurgias ginecológicas.

O diâmetro de P2 e P3 irá variar de acordo com os instrumentos de uso pretendidos pelo cirurgião. Para uso de pinças de energia e endogrampeadores, recomenda-se portais de 10 e 12 mm, no mínimo.

Vale lembrar que a colocação de um portal na região hipogástrica, sob a linha média, pode ser útil, sendo um recurso valioso eventualmente.

Ademais, nas cirurgias em que é prevista a manipulação unilateral dos anexos, o posicionamento dos portais semelhante às cirurgias apendiculares deve ser considerado.

Cirurgias Gástricas e do Hiato Esofágico
Fundoplicaturas e Miotomias

Recomenda-se a realização de tais procedimentos com auxílio de cinco portais, havendo colocação do portal ótico cerca de 10 cm abaixo do apêndice xifoide e levemente lateralizado à esquerda (P1 – 10 mm). O posicionamento baixo como na cicatriz umbilical pois a visão para dissecção do fundo gástrico é dificultada. Os demais portais de trabalho são inseridos no hipocôndrio direito, junto ao rebordo costal sob a linha hemiclavicular (P2 – 5 mm), para uso da mão esquerda do cirurgião; na região epigástrica, levemente lateralizado à esquerda (P3 – 5 mm), para uso do primeiro auxiliar no afastamento do fígado e auxílio da tração e apresentação nas diversas fases da cirurgia; junto ao rebordo costal esquerdo na linha hemiclavicular (P4 – 10 mm), para a mão direita do cirurgião e no hipocôndrio esquerdo, cerca de 5-6 cm do rebordo costal sob a linha axilar anterior (P5 – 5 mm), para uso do segundo auxiliar na exposição do campo ou mesmo pelo cirurgião em algumas etapas da cirurgia (Fig. 6-16).

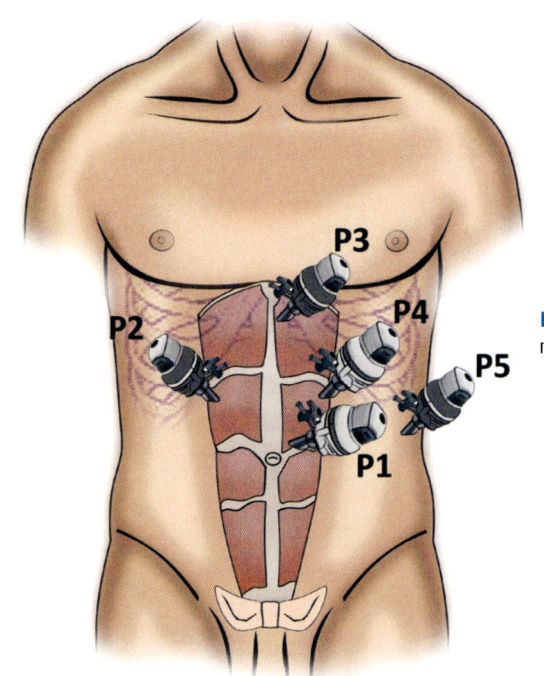

Fig. 6-16. Posicionamento dos portais nas cirurgias do hiato esofágico.

Cirurgia da Obesidade
Gastrectomia Vertical (*Sleeve* Gástrico)
A gastrectomia vertical é geralmente realizada com auxílio de cinco portais, com localizações muito semelhantes às demais cirurgias gástricas, ressalvadas algumas pequenas adaptações ao paciente grande obeso.

O portal ótico é posicionado cerca de 20 cm abaixo do apêndice xifoide, levemente lateralizado à esquerda (P1 – 10 mm), com os demais portais inseridos nos quadrantes superiores. Um portal para uso da mão esquerda é inserido também 20 cm abaixo do apêndice xifoide, porém, levemente lateralizado à direita (P2 – 12 mm); um portal para afastamento da borda hepática é colocado na região subxifoideana (P3 – 5 mm); outro portal é posicionado na linha axilar anterior a quatro polpas digitais do rebordo, para uso da mão direita (P4 – 12 mm) e, por fim, um último portal é inserido na mesma altura de P4 sob a linha axilar média, para uso de um dos auxiliares (P5 – 5 mm) (Fig. 6-17).

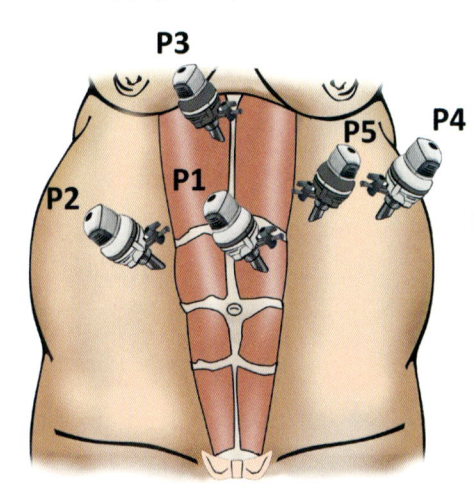

Fig. 6-17. Posicionamento dos portais na gastrectomia vertical.

Bypass Gástrico
É também realizado com a inserção de cinco portais. O portal ótico é posicionado 12-15 cm abaixo do apêndice xifoide, levemente à esquerda (P1 – 10 mm). Outro portal é colocado 10 cm abaixo do apêndice xifoide levemente à direita (P2 – 12 mm) seguido de portais na região subxifoideana (P3 – 5 mm), na linha axilar anterior próximo ao rebordo costal (P4 – 12 mm); e na linha hemiclavicular esquerda, 3 cm abaixo do rebordo costal, na mesma altura de P4 (P5 – 5 mm) (Fig. 6-18).

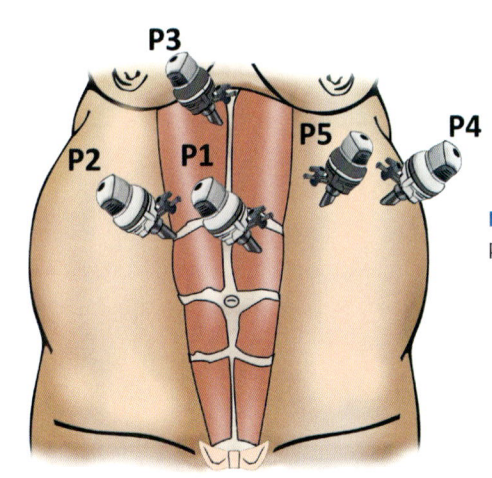

Fig. 6-18. Posicionamento dos portais no *bypass* gástrico.

Cirurgias Oncológicas
Gastrectomia (Subtotal ou Total)

Nas gastrectomias oncológicas utilizam-se seis portais. O portal ótico (P1 – 10 mm) é posicionado na região umbilical/periumbilical, outro na linha mamilar direita na altura da cicatriz umbilical (P2 – 12 mm), um terceiro portal também na linha mamilar direita a 2 cm do rebordo costal (P3 – 12 mm), um quarto portal para afastamento hepático na região subxifoide (P4 – 5 mm), um quinto portal na linha mamilar esquerda a 2 cm do rebordo costal (P5 – 12 mm) e um último portal também posicionado na linha mamilar esquerda, na altura da cicatriz umbilical (P6 – 12 mm).

Todos os portais, exceto P4, devem ser de 12 mm em razão da possibilidade de uso de clipadores e endogrampeadores (Fig. 6-19).

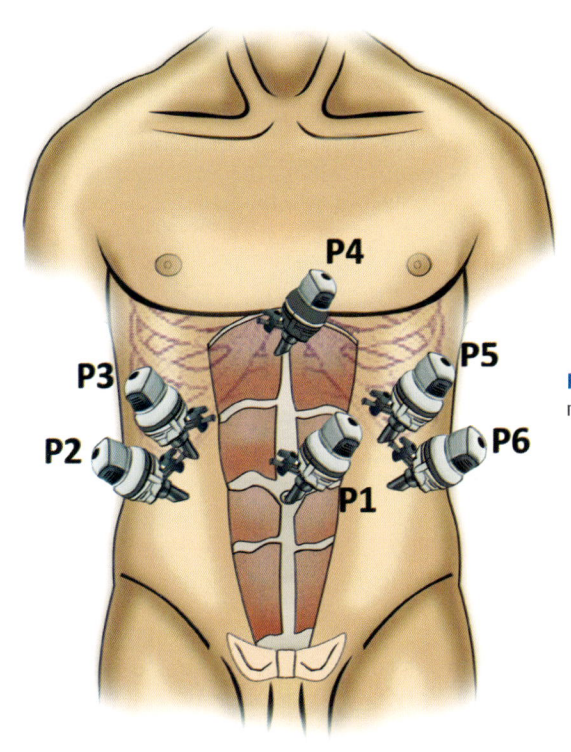

Fig. 6-19. Posicionamento dos portais nas cirurgias gástricas oncológicas.

Cirurgias Colorretais

De maneira geral, cinco portais são utilizados nas cirurgias colorretais. O portal ótico (P1 – 10 mm) é posicionado na região umbilical/periumbilical e os demais em cada um dos quadrantes da parede abdominal, com pequenas variações na localização de acordo com a ressecção prosposta: quadrante inferior direito (P2), quadrante superior direito (P3), quadrante superior esquerdo (P4) e quadrante inferior esquerdo (P5).

O portal de trabalho da mão direita do cirurgião, variável de acordo com o procedimento proposto, deve ter diâmetro de 12 mm para acomodação adequada das pinças de energia, clipadores e endogrampeadores, se necessário (Fig. 6-20).

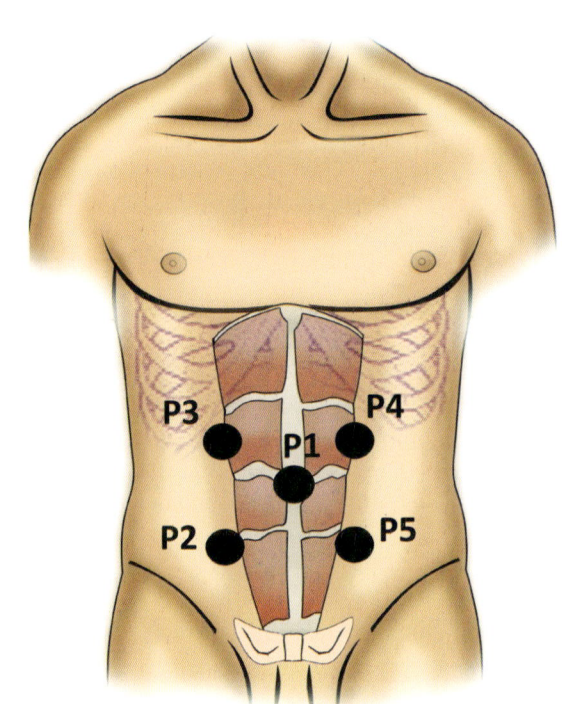

Fig. 6-20. Posicionamento geral dos portais nas cirurgias colorretais.

Colectomia Direita

O portal de trabalho da mão direita do cirurgião é variável de acordo com o seu posicionamento de escolha. Caso opte por se colocar entre as pernas do paciente, posicionamento mais comum, P5 deve ser de 12 mm. Caso se posicione à esquerda do paciente, P4 deverá ter 12 mm.

Deve-se lembrar que a pinça da mão direita do cirurgião deve alcançar a região do íleo terminal/ceco, e também a flexura hepática. Considerando-se, então, o comprimento-padrão dos instrumentos, algumas considerações devem ser respeitadas. Quando o cirurgião estiver posicionado entre as pernas do paciente ou à esquerda, P5 deve ser inserido mais próximo à região umbilical; e quando se posicionar à esquerda do paciente, P4 deverá ser colocado mais próximo à região umbilical, com P2 mais próximo à linha média, facilitando a manipulação bimanual dos instrumentos. Logicamente, a posição exata de colocação dos portais deverá também levar em consideração outros fatores, como biotipo do paciente e localização exata da lesão a ser tratada (Fig. 6-21).

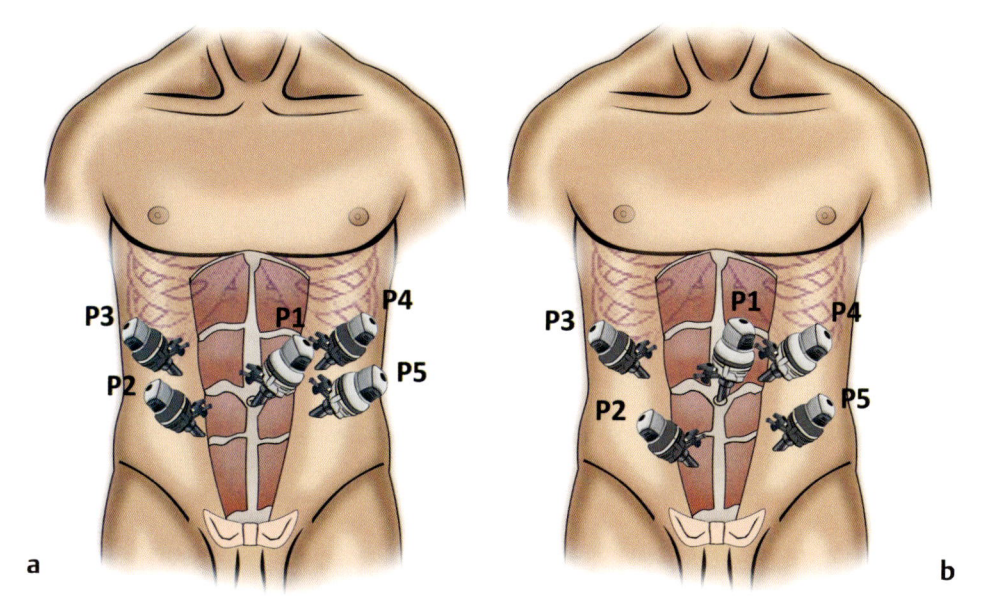

Fig. 6-21. Posicionamento dos portais na colectomia direita. (**a**) Cirurgião entre as pernas do paciente. (**b**) Cirurgião à esquerda do paciente.

Retossigmoidectomia

Em razão da cavidade pélvica, geralmente profunda, recomenda-se o posicionamento dos trocartes de trabalho no limite inferior dos quadrantes e inserção de P2 (12 mm), portal de trabalho da mão direita, em localização mais medial para evitar o choque dos instrumentos com as estruturas ósseas pélvicas (Fig. 6-22).

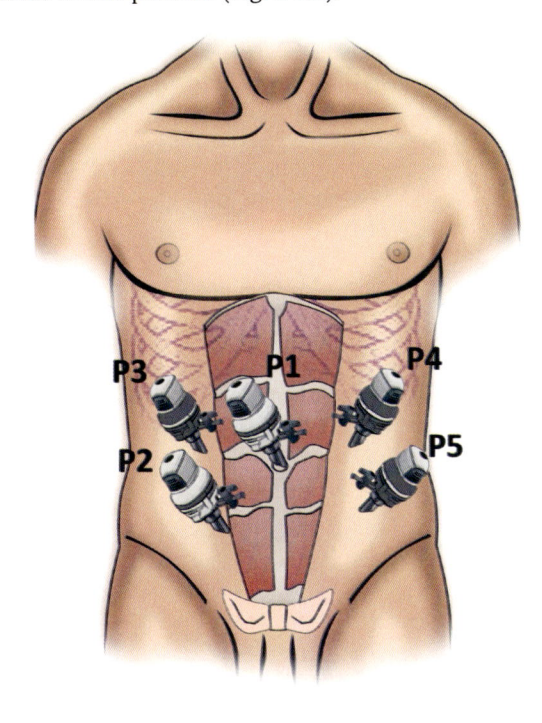

Fig. 6-22. Posicionamento dos portais na retossigmoidectomia.

Colectomia Transversa

Nesse procedimento, o posicionamento do paciente e da equipe cirúrgica é semelhante à colectomia direita, sendo P2 e P5 os portais de trabalho do cirurgião. Nesse contexto, por ser o portal de trabalho da mão direita, P5 deve ser de 12 mm. Ademais, juntamente com P2, devem ser posicionados no limite superior dos quadrantes visando a evitar o choque dos instrumentos com os membros inferiores dos pacientes (Fig. 6-23).

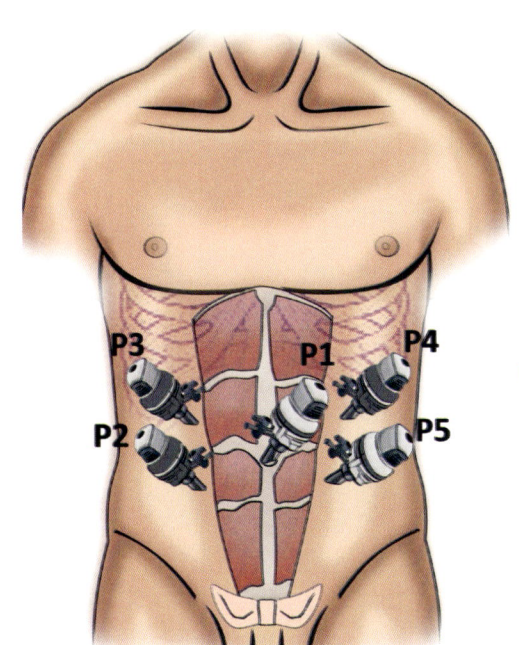

Fig. 6-23. Posicionamento dos portais na colectomia transversa.

Hernioplastias Inguinais

Em razão do acesso diferenciado, o posicionamento dos portais nas hernioplastias inguinais diferem completamente, a despeito de princípios cirúrgicos semelhantes.

Técnica Transabdominal Pré-Peritoneal (TAPP)

Nas hernioplastias inguinais via TAPP o portal ótico é posicionado na região umbilical/periumbilical (P1 – 10 mm) enquanto os portais de trabalho são posicionados junto à margem lateral dos músculos retoabdominais de ambos os lados, na linha imaginária da cicatriz umbilical (P2 e P3 – 5 mm), sempre sob visualização direta e por transiluminação da parede abdominal, visando a evitar lesões acidentais dos vasos epigástricos superficiais.

Em hernioplastias inguinais unilaterais, o portal de trabalho contralateral à hernia (P2 ou P3 de acordo com a lateralidade) pode ser posicionado mais distal que os demais, melhorando a ergonomia do procedimento (Fig. 6-24).

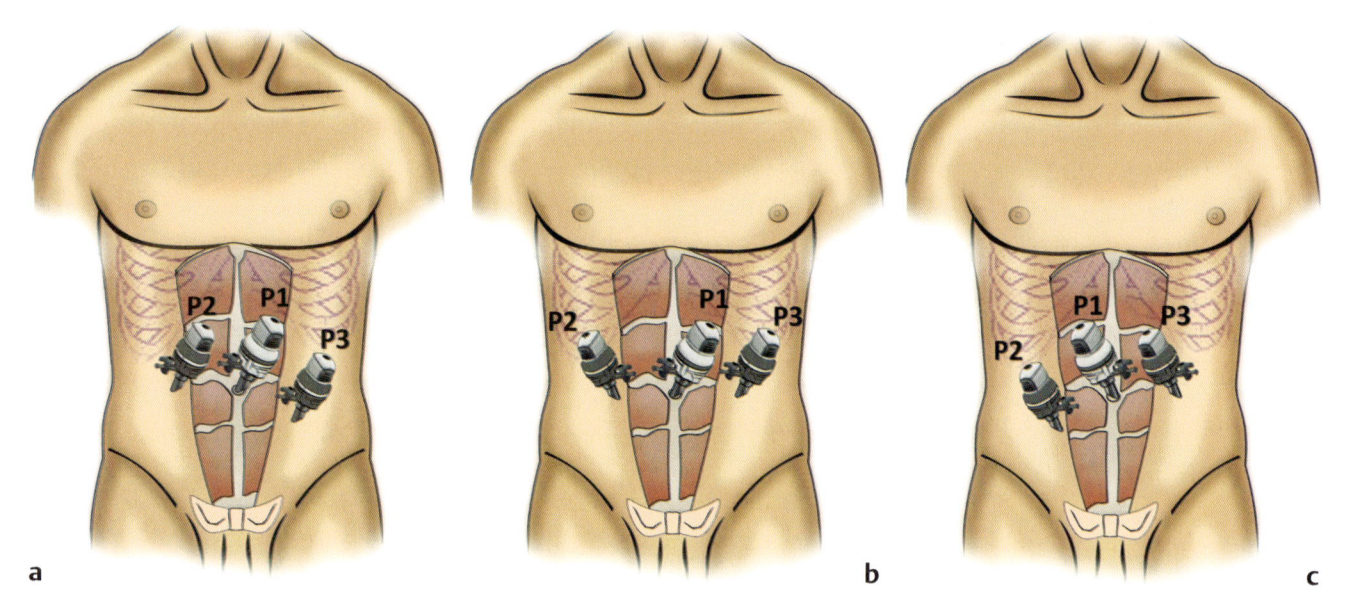

Fig. 6-24. Posicionamento dos portais na hernioplastia inguinal via TAPP. (**a**) Posicionamento na hérnia inguinal à direita. (**b**) Posicionamento na hernia inguinal bilateral. (**c**) Posicionamento na hernia inguinal à esquerda.

Técnica Totalmente Extraperitoneal (TEP)

Na técnica totalmente extraperitoneal o acesso se dá ao espaço pré-peritoneal, e não à cavidade abdominal. Por essa razão, a inserção do portal ótico levemente lateralizado e um pouco abaixo da cicatriz umbilical, ipsolateralmente à condição, é a melhor escolha (P1 – 10 mm), sendo os portais de trabalho posicionados entre a cicatriz umbilical e o púbis (P2 – 5 mm) e na região suprapúbica (P3 – 5 mm), ambos na linha média (nas hérnias bilaterais) ou levemente lateralizados para o lado oposto nas hérnias bilaterais (Fig. 6-25).

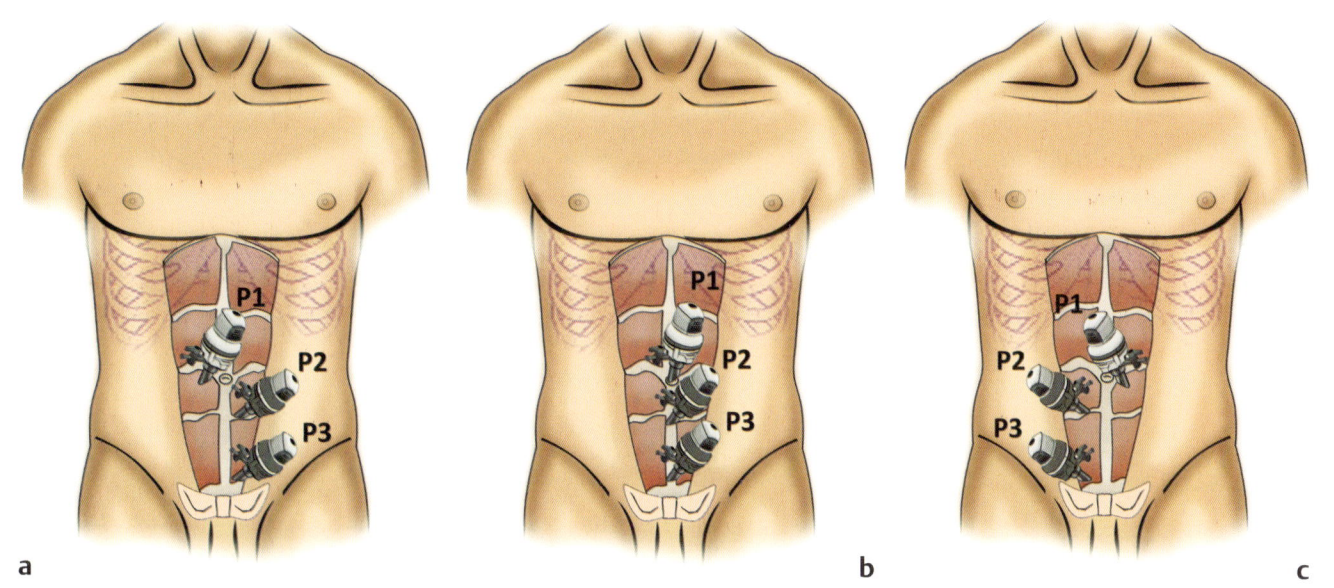

Fig. 6-25. Posicionamento dos portais na hernioplastia inguinal via TEP. (**a**) Posicionamento na hérnia inguinal à direita. (**b**) Posicionamento na hérnia inguinal bilateral. (**c**) Posicionamento na hérnia inguinal à esquerda.

PRINCÍPIOS DE MANUSEIO DO LAPAROSCÓPIO E CAMPO VISUAL

CAPÍTULO 7

Renan Silva Couto ▪ Fernando Athayde Veloso Madureira ▪ Rossano Kepler Alvim Fiorelli

INTRODUÇÃO

Na laparoscopia, a observação direta e tridimensional da visão humana é substituída pela visão bidimensional do laparoscópio, manuseado em conjunto com a microcâmera por um dos auxiliares. O adequado manuseio desse conjunto é de suma importância, exige entendimento minucioso dos princípios de manipulação desse instrumental, conhecimento acurado da técnica operatória e atenção absoluta durante todas as etapas da cirurgia. Qualquer descuido e consequente perda do campo visual pode influenciar negativamente no procedimento, especialmente, em situações inesperadas e críticas, como sangramentos em atividade.

SISTEMAS DE ILUMINAÇÃO E VÍDEO

Conforme já apresentado, o sistema de iluminação é composto pela fonte de luz fria e cabo de fibra óptica, enquanto o sistema de vídeo é constituído por microcâmera, processador de imagem, monitor e laparoscópio. Ambos trabalham de forma integrada visando a exposição do campo operatório e captação de imagens (Fig. 7-1).

O controle da fonte de luz é simples e, basicamente, consiste na regulação da intensidade de luz desejada pelo cirurgião. Embora frequentemente essa intensidade seja ajustada empiricamente em 100%, a utilização de intensidade de 80% é frequentemente satisfatória e prolonga a vida útil da lâmpada.

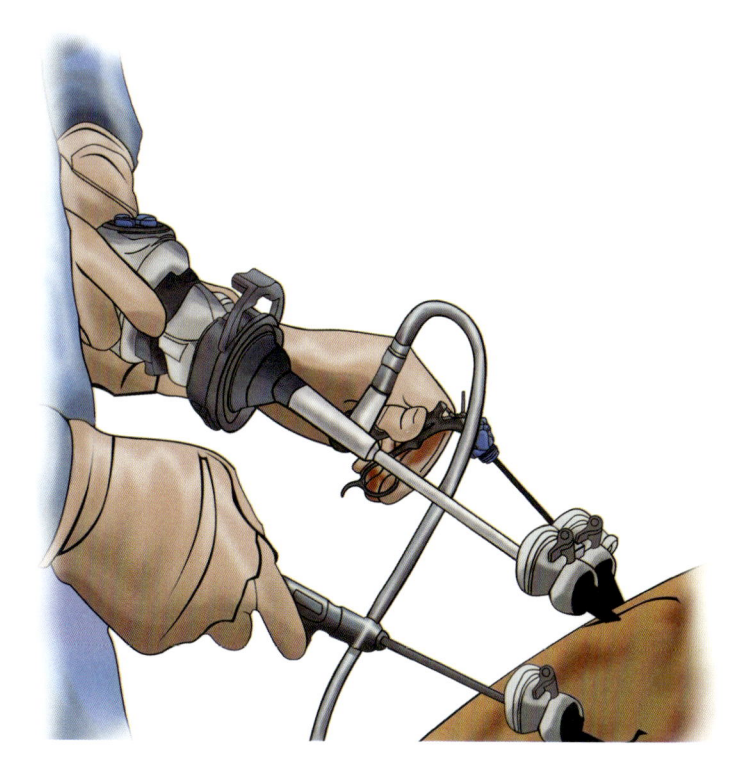

Fig. 7-1. Microcâmera acoplada ao laparoscópio e cabo de fibra – sistema em uso.

As microcâmeras disponíveis no mercado são variadas, mas com funções e controles comuns. De maneira geral, o auxiliar que a manipula deve previamente estudá-la a fim de entendê-la. Deve, minimamente, ser capaz de manusear adequadamente o controle do foco, *zoom* e controle do branco (Figs. 7-2 e 7-3).

O ajuste do processador envolve, basicamente, a seleção da especialidade cirúrgica para otimização do desempenho (Fig. 7-4).

Fig. 7-2. Ajuste do foco.

Fig. 7-3. Controle do branco.

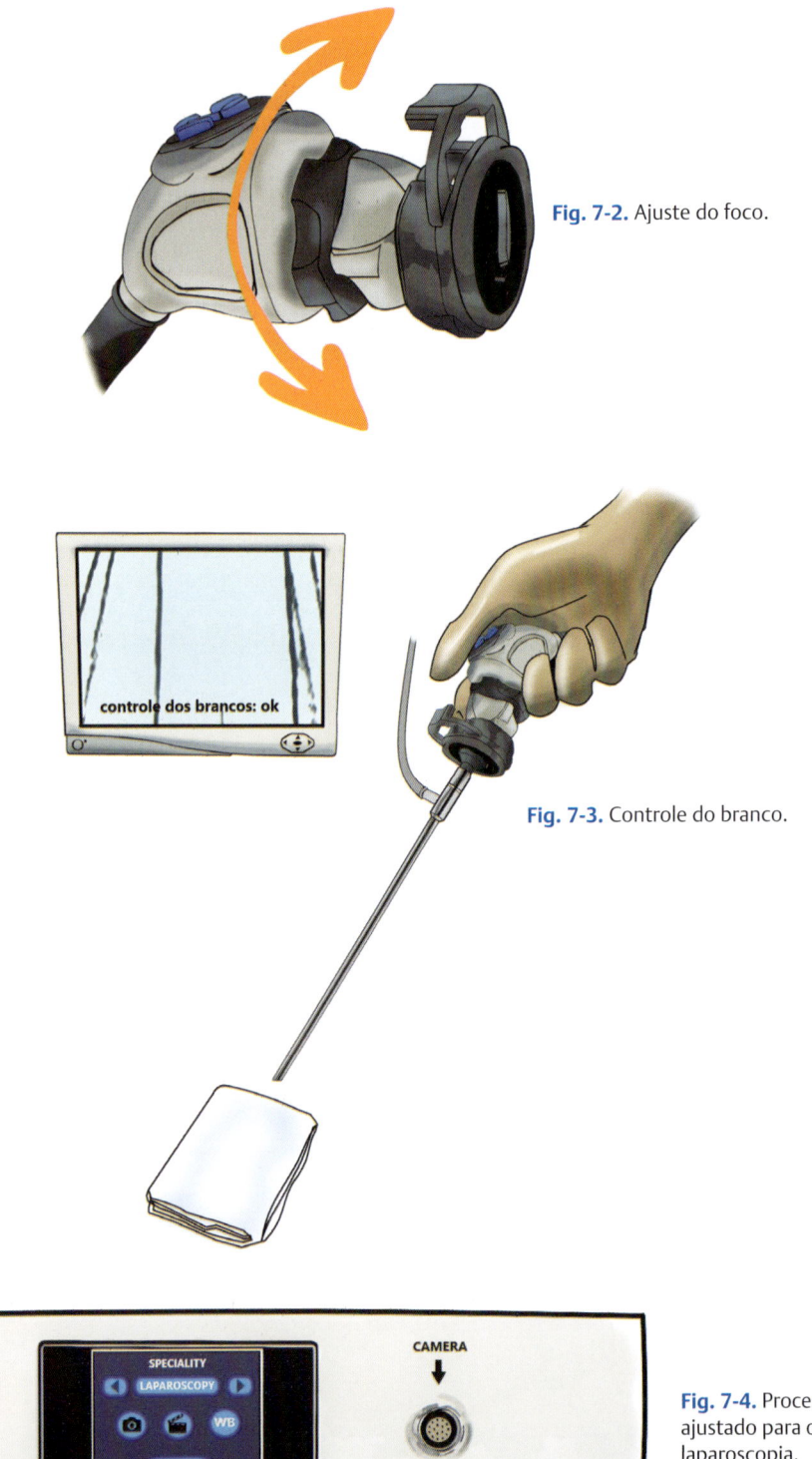

Fig. 7-4. Processador ajustado para o uso em laparoscopia.

Sobre o laparoscópio, é preciso entender suas particularidades. São instrumentos que variam quanto ao comprimento, diâmetro e angulação da visão. Assim como as pinças laparoscópicas, o comprimento mais comum é de 30 cm, e os diâmetros, 5 mm e 10 mm. Quanto maior o diâmetro, melhor é a qualidade das imagens captadas. O ângulo de visão também é variável, sendo os laparoscópios mais comuns aqueles de 0, 30 e 45 graus. O laparoscópio de 0 grau oferece visão anterógrada e os laparoscópios de visão angulada, proporcionam maior campo visual, além de visão lateral. Logicamente, o manuseio do laparoscópio de 0 grau é mais simples, entretanto, as vantagens dos laparoscópios de visão oblíqua, especialmente, em procedimentos complexos, são inegáveis (Fig. 7-5).

A visão humana abrange 180 graus, com observação de todo objeto à frente do indivíduo. Na laparoscopia, esse campo visual é mais restrito e ainda mais limitado quanto menor for a angulação do laparoscópio. Um laparoscópio de 0 grau oferece uma visão de cerca de 76 graus enquanto um laparoscópio de 30 graus, quando girado sobre seu próprio eixo, permite visão de cerca de 152 graus (Fig. 7-6).

Fig. 7-5. Ângulos de visão mais comuns dos laparoscópios.

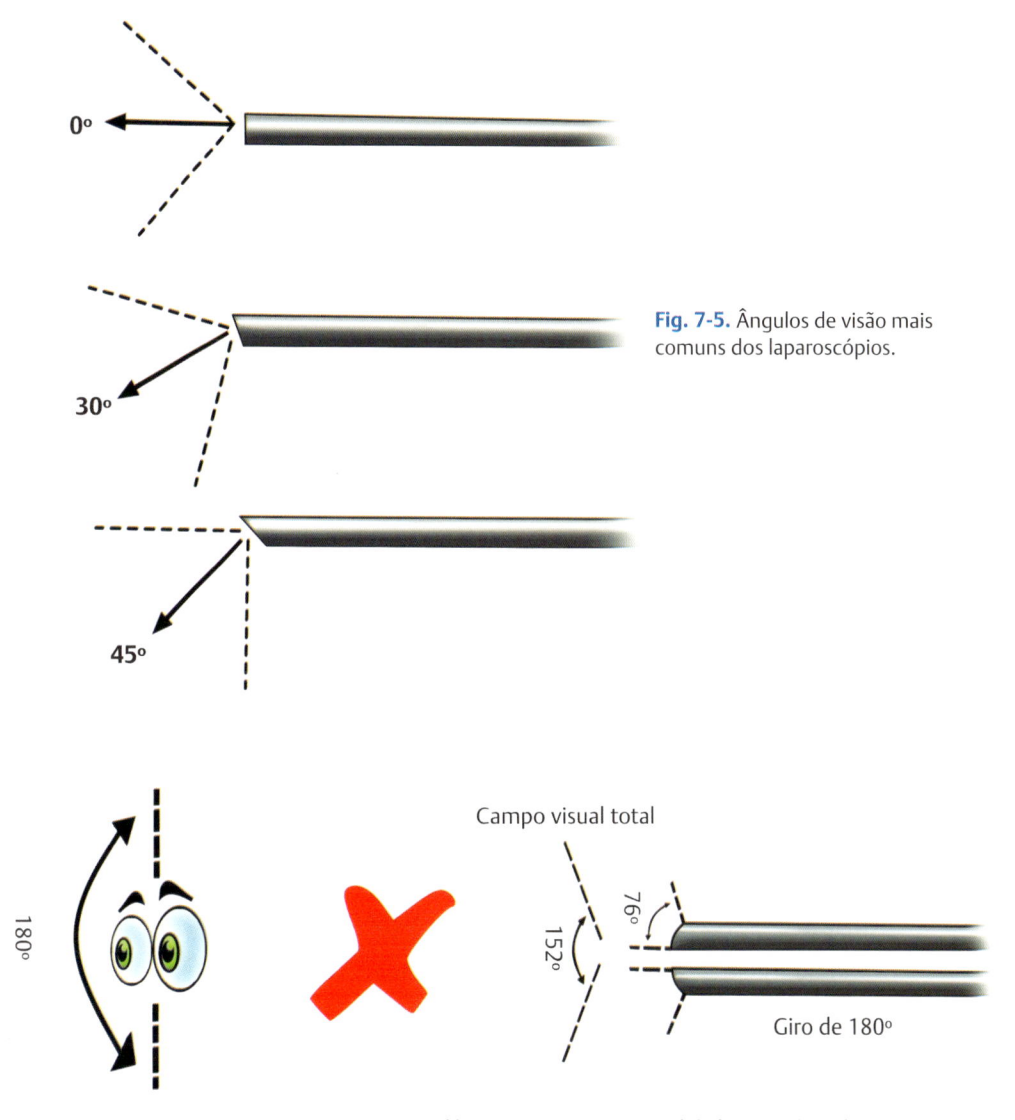

Fig. 7-6. Comparação entre o campo visual humano e o campo visual do laparoscópio de 30 graus.

Para isso, é preciso utilizar o suporte para a conexão ao cabo de luz que orienta o eixo de visão, uma vez que está sempre posicionado na direção oposta, detalhe importante para o bom uso da lateralidade e adequada visão de áreas pouco acessíveis (Fig. 7-7).

Outra vantagem evidente do uso de laparoscópios angulados é o menor risco de choque com os demais instrumentos, pela tendência de horizontalização durante o seu uso (Fig. 7-8).

Portanto, resumidamente, pode-se afirmar que os modelos mais utilizados na laparoscopia são os laparoscópios de 10 mm de diâmetro, 30° de ângulo de visão e 30 cm de comprimento. Alguns ginecologistas preferem os modelos de 0°, enquanto alguns cirurgiões bariátricos utilizam modelos de 45°.

Fig. 7-7. Ângulos de visão obtidos pela rotação do laparoscópio angulado em seu próprio eixo.

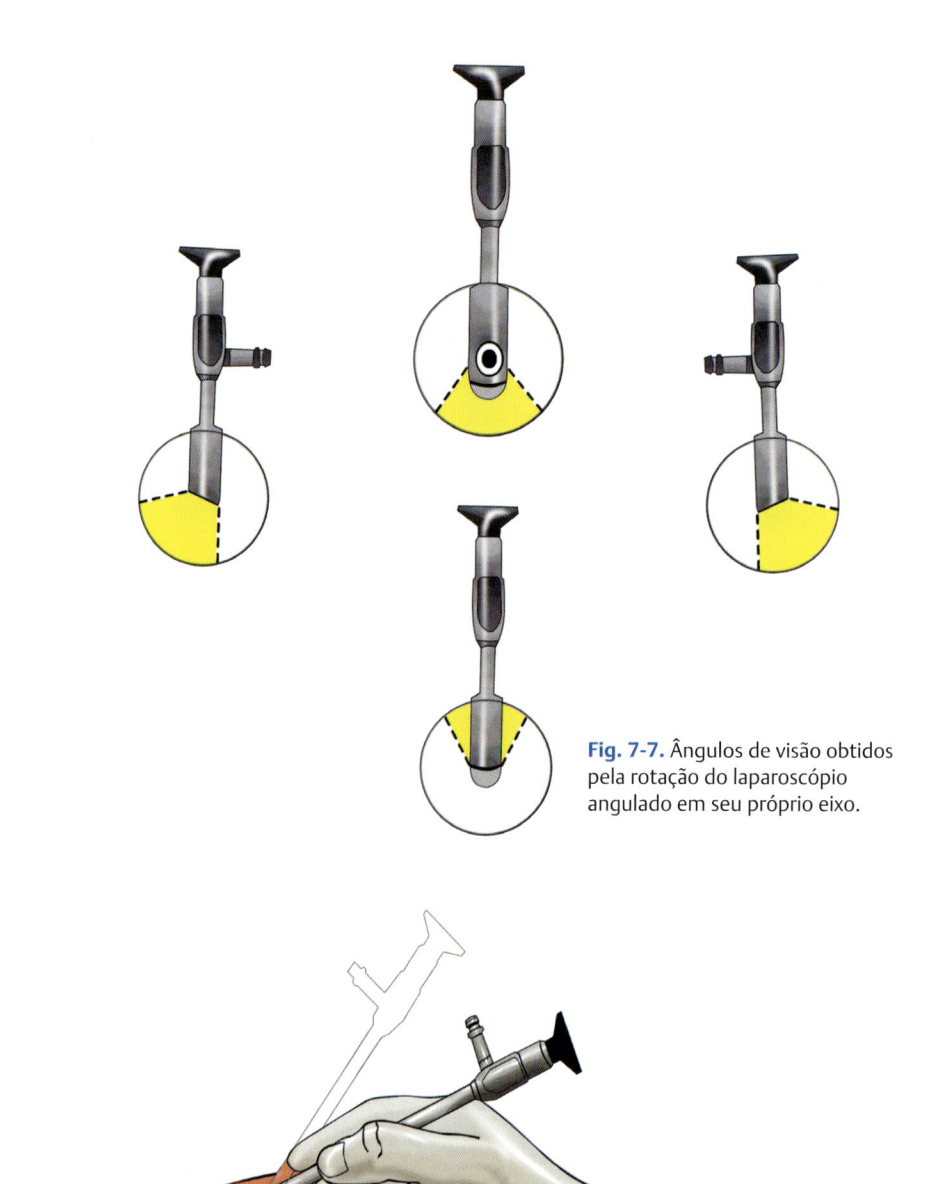

Fig. 7-8. Representação do uso dos laparoscópios mais comuns e observação da tendência à horizontalização do laparoscópio angulado comparado com o laparoscópio de 0 grau.

PRINCÍPIOS DE MANUSEIO DO LAPAROSCÓPIO

- Em localização extracorpórea, o laparoscópio nunca deve estar apontado diretamente para qualquer superfície do paciente pelo risco de queimadura inadvertida.
  Na ausência de bolsa(s) para acomodação dos instrumentos, o laparoscópio deve ser acondicionado na mesa do instrumentador e, se posicionado sobre a superfície corporal, deve ter sua extremidade coberta por compressa (Figs. 7-9 e 7-10).
- Após inserção do laparoscópio na cavidade abdominal, o horizonte deve ser mantido.

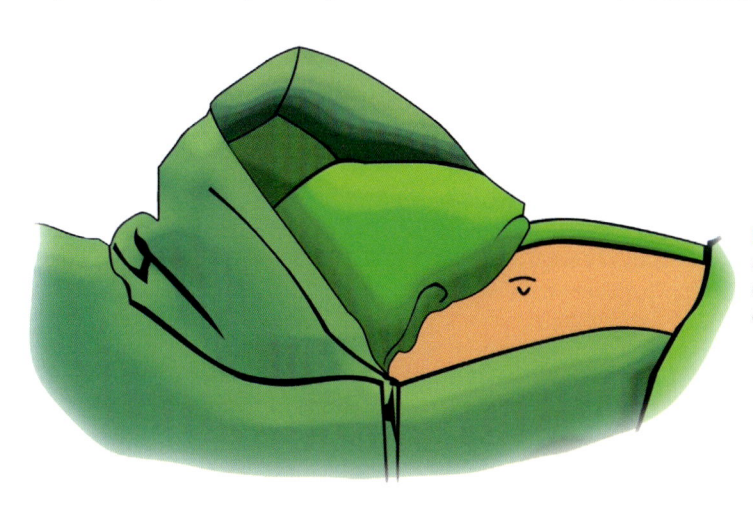

Fig. 7-9. Bolsa para acomodação do laparoscópio e/ou demais instrumentos no campo operatório.

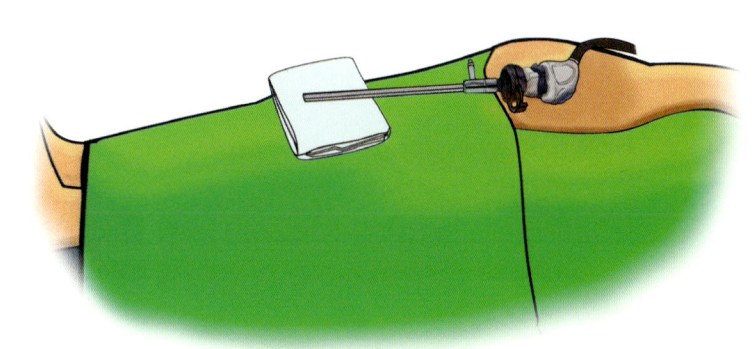

Fig. 7-10. Proteção da ponta do laparoscópio por compressa.

▶ O Conceito de Horizonte

Trata-se de um conceito subjetivo, mas empregado frequentemente pelos cirurgiões já habituados com a laparoscopia. A captação de imagens não é aleatória.

Horizonte pode ser definido como a linha que parece unir o céu à terra ou ao mar e que limita o campo visual do observador (Fig. 7-11).

Apesar da subjetividade, pode ser transposto para a laparoscopia. O campo visual da cirurgia é estabelecido a partir de uma estrutura anatômica utilizada como referência, como a linha do horizonte, sendo esse campo mais ou menos constante ao longo de todo o procedimento, independente do tempo cirúrgico e das preferências pessoais do cirurgião. Os autores, para melhor compreensão desse conceito, preferem considerar a estrutura referencial como um assoalho (ou eventualmente, teto) do campo visual. Dessa forma, fica mais claro entender que a referência na verdade é um plano para guiar a localização visual das demais estruturas envolvidas naquele procedimento.

Como exemplo, pode-se citar uma apendicectomia, em que a referência anatômica é o plano formado pelas alças intestinais. Independente do hospital ou cidade do mundo em que essa cirurgia é realizada, o campo visual será sempre parecido, encontrando-se o apêndice em plano perpendicular à linha de horizonte estabelecida pelo ceco (Figs. 7-12).

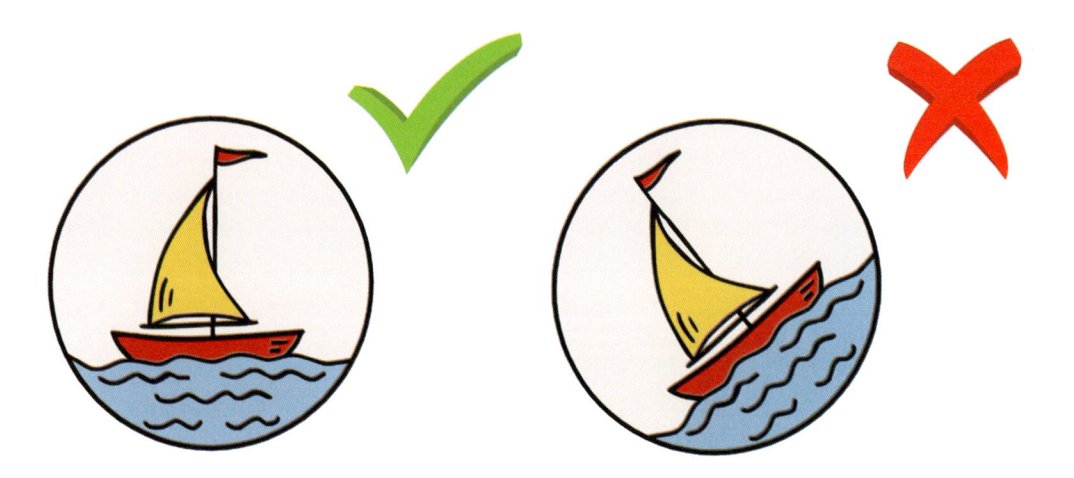

Fig. 7-11. Representação do conceito subjetivo de horizonte.

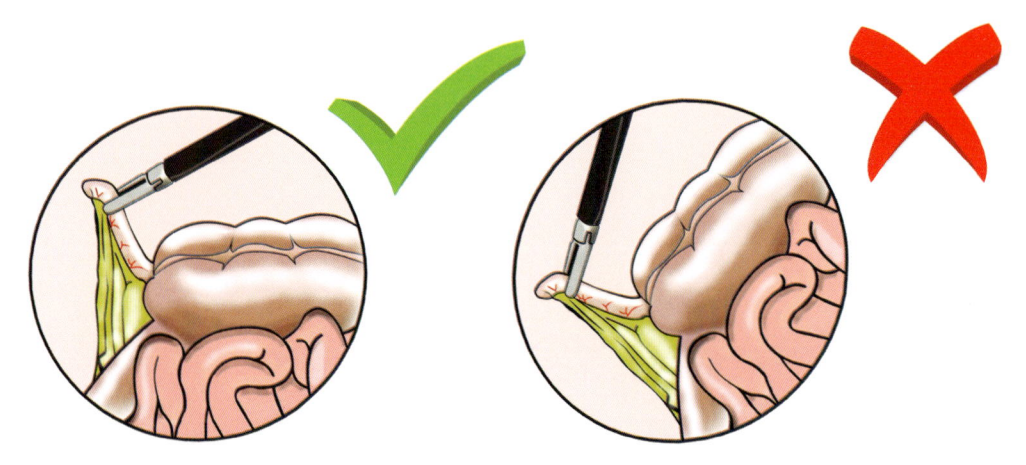

Fig. 7-12. Representação do conceito de horizonte aplicado à laparoscopia durante uma apendicectomia.

- Os movimentos do laparoscópio devem ser lentos e graduais, preferencialmente, em direção de inserção e retirada, com mínima movimentação lateral (Fig. 7-13).

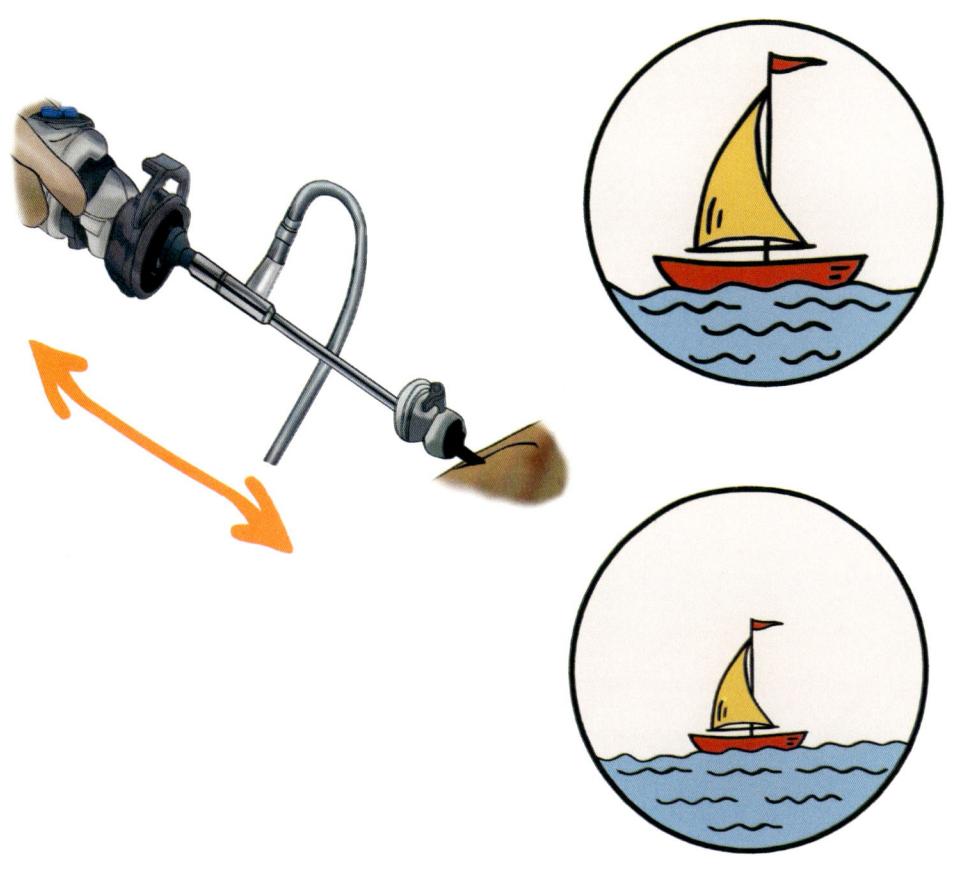

Fig. 7-13. Representação do campo operatório de acordo com a movimentação de aproximação e afastamento do laparoscópio.

CAPÍTULO 7

> **FIQUE DE OLHO**
>
> Suportes para laparoscópios são equipamentos que ajudam na estabilização da imagem e evitam a presença de auxiliar-câmera. Em contrapartida, com exceção de suportes robotizados, com resposta a comandos verbais do cirurgião ou afins, oferecem uma imagem fixa, inadequada na manipulação de grandes estruturas e durante procedimentos mais complexos, situações em que a mobilidade do campo visual é fundamental (Fig. 7-14).

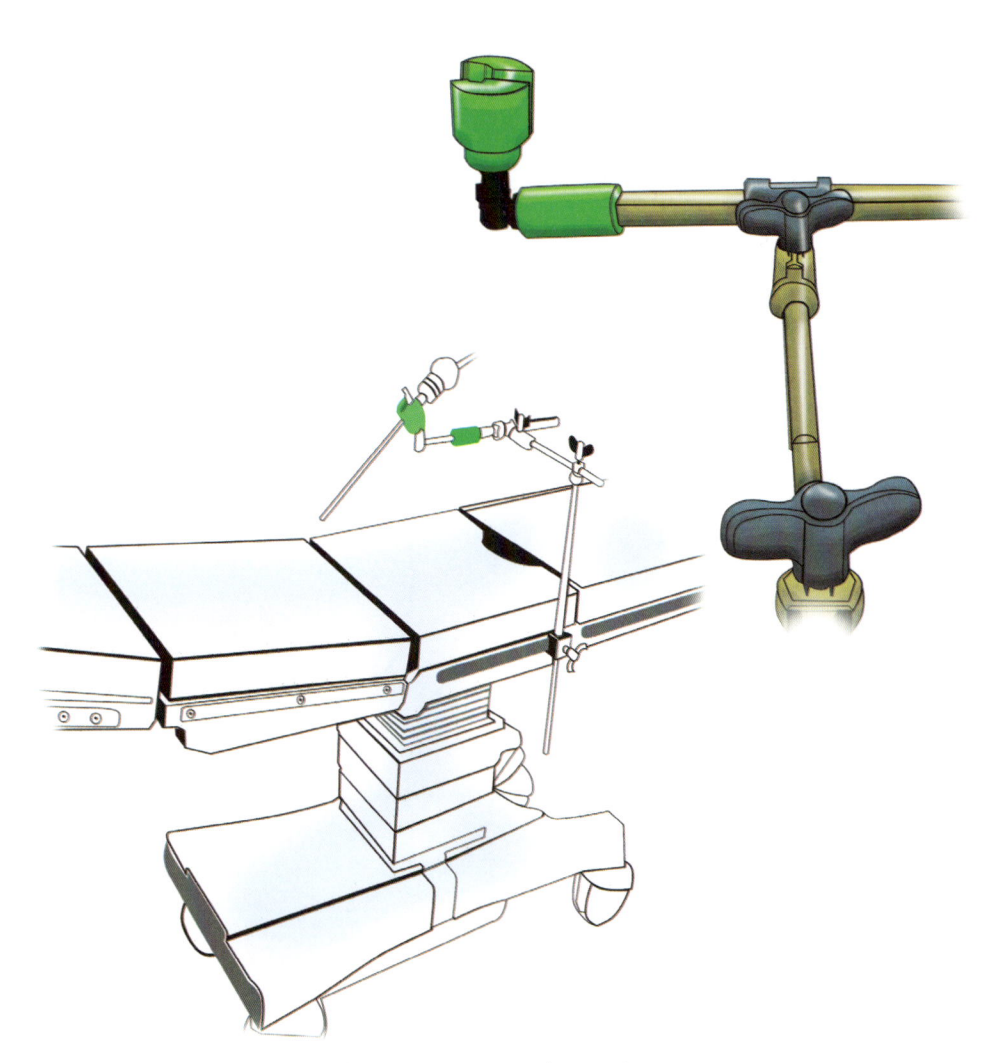

Fig. 7-14. Suporte para laparoscópio.

PRINCÍPIOS DE MANUSEIO DO LAPAROSCÓPIO E CAMPO VISUAL

- O objeto de ação do cirurgião, ou seja, a estrutura sobre a qual o cirurgião atua, deve estar sempre centralizada no campo visual (Fig. 7-15).
- Os movimentos do laparoscópio devem acompanhar o instrumento dominante do cirurgião, especialmente, no uso de energias, desde a entrada até a saída da cavidade abdominal, exceto, sob orientações do operador. Tal ação visa a minimizar a ocorrência de lesões inadvertidas, destacadamente, lesões térmicas de difícil detecção no intraoperatório (Fig. 7-16).
- Durante o uso de instrumentos de energias, o embaçamento da lente por fumaça ou vapor d'água é comum, sendo recomendando afastamento suficiente do laparoscópio para minimizar o embaçamento, sem que ocorra comprometimento do campo visual pelo operador (Fig. 7-17).
- Durante sangramentos ativos, o laparoscópio também deve ser afastado o máximo possível do local de hemorragia para evitar a perda de campo visual pela cobertura da lente por sangue. Nessas situações, deve ser considerada a troca do portal de entrada do laparoscópio (Fig. 7-18).

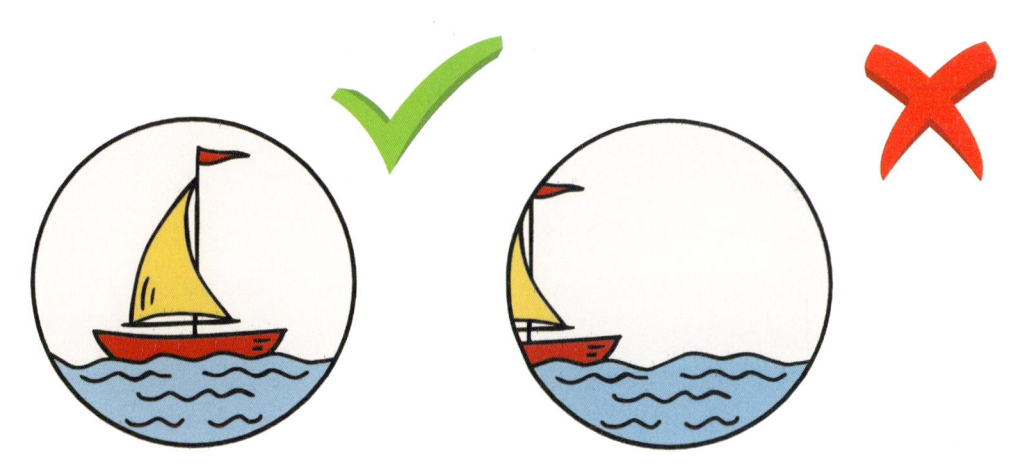

Fig. 7-15. Enquadramentos do objeto.

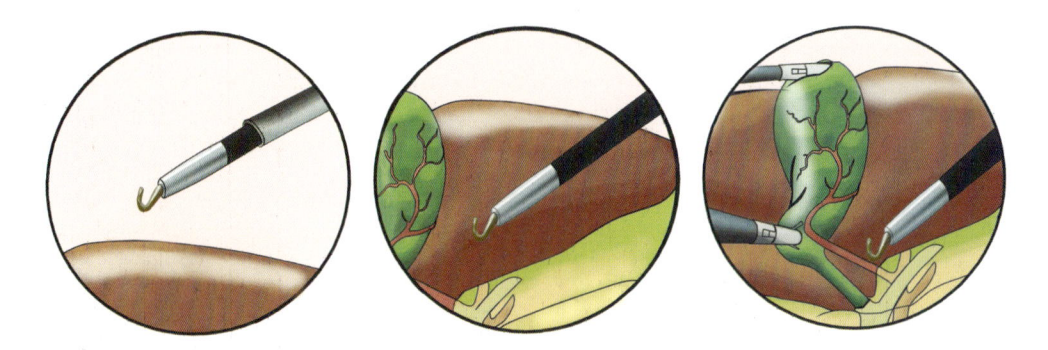

Fig. 7-16. Sequência ilustrando a entrada de um instrumento para aplicação de energia até o campo operatório.

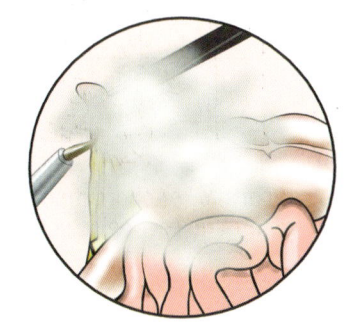

Fig. 7-17. Representação da nitidez reduzida pelo embaçamento da lente pela fumaça produzida durante aplicação de energia monopolar.

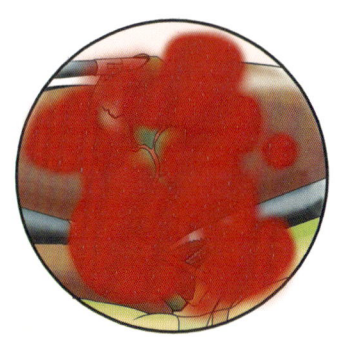

Fig. 7-18. Representação do campo visual comprometido pela presença de sangue na lente do laparoscópio.

- A diferença de temperatura e umidade entre o laparoscópio, frio e seco, e a cavidade abdominal, quente e úmida, provoca condensação da lente, resultando em embaçamento das imagens.
  - O embaçamento pode ser contornado por uma série de medidas, dentre as quais destaca-se o uso de soluções antiembaçantes, aquecimento do laparoscópio e outros mecanismos diversos.

▶ Soluções Antiembaçantes

São soluções próprias para uso em laparoscopia, altamente eficazes, ainda pouco utilizadas em razão da baixa disponibilidade de produtos disponíveis no mercado nacional e pelo custo-benefício ainda elevado, quando comparado com os demais métodos.

▶ Aquecimento do Laparoscópio

Constitui na prática mais comum em nosso meio para solução do problema. Consiste em aquecer o laparoscópio por imersão em soluções aquecidas, como água ou solução salina (soro fisiológico).

Outra alternativa consiste na fricção da lente contra a superfície de órgãos sólidos, como o fígado, contudo, comumente tal método acarreta em depósito de secreções e sujidades, resultando em efeito diverso ao intencionado.

▶ Mecanismos Diversos

Outras medidas também ajudam na solução do problema.

A conexão do tubo de insuflação ao portal de uso do laparoscópio deve ser evitada. Tal ação reduz consideravelmente o embaçamento, embora não seja suficiente para evitá-lo completamente.

Adicionalmente, é importante ressaltar que já estão disponíveis no mercado diversos modelos de insufladores capazes de aquecer internamente o gás carbônico, assim como mangueiras inteligentes, capazes de controlar a temperatura do gás carbônico ofertado.

NOÇÕES SOBRE CAMPO VISUAL NAS CIRURGIAS MAIS COMUNS

O desenvolvimento de tecnologias e sua incorporação na cirurgia laparoscópica resultaram em grande progresso técnico, culminando na realização de procedimentos cada vez mais complexos. A realização desses procedimentos também proporcionou mudança da técnica operatória, incluindo modificações no manejo do laparoscópio e captação de imagens. Em cirurgias mais simples, como apendicectomias e colecistectomias, o campo visual abrange na quase totalidade o órgão em questão, diferentemente de cirurgias mais complexas como gastrectomias e colectomias, em que o campo visual é restrito a segmentos desses órgãos, exigindo do cirurgião melhor distinção anatômica.

A seguir, serão repassadas dicas úteis para o auxiliar-câmera sobre a captação de imagens nos mais diversos procedimentos. Logicamente, são recomendações gerais que devem sofrer variações de acordo com as particularidades de cada cirurgia.

▶ Cirurgias em Pequenas Estruturas
▶ Apendicectomia

- Na apendicectomia laparoscópica, o enquadramento do apêndice cecal e mesoapêndice é possível durante a maior parte do procedimento. A grande referência de horizonte é o plano formado pelas alças intestinais. De forma simplista, o ceco pode ser utilizado como referência, devendo ser colocado horizontalizado e o apêndice em posição oblíqua (Fig. 7-19).
- Dessa maneira, os instrumentos de trabalho são visualizados no quadrante superior esquerdo e no quadrante inferior direito, respectivamente, durante a maior parte do procedimento.
- É preciso enfatizar que um dos maiores desafios nas apendicectomias, frequentemente, é encontrar o apêndice, dada sua localização diversa e a proximidade com as alças ileais. Sendo assim, os autores sugerem metodicamente a identificação inicial da flexura hepática, com posterior ida ao quadrante inferior direito, onde a convergência das tênias levará ao órgão.

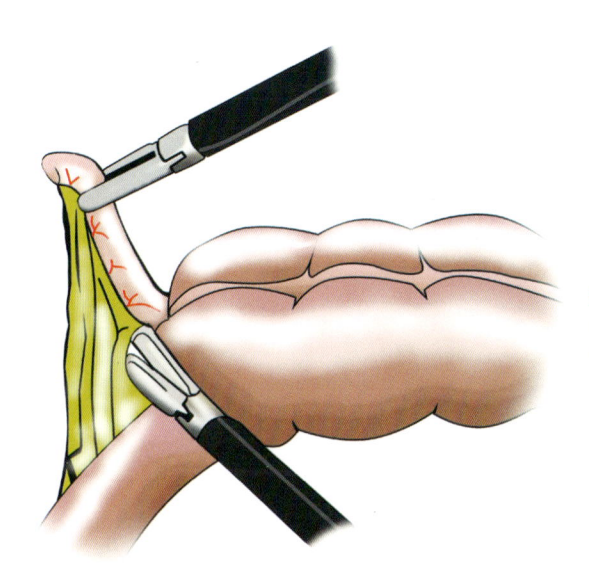

Fig. 7-19. Campo visual na apendicectomia laparoscópica.

▶ Colecistectomia

A colecistectomia é a cirurgia laparoscópica eletiva mais realizada em todo o mundo. Durante o procedimento, a vesícula biliar é quase toda enquadrada no campo de visão, sendo o plano formado pelo duodeno e alças intestinais (geralmente, recobertos pelo omento) o referencial de horizonte. Assim sendo, a vesícula é deixada em posição oblíqua durante a maior parte da cirurgia para melhor apresentação do triângulo de Callot, referência anatômica importante onde se encontram a artéria cística e também o ducto cístico, considerando seus limites (Fig. 7-20).

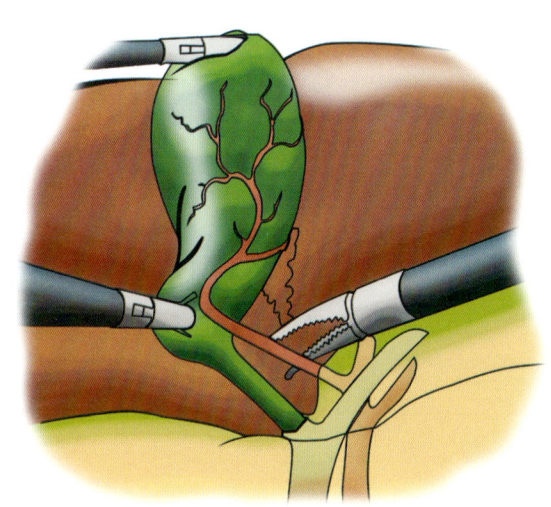

Fig. 7-20. Campo visual na colecistectomia laparoscópica.

▶ Cirurgias Ginecológicas

A visão ideal nas cirurgias ginecológicas irá variar de acordo com o procedimento proposto.

As tubas uterinas e os anexos são facilmente acomodados no campo visual, além do próprio fundo uterino (com exceção de situações especiais como cistos e/ou tumores volumosos). Tais campos de visão são facilmente acessíveis dada a grande quantidade de estruturas pélvicas que podem ser utilizadas como referenciais. Porém, de forma a padronizar os procedimentos, recomenda-se usar o fundo uterino ou o plano formado pelas alças intestinais como horizonte. Quando utilizado o útero como referência, a parede anterior do corpo deve ficar horizontalizada. Embora seja possível visualizá-lo durante a manipulação das tubas ou anexos, geralmente, ele não é presente no campo visual, servindo como referencial eventual.

Logo, nesse grupo de cirurgias, os instrumentos de trabalho são comumente visualizados nos quadrantes superiores (Fig. 7-21).

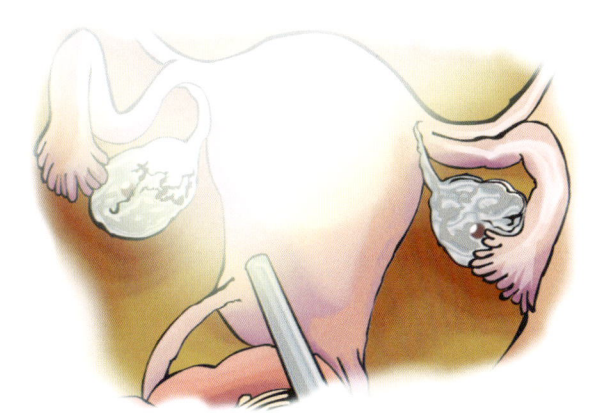

Fig. 7-21. Campo visual nas cirurgias anexiais.

▶ Cirurgias em Grandes Estruturas

Como enfatizado anteriormente, nesse grupo de procedimentos o campo visual é restrito a pequenos segmentos da estrutura considerada, fato que exige mudanças frequentes do campo visual conforme o tempo cirúrgico em questão.

▶ Cirurgias Gástricas e do Hiato Esofágico

Em fundoplicaturas e cirurgias gástricas em geral, o estômago é o próprio horizonte do campo visual, devendo ser posicionado de forma horizontalizada e exposto como um assoalho do campo visual (Fig. 7-22).

Assim ocorrendo, observam-se os instrumentos de trabalho sempre nos quadrantes superiores.

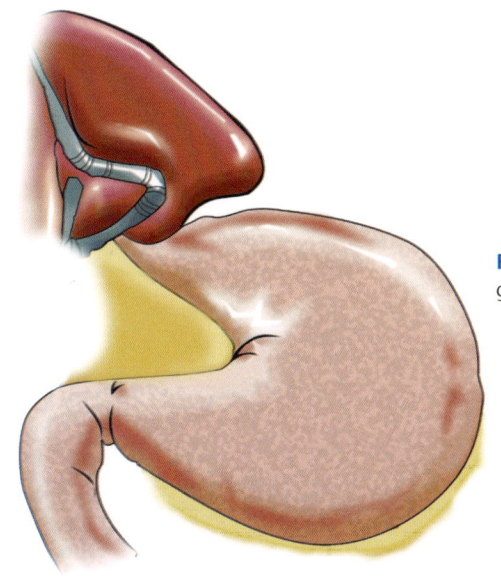

Fig. 7-22. Campo visual na gastrectomia vertical.

▶ Cirurgias Colorretais

As colectomias são cirurgias complexas para cirurgiões pouco experientes pois durante a maior parte dessas cirurgias, o cólon é um referencial anatômico que pouco aparece.

Como o período mais trabalhoso e demorado da cirurgia é a dissecção do mesocólon, ligaduras e liberação dos segmentos colônicos, a maior parte do campo visual é formada no plano retroperitoneal, com seus órgãos aparecendo como assoalho (duodeno, pâncreas etc.) (Fig. 7-23).

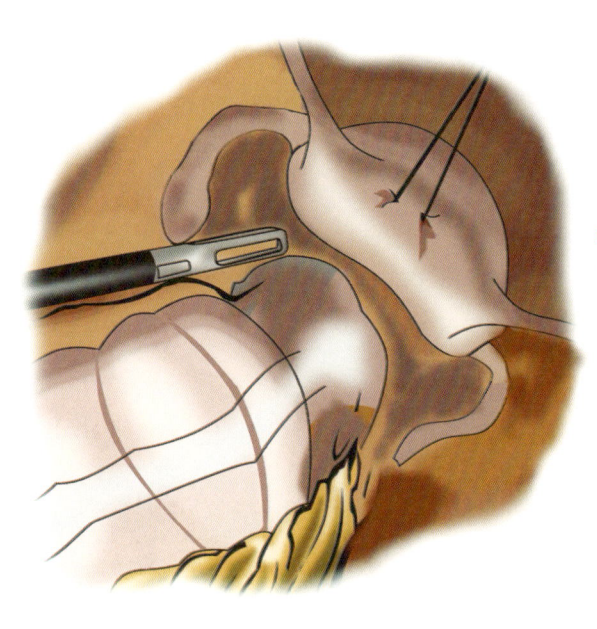

Fig. 7-23. Campo visual na retossigmoidectomia.

▶ Hernioplastias Inguinais

As hernioplastias inguinais por via laparoscópica, semelhantemente às cirurgias convencionais, exigem do cirurgião amplo conhecimento anatômico.

Embora apresentem diferenças no acesso, ambas as cirurgias apresentam campos de visão semelhantes, que se constituem, basicamente, pelo orifício miopectíneo de Fruchaud, região onde encontram-se todas as hérnias da região inguinofemoral, delimitada pelo músculo oblíquo interno e transverso superiormente (teto), músculo retoabdominal medialmente, ligamento de Cooper inferiormente (assoalho) e músculo iliopsoas lateralmente (Fig. 7-24).

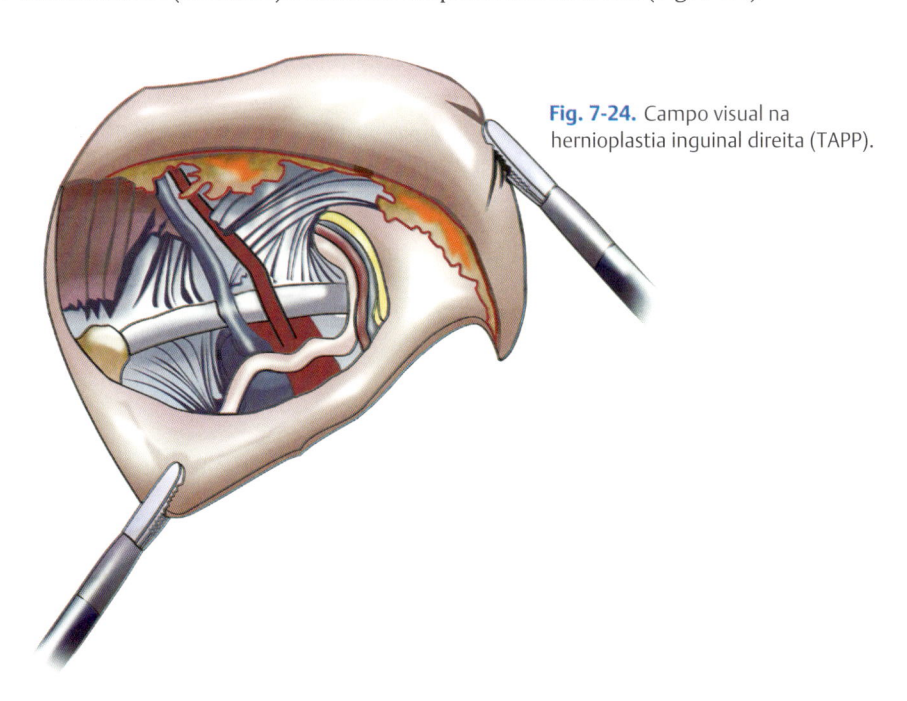

Fig. 7-24. Campo visual na hernioplastia inguinal direita (TAPP).

HEMOSTASIA CIRÚRGICA E APROXIMAÇÃO DE TECIDOS

Renan Silva Couto ▪ Rhycktielle Gladysmann Ferrer Carneiro Couto
Maurício Szuchmacher ▪ Rossano Kepler Alvim Fiorelli

INTRODUÇÃO

A hemostasia consiste em um conjunto de mecanismos fisiológicos e cirúrgicos que visam à contenção de um sangramento.

A hemostasia cirúrgica é caracterizada por uma série de manobras para controle de sangramento e sua prevenção durante o ato operatório. Sem dúvidas, uma adequada hemostasia durante o ato operatório evita riscos à vida do paciente e ajuda em sua recuperação pós-operatória, pois o sangramento além de retardar a cicatrização, facilita o desenvolvimento de infecções.

HEMOSTASIA CIRÚRGICA

Didaticamente, a hemostasia cirúrgica pode ser dividida em manobras realizadas fora do ambiente médico-hospitalar, frequentemente temporárias, e manobras operatórias, propriamente, com controle temporário ou definitivo dos sangramentos (Fig. 8-1).

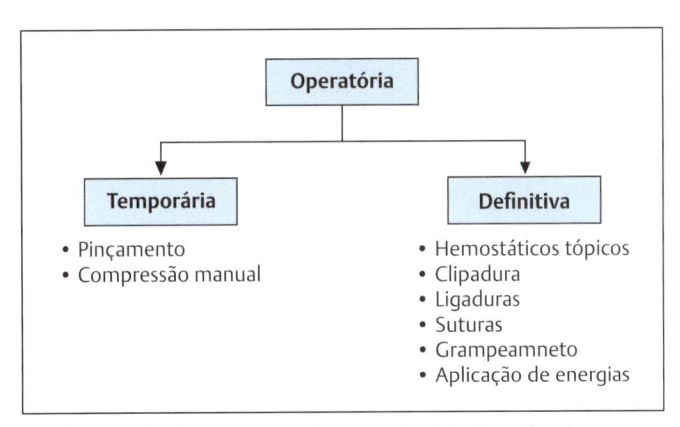

```
                    Operatória
                   /          \
            Temporária      Definitiva
           • Pinçamento    • Hemostáticos tópicos
           • Compressão    • Clipadura
             manual        • Ligaduras
                           • Suturas
                           • Grampeamneto
                           • Aplicação de energias
```

Fig. 8-1. Principais manobras de hemostasia cirúrgica utilizadas na laparoscopia.

▶ Hemostasia Temporária

A hemostasia temporária na cirurgia tradicional consiste em diversas manobras, especialmente, manobras de compressão mecânica, como a compressão manual direta, compressão digital, compressão indireta (compressão de um vaso proximalmente à origem do sangramento), compressão instrumental (pinças vasculares de De Bakey, tipo Bulldog etc.) e o tamponamento por compressas.

Na cirurgia laparoscópica, todavia, em razão de suas particularidades e acesso limitado ao campo operatório, destaca-se a compressão com gazes e eventuais pinçamentos diretos de vasos sanguíneos.

▶ *Compressão Mecânica*

A compressão mecânica com gazes é simples e muito eficaz na interrupção temporária de sangramentos.

Além de ajudar no processo de hemostasia, a manobra é útil ainda na limpeza do campo operatório e melhor exposição das estruturas.

Passagem das Gazes pelos Trocartes

A habilidade de manipulação da gaze no interior do abdome e sua passagem pelo trocarte de forma rápida e precisa deve ser dominada pelo cirurgião pois evita contratempos e agravamento de uma situação já atribulada.

Por essa razão recomendam-se algumas orientações:

- Uso de uma única gaze por vez.
- Manuseio da gaze por tração de uma de suas extremidades.
- Passagem da gaze pelos trocartes permanentes com auxílio de redutor longo ou diretamente através do trocartes descartáveis (Fig. 8-2).

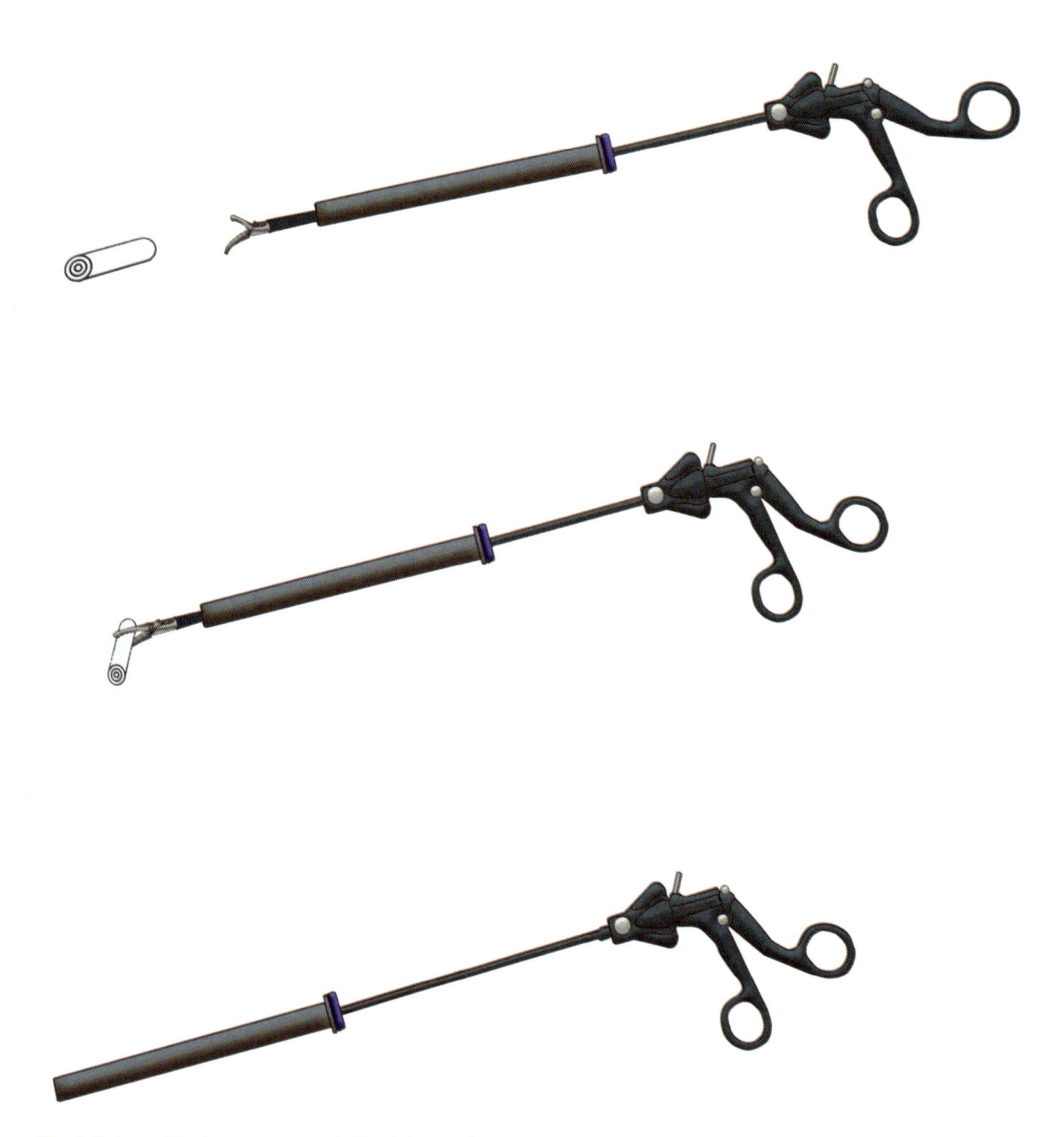

Fig. 8-2. Inserção de gaze na cavidade abdominal com auxílio de redutor longo.

▶ Pinçamento Vascular

O pinçamento transitório com clampes atraumáticos, uso de fios, fitas ou sondas é também possível na cirurgia laparoscópica.

Assim como nas cirurgias tradicionais, clampes vasculares atraumáticos tipo Buldog, pinças tipo DeBakey e Satinsky são disponíveis e, comumente, utilizadas em cirurgias vasculares e/ou urológicas (Figs. 8-3 e 8-4).

O uso de fios e fitas para manobras de hemostasia é menos comum, sendo utilizados, geralmente, para manobras específicas, como a manobra de Pringle.

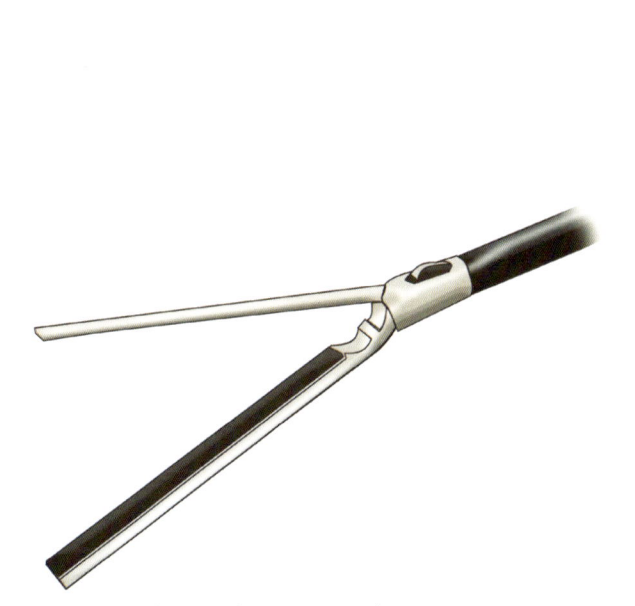

Fig. 8-3. Pinça laparoscópica tipo De Bakey.

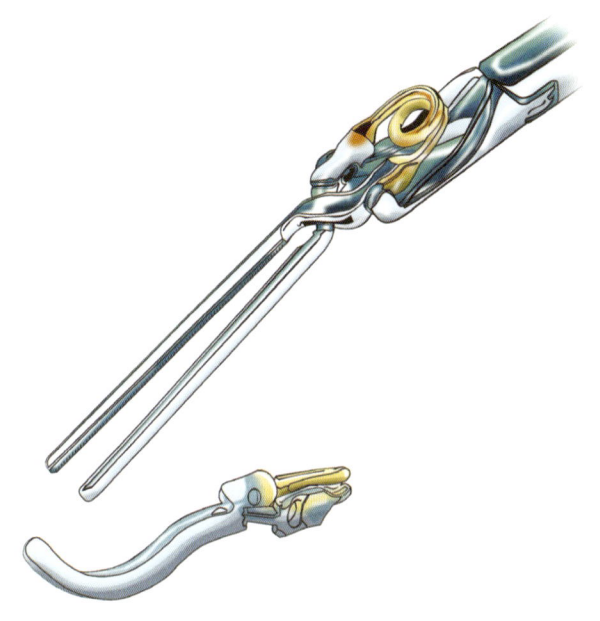

Fig. 8-4. Pinça laparoscópica tipo Buldog e clampe para uso laparoscópico.

Manobra de Pringle Laparoscópica

O avanço tecnológico e o desenvolvimento de novos dispositivos que permitem uma transecção hepática com mínimo sangramento tornou a ressecção hepática laparoscópica possível, contudo, a hemorragia é ainda o grande temor do cirurgião durante as cirurgias, e, frequentemente, causa de conversão cirúrgica. Nesse contexto, a manobra de Pringle, relevante na cirurgia tradicional, tem também importante papel na cirurgia minimamente invasiva. A limitação de fluxo ocasionada pelo pinçamento do pedículo hepático reduz a perda sanguínea intraoperatória, diminuindo ainda a morbidade e a mortalidade pós-operatória.

Sua realização pode ocorrer por técnica intracorpórea ou extracorpórea, de forma similar à cirurgia convencional e sob diferentes maneiras (pinçamento direto, variações do torniquete de Rumel etc.) (Fig. 8-5).

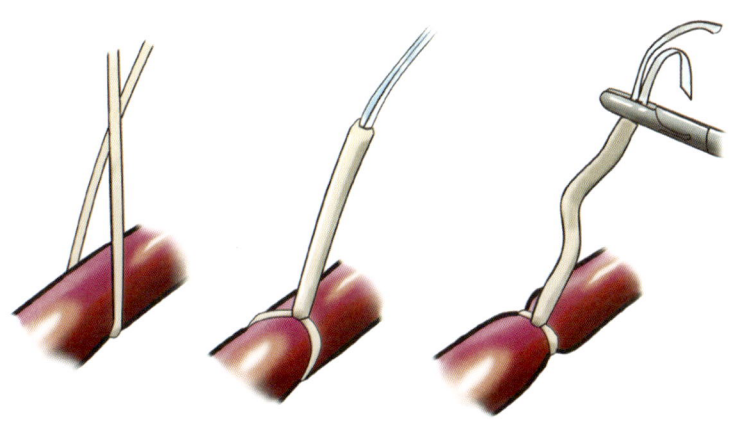

Fig. 8-5. Torniquete de Rumel.

A técnica extracorpórea é barata e de fácil reprodução, sendo uma manobra excessivamente útil em hemorragias graves. A desvantagem consiste na necessidade de um portal adicional e maior dificuldade operacional em razão da manipulação de instrumentos fora da cavidade abdominal (Fig. 8-6).

Em contrapartida, a técnica intracorpórea não requer incisão adicional, porém, é difícil de ser realizada em momentos críticos, como hemorragias ativas (Fig. 8-7).

Uma variação da técnica tradicional do torniquete de Rumel é por meio do uso de um cateter vesical seccionado, conforme descrito a seguir (Fig. 8-8).

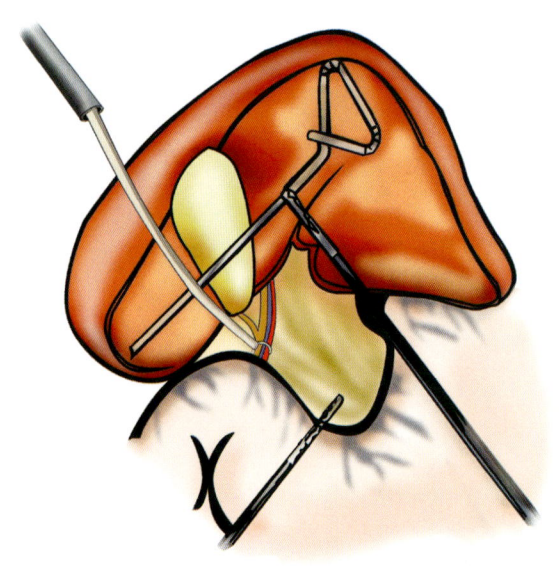

Fig. 8-6. Manobra de Pringle realizada por técnica extracorpórea. Uma fita cardíaca envolve o pedículo hepático e é exteriorizada por um trocarte adicional posicionado na linha axilar média direita próximo ao rebordo costal, com posterior passagem de uma estrutura tubular para clampeamento externo.

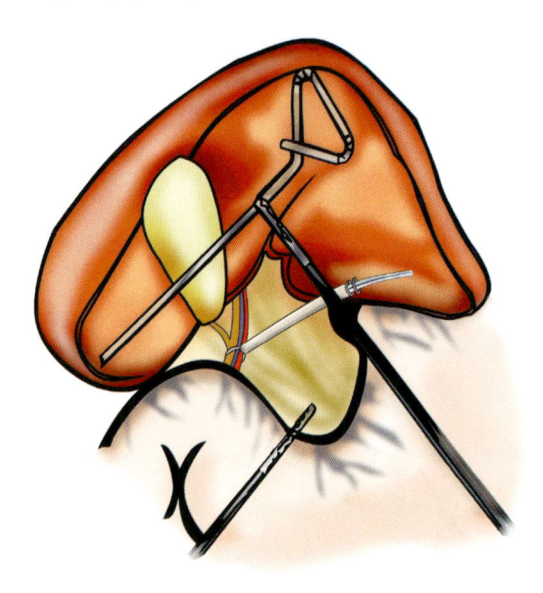

Fig. 8-7. Manobra de Pringle realizada por técnica intracorpórea. A fita cardíaca envolve o pedículo hepático; é realizada a passagem de segmento tubular pela referida e feito o clampeamento com auxílio de um clipe ou mesmo uma pinça laparoscópica.

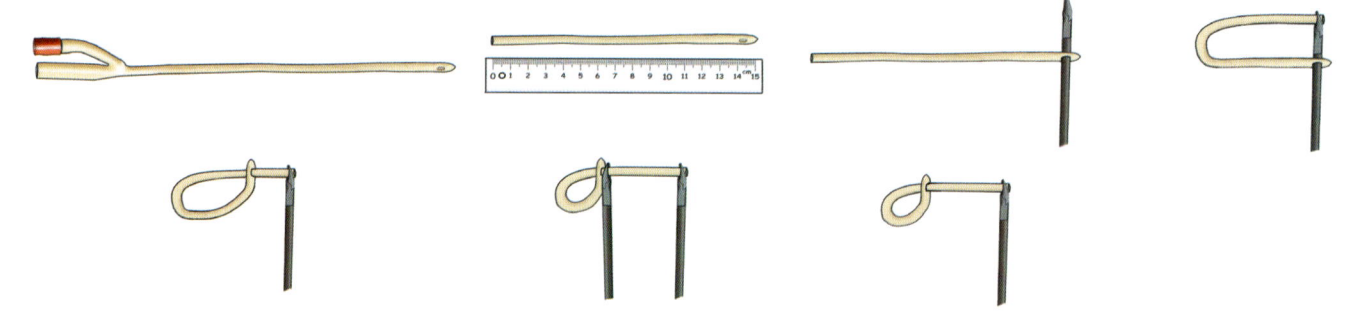

Fig. 8-8. Demonstração de torniquete de Rumel realizado com sonda vesical seccionada. (Adaptada de: Huang, JW., Su, WL. & Wang, SN. World J Surg (2018) 42: 3312. https://doi.org/10.1007/s00268-018-4584-z.)

FIQUE DE OLHO

Em situações de exceção, em que há sangramento vascular ativo não controlado por compressão mecânica ou outros meios de hemostasia temporária, o pinçamento direto dos vasos pode ser útil. Vale enfatizar que cirurgiões menos experientes recorrem exageradamente a esse método e, frequentemente, aprendem da pior maneira possível que essa manobra não deve ser a manobra de escolha na maior parte das situações. Sempre que realizado, o pinçamento deve ser feito sob clara visão da estrutura-alvo e de forma delicada com pinças atraumáticas, mesmo em situações desesperadoras, pois a lesão de estruturas adjacentes além de complicar ainda mais a situação em curso, pode ser ainda mais grave que o problema inicial. Realizado o pinçamento, o controle do instrumento deve ser passado a um dos auxiliares que o manterá sob repouso e sob visão direta até a realização de manobra definitiva de hemostasia pelo cirurgião (ligadura, clipagem, selagem etc.).

▶ Hemostasia Definitiva

A hemostasia definitiva consiste na interrupção completa do sangramento, frequentemente acompanhada por inviabilidade daquele(s) vaso(s) sangrante(s). Assim como na técnica convencional, a hemostasia definitiva pode ser obtida com o uso de hemostáticos tópicos, ligaduras, clipagem, grampeamento e por meio do uso de energia.

▶ *Hemostáticos Tópicos, Vedantes e Adesivos Teciduais*

O uso de hemostáticos tópicos, vedantes e adesivos teciduais constitui-se em mais um recurso para o controle do sangramento excessivo no ato cirúrgico. São ainda pouco populares em nosso meio em razão do elevado custo, porém, gradativamente conquistam adeptos e disseminam-se por sua praticidade e benefícios.

Tais agentes podem ser divididos, didaticamente, conforme o mecanismo de ação em três grupos: agentes hemostáticos ativos; agentes hemostáticos passivos; vedantes e adesivos teciduais.

Os hemostáticos ativos promovem ativação das plaquetas e agem na etapa final da coagulação.

Os hemostáticos passivos atuam de forma a aumentarem seu volume por absorção do sangue resultando em compressão sobre o local de sangramento. Logicamente, pelo contato com as plaquetas, facilitam também a agregação.

Os vedantes e adesivos teciduais, por sua vez, favorecem hemostasia por aderência dos tecidos.

Vale destacar que diferentes agentes podem ser associados.

Agentes Hemostáticos Ativos

Os agentes hemostáticos ativos causam o aumento da cascata de coagulação e são constituídos, basicamente, pelos produtos de trombina e combinações, incluindo associações com agentes hemostáticos passivos e adesivos teciduais, facilitando sua aplicação e efetividade dos demais agentes.

Trombina

A trombina é uma protease sérica que converte o fibrinogênio em coágulo de fibrina. Consequentemente, requer presença de fibrinogênio circulante, entretanto, pelo fato de a trombina ser ativada no último estágio da cascata de coagulação, sua ação fica menos suscetível às coagulopatias causadas por deficiência de fatores de coagulação ou por deficiência e/ou má função plaquetária. Assim, a trombina é um agente útil nos pacientes em uso de anticoagulantes ou antiplaquetários.

A trombina foi inicialmente disponibilizada na forma de trombina bovina, mas atualmente é disponível como trombina humana recombinante, desenvolvida para reduzir o risco de doenças transmissíveis potencialmente veiculadas pela trombina humana e para evitar as reações imunológicas da trombina bovina. Tal mudança provou acentuada elevação do produto.

Sua aplicação se dá por meio de pó, *spray* ou solução, dificultando seu uso na laparoscopia.

Evithrom (Ethicon) e Recothrom (ZymoGenetics) são as principais apresentações comerciais.

Agentes Hemostáticos Passivos (ou Mecânicos)

O mecanismo básico de ação dos hemostáticos mecânicos é promover uma barreira mecânica contra o ferimento, impedindo o sangramento. Para isso promovem a hemostasia usando um substrato passivo cuja matriz ativa as plaquetas e a via extrínseca e criam uma superfície na qual o sangue pode coagular mais rapidamente.

Esses agentes estão disponíveis sob diferentes formas e métodos de aplicação, destacando-se as esponjas e apresentações microfibrilares, facilmente conduzidas pelos trocartes na laparoscopia. Convém lembrar que as apresentações em pó e microfibrilares podem ter carga eletrostática, provocando adesão nos instrumentos cirúrgicos e luvas, dificultando o seu manejo pelos cirurgiões.

Comparativamente aos agentes hemostáticos ativos, a maior vantagem dos agentes passivos é a grande facilidade no uso, sendo produtos imediatamente disponíveis para aplicação após a abertura da embalagem, com aplicação direta no local de sangramento, requerendo apenas pressão no local de aplicação pelo cirurgião.

Hemostáticos desse grupo incluem preparados de colágeno, gelatina, celulose e polissacarídeos.

Colágeno

Os hemostáticos derivados do colágeno promovem a hemostasia através da ativação por contato e da agregação plaquetária, que ocorre como resultado direto do contato entre o sangue e o material.

Os hemostáticos de colágeno podem ser aplicados no local do sangramento sob diferentes formas, como pó, pasta, esponja, espuma e microfibrilas.

Por se tratar de agente de origem animal, tem o potencial de induzir reações alérgicas e/ou imunes.

Avitene (Bard), Instat (Ethicon) e Lyostypt (Braun) são as principais apresentações comerciais.

Gelatina

Os compostos de gelatina ajustam-se perfeitamente aos contornos da geometria da ferida, independentes de sua regularidade. Quando colocada no local do sangramento, a gelatina se adapta aos contornos da ferida e pelo fato de ser hidrofílica, absorve o sangue do local de sangramento e tem suas dimensões aumentadas, promovendo efeito mecânico de tamponamento. Esse tampão reduz o fluxo sanguíneo local e promove uma matriz ao redor da ferida que facilita a formação do coágulo.

O grande inconveniente desses compostos, especialmente aqueles sob a forma de esponjas, são a sua manipulação, uma vez que embebidos em sangue, tendem a aderir aos instrumentos cirúrgicos, se manipulados. Adicionalmente, deslocam-se com frequência pois não possuem aderência firme às fontes de sangramento.

Gelfoan (Upjohn), Surgifoam (Athicon) e Surgiflo (Ethicon) – gelatina fluida – são as principais apresentações comerciais (Fig. 8-9).

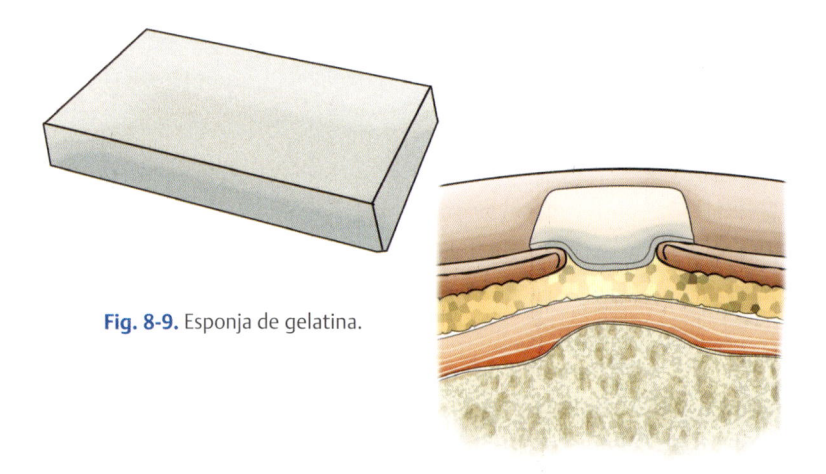

Fig. 8-9. Esponja de gelatina.

Celulose

Os produtos à base de celulose contêm celulose oxidada regenerada. Eles iniciam a coagulação por contato. São fáceis de manusear e não aderem ao instrumental cirúrgico, como ocorre com os compostos de colágeno. Embora estejam disponíveis sob diferentes tamanhos, a estrutura é semelhante às gazes, podendo ser cortadas sob diferentes tamanhos para adequado ajuste à ferida (Fig. 8-10).

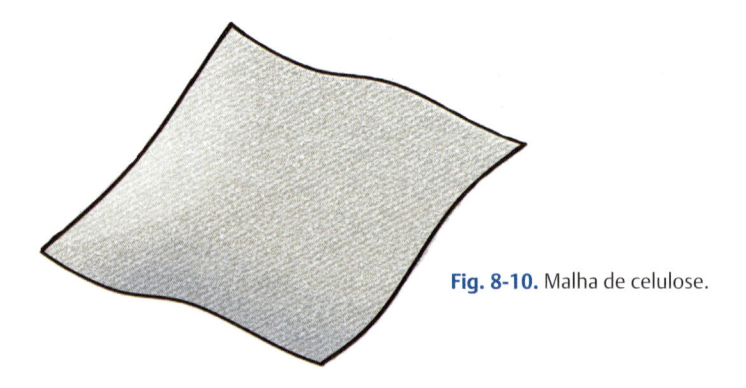

Fig. 8-10. Malha de celulose.

A biodegrabilidade desses produtos não é boa e só devem ser usados em pequenas quantidades.

Surgicel (Ethicon) é a principal apresentação comercial do produto.

Polissacarídeos

O polissacarídeo derivado de plantas atua por desidratação do sangue. Age como uma peneira proporcionando efeito de concentração dos componentes sólidos do sangue, aumentando a formação de barreira ao sangramento e auxiliando na agregação plaquetária. Assim sendo, tal composto pode aumentar suas dimensões em até 500%, não sendo adequado, portanto, em espaços confinados pelo risco de compressão tecidual, como cirurgias neurológicas, oftalmológicas e determinados procedimentos urológicos (Fig. 8-11).

Sua associação com agentes inorgânicos visando à maior absorção é possível.

Arista HA (Medafor) é a principal apresentação comercial do composto.

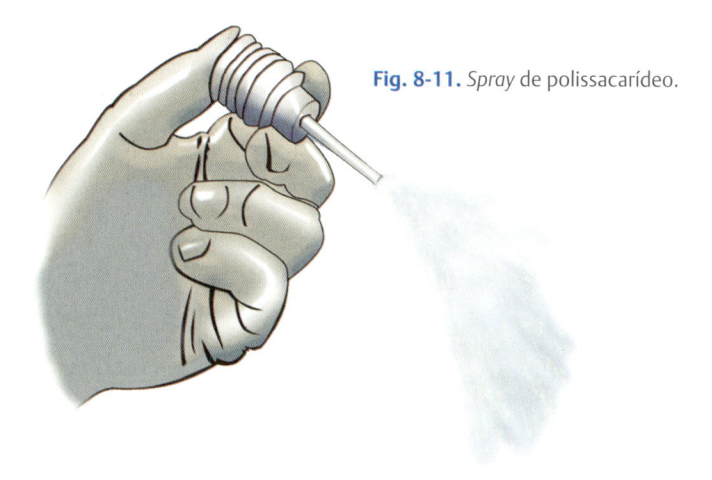

Fig. 8-11. *Spray* de polissacarídeo.

Vedantes e Adesivos Teciduais

Os vedantes e adesivos teciduais promovem a hemostasia pela aderência dos tecidos.

Os vedantes atuam formando uma barreira que é impermeável à maioria dos líquidos (sangue, linfa, líquido peritoneal etc.) e os adesivos teciduais mantêm os tecidos aderidos, fechando feridas, tratando fístulas e promovendo hemostasia.

Os principais vedantes são os de fibrina e hidrogéis.

Em relação aos adesivos teciduais, destacam-se o adesivo de albumina e gluteraldeído e cianocrilato.

Vedantes de Trombina

Estes tipos de adesivos são compostos por trombina humana associados à hemostáticos passivos, como colágeno ou matriz de gelatina. Os níveis de trombina aceleram a formação de coágulo e os hemostáticos passivos atuam de forma mecânica e promovem a ativação plaquetária.

FloSeal (Baxter), constituído por trombina e gelatina sob a forma de solução – hemostático fluido – e Tachosil (Baxter), constituído por uma esponja de colágeno revestina por trombina e fibrinogênio, são as principais apresentações comerciais (Fig. 8-12).

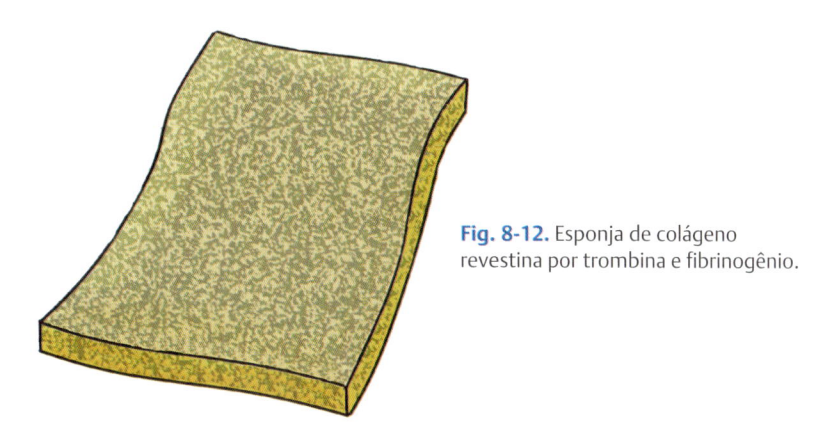

Fig. 8-12. Esponja de colágeno revestina por trombina e fibrinogênio.

Vedantes de Fibrina

O vedante de fibrina mimetiza as etapas finais da cascata da coagulação, quando o fibrinogênio é convertido em fibrina em presença de trombina. Isso ocorre, contudo, de maneira autônoma em relação ao mecanismo de coagulação do paciente, sendo, portanto, efetiva mesmo naqueles portadores de coagulopatias, em uso de heparina ou outros anticoagulantes. Além de proporcionar hemostasia tópica, promove também a aproximação dos tecidos.

Por conter material biológico, pode transmitir doenças infecciosas, risco minimizado nos últimos anos pelos avanços na purificação do produto e exames para detecção de vírus.

O vedante de fibrina é preparado em duas seringas, sendo uma com concentrado de fibrinogênio, fator XIII e fibronectina e outra com trombina, acrescida ou não de ácido tranexâmico ou aprotinina (contribuem para a estabilização do coágulo formado), com mistura dos componentes no momento da aplicação.

Tisseel e Tissucol (Baxter), Quixil e Evicel (Ethicon), Beriplast (Aventis) são as principais apresentações comerciais (Fig. 8-13).

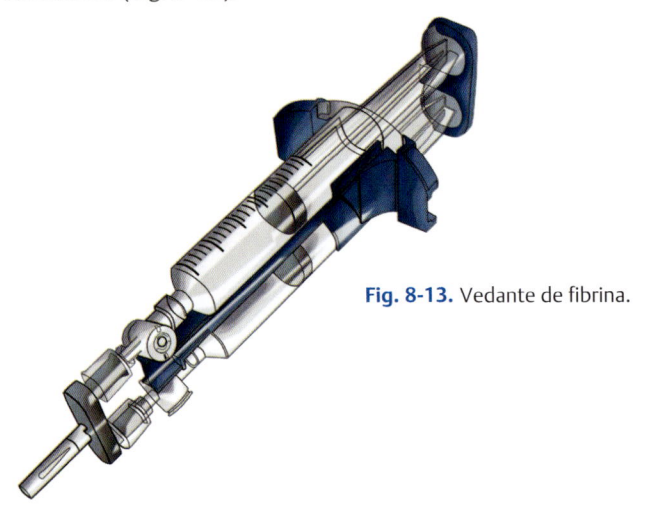

Fig. 8-13. Vedante de fibrina.

Hidrogéis de Polietilenoglicol

Hidrogéis são redes poliméricas hidrofílicas sintéticas com grande capacidade de absorção e retenção de líquido, com aumento drástico do volume.

Quando aplicado na ferida, o produto absorve os fluidos e se expande, ocluindo a lesão e criando pressão contra os tecidos, impedindo o sangramento e promovendo vedação dos tecidos. A capacidade de tamponamento dos hidrogéis é praticamente imediata.

Por ter similaridade estrutural com macromoléculas orgânicas são considerados biocompatíveis, não desencadeando reação inflamatória significativa.

Sua aplicação se dá após reconstituição das substâncias em uma seringa.

Sendo assim, são úteis como adjunto para hemostasia de vasos sanguíneos, vedação mecânica de áreas com vazamentos e/ou redução de escape aéreo em cirurgias pulmonares.

CoSeal (Baxter) e DuraSeal (Medtronic) são as apresentações comerciais mais comuns (Fig. 8-14).

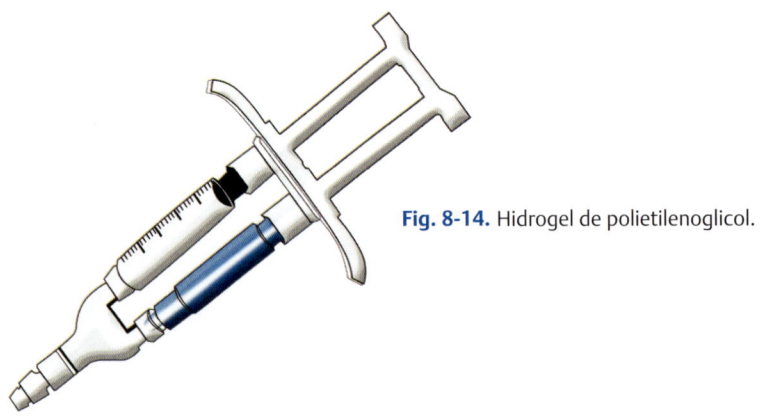

Fig. 8-14. Hidrogel de polietilenoglicol.

Adesivo de Albumina com Gluteraldeído

A albumina e glutaraldeído fazem uma ligação cruzada com as proteínas dos tecidos, formando um forte adesivo.

Consiste em albumina sérica bovina purificada e glutaraldeído, sendo que as soluções vêm separadas e são dispensadas por um sistema de seringa de duas câmaras. Esse adesivo começa a polimerização em 20 a 30 segundos e atinge a aderência máxima em 2 a 3 minutos, não causando reação inflamatória local. Vale enfatizar que a ação é mais eficaz em campo seco.

Bioglue (Cryolife) é a principal apresentação comercial do composto (Fig. 8-15).

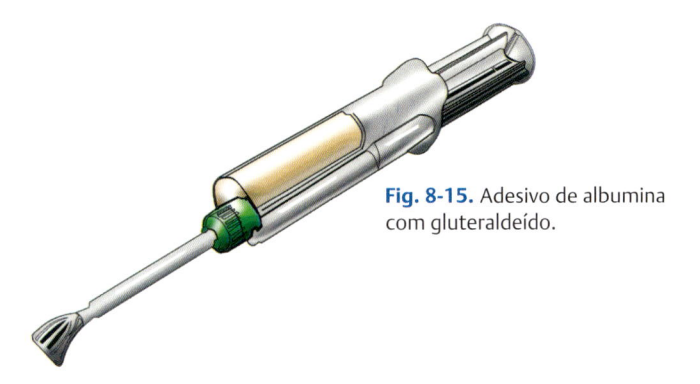

Fig. 8-15. Adesivo de albumina com gluteraldeído.

Adesivo de Cianoacrilato

O cianoacrilato age por polimerização ao contato com as proteínas orgânicas, que funcionam como catalisadoras, e essa reação produz uma crosta sobre a superfície onde foi aplicada, além de calor. O adesivo não depende do estado da coagulação sanguínea e pode ser usado quando há coagulopatia e tem o poder idêntico ao da sutura em manter os tecidos unidos. O composto tem ainda ação bactericida e bacteriostática, com mínima toxicidade tecidual após modificação de sua fórmula original.

Sua aplicação se dá no fechamento cutâneo, dispensando a necessidade de retirada dos pontos, e também em cirurgia cardiovascular para coibir sangramento em regiões perianastomóticas.

Glubran (Gem) e Omnex (Ethicon) são as principais apresentações comerciais (Fig. 8-16).

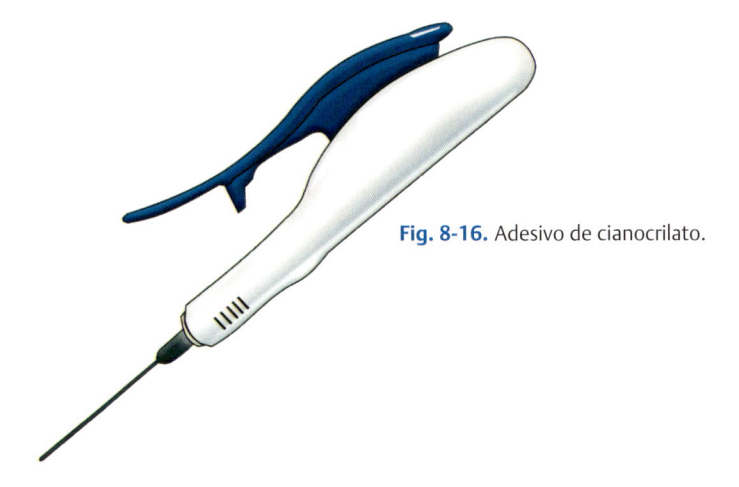

Fig. 8-16. Adesivo de cianocrilato.

▶ *Clipagem*

Qualquer sangramento é mais bem prevenido que detido e a realização de clipaduras é uma opção rápida, efetiva e barata quando possível, sendo útil no manejo de ductos e vasos sanguíneos (Figs. 8-17 a 8-19).

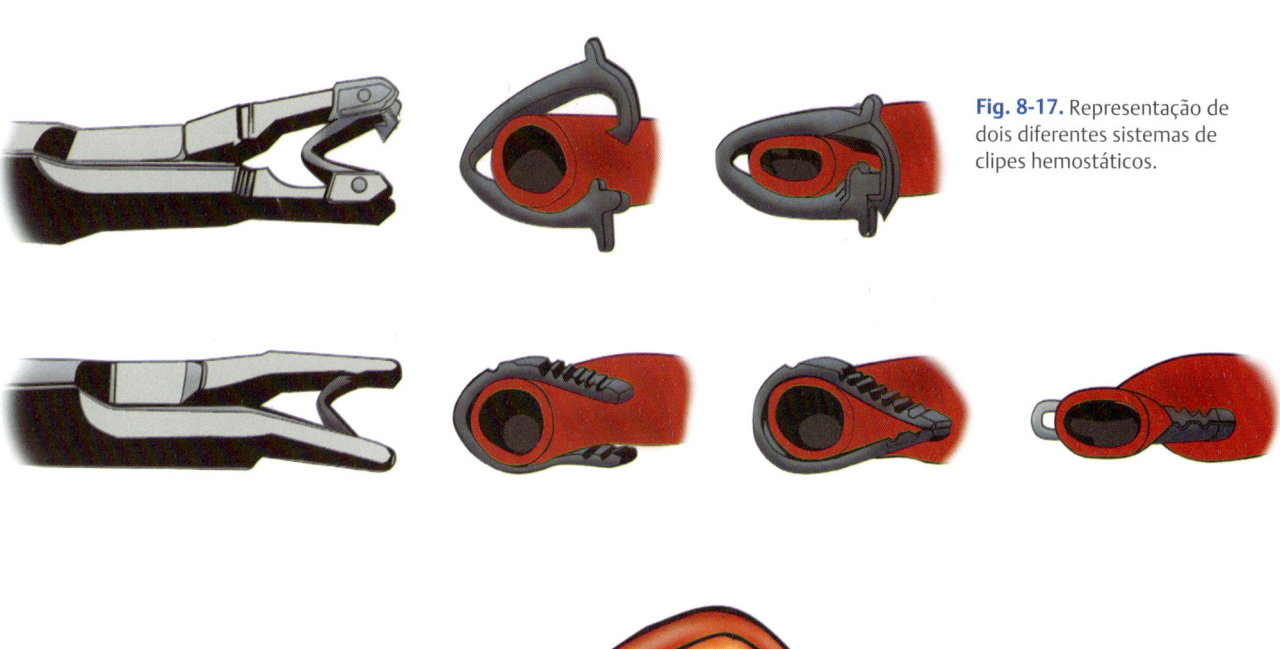

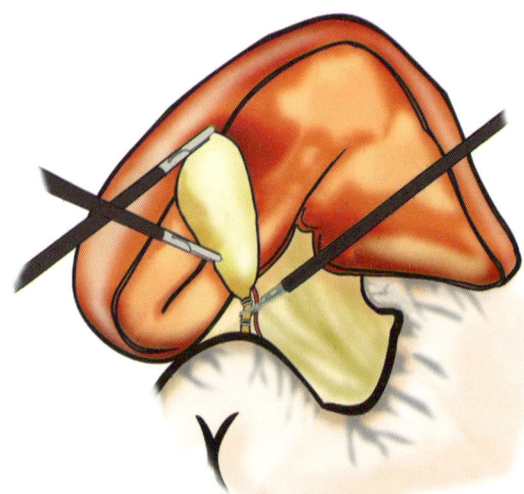

Fig. 8-17. Representação de dois diferentes sistemas de clipes hemostáticos.

Fig. 8-18. Secção ductal entre dupla clipadura (colecistectomia).

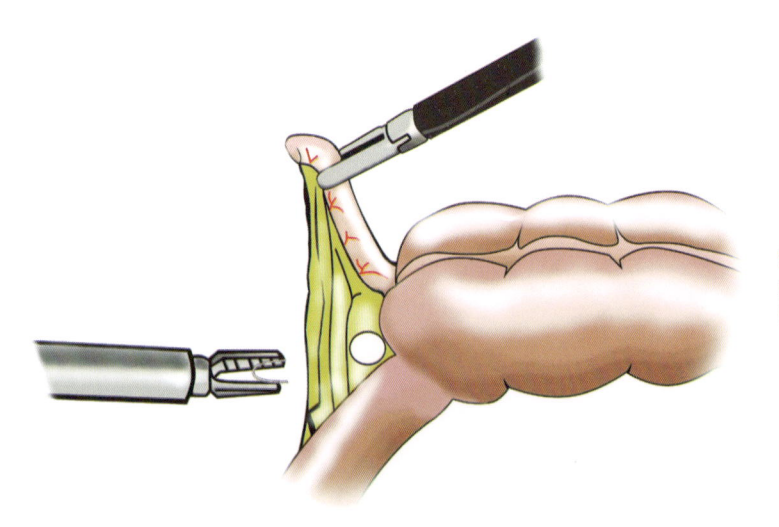

Fig. 8-19. Clipadura vascular para controle hemostático (apendicectomia).

▶ Ligaduras e Suturas Manuais

Ligaduras consistem na amarração de estruturas com fios cirúrgicos. Juntamente com as suturas, são os meios mais empregados na cirurgia convencional para o controle definitivo dos sangramentos durante o ato cirúrgico. Na cirurgia laparoscópica, entretanto, exigem maior habilidade técnica do cirurgião para sua realização, razão de ainda serem pouco utilizadas, em geral. Porém, segue sendo a melhor opção para controle vascular de vasos > 7 mm.

Diferentemente da cirurgia convencional em que ligaduras frequentemente são realizadas manualmente, com suturas auxiliadas por instrumentos, na cirurgia laparoscópica, ambas são realizadas com a ajuda instrumental, respeitando princípios semelhantes, razão da sua abordagem conjunta adiante.

Instrumentos Laparoscópicos Fundamentais

- Fios cirúrgicos.
- Porta-agulhas.
- Contraporta-agulhas.
- Empurradores de nó.

Fios Cirúrgicos

Os fios cirúrgicos são materiais utilizados para selar vasos sanguíneos e aproximar tecidos, por ligaduras ou suturas. Surgiram e foram desenvolvidos ao longo dos últimos séculos visando ao controle de hemorragias, e também o favorecimento da cicatrização de ferimentos e/ou incisões por primeira intenção.

Não é proposta dos autores a descrição pormenorizada de todas as características e propriedades dos fios, e, sim, destacar as características mais importantes para a prática cirúrgica, especialmente, a laparoscopia.

De forma geral, os fios cirúrgicos são compostos pelo fio de sutura propriamente e pelas agulhas, quando agulhados. Cada um desses componentes, logicamente, possuem propriedades importantes que devem ser conhecidas pelo cirurgião para o adequado manuseio dos tecidos (Fig. 8-20).

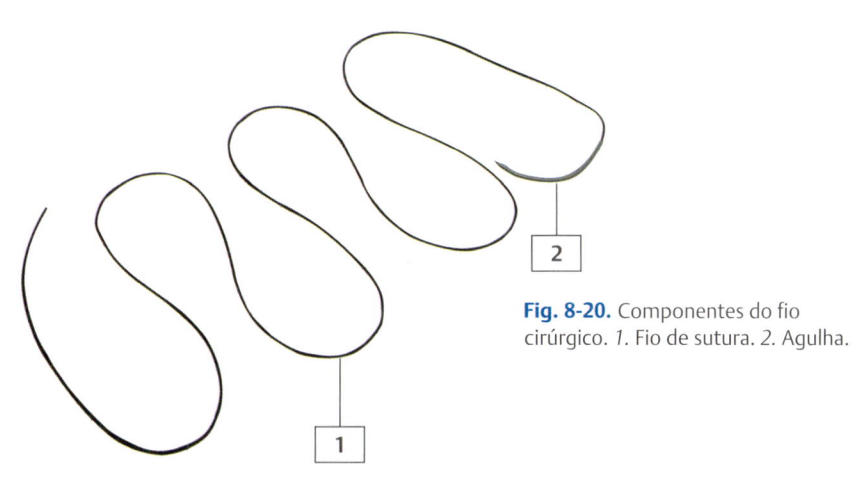

Fig. 8-20. Componentes do fio cirúrgico. *1*. Fio de sutura. *2*. Agulha.

Fio de Sutura

Os fios cirúrgicos possuem características físicas e biológicas próprias que determinarão a escolha pelo cirurgião no ato operatório.

Origem

Os fios cirúrgicos podem ser formados por materiais orgânicos ou sintéticos. Quando orgânicos, podem ainda ser agrupados conforme a natureza em origem animal (p. ex., categute), vegetal (p. ex., algodão) ou mineral (p. ex., aço).

Absorção

Os fios cirúrgicos são absorvíveis ou inabsorvíveis.

Os fios absorvíveis são aqueles que perdem gradualmente sua resistência à tração até serem fagocitados (orgânicos) ou hidrolisados (sintéticos).

Os fios inabsorvíveis, por sua vez, são aqueles que se mantêm no tecido onde foram implantados, sendo também constituídos por fios orgânicos ou sintéticos.

Configuração

A configuração refere-se ao número de camadas que compõem o fio, podendo ser monofilamentares, com menor risco infeccioso e traumatismo tecidual, ou multifilamentares, torcidos ou trançados, de maior força tênsil, mais flexíveis e de mais fácil manuseio, conforme será visto adiante (Figs. 8-21 e 8-22).

Fig. 8-21. Diferenças entre a configuração dos fios.

Absorvíveis	Naturais monofilamentares	Categute simples e cromado	
	Sintéticos	Multifilamentares	Ácido poliglicólico (Dexon) Poliglactina (Vicril)
		Monofilamentares	Poliglecaprone (Monocril) Polidioxanona (PDS) Poligliconato (Maxon)
Inabsorvíveis	Naturais monofilamentares		Algodão Seda Linho

	Sintéticos	Multifilamentares	Poliamida (Norulon)
			Poliéster (Mersilene, Dacron)
			Poliéster com cobertura de:
			   Polibutilato (Ethibond)
			   Silicone (Ticron)
			   Teflon (Vitalon)
			Aço traçado

		Monofilamentares	Poliamida (Mononylon) Polipropileno (Prolene, surgilene) Politetrafluoroetileno (PTFE) Polibutester (Novafil) Aço (Aciflex)

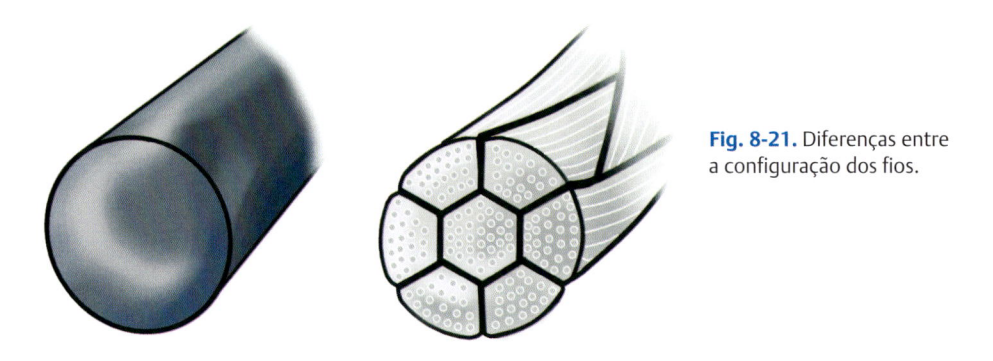

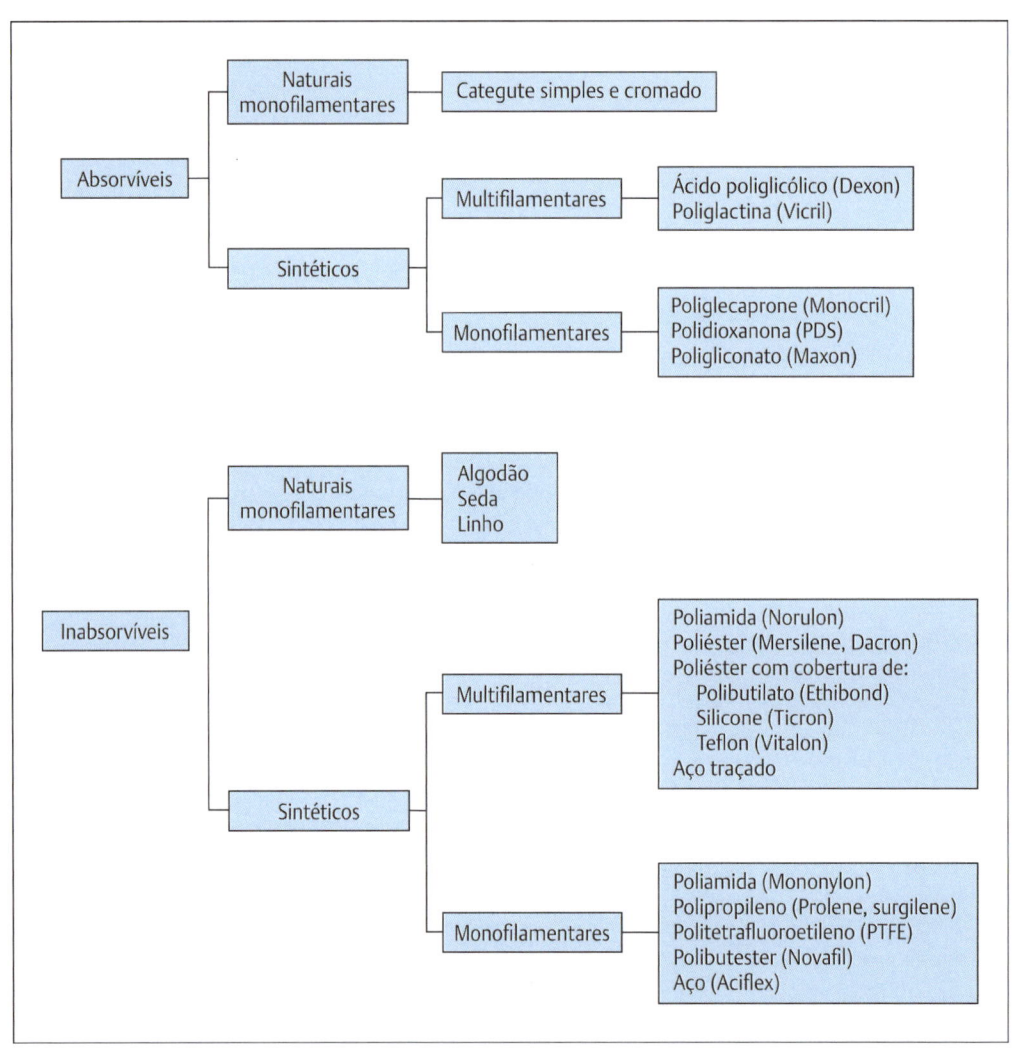

Fig. 8-22. Classificação dos fios cirúrgicos.

Manuseabilidade

Refere-se ao conjunto de características relativas à facilidade de uso de determinado fio, sendo definida por algumas propriedades como memória, elasticidade e tensão dos nós.

A memória é a tendência do fio em manter sua posição, ou seja, quanto maior a memória, maior é a dificuldade de elaborar os nós e mantê-los sob tensão. Está estritamente associada à elasticidade, que é a capacidade de retorno à posição inicial, característica de significante relevância na manutenção de suturas em áreas edemaciadas.

A tensão dos nós, por fim, é a força necessária para o deslizamento de um nó formado.

Força de Tensão

Diz respeito a força necessária para o rompimento da sutura, não devendo ser confundida com a tensão dos nós.

A força tênsil depende do calibre do fio e do material com o qual ele é fabricado.

O diâmetro do fio varia de acordo com o material que o forma, isto é, nem todos os fios com o mesmo número têm o mesmo diâmetro, pois a determinação desse número é dada pela resistência tênsil do fio.

Quando se comparam fios de mesmo material, quanto maior o calibre do fio, maior sua resistência.

Quando se comparam fios de mesmo calibre, porém de materiais diferentes, a força tênsil varia (Fig. 8-23).

Mais resistentes	
Inabsorvíveis	**Absorvíveis**
Aço	Poliglactina
Poliéster	Ácido poliglicólico
Poliamida	Polidioxanona
Polipropileno	Poligliconato
Seda	Categute cromado
Algodão	Categute simples
Menos resistentes	

Fig. 8-23. Resistência dos fios cirúrgicos. (Adaptada de Ruy Garcia Maques: Técnica operatória e cirurgia experimental.)

Reação Tecidual

A reação tecidual nada mais é do que o processo inflamatório reativo ao implante de materiais estranhos no organismo.

É, logicamente, alterada de acordo com a composição, absorção e configuração do fio cirúrgico, além da magnitude do trauma no momento do implante e aderência bacteriana. Desta forma, observa-se que fios orgânicos absorvíveis multifilamentares são aqueles que induzem reação tecidual de maior magnitude (Fig. 8-24).

← Mais reativos		Menos reativos →	
Naturais		Sintéticos	
Animais	Vegetais		Minerais
Monofilamentares		Multifilamentares	

Fig. 8-24. Reação tecidual dos fios cirúrgicos. (Adaptada de Ruy Garcia Maques: Técnica operatória e cirurgia experimental.)

> **FIQUE DE OLHO**
>
> **CONSEQUÊNCIAS DE REAÇÕES TECIDUAIS EXCESSIVAS**
>
> Reações teciduais excessivas levam a consequências precoces e tardias, como:
>
> - Corte pelo fio dos tecidos excessivamente inflamados e amolecidos, ou por excesso de força na confecção do nó.
> - Retardo na cicatrização de feridas.
> - Formação de bridas intraperitoneais (neoformação de tecido fibroso).
> - Predisposição a infecções, como abscessos e formação de cavidades (sinus).
> - Eliminação espontânea dos fios com descarga de material seroso ou purulento.
> - Formação de granuloma de corpo estranho.

Diâmetro

O diâmetro do fio é determinado em milímetros e expresso em zeros. Quanto menor o calibre do fio, maior o número de zeros.

Fios mais finos são utilizados em tecidos mais delicados e em locais sem tensão enquanto fios mais grossos são usados em tecidos mais grosseiros e/ou tecidos com mais tensão.

De maneira geral, os fios variam do número 12-0 (diâmetro de 0,001 a 0,01 mm) ao número 3 (diâmetro de 0,60 a 0,80 mm) (Fig. 8-25).

```
                          Calibre
Menor ←                                        → Maior
12-0  11-0  10-0  9-0  8-0  7-0  6-0  5-0  4-0  3-0  2-0  0  1  2  3
```

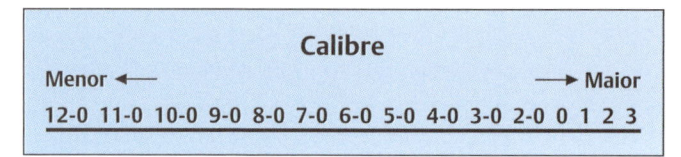

Fig. 8-25. Diâmetro dos fios cirúrgicos. (Adaptada de Ruy Garcia Maques: Técnica operatória e cirurgia experimental.)

> **FIQUE DE OLHO**
>
> O registro do diâmetro dos fios citado nos parágrafos anteriores refere-se ao registro utilizado pela Farmacopeia Britânica, contudo, é possível também encontrar registros na escala métrica. Portanto, no Quadro 8-1 consta a comparação entre os sistemas (Quadro 8-1).

Quadro 8-1. Comparação dos Diâmetros de Fios Cirúrgicos Segundo o Sistema Tradicional e o Sistema Métrico. A Linha de Cima Mostra os Tamanhos Métricos que, se Divididos por 10, Fornecem o Diâmetro Mínimo do Fio em Milímetros. A Linha de Baixo ("Outros") Mostra os Tamanhos FB e BPC Equivalentes, Incluindo Tanto os Não Absorvíveis Quanto os Absorvíveis Sintéticos

Métrico	0,1	0,2	0,3	0,4	0,5	0,7	1	1,5	2	3	3,5	4	5	6	7	8
Outros	10/0	9/0	8/0	7/0	6/0	5/0	4/0	3/0	2/0	0	1	2	3 e 4	5	6	

Adaptada de Kirk. Bases Técnicas da Cirurgia.

> **SAIBA MAIS**
>
> **FIOS FARPADOS**
> São fios com entalhes ao longo de sua extensão que permitem a manutenção da tensão das suturas sem a necessidade de amarração, facilitando o trabalho do cirurgião e reduzindo o tempo operatório, especialmente, nas cirurgias laparoscópicas (Fig. 8-26).
> São, porém, instrumentos de elevado custo, razão de seu uso limitado.

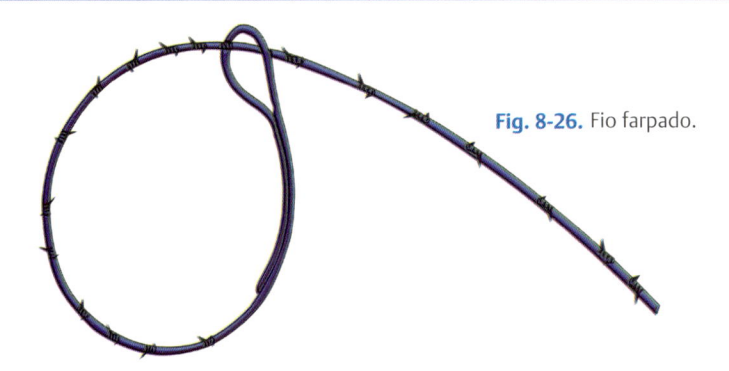

Fig. 8-26. Fio farpado.

Fios Cirúrgicos Mais Comuns na Cirurgia Laparoscópica

Poliglactina (Vicryl®)

Fio sintético multifilamentar e absorvível. Trata-se de um fio com absorção previsível em cerca de 2 meses. De fácil manuseamento, permite dar nós seguros e de fácil execução, com boa passagem pelos tecidos e pouco traumatismo tecidular. Encontra-se disponível na cor violeta e incolor. Uso frequente na confecção de anastomoses do sistema digestório e fechamento de aponeuroses.

Polidioxanona (PDS®)

Fio sintético monofilamentar absorvível em longo espaço de tempo, com absorção completa em cerca de 6 meses. Apesar de apresentar força tênsil menor que a poliglactina, mantém-se por período maior. Induz pequeno grau de reação tecidual, mesmo em presença de infecção. Pode ser utilizado em qualquer tipo de anastomose do sistema digestório, incluindo, anastomoses pancreáticas, em que não é recomendado o uso de poliglactina pela degradação do material pelas enzimas proteolíticas. Está disponível na cor violeta, azul e incolor.

Polipropileno (Prolene®)

Fio sintético monofilamentar inaborvível com elevada força tênsil e elasticidade, facilitando a distribuição da tensão em suturas contínuas. Possui alta memória, o que dificulta seu manuseio. Por estar associado a baixa proliferação bacteriana, pode ser usado na presença de infecção. Sua aplicação mais comum ocorre na realização de anastomoses digestivas e fechamento da aponeurose. Encontra-se disponível na cor azul.

Agulha

A agulha cirúrgica corresponde a uma pequena e fina haste metálica que tem por função promover a passagem do fio pelo tecido.

Seus componentes são o fundo (região de contato com o fio), o corpo e a ponta (Fig. 8-27).

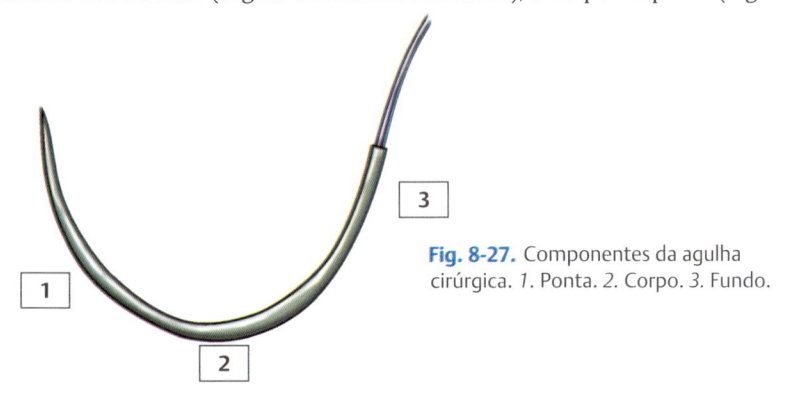

Fig. 8-27. Componentes da agulha cirúrgica. *1.* Ponta. *2.* Corpo. *3.* Fundo.

O fundo diferenciava-se pela forma de implantação do fio de sutura, se já implantado ou não. Atualmente, porém, apenas agulhas descartáveis, com fios já implantados e menos traumáticas, também conhecidas como agulhas pré-montadas, são utilizadas. Vale enfatizar que os fios podem estar associados a uma única agulha ou duas agulhas, uma em cada extremidade, usadas principalmente em anastomoses vasculares.

O corpo da agulha, também conhecido como haste, pode ser reto ou curvo, apresentando eixo de formato cilíndrico ou prismático, de acordo com a ponta. As agulhas retas são de uso limitado, restrito às suturas cutâneas. As curvas, por sua vez, seguem a circunferência de um círculo, constituindo apenas um arco ou mais da metade da circunferência, sendo disponibilizados, geralmente, em quatro diferentes modelos: 1/4 de círculo – 90 graus, 3/8 de círculo – 135 graus, 1/2 de círculo – 180 graus e 5/8 de círculo – 225 graus. Aquelas com arcos maiores (1/2 e 5/8) são os modelos de escolha em sítios cirúrgicos profundos e cavidades corpóreas por permitirem movimentos de pronação do punho, rotação mais fácil e segura do porta-agulhas (Fig. 8-28).

De forma simplista, a ponta define o trauma tecidual decorrente da passagem das agulhas. Agulhas com ponta cilíndrica divulsionam os tecidos durante sua passagem, sendo consideradas atraumáticas, de uso em suturas delicadas como trato digestório, anastomoses vasculares, suturas hepáticas etc. As agulhas de pontas cortantes, geralmente prismáticas (triangulares, hexagonais etc.), traumatizam o tecido, justificando seu uso em estruturas mais resistentes, como aponeuroses e pele (Fig. 8-29).

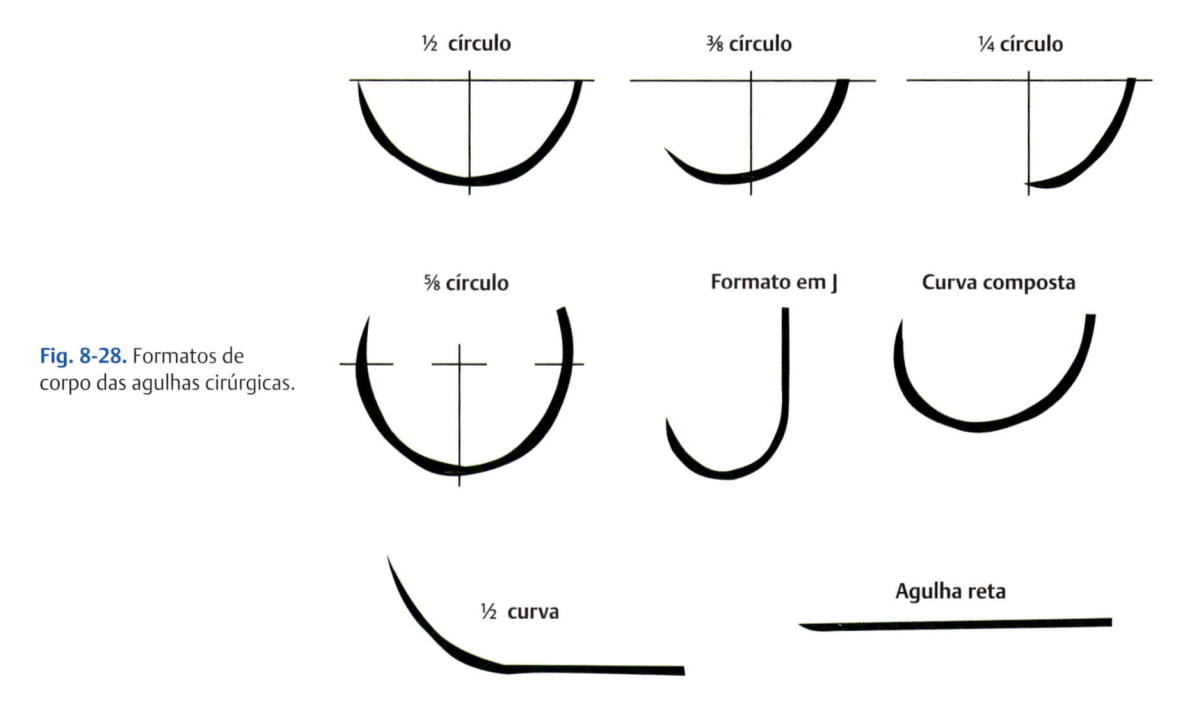

Fig. 8-28. Formatos de corpo das agulhas cirúrgicas.

Tipo de ponta	Símbolo
Ponta cilíndrica	●
Ponta romba	○
Ponta cortante	▼
Ponta espatular	⏣

Fig. 8-29. Formatos de pontas das agulhas cirúrgicas.

Embalagem e Apresentação

O rótulo e a embalagem do fio cirúrgico devem apresentar informações detalhadas para que o profissional de saúde possa identificar o seu uso de acordo com a região a ser suturada. Dentre as informações mais importantes, destacam-se:

- Registro da Anvisa, atestando sua validação na comercialização nacional.
- Validade do produto, uma vez que o fio quando utilizado fora do prazo de validade pode quebrar e causar danos maiores aos tecidos lesados.
- Nome do produto e a composição do fio, afinal, é o material do fio que determinará sua aplicação.
- Simbologia da ponta da agulha, uma vez que é a ponta que determina o tipo de penetração e a estabilidade de transfixação.
- Diâmetro do fio.
- Curvatura da agulha.
- Tamanho do fio, que varia de acordo com a finalidade cirúrgica. Fios menores são utilizados em cirurgias de órgãos menores como cirurgias oftálmicas, e fios maiores são utilizados em órgãos maiores ou mais invasivos, como a laparotomia (Fig. 8-30).

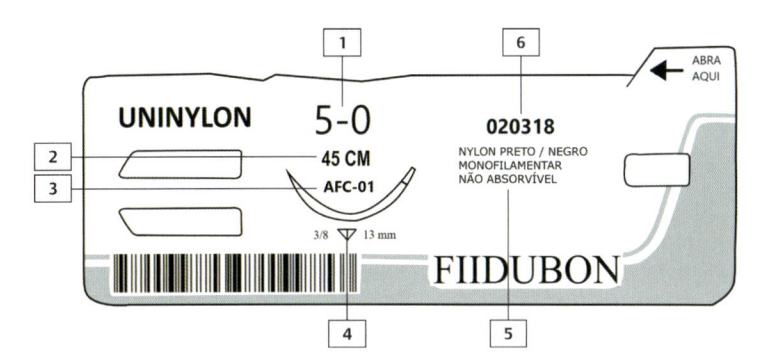

Fig. 8-30. Representação geral de embalagem do fio cirúrgico. *1.* Diâmetro do fio. *2.* Comprimento do fio. *3.* Código da agulha. *4.* Descrição e perfil da ponta da agulha. *5.* Material e descrição. *6.* Código do produto.

FIQUE DE OLHO

Na laparoscopia, os tipos de fios empregados, seus diâmetros, diâmetro da agulha e tipo de sutura a ser realizada irão variar conforme a topografia da linha de sutura e a experiência pessoal do cirurgião, todavia, a **ponta da agulha deverá ser cilíndrica e o tamanho do fio medir 15 ou 20 cm, em caso de sutura simples ou contínua, respectivamente** (Quadro 8-2).

Quadro 8-2. Fios Mais Utilizados Conforme a Topografia do Uso

	Tipos de fio	Absorção	Diâmetro do fio	Diâmetro da agulha	Sutura	Ponta da agulha
Esôfago, estômago e intestino delgado	Polipropileno (Prolene)	Inabsorvível	3-0	2 ou 2,5 cm	Separada ou contínua	Cilíndrica
	Polidioxanone (PDS)	3-6 meses				
	Poliglactina (Vycril)	1 mês				
Biliodigestiva	Polipropileno (Prolene)	Inabsorvível	4-0	2 ou 2,5 cm	Separada ou contínua	Cilíndrica
	Polidioxanone (PDS)	90-180 dias				
Pâncreas	Polipropileno (Prolene)	Inabsorvível	3-0	2,5 cm	Separada	Cilíndrica
	Polidioxanone (PDS)	3-6 meses				
Cólon	Polipropileno (Prolene)	Inabsorvível	3-0 ou 4-0	2 ou 2,5 cm	Separada ou contínua	Cilíndrica
	Polidioxanone (PDS)	3-6 meses				
	Poliglactina (Vycril)	1 mês				
Vascular	Polipropileno (Prolene)	Inabsorvível	5-0	1,5 cm	Contínua	Cilíndrica

Porta-Agulha

O porta-agulha é a pinça laparoscópica utilizada na elaboração de nós e suturas manuais em laparoscopia. Similarmente aos instrumentos convencionais, o que o torna especial e adequado para tais funções é a presença de vídias na parte interna de suas mandíbulas. Esse material permite maior aderência da agulha, tornando-a mais estável na passagem pelo tecido (Fig. 8-31).

Diferem entre si na forma de suas empunhaduras e extremidades funcionais, conforme já explicado no *Capítulo 2 – Instrumental*.

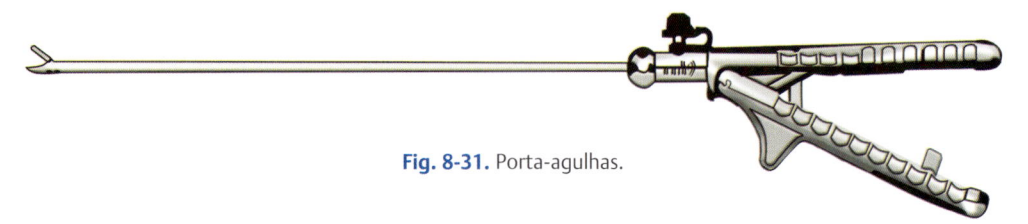

Fig. 8-31. Porta-agulhas.

Contraporta-Agulhas

Sua finalidade é auxiliar a confecção do nó permitindo a manipulação da agulha com a firmeza e a segurança adequadas pela mão não dominante. Para isso, sua ponta assemelha-se à ponta do porta-agulha, também dotada de vídias, porém, sem cremalheiras.

Empurradores de Nó

São instrumentos responsáveis pelo transporte de um nó realizado fora da cavidade abdominal até o seu interior, sendo úteis, portanto, na realização de nós extracorpóreos e *endoloops*, conforme será discutido adiante. Funciona como uma extensão do dedo do cirurgião (Fig. 8-32).

Maiores detalhes sobre esse instrumento estão disponíveis para consulta no *Capítulo 2 – Instrumental*.

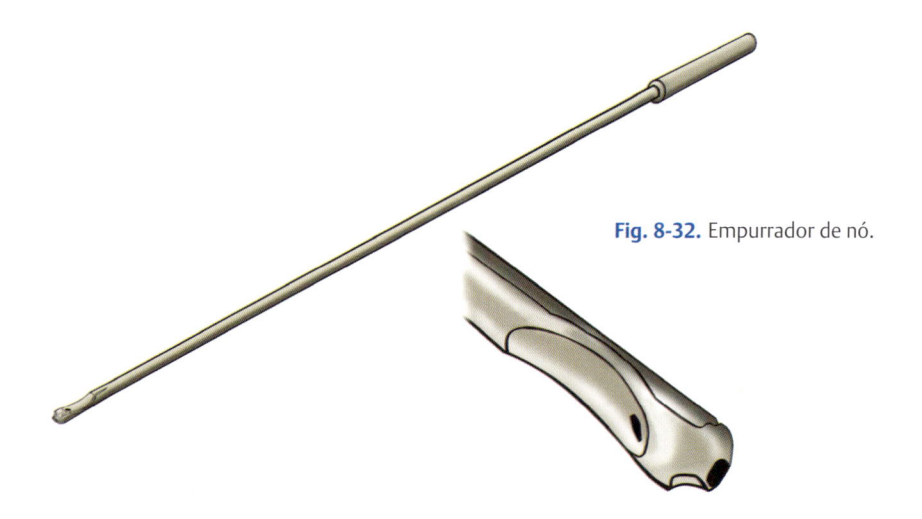

Fig. 8-32. Empurrador de nó.

Tipos de Nós e Ligaduras

Os nós e as ligaduras classificam-se conforme o local onde são realizados (Fig. 8-33).

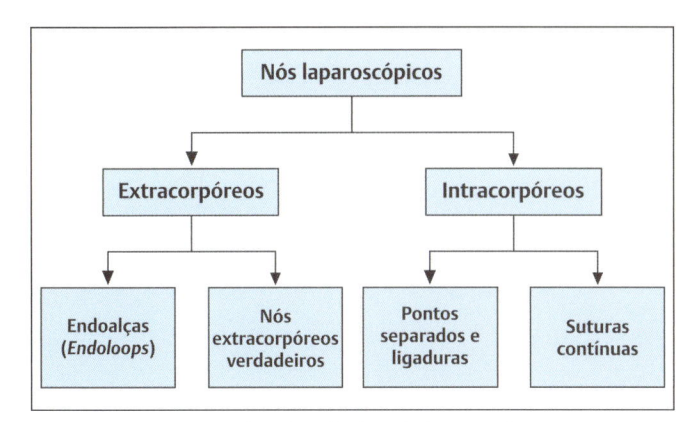

Fig. 8-33. Classificação dos nós laparoscópicos.

Nós Extracorpóreos Verdadeiros

São nós realizados fora da cavidade abdominal levados até o seu interior com auxílio dos empurradores de nós.

Possuem inestimável valor histórico, tendo sido os primeiros tipos de ligadura utilizados pelos cirurgiões nos anos iniciais da laparoscopia, porém, encontram-se em desuso, atualmente, em decorrência da grande evolução técnica de equipamentos e técnicas laparoscópicas, tendo sido progressivamente substituídos por nós intracorpóreos, mais versáteis.

Seu conhecimento, porém, é de grande valia na ocorrência de imprevistos, podendo ser útil eventualmente.

Técnica Cirúrgica: Nós Extracorpóreos

1. Escolha do fio:
   - Monofilamentar, preferencialmente (facilita o deslizamento).
   - Longo (idealmente maior que 1 metro de extensão).
   - Não agulhado (se necessário, pode-se logicamente seccionar a extremidade com a agulha).
2. Preensão de uma de suas extremidades com o porta-agulha na mão dominante e passagem do fio pelo trocarte mais conveniente para o interior da cavidade abdominal.
3. Envolvimento da estrutura a ser ligada através da passagem da ponta do fio pela referida.
4. Preensão da ponta do fio e retirada suave pelo mesmo trocarte de inserção.
5. Realização de seminó fora da cavidade e transporte à estrutura em questão com auxílio do empurrador de nó.
6. Repetição da etapa anterior até a confecção do nó desejado.
7. Secção de pontas da ligadura na altura desejável.

FIQUE DE OLHO

Os nós extracorpóreos podem também ser realizados pela confecção de nós deslizantes semelhantes aos *endoloops* descritos adiante, contudo, a despeito de serem mais práticos, são menos versáteis que os próprios *endoloops* e nós intracorpóreos, razão de seu uso restrito.

CAPÍTULO 8

*Endoalças (Mais Conhecidos Pela Nomenclatura Inglesa: **Endoloops**)*

São nós realizados também fora da cavidade abdominal e levados para o seu interior. Diferenciam-se dos nós extracorpóreos pela maneira de sua realização. O nó completo é realizado previamente e por ser deslizante é levado à cavidade pelo empurrador de nó. Dessa maneira, não há necessidade de fios longos, há menor risco de lesão das estruturas por tracionamento excessivo e maior velocidade na confecção das suturas.

Técnica Cirúrgica: Endoalças

1. Escolha do fio:
   - Monofilamentar (facilita o deslizamento).
   - Comprimento mínimo de 25 cm.
   - Não agulhado (se necessário, pode-se logicamente seccionar a extremidade com a agulha).
2. Realização de *endoloop*.
   Diversas técnicas podem ser utilizadas para a realização de endoalças, sendo algumas conhecidas por epônimos como o nó de Roeder e de Tayside, descritos adiante. De forma simplista, todavia, é comum em todas as técnicas conhecidas a realização de um nó pré-amarrado corrediço com uma alça de cerca de 5-10 cm, a ser tracionada para o interior da cavidade pelo empurrador de nó (Figs. 8-34 e 8-35).
3. Transporte da alça para o interior da cavidade abdominal, apreensão da estrutura desejada e aperto do nó com auxílio pelo empurrador de nó (Fig. 8-36).
4. Secção de pontas da ligadura na altura desejável com tesoura laparoscópica com a mão dominante ou não.

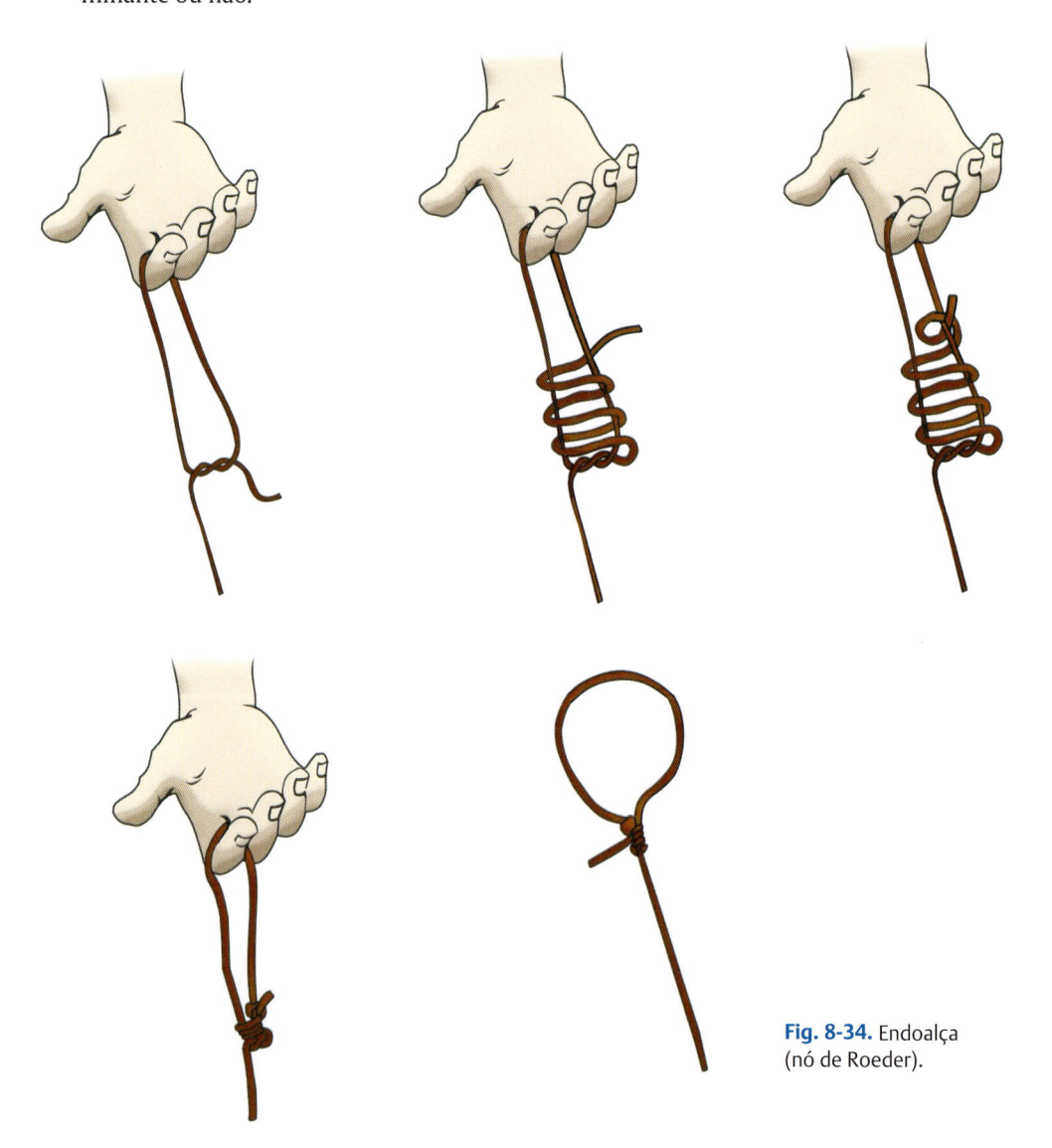

Fig. 8-34. Endoalça (nó de Roeder).

HEMOSTASIA CIRÚRGICA E APROXIMAÇÃO DE TECIDOS

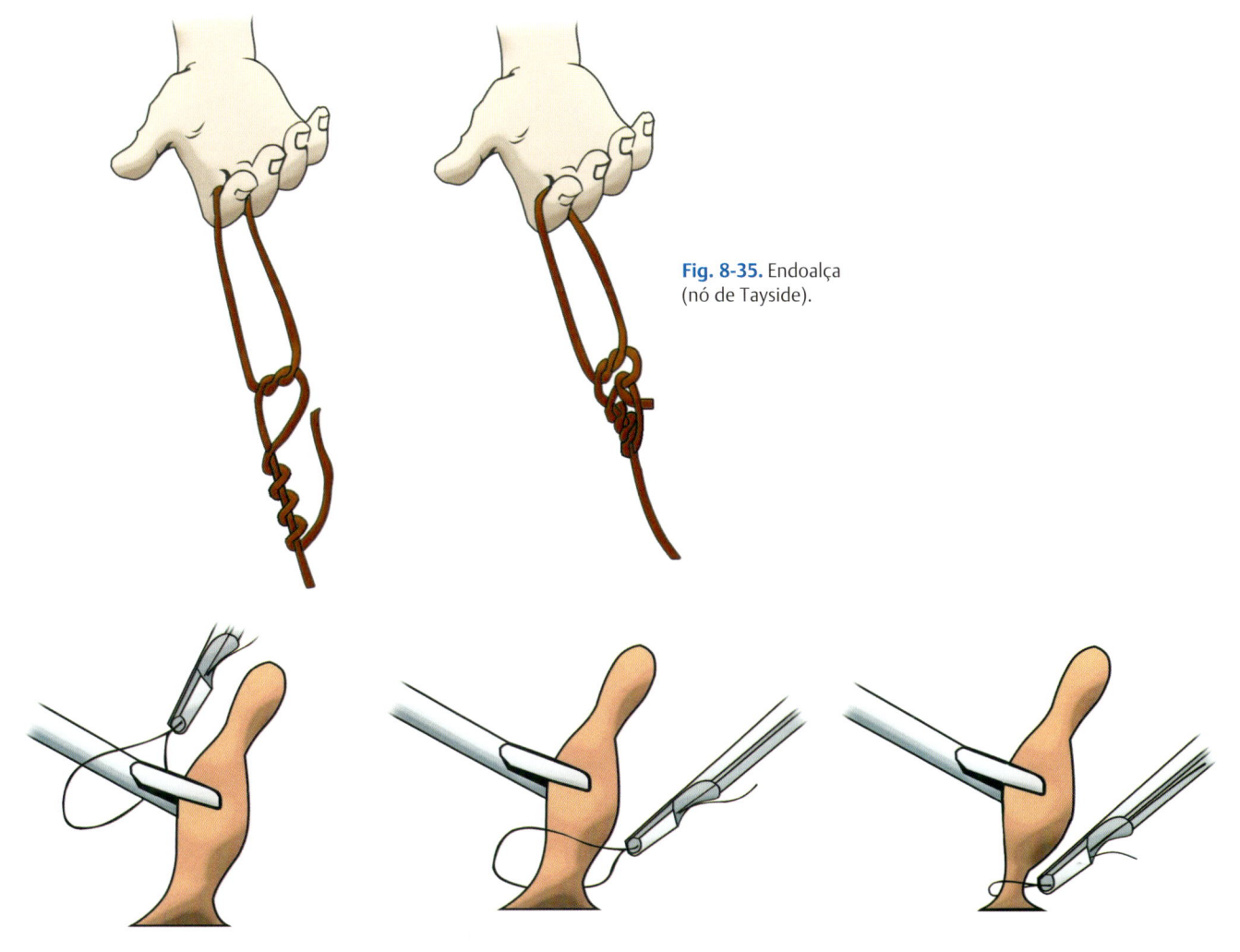

Fig. 8-35. Endoalça (nó de Tayside).

Fig. 8-36. Apreensão de estrutura pela endoalça – aperto do nó (visão interna).

> **FIQUE DE OLHO**
>
> *Endoloops* previamente montados, com dispositivos de aplicação descartáveis ou não, são disponíveis no mercado. Logicamente, apresentam custo elevado comparados com confecção própria, simples e de fácil execução conforme explicado anteriormente.

Aplicabilidade Clínica
- Ligadura apendicular na apendicectomia.
- Hemostasia de vasos sanguíneos.
- Etc.

Nós Intracorpóreos
São os nós realizados no interior da cavidade abdominal.

A habilidade de realizá-los com destreza e velocidade requer coordenação harmoniosa dos instrumentos durante a confecção das laçadas, demonstrando assim domínio das habilidades laparoscópicas básicas pelos cirurgiões que os praticam.

Fundamentos
O sucesso de uma sutura intracorpórea requer mais do que a passagem de fios pelos tecidos e necessita de uma logística técnica que facilite e permita tal ato. Essa logística envolve ergonomia, posicionamento dos portais, manipulação adequada do fio cirúrgico e realização da sutura, propriamente.

Ergonomia

O posicionamento deve proporcionar o máximo conforto possível ao cirurgião. Nesse contexto, destacam-se alguns conceitos:

1. Algum monitor deve estar posicionado em frente ao cirurgião (Fig. 8-37).
2. Os cotovelos devem estar baixos e posicionados ao longo do corpo.
3. Os punhos devem ficar retos, sem flexão.

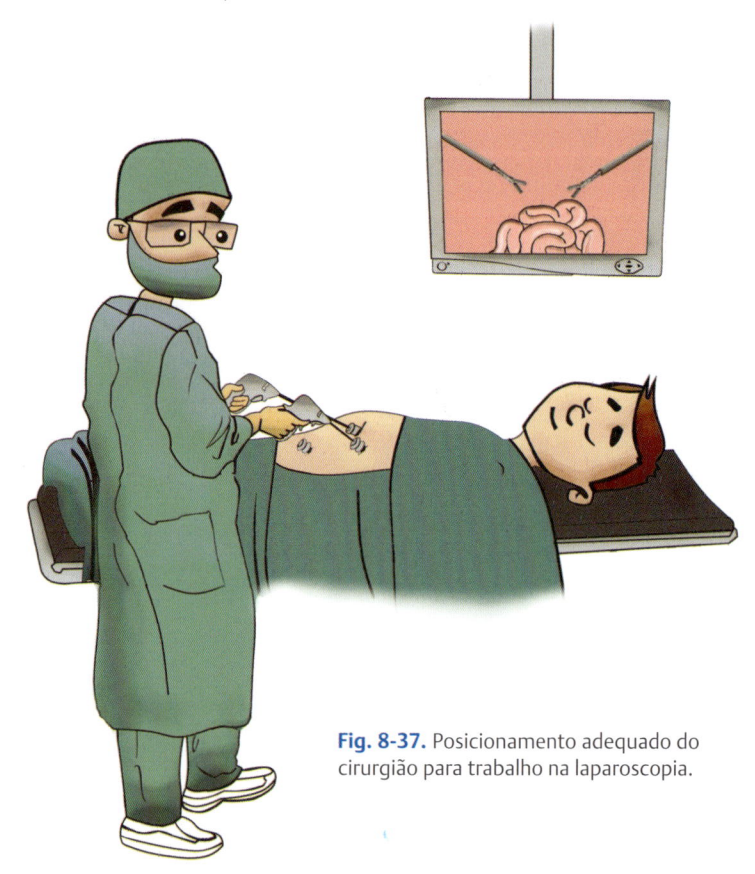

Fig. 8-37. Posicionamento adequado do cirurgião para trabalho na laparoscopia.

Posicionamento dos Portais

A inserção dos instrumentos visando a realização de uma sutura intracorpórea devem ser realizados por portais com distância mínima de 10 cm entre eles, idealmente posicionados em vértices imaginários da base de um triângulo equilátero, com a linha de sutura localizada em seu ápice e câmera em direção perpendicular à base desse triângulo, com visão direta da linha de sutura, conforme princípio primário da laparoscopia de triangulação da área-alvo.

Essa triangulação, logicamente, faz parte de uma situação ideal, nem sempre possível na prática cirúrgica (Fig. 8-38).

HEMOSTASIA CIRÚRGICA E APROXIMAÇÃO DE TECIDOS

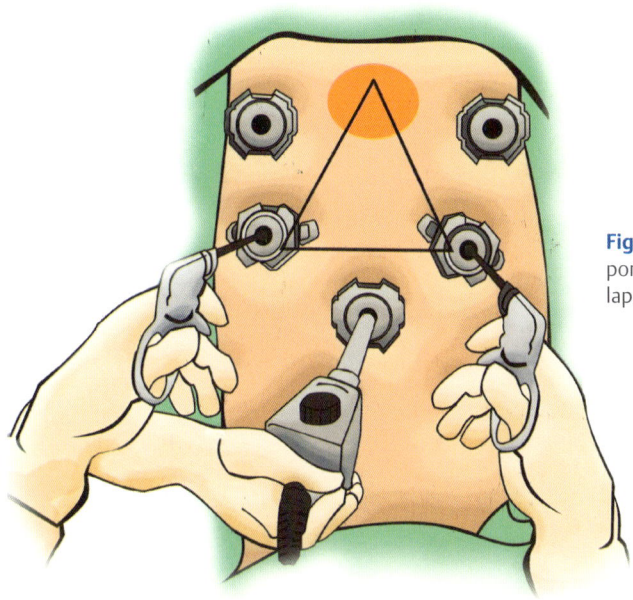

Fig. 8-38. Triangulação dos portais para realização de suturas laparoscópicas intracorpóreas.

Manuseio do Fio Cirúrgico, Entrada e Saída da Agulha na Cavidade Abdominal

O manuseio do fio cirúrgico pela preensão da agulha deve ser evitado, embora possível para agulhas pequenas.

Deve-se manusear o fio por meio da preensão do próprio a uma distância de 0,5-2 cm de sua inserção na agulha, seja na pega, passagem pelo portal ou manipulação no interior da cavidade abdominal.

Dessa maneira há redução do risco de lesões da membrana do trocarte, levando à fuga aérea indesejada durante o procedimento e outras complicações mecânicas como obstrução do trocarte e o próprio rompimento do fio, com possível perda da agulha na cavidade, situação catastrófica pelas possíveis repercussões. Além disso, a agulha livre reduz ainda a chance de lesões teciduais em caso de contato com os órgãos adjacentes.

> **FIQUE DE OLHO**
>
> A fim de evitar problemas com a introdução de agulhas na cavidade abdominal, recomenda-se a passagem por portais de, no mínimo, 10 mm. Uma agulha muito pequena pode até ser transportada por trocartes de 5 mm ou redutores, porém, o uso de tais agulhas não é habitual (Fig. 8-39).

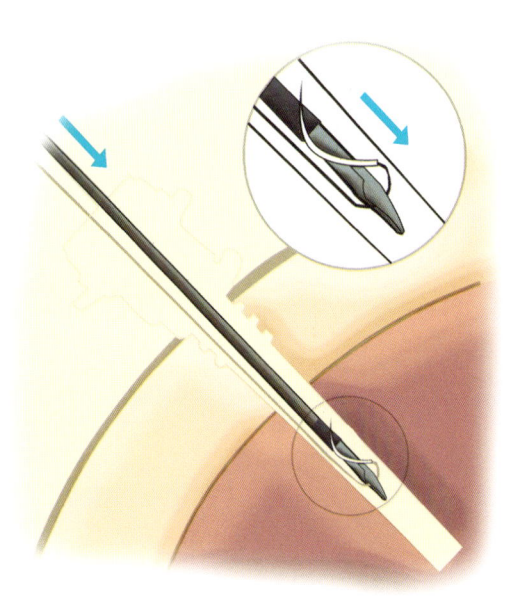

Fig. 8-39. Passagem da agulha pelo trocarte.

> **SAIBA MAIS**
>
> **PERDA DA AGULHA NA CAVIDADE**
>
> A perda da agulha no interior da cavidade abdominal pode resultar em complicações graves, sendo razão de aflição dos cirurgiões, especialmente nos que já passaram por tal situação. Por essa razão, a realização de protocolos cirúrgicos que metodizam as ações do cirurgião são úteis e devem ser estimulados. Sendo assim, sugerem-se os passos a seguir que visam à padronização das ações a serem seguidas em tal situação.
> 1. Interromper o ato cirúrgico, se possível, e procurar a agulha imediatamente.
> 2. Não inserir nenhuma pinça pelos portais até checagem individual do(s) trocater(s).
> 3. Evitar a movimentação dos órgãos, especialmente alças intestinais. Preferir uma busca por meio de inspeção exclusiva com a ótica.
> 4. Em caso de insucesso, colocar o paciente em posição de Trendelenburg com inclinação para a direita, seguida de preenchimento da cavidade abdominal com SF 0,9%. Tais ações promovem a migração da agulha para a região subfrênica.
> 5. Utilizar um intensificador de imagem para orientar a busca

Ajuste do Fio Cirúrgico no Porta-Agulha

O ajuste da agulha pode ser feito de diferentes formas, dentre as quais destacam-se:

Apoio da Agulha Sobre uma Superfície

A forma mais fácil é apoiar o fio cirúrgico com a convexidade da agulha voltada para a parte inferior do monitor em algum órgão, como fígado ou estômago, seguida de sua pega em seu terço distal pelo porta-agulhas em um ângulo perpendicular por meio de leve pressão na superfície visceral.

Dessa maneira, é possível eliminar a dificuldade gerada pela terceira dimensão e ter o auxílio do toque, com percepção tátil dos movimentos.

Vale destacar, porém, que dessa maneira a agulha sempre será posicionada perpendicularmente ao porta-agulhas, sem possibilidade de ajustes (Fig. 8-40).

O ajuste pode ser feito também em superfícies verticalizadas, como a superfície hepática, com algumas pequenas variações. Nesse contexto, o fio deve ser tracionado pela mão não dominante, posicionando a agulha com sua ponta e convexidade na posição desejada, restando apenas a pega pela mão desejada (Fig. 8-41).

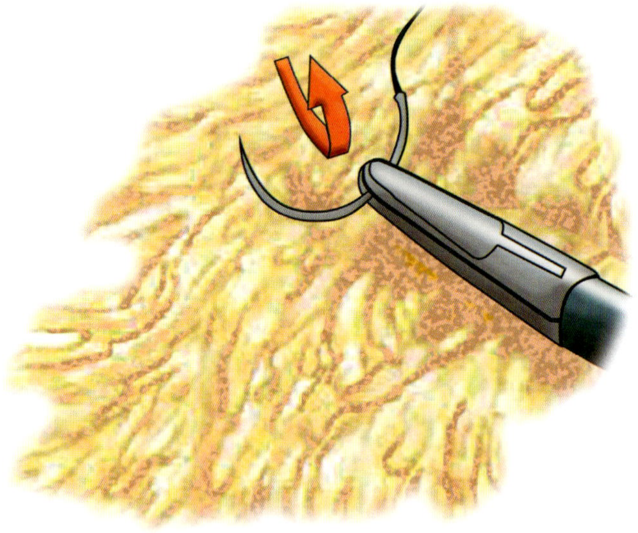

Fig. 8-40. Ajuste da agulha com auxílio de uma superfície plana.

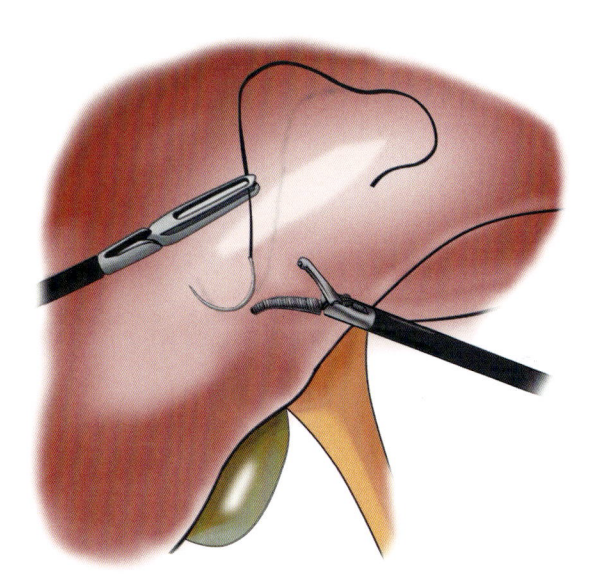

HEMOSTASIA CIRÚRGICA E APROXIMAÇÃO DE TECIDOS

Fig. 8-41. Ajuste da agulha com auxílio de uma superfície verticalizada.

Auxílio com a Mão Não Dominante

Outra maneira de ajuste é por meio do auxílio pela mão não dominante. A mão não dominante promove a fixação do terço proximal da agulha de forma a não impedir sua mobilidade, permitindo sua movimentação pela mão dominante para o seu melhor posicionamento visando a pega desejada pelo porta-agulhas. O porta-agulhas realiza o ajuste por meio de semicírculos aplicados ao fio.

Embora tecnicamente mais difícil, tal maneira permite o ajuste desejado da agulha no porta-agulhas, sob diversas angulações, conforme a necessidade do cirurgião (Fig. 8-42).

Uma maneira simples de confirmar o ajuste perpendicular da agulha ao porta-agulhas é a observação da localização do reflexo em seu corpo. Se o brilho estiver localizado em seu 1/3 proximal, pode-se assegurar que a agulha se encontra adequadamente posicionada.

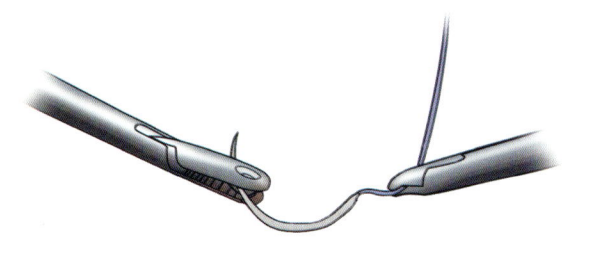

Fig. 8-42. Ajuste da agulha com auxílio da mão não dominante.

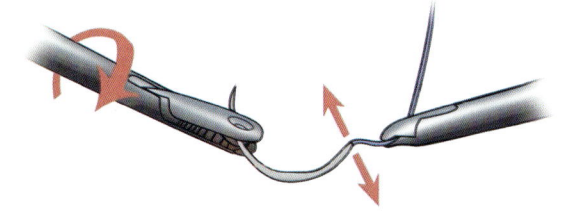

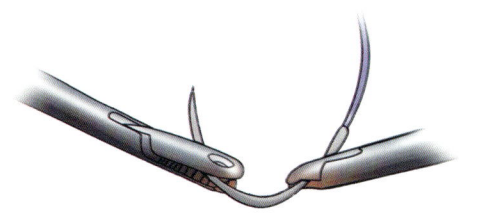

FIQUE DE OLHO

Uma maneira simples de confirmar o ajuste perpendicular da agulha ao porta-agulhas é a observação da localização do reflexo em seu corpo. Se o brilho estiver localizado em seu 1/3 proximal, pode-se assegurar que a agulha encontra-se adequadamente posicionada.

Pega Invertida
Eventualmente, é necessário realizar a pega invertida da agulha, especialmente, em situações onde a linha de sutura se encontra horizontalizada. Nesse contexto, a mudança da pega pode ser feita de forma simples por um movimento duplo de pronação do porta-agulhas e pinça auxiliar após preensão da agulha, como visto adiante (Fig. 8-43).

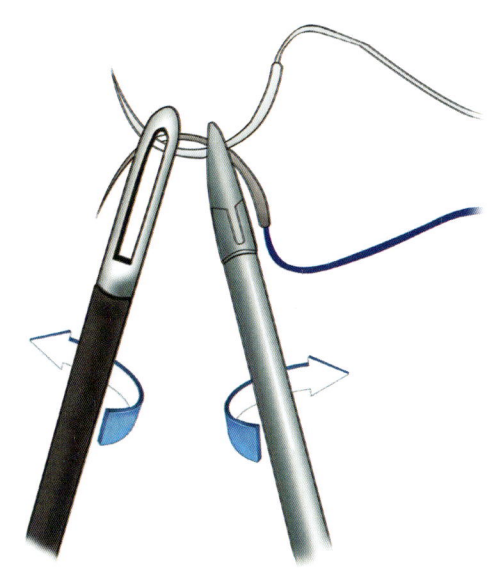

Fig. 8-43. Inversão da pega da agulha por movimento de dupla pronação.

Posicionamento da Agulha no Porta-Agulhas Conforme a Linha de Sutura
Na realização de qualquer sutura, a agulha deve entrar e sair do tecido a 90 graus. Idealmente, para suprir tal condição o porta-agulha deve estar em uma posição paralela à linha de sutura, entretanto, frequentemente tal situação não é possível, sendo necessária a angulação da agulha no porta-agulhas para permitir a realização das suturas.

Tipos de Nós Cirúrgicos
O nó cirúrgico é constituído pela realização sucessiva de seminós simples, podendo-se, então, obter nós de diversas características conforme a intenção do cirurgião. Vejamos os nós mais comuns utilizados na laparoscopia:

Nós Deslizantes
Realizados por meio de seminós simples sobrepostos, sem inversão da meia-volta em relação ao seminó anterior, ou seja, ambos os seminós são realizados na mesma direção.
Sua grande vantagem é permitir o aperto do nó a qualquer momento pelo cirurgião, recurso útil em estruturas sob tração, porém, por se tratar de um nó inseguro, requer um terceiro seminó de fixação, de segurança.

Nós Quadrados
Constituem o tipo básico de nós mais utilizados nos procedimentos cirúrgicos tradicionais. São realizados por dois seminós simples, com as duas meia-voltas posicionadas em direções opostas, podendo ser reforçado por outros seminós de segurança de acordo com o fio utilizado. Em razão de não poder ser afrouxado após sua confecção, consiste em um nó seguro.

Nós Duplos ou de Cirurgiões
Trata-se da realização de duas voltas primárias na primeira meia-volta sucedida por uma meia--volta em direção oposta, semelhante ao nó quadrado. A volta dupla do primeiro seminó evita que o nó deslize, permitindo que a segunda meia-volta seja realizada sem tração do fio, razão pela qual deve ser o nó de escolha na laparoscopia.

HEMOSTASIA CIRÚRGICA E APROXIMAÇÃO DE TECIDOS

▶ Suturas Laparoscópicas
Similarmente à cirurgia tradicional, suturas simples ou contínuas podem ser realizadas na laparoscopia.

Pontos Separados e Ligaduras em Geral
Várias técnicas de laçadas são possíveis, todavia, sugerem-se a seguir algumas técnicas simples e de fácil assimilação.

Características Gerais
- Escolha do fio:
  - Multifilamentar (evita o deslizamento).
  - Comprimento mínimo de 15 cm.
  - Agulhado ou não (fios não agulhados são utilizados nas ligaduras).

Técnica Cirúrgica: Nó Quadrado
Passa-se o fio nas estruturas a serem suturadas, deixando-se a extremidade da esquerda no campo visual (agulhada) um pouco mais longa que a da direita, determinando a forma da letra "C" ao fio passado. Com a extremidade longa do fio confecciona-se uma volta no contraporta--agulhas, posicionado posteriormente e à esquerda, com o cuidado de não prender esta alça nas articulações do instrumento.

A seguir tracionam-se as duas extremidades do fio em sentidos opostos, apertando o semi--nó. Em seguida cria-se, com a extremidade mais longa, agora à direita do campo visual, um "C invertido" ou "D", realizando-se uma volta em torno do porta-agulhas inserido também posteriormente ao laço. Tracionam-se, então, ambas as extremidades e o nó é terminado (Fig. 8-44).

Nesta técnica, o uso de ambas as mãos pelo cirurgião é fundamental.

Durante as laçadas a ponta da agulha e a extremidade do fio devem ser deixadas soltas e voltadas para cima. Dessa maneira, facilita-se a realização dos nós e evitam-se lesões iatrogênicas.

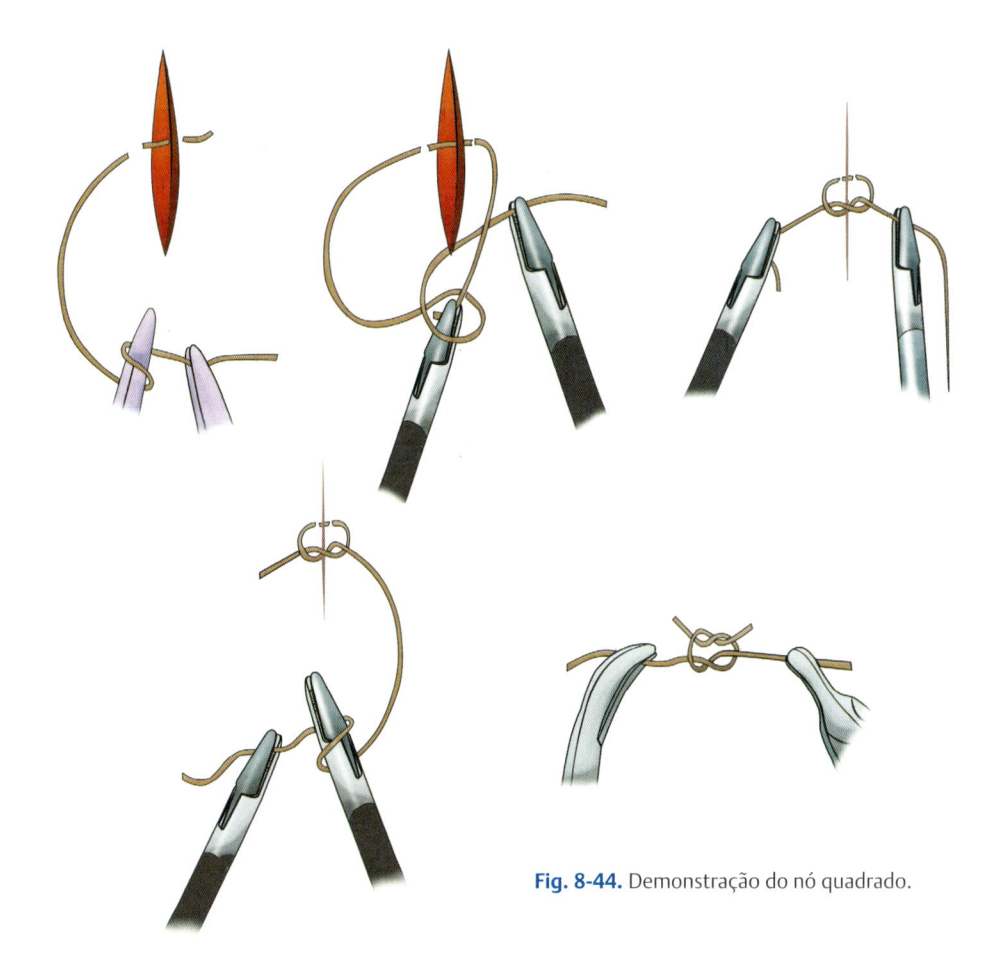

Fig. 8-44. Demonstração do nó quadrado.

Técnica Cirúrgica: Nó Deslizante

São realizados de forma semelhante à técnica anterior, porém, prevalece o uso pela mão dominante, fato que torna a sutura mais rápida. Por se tratar de uma sutura insegura, a realização de um contranó de fixação é fundamental ao seu término.

Passa-se o fio nas estruturas a serem suturadas, deixando-se a extremidade da esquerda no campo visual (agulhada) um pouco mais longa que a da direita, determinando a forma da letra "C" ao fio passado. Com a extremidade longa do fio confecciona-se uma volta no contraporta-agulhas, posicionado posteriormente e à esquerda. A seguir tracionam-se as duas extremidades do fio em sentidos opostos, apertando o seminó.

Em seguida repete-se o passo anterior com o contraporta-agulhas posicionado posteriormente ou anteriormente ao fio que mantém-se tracionado pelo porta-agulhas, criando um nó deslizante, apto à tração conforme desejo do cirurgião (Fig. 8-45).

Após ajuste do nó, por tratar-se de um nó deslizante, é necessária a realização de um nó de fixação. Com a extremidade mais longa, agora à direita do campo visual, um laço com a forma de "C invertido" ou "D" é criado, realizando-se uma volta em torno do contraporta-agulhas inserido agora anteriormente a esse laço, trancionando-se por fim as extremidades e terminando o nó.

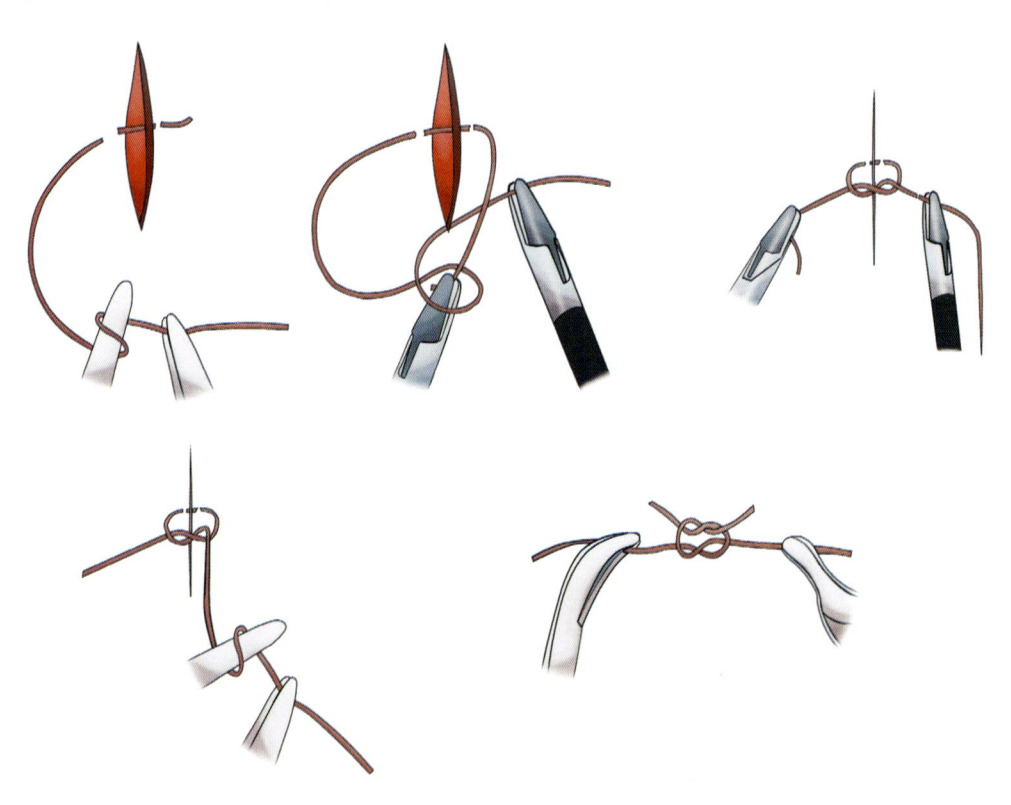

Fig. 8-45. Demonstração de um nó deslizante.

Técnica Cirúrgica: Conversão do Nó do Cirurgião em Nó Deslizante

A conversão do nó de cirurgião em nó deslizante é possível e frequentemente útil. Os instrumentos pegam o fio do mesmo lado, tracionando-os em sentidos contrários. Dessa maneira, é possível deslizar o nó e apertá-lo. Após tal ação, basta tracionar as extremidades e adicionar os demais nós de fixação (Fig. 8-46).

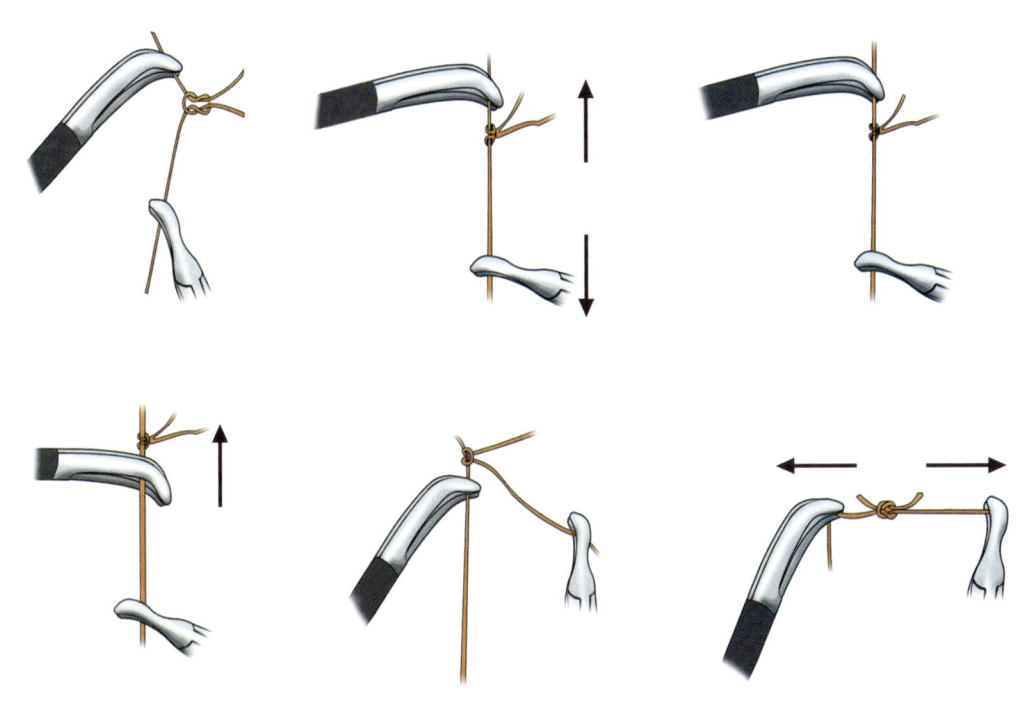

Fig. 8-46. Conversão do nó de cirurgião em nó deslizante.

▶ Suturas Contínuas

As suturas contínuas caracterizam-se por tração homogênea dos nós e tecnicamente são confeccionadas em menor tempo comparativamente às suturas descontínuas.

Importante dizer que na sutura contínua são pontos importantes o nó inicial, a sutura propriamente e o nó terminal.

Características Gerais
- Escolha do fio:
  - Multifilamentar (evita o deslizamento).
  - Comprimento mínimo de 20 cm.
  - Agulhado.

▶ Técnica Cirúrgica – Chuleio Simples

1. Nó inicial:

O nó inicial pode ser realizado por meio de nós simples ou nós pré-amarrados. A sutura com nó pré-realizado consiste na realização prévia de uma alça na extremidade distal de um fio agulhado. Esta alça é montada de forma que ao se tracionar o fio após suturar a estrutura desejada, este se fecha sobre si mesmo, dando a contenção necessária. Diversas são as maneiras de realização dessa pré-montada, porém, uma técnica simples e prática é a realização do nó de rabiola (Fig. 8-47).

Introduz-se o fio assim montado e realiza-se o ponto inicial. Após, passa-se a agulha por dentro da alça, tracionando-se ambas as extremidades completando-se o primeiro nó de maneira rápida e fácil, sem a realização de múltiplas manobras para a sua execução (Fig. 8-48).

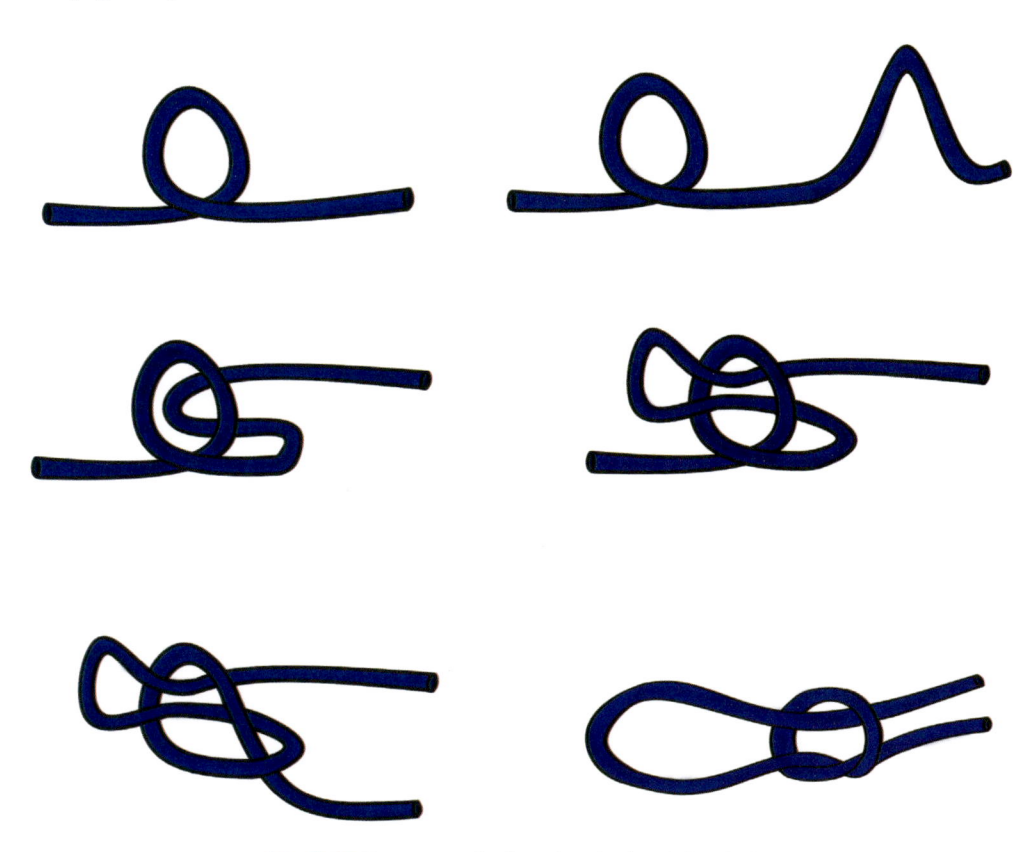

Fig. 8-47. Demonstração de realização do nó de rabiola.

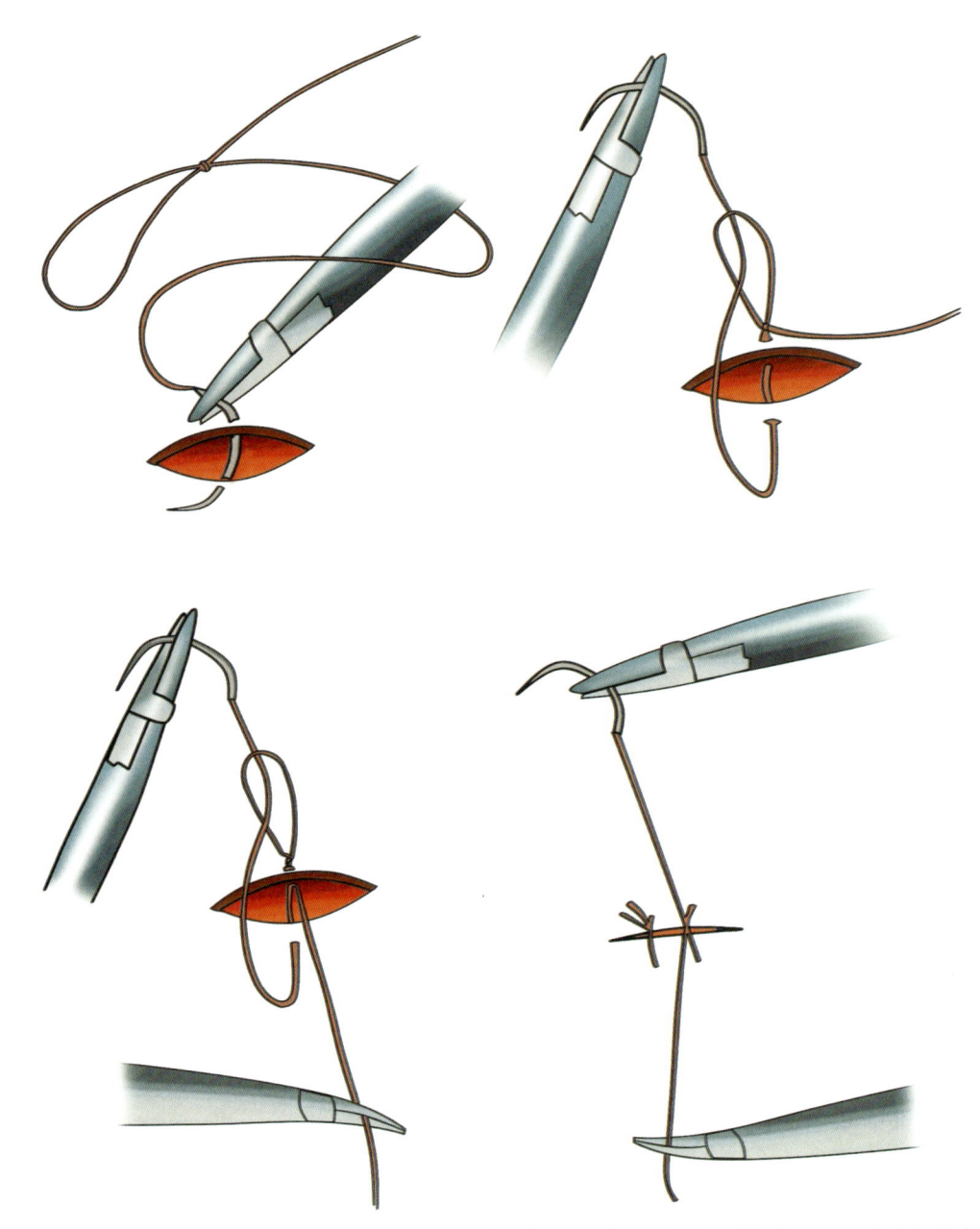

Fig. 8-48. Demonstração de suturas separadas com nós pré-amarrados, também utilizados como nós iniciais de suturas contínuas.

2. Sutura:
Refere-se à passagem da agulha até o ponto final. É realizada de forma semelhante à sutura na cirurgia convencional, com auxílio da mão não dominante na manutenção da tensão dos pontos.

FIQUE DE OLHO

O nó pré-amarrado é um recurso que pode ser utilizado na confecção de nós separados simples. Todavia, o tempo de realização de um seminó intracorpóreo por mãos treinadas é semelhante ao tempo gasto para preparação do nó pré-amarrado e sua amarração dentro da cavidade, não havendo vantagem evidente, portanto, de utilizá-lo nessa situação.

3. Nó terminal

Termina-se a sutura contínua com a realização de um nó antideslizante ou com "interrupção" da sutura, outra alcunha para o nó de Aberdeen.

O nó simples é realizado através da união da ponta do fio e da alça deixada pela última passagem pelo tecido levemente afrouxado. Com a pinça da mão direita a extremidade do fio é apreendida e passos semelhantes aos já discutidos nas suturas separadas são realizados, finalizando a sutura (Fig. 8-49).

O nó de Aberdeen, comparativamente ao nó simples, possui a vantagem de permitir a tensão contínua da sutura, evitando seu afrouxamento (Fig. 8-50).

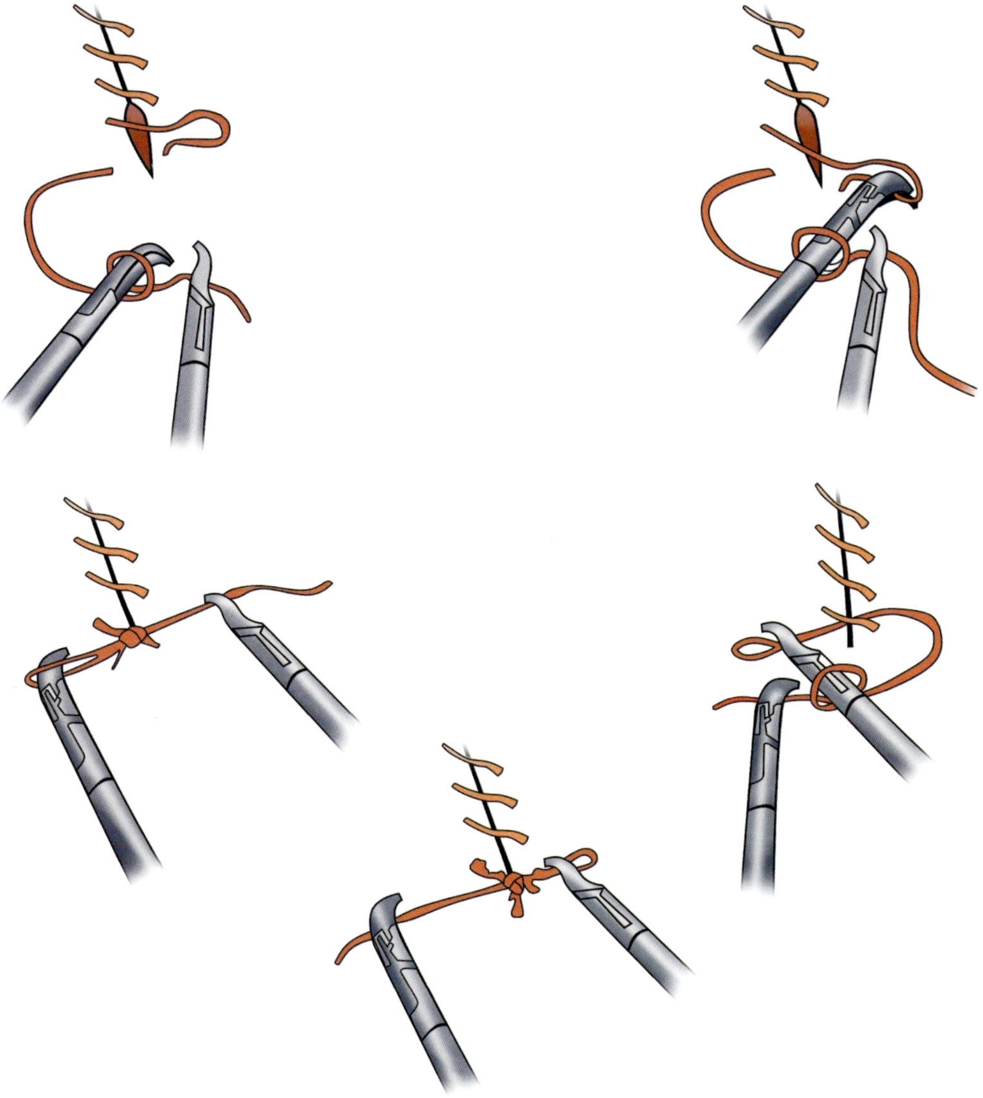

Fig. 8-49. Demonstração do nó final com ponto simples.

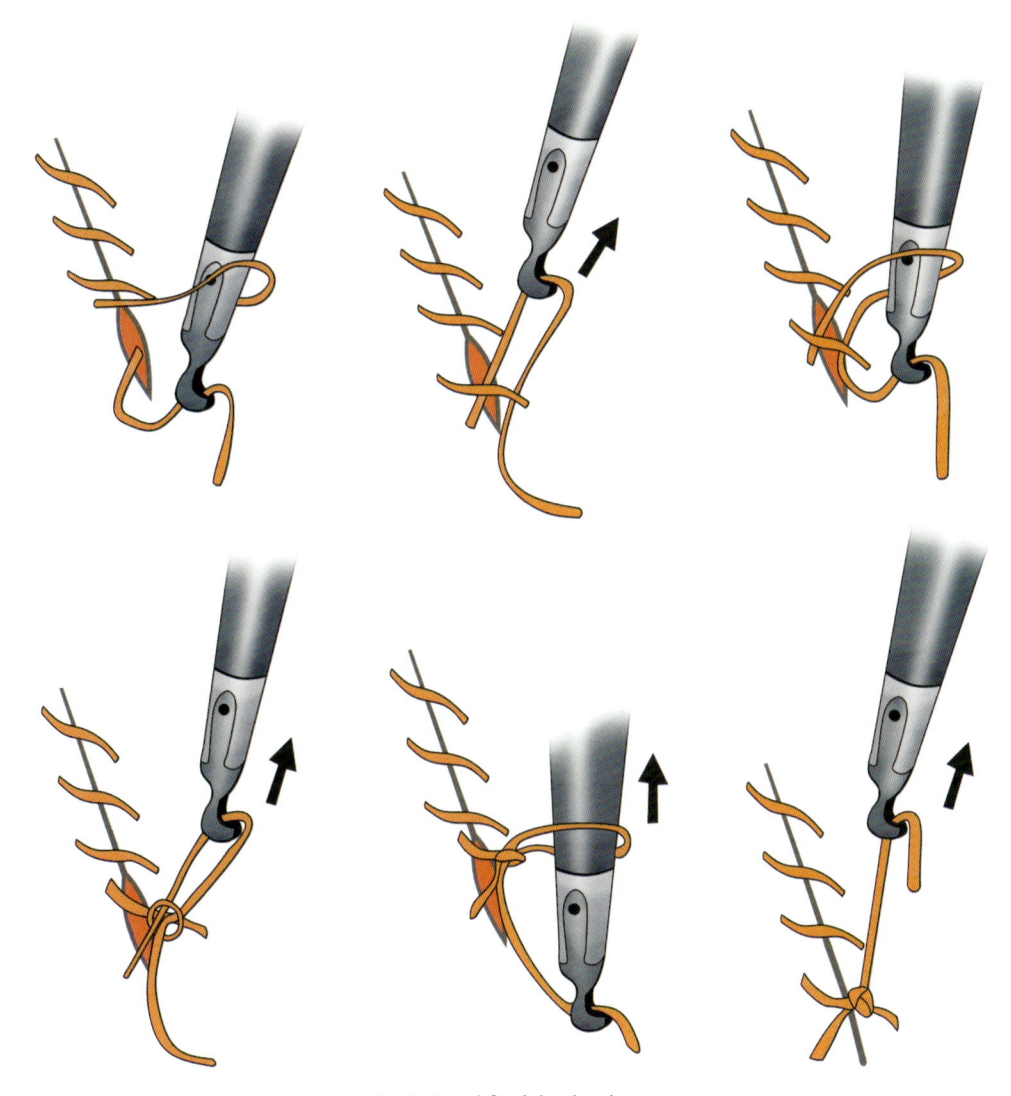

Fig. 8-50. Nó final de Aberdeen.

Aplicabilidade Clínica
- Ligadura apendicular na apendicectomia.
- Ligadura do ducto e artéria císticos na colecistectomia.
- Ligadura da tuba uterina na laqueadura tubária.
- Suturas laparoscópicas manuais em geral (anastomoses digestivas, fechamento da cúpula vaginal em histerectomias...).
- Etc.

> **SAIBA MAIS**
>
> **DISPOSITIVOS DE SUTURA AUTOMÁTICOS**
> Existe uma grande variedade de dispositivos de sutura automáticos. Essa variedade, logicamente, indica a engenhosidade dos fabricantes, mas também ocorre pelo fato de não existir um instrumento absolutamente satisfatório.
> Um dos dispositivos mais conhecidos é o Endostich, que permite a realização de pontos separados, contínuos e diversos tipos de nós isolados. No entanto, tal dispositivo possui uma série de limitações, dentre as quais destaca-se que tal dispositivo só pode trabalhar em tecidos cujas bordas podem ser facilmente mantidas entre suas extremidades. Portanto, não deve ser usado em suturas biliares, urinárias ou vasculares.
> Adicionalmente, por tratar-se de instrumento descartável, possui elevado custo, dificultando sua adoção em larga escala (Fig. 8-51).

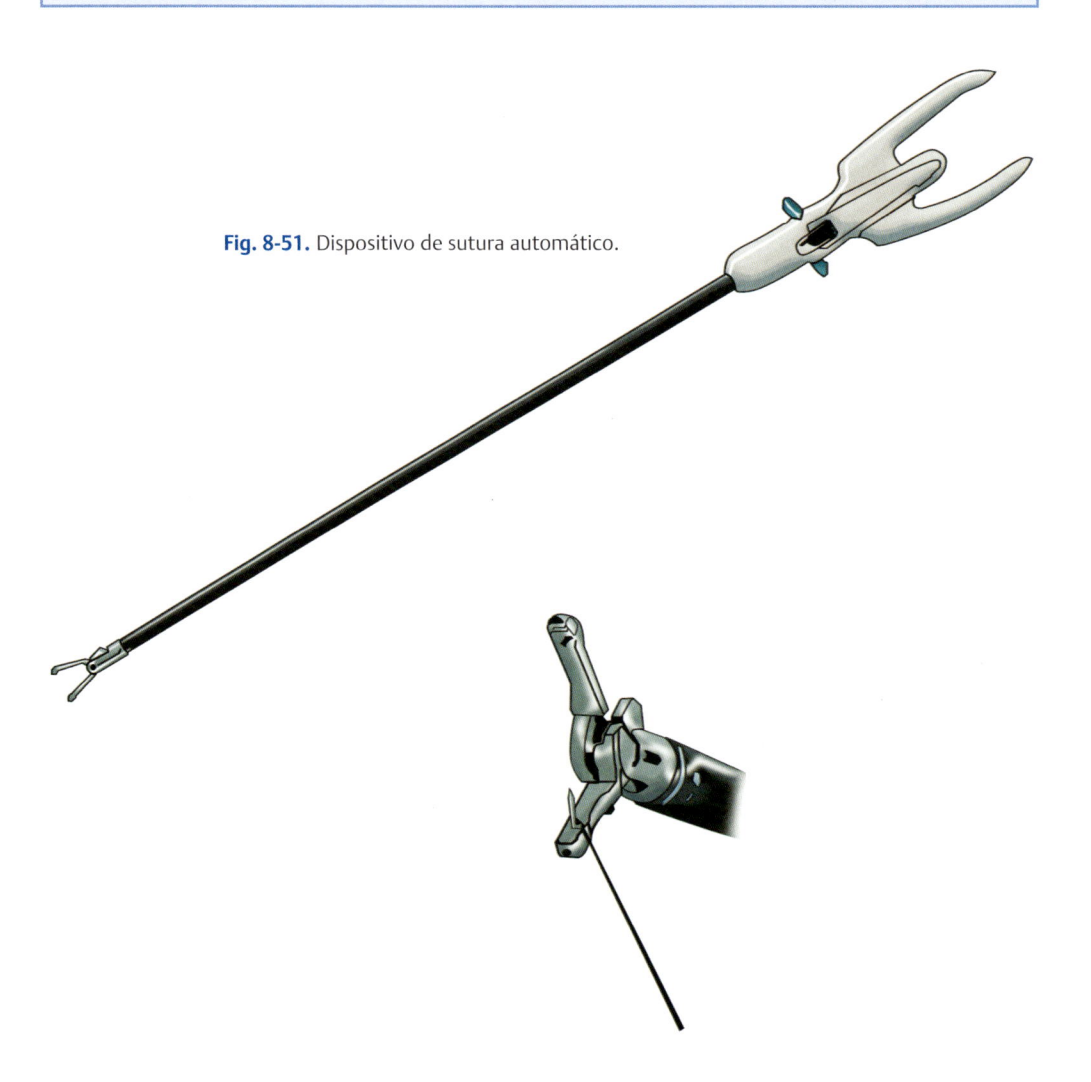

Fig. 8-51. Dispositivo de sutura automático.

▶ Sutura Mecânica

Os grampeadores cirúrgicos são dispositivos mecânicos para a realização de suturas, sendo conhecidos como endogrampeadores aqueles adaptados às particularidades da laparoscopia.

Comparativamente à sutura manual, o grampeamento mecânico possui segurança equivalente na sutura, a despeito de características distintas.

Vantagens
- Velocidade de aplicação da sutura.
- Reprodutibilidade técnica.
- Acesso a regiões restritas.
- Padronização de procedimentos cirúrgico.

Desvantagens
- Alto custo.
- Inexperiência do cirurgião em manipular o equipamento.
- Dificuldade de hemostasia da linha de sutura (risco de transmissão da corrente se utilizada energia monopolar e consequente deiscência ou necrose).
- Índice semelhante de deiscências/fístulas.

Tipos
A principal diferença entre os grampeadores laparoscópicos refere-se à configuração das linhas de grampo, sendo classificados, basicamente, como lineares, curvos ou circulares.

Suturas Mecânicas Lineares
Na laparoscopia são realizadas por grampeadores lineares cortantes, articuláveis ou não.

Desenho da Linha de Grampo
Os grampos são colocados em fileiras retilíneas intercaladas (Fig. 8-52).

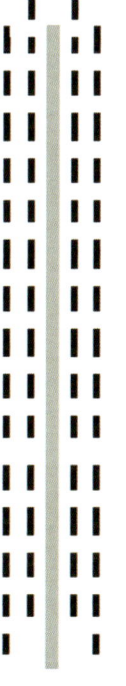

Fig. 8-52. Representação da linha de grampeamento linear.

Corte da lâmina

Tipos

Articuláveis × Não Articuláveis

A presença de articulação na extremidade distal dos grampeadores promove maior facilidade de acesso às estruturas e melhor ajuste ao tecido para o grampeamento. Na prática, todavia, os grampeadores articuláveis são pouco utilizados em razão do custo mais elevado (Fig. 8-53).

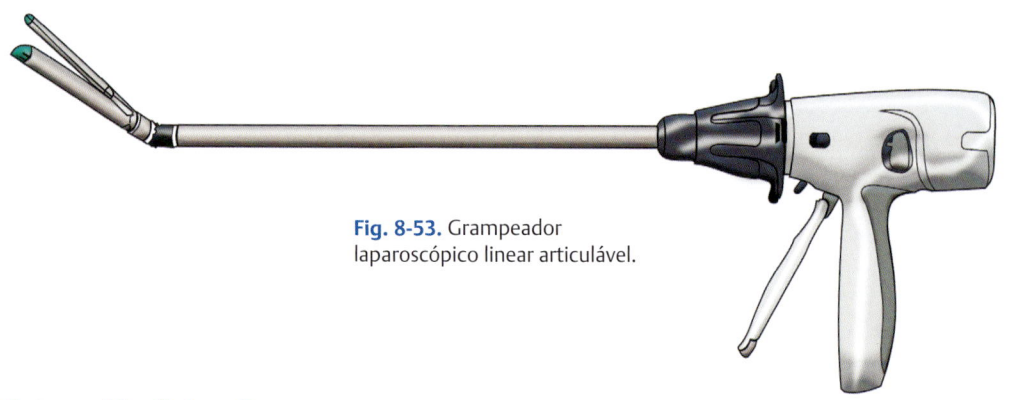

Fig. 8-53. Grampeador laparoscópico linear articulável.

Suturas Mecânicas Curvas

Referem-se aos grampeadores laparoscópicos curvos cortantes. Tais instrumentos apresentam linhas de grampeamento curvas e assemelham-se na prática aos grampeadores lineares articuláveis, seja na forma, finalidade ou uso. A sinuosidade da linha de grampo trata-se de um artifício para melhor adaptação à determinadas estruturas e procedimentos, um recurso equivalente à articulação dos grampeadores lineares supracitados (Fig. 8-54).

Desenho da Linha de Grampo

Os grampos são colocados em fileiras curvas intercaladas (Fig. 8-55).

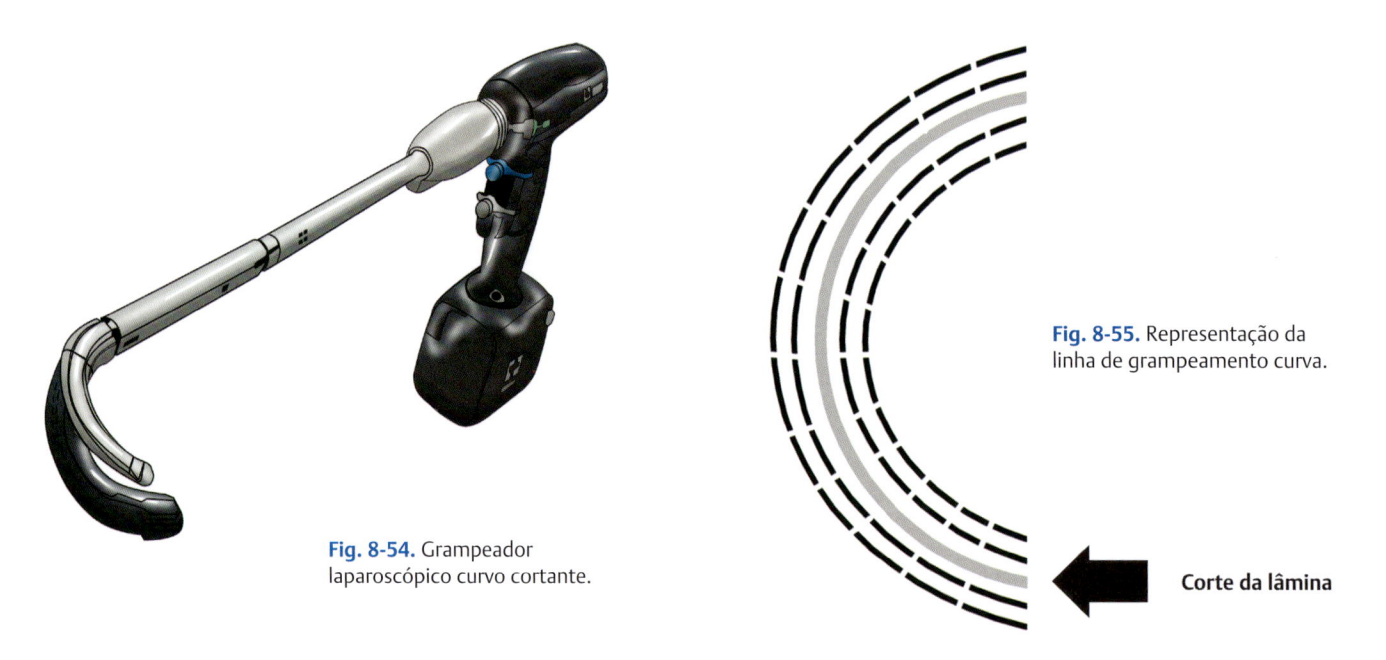

Fig. 8-55. Representação da linha de grampeamento curva.

Corte da lâmina

Fig. 8-54. Grampeador laparoscópico curvo cortante.

Suturas Mecânicas Circulares

Correspondem às suturas realizadas por grampeadores circulares, também conhecidos como grampeadores intraluminares são sempre inseridos no interior de órgãos ocos.

Desenho da Linha de Grampo
Os grampos são colocados em fileiras circulares (Fig. 8-56).

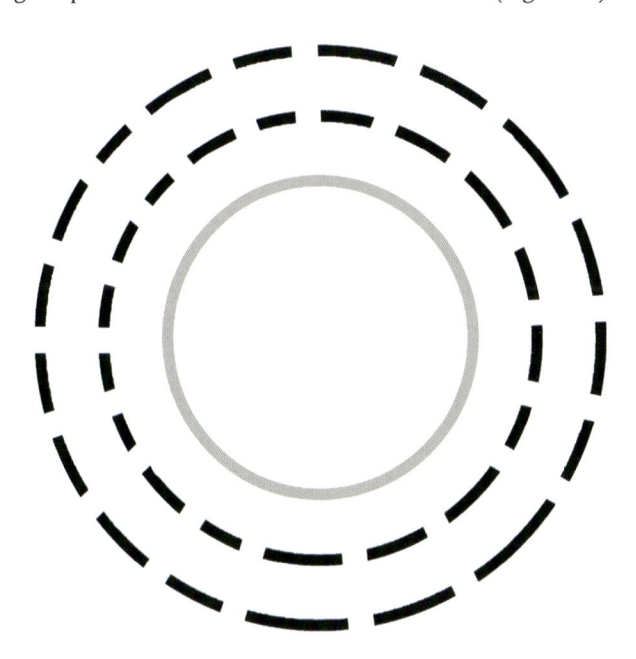

Fig. 8-56. Representação da linha de grampeamento circular.

Grampeadores Circulares
Apresentam diversos diâmetros, úteis para aplicação nas mais diversas estruturas (Fig. 8-57).

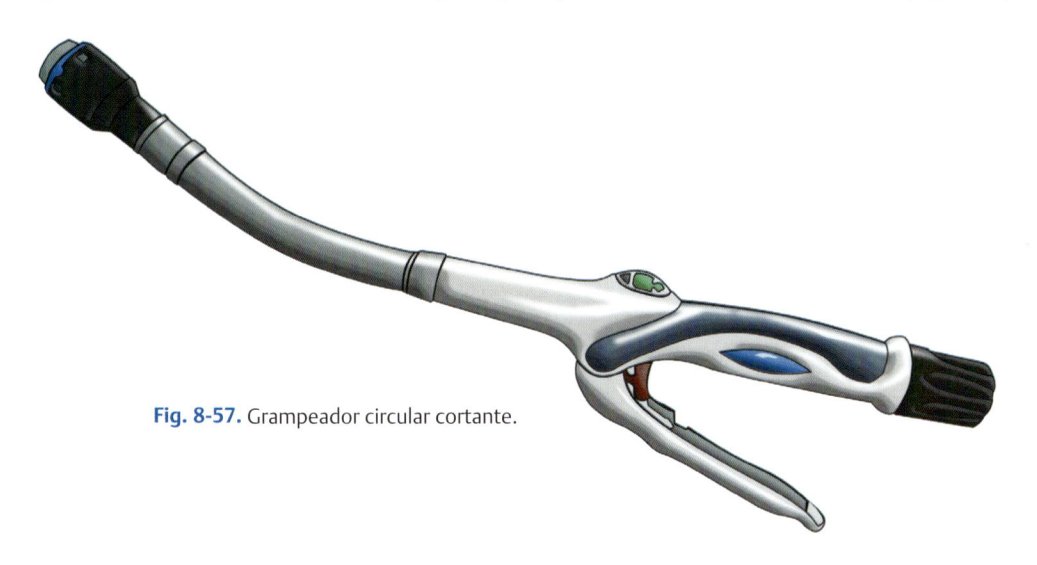

Fig. 8-57. Grampeador circular cortante.

FIQUE DE OLHO

APLICABILIDADE CLÍNICA
- Reto: grampeadores com diâmetro mínimo de 28 mm (em geral 33 mm).
- Esôfago: grampeadores até 28 mm.

Regras para o Grampeamento Mecânico
- Respeitar a espessura do tecido.
- Respeitar o tecido no grampeamento.
- Respeitar a pré-compressão.

Respeitar a Espessura do Tecido
Respeitar a espessura do tecido significa escolher adequadamente a carga adequada de grampeamento.

A despeito da diferença pequena de cargas e grampeadores entre as grandes fornecedoras, características comuns são observadas, existindo um padrão de cores que facilita a escolha das cargas pelos cirurgiões (Fig. 8-58).

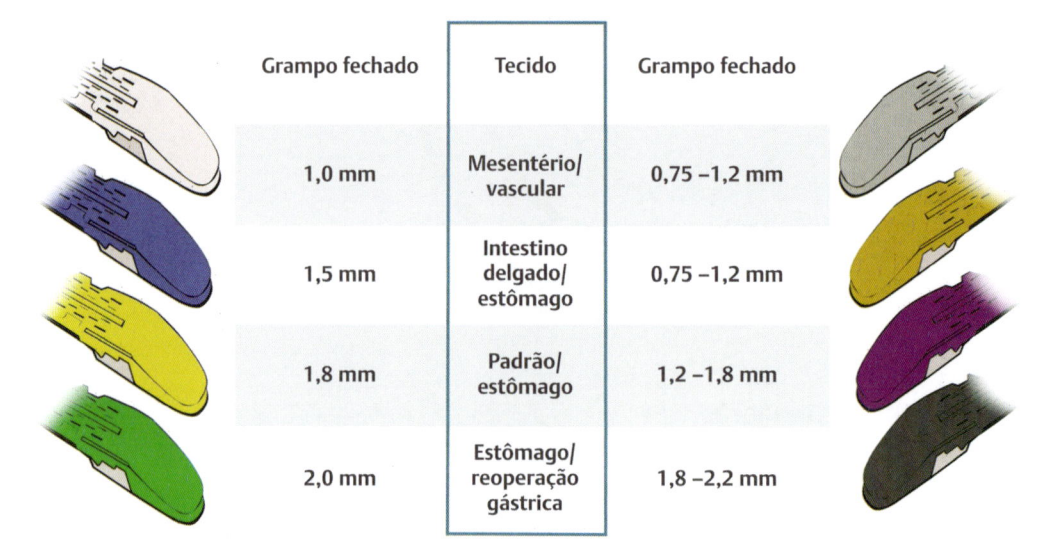

Grampo fechado	Tecido	Grampo fechado
1,0 mm	Mesentério/vascular	0,75–1,2 mm
1,5 mm	Intestino delgado/estômago	0,75–1,2 mm
1,8 mm	Padrão/estômago	1,2–1,8 mm
2,0 mm	Estômago/reoperação gástrica	1,8–2,2 mm

Fig. 8-58. Comparação entre as recargas de grampeadores das principais fabricantes: Johnson and Johnson e Medtronic. (Adaptada de: Palaniappan, Raj. (2016). Staplerology: A Nerd's Notes. Welocity.)

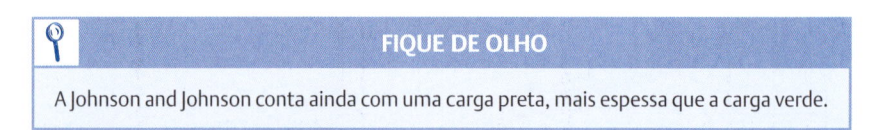

> **FIQUE DE OLHO**
>
> A Johnson and Johnson conta ainda com uma carga preta, mais espessa que a carga verde.

> **FIQUE DE OLHO**
>
> A despeito de parecer confuso, o padrão de cores da principal fabricante é facilmente memorizado por uma simples analogia à bandeira brasileira e proporção das cores presentes na referida (Fig. 8-59).
> Adicionalmente à espessura das cargas, existe o comprimento das cargas, existindo cargas para grampeamentos de 45 mm, 60 mm etc.

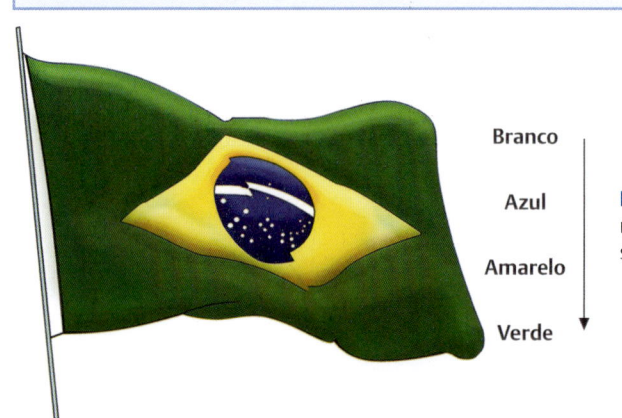

Fig. 8-59. Analogia do tamanho das recargas de grampeadores com as cores e suas proporções na bandeira brasileira.

Branco
Azul
Amarelo
Verde

Respeitar o Tecido no Grampeamento
O grampeador deve se adaptar ao tecido e não o tecido ao grampeador.
 O tecido reage ao grampeamento com extensão de suas dimensões, havendo ainda pequeno deslocamento do referido por aderência não perfeita ao dispositivo, portanto, o tecido não deve ser posicionado justo à extremidade da linha de grampeamento, sob o risco de aumento da espessura e sobrecarga da carga em uso e mesmo grampeamento incompleto.

Respeitar a Pré-Compressão
O tecido possui componentes sólidos e líquidos, com reações diferentes à compressão pelo grampeador. Daí, a importância de pré-compressão por cerca de 15 s, em geral, para permitir a adequada acomodação e extravasamento do edema.

FIQUE DE OLHO

DICAS PARA O GRAMPEAMENTO
Grampo Migratório
Eventualmente, é necessário sobrepor uma linha de grampo.
Tal sobreposição deve ser feita de forma perpendicular à linha de grampeamento prévia. Ao fim de tal sobreposição, será observado um grampo no ângulo distal, conhecido como grampo migratório. Sua presença indica boa qualidade técnica do grampeamento.

Sobressutura na Linha Mecânica?
Não há recomendação formal de sobressutura na linha mecânica. Sua indicação reserva-se às situações com falha de hemostasia na linha de grampeamento. Por ser contraindicada a aplicação de energia próximo aos grampos, recomenda-se a realização de sobressutura com intuito meramente hemostático. A sobressutura deve envolver integralmente a linha de grampo e idealmente realizada com pontos descontínuos, visando a menor prejuízo na vascularização local. A sutura seromuscular deve ser evitada, pois eleva a tensão na sutura mecânica.

Técnica Cirúrgica: Grampeamento com Grampeador Linear Cortante
1. Carregamento do grampeador
 Inicialmente o grampeador deve ser carregado com uma unidade de recarga de grampos. Para isso, basta encaixar a carga no dispositivo e realizar um pequeno giro para ajuste, geralmente em sentido horário de 45 graus.
 A proteção "amarela" da carga deve ser removida somente antes do uso (Fig. 8-60).

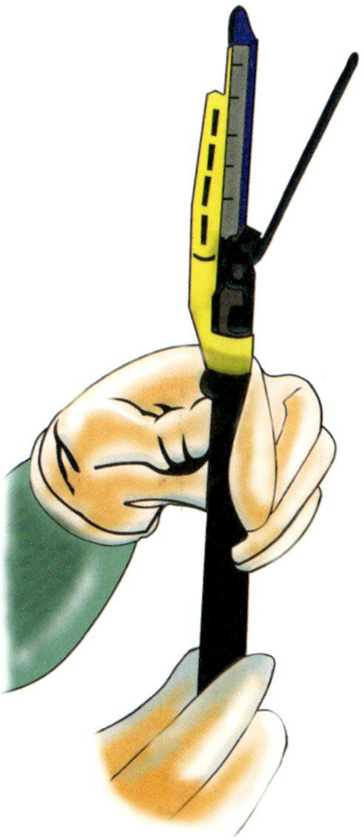

Fig. 8-60. Carregamento do grampeador linear.

2. Passagem do grampeador pelo portal:
    Fecham-se as extremidades pela pressão do primeiro gatilho junto à empunhadura, permitindo assim a passagem pelo portal e a chegada ao sítio cirúrgico.
3. Ajuste ao tecido:
    No interior da cavidade, as extremidades devem ser abertas pela compressão do primeiro gatilho na empunhadura e o grampeador deve ser aplicado no tecido. Após ajuste, as extremidades devem ser novamente fechadas.
4. Pré-compressão:
    Nesse momento, aguardam-se cerca de 15 s para posterior grampeamento.
5. Disparo/grampeamento:
    Em geral, existe um mecanismo de segurança visando a evitar o grampeamento precipitado, normalmente sob a forma de botão.
    Após sua compressão, aperta-se o segundo gatilho existente na empunhadura até o completo grampeamento

Técnica Cirúrgica: Grampeamento com Grampeador Circular Cortante
1. Retirada da ogiva:
    Retirar a ogiva do grampeador girando a rosca de ajuste e realizando o desencaixe (Fig. 8-61).

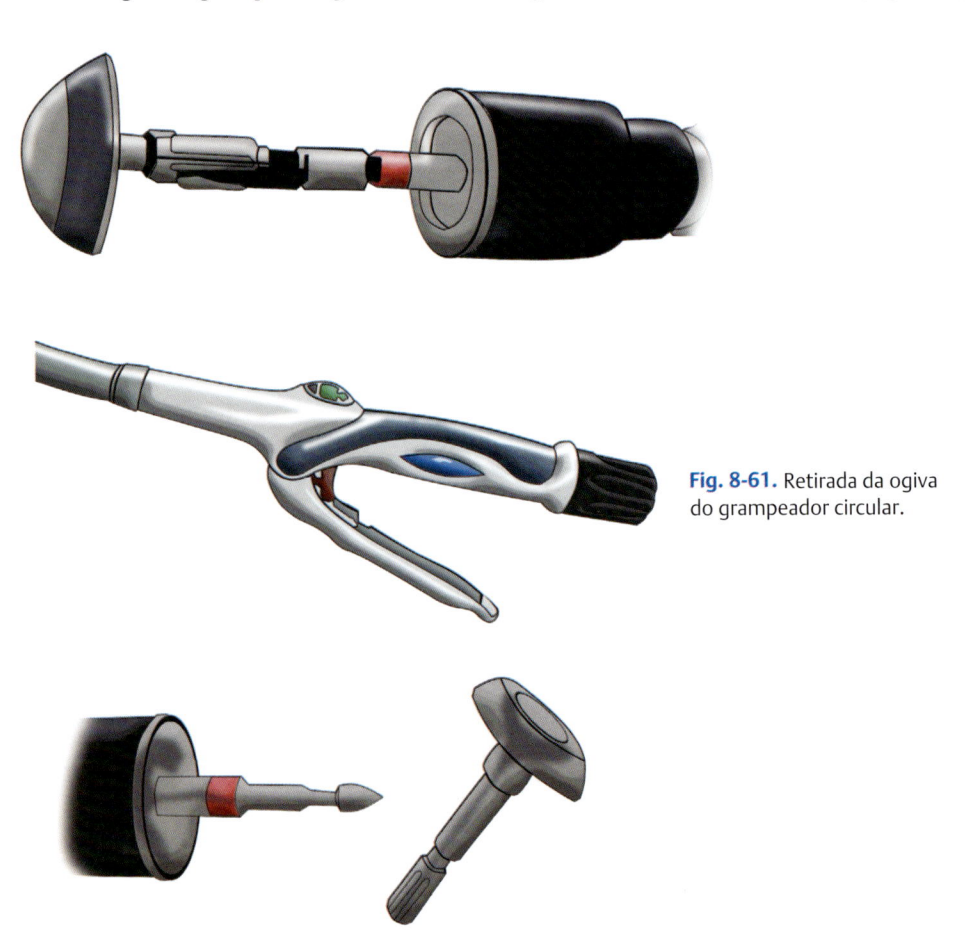

Fig. 8-61. Retirada da ogiva do grampeador circular.

2. Fixação da ogiva no órgão a ser anastomosado:
   Realiza-se uma sutura em bolsa de tabaco fixando a ogiva no órgão a ser anastomosado (Fig. 8-62).

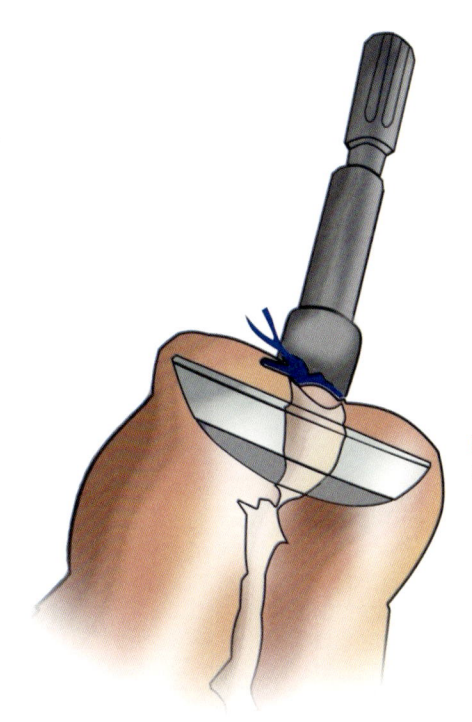

Fig. 8-62. Fixação da ogiva ao órgão a ser anastomosado.

3. Ajuste do grampeador intraluminal:
   Ajusta-se o grampeador circular no interior do lúmen da estrutura a ser anastomosada.
4. Exposição da cânula e encaixe à ogiva:
   Gira-se a rosca de ajuste no sentido estipulado sob visão laparoscópica até perfuração do tecido e exposição completa da cânula, sendo exposta uma faixa de orientação.
   Após, encaixa-se a ogiva na cânula, momento em que geralmente se ouve um clique (Fig. 8-63).

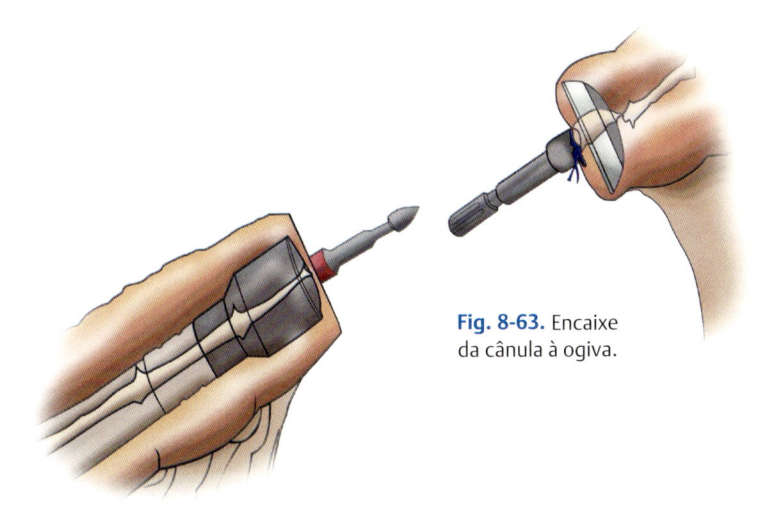

Fig. 8-63. Encaixe da cânula à ogiva.

5. Retração do conjunto cânula/ogiva:
   Gira-se a rosca de ajuste no sentido contrário ao inicial para retração do conjunto, sempre sob visualização direta, evitando-se a retenção indesejada de tecido.
   Enquanto a rotação de ajuste final estiver sendo realizada, a linha até então vermelha na janela indicadora presente na empunhadura é movida para a linha verde, indicando que o grampeamento pode ser realizado.

6. Pré-compressão:
   Nesse momento, aguardam-se 15 s para o grampeamento.
7. Disparo/grampeamento:
   Para o grampeamento, aperta-se o cabo de disparo com uma pressão firme, constante. O cirurgião sentirá a pressão do disparador reduzida e ouvirá um "clique", conforme o instrumento complete o ciclo de disparo (Fig. 8-64).

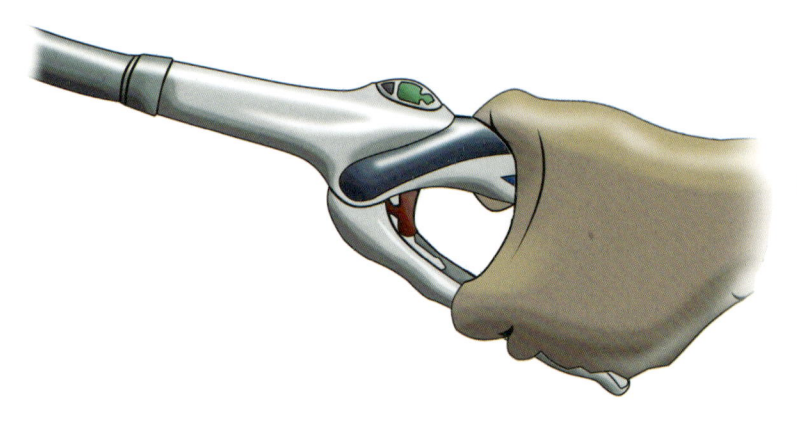

Fig. 8-64. Acionamento do grampeador circular.

8. Retirada do grampeador;
   Tração reversa é aplicada e o dispositivo é retirado.
9. Verificação de integridade dos tecidos (Fig. 8-65):
   Após a retirada dos tecidos e a remoção da ogiva observam-se duas espécimes de tecido com aspecto circular correspondentes aos anéis anastomóticos, que devem estar íntegros. Espécimes de tecido incompletos indicam falha técnica e risco elevado de fístulas anastomóticas, sugerindo reparos.

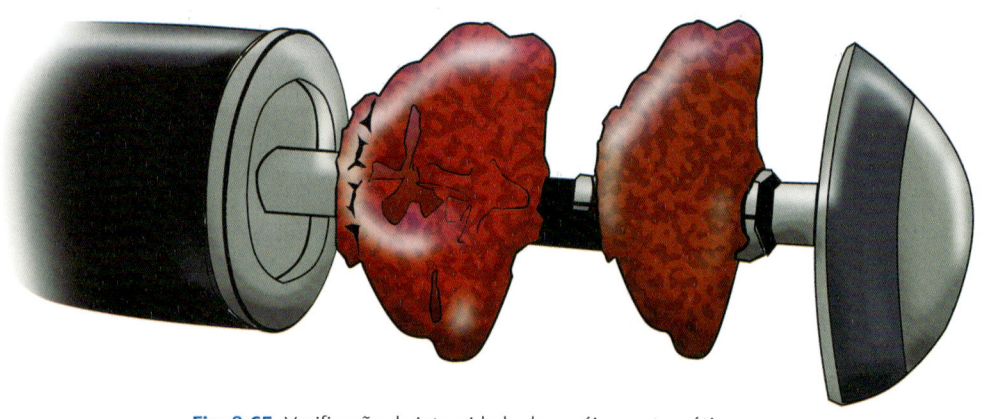

Fig. 8-65. Verificação da integridade dos anéis anastomóticos.

APLICAÇÃO DE ENERGIA
▶ Introdução

A dissecção de tecidos com adequado controle da hemostasia é um grande desafio para os cirurgiões e desde a descoberta da eletrocirurgia ocorrida no século anterior avança significativamente, promovendo maior segurança para o paciente e permitindo o desenvolvimento de novas técnicas cirúrgicas e aprimoramento de procedimentos, com cirurgias cada vez mais complexas e menos invasivas.

O uso da tradicional eletrocirurgia e, recentemente, formas avançadas de energias não só ajuda no controle hemorrágico como também na exposição do campo visual e redução significativa do tempo operatório (Fig. 8-66).

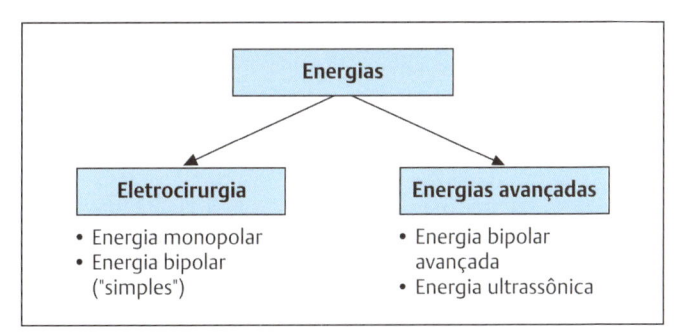

Fig. 8-66. Principais energias utilizadas na laparoscopia.

▶ Eletrocirurgia

Conceitualmente, eletrocirurgia é a utilização de corrente elétrica alternada e de alta frequência visando a divisão (corte) e/ou hemostasia (coagulação) dos tecidos durante o ato cirúrgico.

▶ *Princípio*

Seu princípio físico é baseado no efeito térmico (= efeito Joule), em que a corrente elétrica ao percorrer o tecido humano gera calor.

Uma corrente de elétrons ao atravessar uma célula encontra resistência. Os íons intracelulares em resposta à passagem dos elétrons, colidem entre si e contra as organelas intracelulares, havendo liberação de calor.

▶ *Efeitos Biológicos da Eletrocirurgia*

A passagem de corrente elétrica nos tecidos produz diferentes efeitos.
São eles:

- Efeito térmico.
- Efeito eletrolítico.
- Efeito farádico.

Efeito Térmico

É o efeito desejado na eletrocirurgia. Trata-se da produção de calor pela passagem da corrente elétrica no tecido visando aos efeitos terapêuticos de divisão ou coagulação.

Efeito Eletrolítico

A grande quantidade de líquido no tecido o transforma em um condutor. Dessa maneira, a corrente elétrica é capaz de promover movimentação iônica no tecido biológico (íons eletricamente positivos orientados em direção ao polo negativo, enquanto íons negativos tomam a direção oposta, polo positivo), causando danos teciduais.

Trata-se, portanto, de um efeito indesejado, minimizado na eletrocirurgia em razão uso de corrente alternada.

Efeito Farádico

É a estimulação de células nervosas e musculares pela eletricidade, produzindo dor e/ou contração muscular. Sua ocorrência se dá quando uma corrente alternada de baixa frequência é aplicada ao corpo humano, fazendo com que os íons sejam empurrados para a frente e para trás, pela rápida reversão do fluxo de corrente, gerando despolarização e estimulando as células excitáveis.

Trata-se também de um efeito indesejado, minimizado na eletrocirurgia pelo uso de alta frequência. Quando uma frequência mais elevada é aplicada, os íons celulares mudam de posição em menor grau, devido à rapidez da despolarização, reduzindo a chance de estimulação neuromuscular. Como os geradores eletrocirúrgicos modernos operam com frequências acima de 300 kHz, dificilmente é observado o efeito farádico (Quadro 8-3).

Quadro 8-3. Frequências Elétricas e suas Principais Aplicações

Frequência (Hz)	Efeito
60 Hz	Frequência de uso domiciliar
100 kHz	Contração muscular, dor, eletrocução, FV
300 a 600 kHz	**Geradores eletrocirúrgicos**
550 a 1.500 kHz	Rádio
54 a 880 MHz	TV

FIQUE DE OLHO

ELETROCIRURGIA × ELETROCAUTÉRIO
Eletrocirurgia e eletrocautério não são sinônimos.
Eletrocirurgia corresponde ao uso terapêutico de uma corrente elétrica alternada de alta frequência.
Eletrocautério, por sua vez, é um instrumento que sofre aquecimento por ação de corrente elétrica e exerce seu efeito terapêutico pela transmissão direta de calor aos tecidos. No eletrocautério, a corrente chega e retorna pelo próprio instrumento, não havendo passagem de corrente elétrica ao paciente, apenas calor.

▶ Efeitos Terapêuticos da Eletrocirurgia

Divisão ou hemostasia são os diferentes efeitos terapêuticos decorrentes da ação do calor produzido pela passagem de corrente elétrica através das células e colisão das estruturas intracelulares entre si.

Se o aquecimento for lento e gradual, o calor provocará desidratação por evaporação de água e diminuição do volume celular, constituindo o efeito terapêutico de hemostasia.

Se o aquecimento for rápido e intenso ocorrerá rompimento da membrana celular, com evaporação do conteúdo intracelular, constituindo assim o efeito terapêutico de divisão (Fig. 8-67).

```
        EFEITOS TERAPÊUTICOS
              │
        ┌─────┴─────┐
      CORTE     COAGULAÇÃO
```

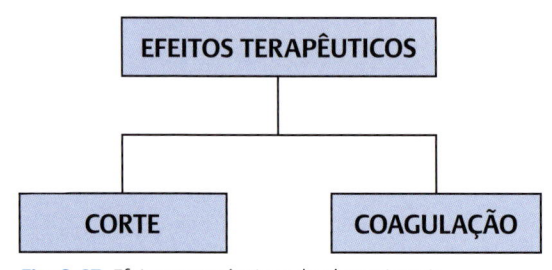

Fig. 8-67. Efeitos terapêuticos da eletrocirurgia.

Divisão Celular (= Corte, = Evaporação Celular)

Trata-se de dividir o tecido com menor efeito de danos adjacentes, ou seja, com baixo nível de necrose.

Para isso, é utilizada corrente de alta intensidade e baixa voltagem, contínua e ininterrupta (senoidal constante), conhecida como onda de corte (Figs. 8-68 e 8-69).

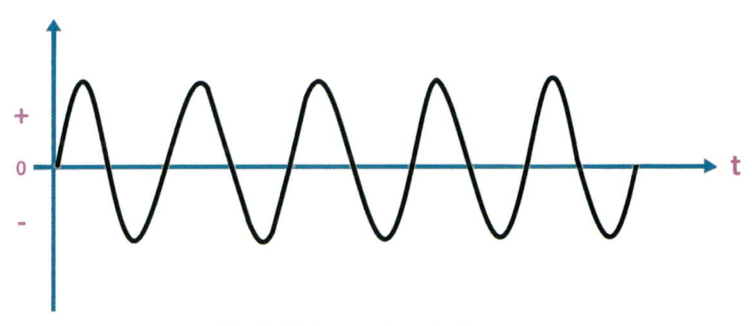

Fig. 8-68. Forma da onda de corte.

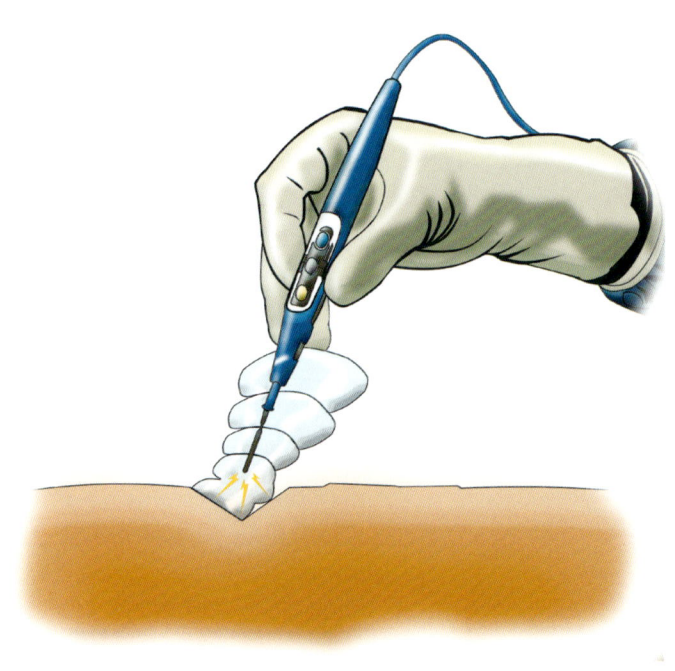

Fig. 8-69. Representação do uso da onda de corte no tecido, havendo produção de vapor e fumaça decorrentes da explosão celular e pouco dano térmico adjacente.

Hemostasia (= Coagulação)

Trata-se da promoção de hemostasia dos tecidos e vasos.

Pode ser realizada de forma superficial, efeito conhecido como fulguração; ou profunda, efeito chamado de dissecação.

Para isso, é utilizada, geralmente, corrente de baixa intensidade e alta voltagem, não contínua e altamente interrupta (senoidal amortecida), conhecida como onda de coagulação (Fig. 8-70).

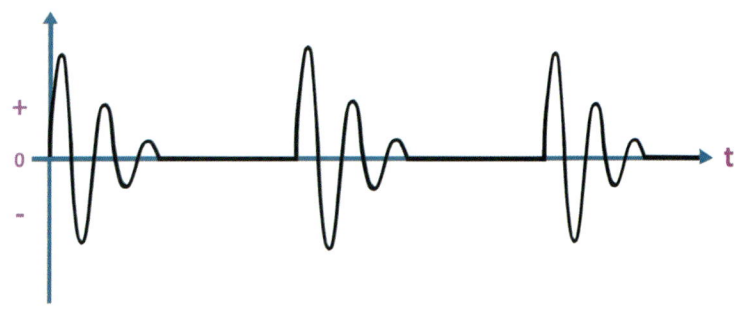

Fig. 8-70. Forma da onda de coagulação.

Fulguração

Na fulguração não há contato do cautério com o tecido e a coagulação ocorre pela ação de faíscas elétricas. Para sua realização, é utilizada uma onda de coagulação, logicamente (Fig. 8-71).

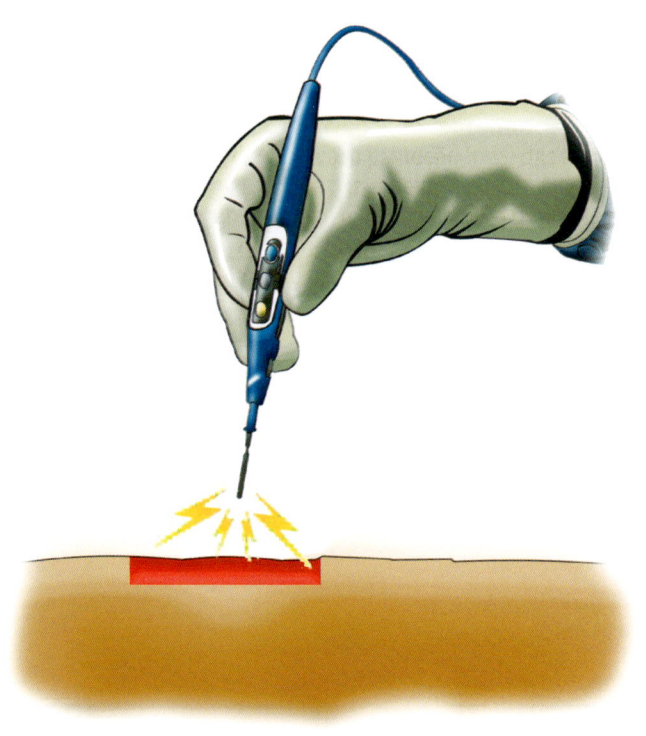

Fig. 8-71. Representação do efeito de fulguração no tecido. Não há contato direto e a coagulação é superficial.

Dissecação

Na dissecação, diferentemente da fulguração, a ação ocorre pelo contato do cautério com o tecido. Voltagens muito menores que a fulguração são exigidas.

Destaca-se que na coagulação por contato, podem ser utilizadas ondas de coagulação ou corte, quando for voltagem inferior a 500 volts, promovendo assim a coagulação do tecido. Voltagens mais altas são evitadas, pois em vez de coagular, podem destruir o tecido (efeito de divisão) (Fig. 8-72).

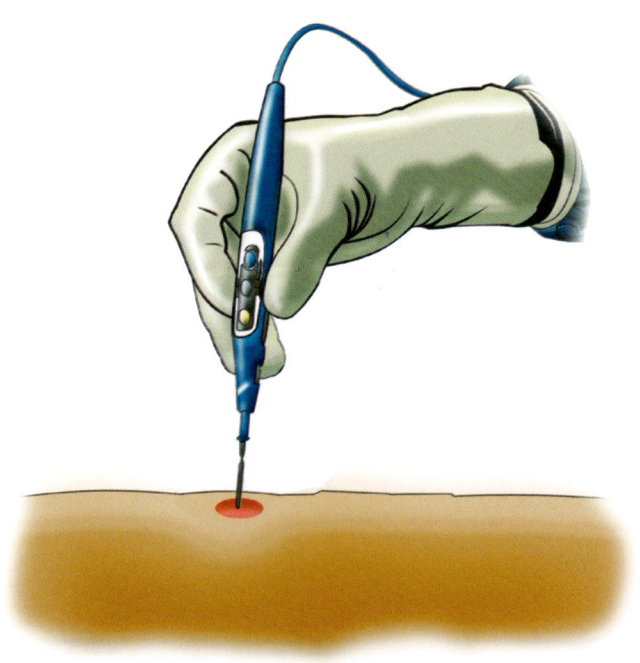

Fig. 8-72. Representação do efeito de dissecação no tecido. Há contato direto e a coagulação é mais profunda.

Modulações da Corrente Elétrica

Como observado, a onda de corte pode ter efeito de coagulação (dissecação). Tal propriedade permite modular a referida visando ao desejo do cirurgião.

Podem-se obter ondas de corte dita puras, com baixo efeito de dissecação ou ondas misturadas (*blend* na língua inglesa), com efeitos de dissecação mais intensos (Fig. 8-73).

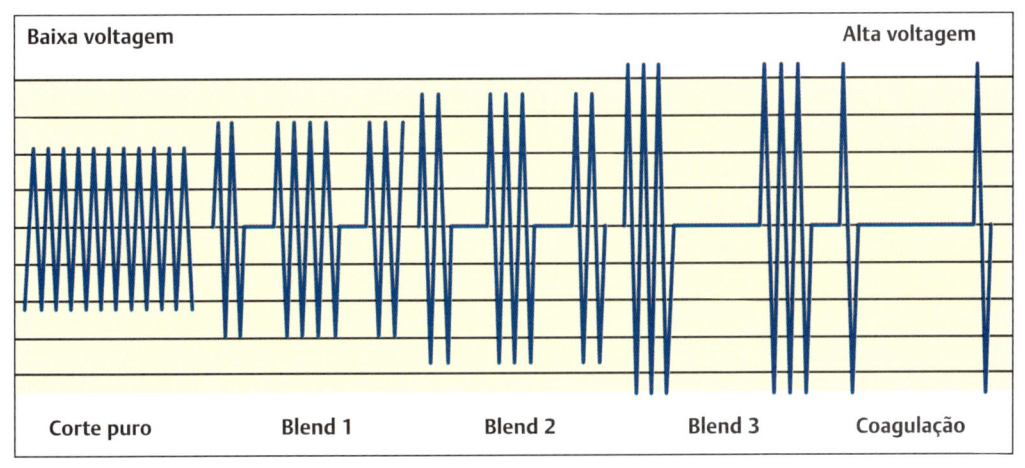

Fig. 8-73. Ondas de corrente elétrica utilizadas na eletrocirurgia.

▶ Modalidades da Eletrocirurgia: Energia Monopolar e Energia Bipolar

As diferenças fundamentais entre o sistema monopolar e sistema bipolar, modalidades da eletrocirurgia, são a apresentação do circuito elétrico e as formas de onda utilizadas.

Por utilizar energia elétrica, a eletrocirurgia requer a presença de um circuito, genericamente representado na Figura 8-74.

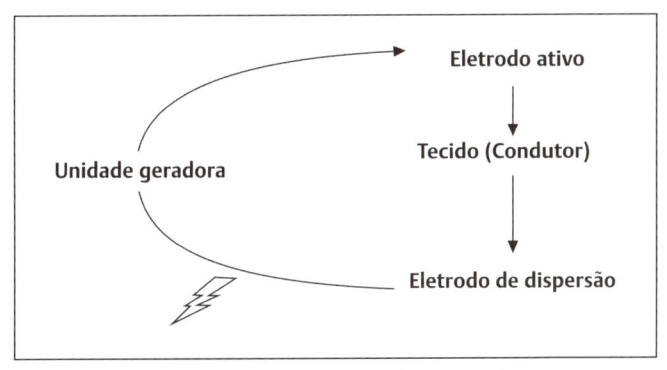

Fig. 8-74. Representação do circuito elétrico na eletrocirurgia.

Na energia monopolar, o eletrodo ativo e o eletrodo de dispersão são instrumentos diferentes, sendo o eletrodo ativo o instrumento utilizado pelo cirurgião no sítio cirúrgico, como a caneta de bisturi ou pinça Hook e o eletrodo de dispersão, a placa de dispersão. Portanto a corrente elétrica flui a partir do instrumento até a placa de dispersão através do corpo.

A grande característica da energia bipolar é a presença do eletrodo ativo e do eletrodo de dispersão no mesmo instrumento, com passagem mínima da corrente elétrica pelos tecidos.

Em relação às formas de ondas utilizadas, comparativamente à energia monopolar, que se utiliza de ondas de corte e coagulação, a energia bipolar utiliza-se exclusivamente de ondas de corte.

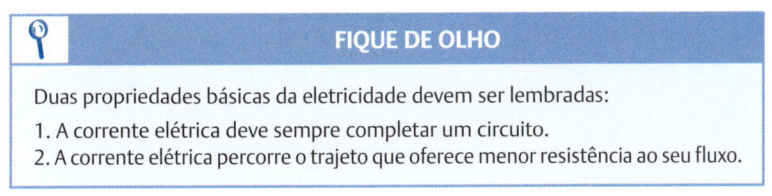

> **FIQUE DE OLHO**
>
> Duas propriedades básicas da eletricidade devem ser lembradas:
> 1. A corrente elétrica deve sempre completar um circuito.
> 2. A corrente elétrica percorre o trajeto que oferece menor resistência ao seu fluxo.

Componentes do Circuito Monopolar (Fig. 8-75)
São eles:
- Gerador elétrico.
- Eletrodo ativo.
- Eletrodo neutro.

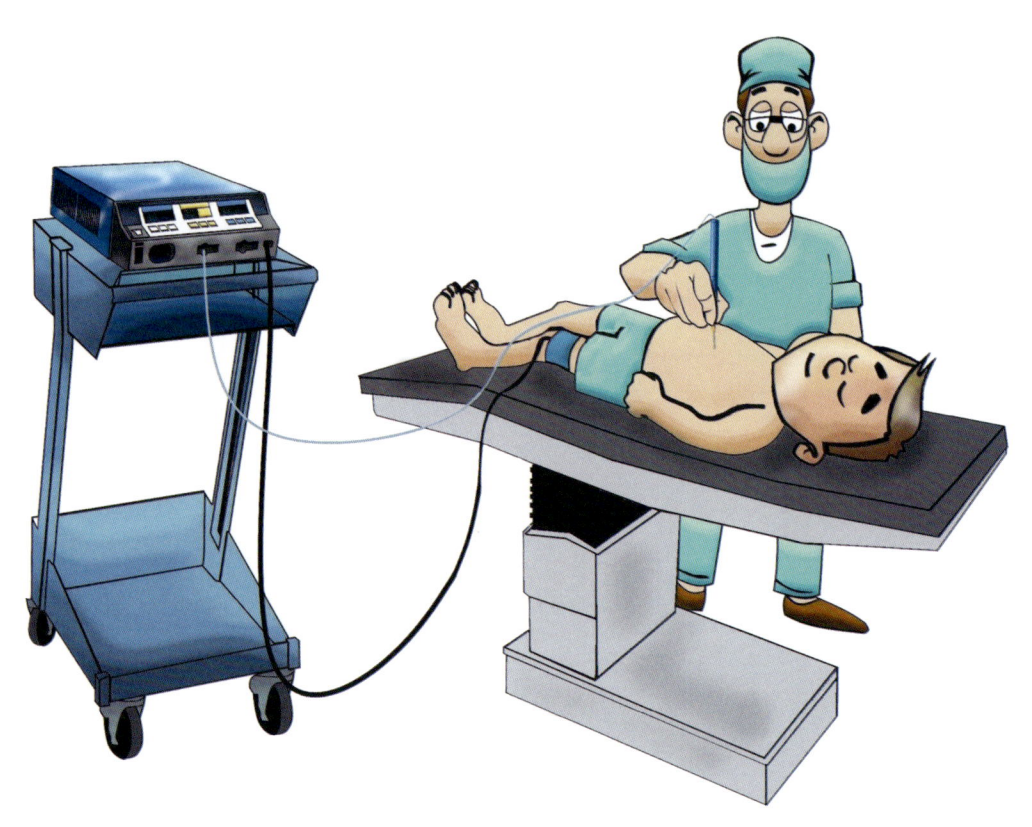

Fig. 8-75. Circuito monopolar.

Gerador Elétrico
Trata-se da unidade geradora eletrocirúrgica. Nele é possível ajustar a potência das ondas, modulações da onda de corte etc. (Fig. 8-76).

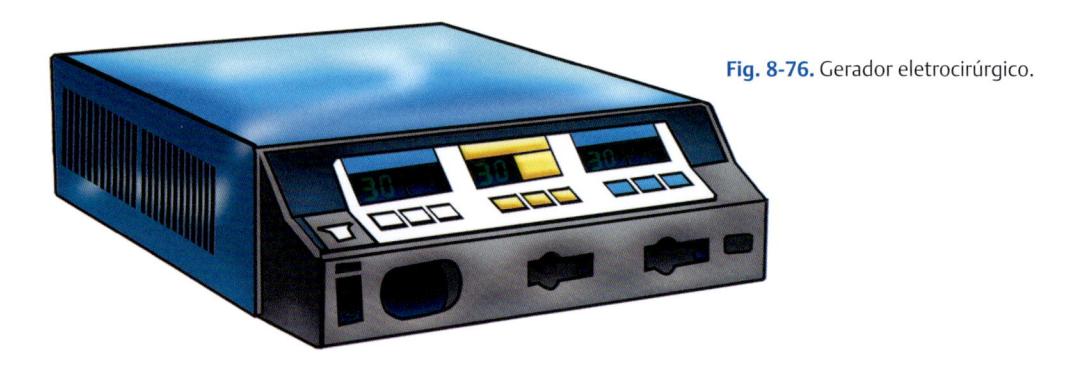

Fig. 8-76. Gerador eletrocirúrgico.

Eletrodo Ativo

Na energia monopolar, o eletrodo ativo é o instrumento responsável pelo transporte da energia elétrica ao tecido.

Na cirurgia convencional, trata-se do conhecido bistruri elétrico.

Na cirurgia laparoscópica, por sua vez, pode ser um instrumento específico para o uso da energia monopolar (p. ex., pinça Hook) ou uma pinça laparoscópica qualquer, caso a empunhadura permita o acoplamento do cabo de energia monopolar. Diferentemente da cirurgia convencional, em que o acionamento para uso da energia encontra-se no próprio instrumento, a laparoscopia exige o uso de pedais, que segue a mesma padronização de cores (amarelo = onda de corte e azul = onda de coagulação) (Figs. 8-77 a 8-80).

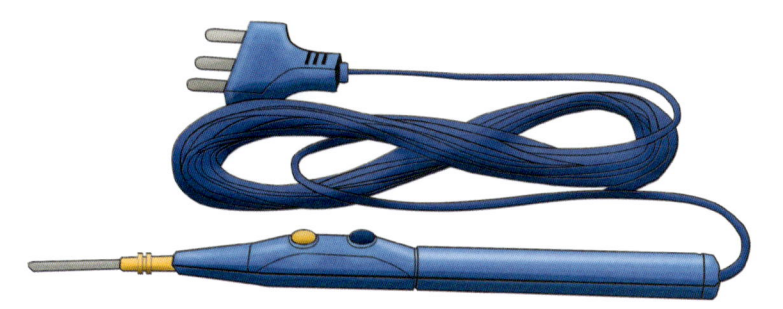

Fig. 8-77. Caneta de bisturi elétrico (eletrodo ativo utilizado na cirurgia convencional).

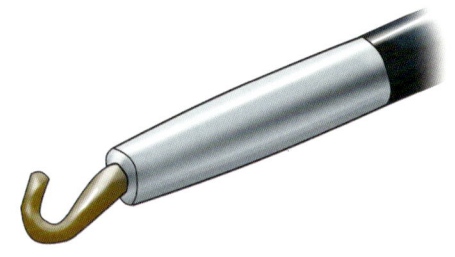

Fig. 8-78. Hook (eletrodo ativo monopolar mais popular na laparoscopia).

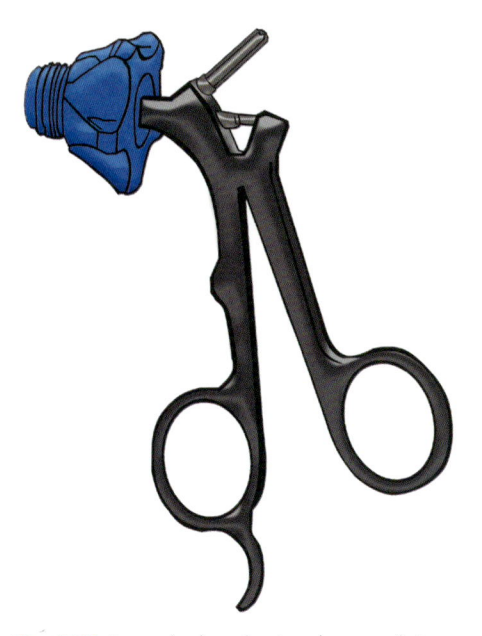

Fig. 8-79. Empunhadura de pinça laparoscópica com cabo para acoplamento de energia monopolar.

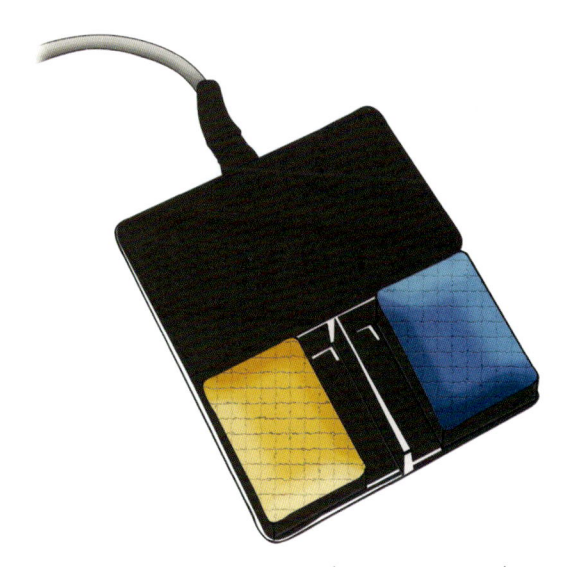

Fig. 8-80. Pedais de acionamento do sistema monopolar na laparoscopia.

Eletrodo Neutro (= Eletrodo de Dispersão)

O eletrodo de dispersão consiste em uma placa situada em contato direto com a pele do paciente. Tal eletrodo tem a função de recuperar a corrente elétrica, a fim de que esta retorne para o gerador, completando assim o circuito elétrico (Fig. 8-81).

A densidade da corrente transmitida pelo eletrodo ativo (menos de 1 cm^2 de área) é alta, produzindo efeitos eletrocirúrgicos. Essa densidade diminui quando a corrente vai ser transmitida ao eletrodo neutro (p. ex., 100 cm^2 de área), tornando a corrente mais dispersa a fim de não causar efeito térmico significativo e evitando queimaduras.

Vários fatores, porém, podem dificultar a harmonia de funcionamento desta parte do circuito elétrico. O mau posicionamento da placa de retorno em contato inadequado com a pele do paciente pode criar área de contato pequena. Essa pequena superfície de contato oferecida ao circuito elétrico aumenta a densidade da corrente elétrica e pode provocar queimaduras. A interposição de pelos ou cicatrizes diminui a condutividade do sistema, situação semelhante à aplicação parcial da placa sobre a pele.

Cada tecido do corpo humano oferece uma resistência diferente à passagem de corrente devido às suas diferentes composições, especialmente em relação à proporção de água. Quanto maior a proporção de água, menor a resistência oferecida. Logo, tecido ósseo apresenta resistência elétrica superior ao músculo, por exemplo. Por essa razão, deve-se evitar a colocação da placa sobre proeminências ósseas. É preferível aplicar o eletrodo dispersivo em contato com áreas de tecido altamente vascularizadas, proporcionando maior dissipação de calor.

Outro aspecto importante consiste na presença de corpos condutores (p. ex., instrumentos metálicos) inadequadamente em contato com a pele do paciente. Tal corpo condutor pode oferecer o caminho de retorno para a corrente elétrica sair do corpo do paciente, com potencial de produzir queimaduras cutâneas, assim como perda de eficácia do processo eletrocirúrgico.

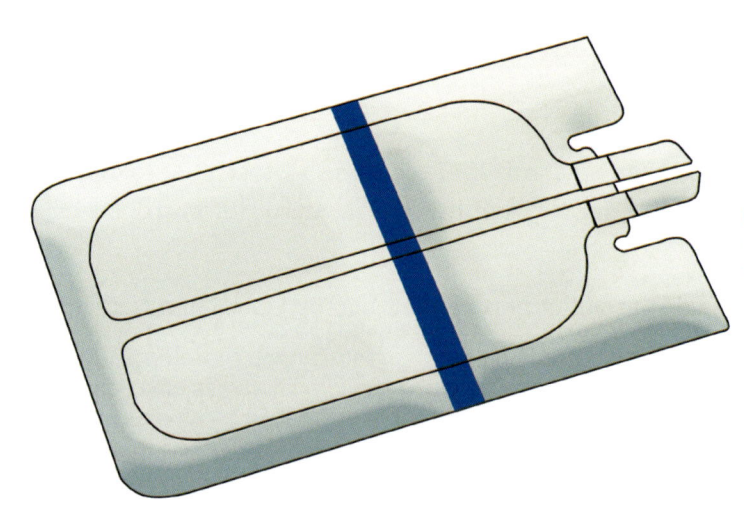

Fig. 8-81. Placa de bisturi (eletrodo neutro da energia monopolar).

FIQUE DE OLHO

CUIDADOS COM A COLOCAÇÃO DA PLACA

- Deve ser colocada após o posicionamento definitivo do paciente, evitando seu deslocamento e aplicação parcial.
- Deve ser colocada em área limpa, sem pelos e seca para evitar o desacoplamento e a aplicação parcial.
- Deve ser colocada o mais perto possível do sítio cirúrgico e, preferencialmente, do mesmo lado, evitando assim um caminho mais longo com maior chance de desvio da corrente.
- Preferir a colocação sobre a massa muscular, evitando saliências ósseas e próteses de metal sobre a pele, para evitar concentração de calor e queimaduras (Figs. 8-82 e 8-83).

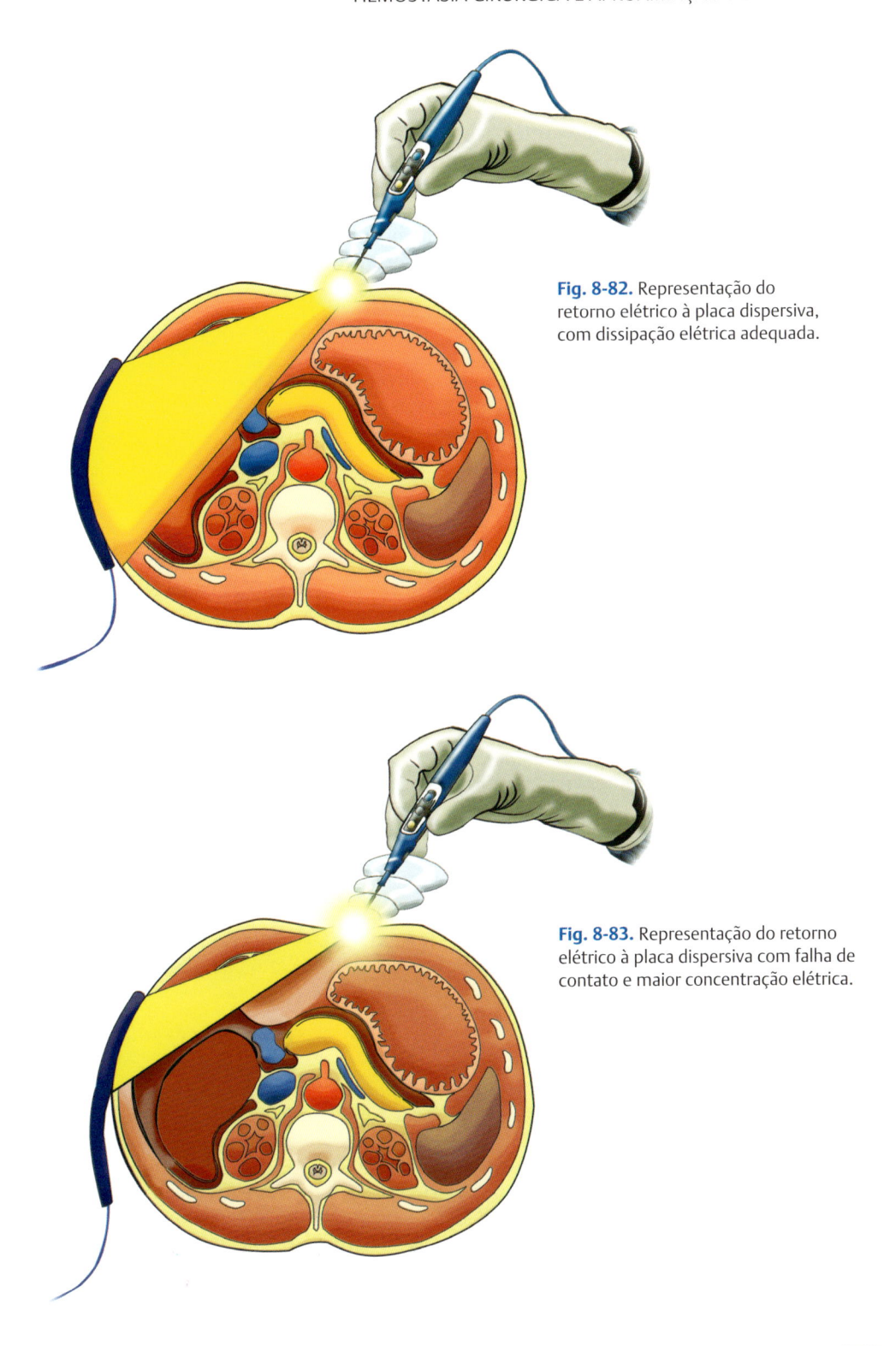

HEMOSTASIA CIRÚRGICA E APROXIMAÇÃO DE TECIDOS

Fig. 8-82. Representação do retorno elétrico à placa dispersiva, com dissipação elétrica adequada.

Fig. 8-83. Representação do retorno elétrico à placa dispersiva com falha de contato e maior concentração elétrica.

FIQUE DE OLHO

Unidades geradoras modernas são capazes de identificar a inadequada aplicação e a redução da área de contato do eletrodo, evitando a queimadura. Esta segurança representa aspecto vital para o paciente. Geralmente há indicadores de led que indicam o adequado acoplamento da placa ao paciente (luz verde) ou não (luz vermelha).

Complicações Comuns da Eletrocirurgia

As complicações mais comuns da eletrocirurgia são as queimaduras, principalmente ocorridas no uso de energia monopolar nas cirurgias laparoscópicas.

Nesse contexto, destacam-se as principais causas:

- Contato direto.
- Falhas de isolamento.
- Capacitância.
- Outras.

Contato Direto

É, simplesmente, o acionamento acidental do eletrodo ativo próximo a objetos metálicos, com passagem de corrente elétrica e possível queimadura iatrogênica.

Apesar de geralmente ocorrer fora do campo de visão do cirurgião, é uma situação que pode ser minimizada e mesmo controlada pelo cirurgião ao evitar acionar o eletrodo ativo enquanto não houver contato com o tecido-alvo (Fig. 8-84).

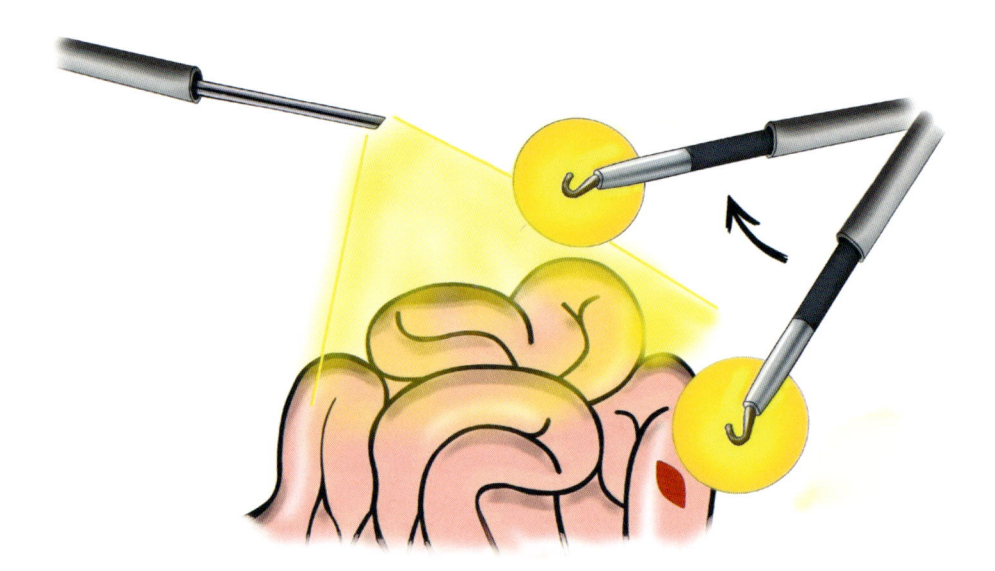

Fig. 8-84. Lesão térmica por contato direto ocorrida fora do campo visual do cirurgião durante movimentação do eletrodo ativo.

Falha de Isolamento

Relaciona-se com queimaduras por falha instrumental, decorrentes de defeitos no isolamento dos materiais, sendo mais comum em equipamentos permanentes, submetidos à múltiplas reutilizações e manipulações, mas também passíveis de ocorrência em dispositivos descartáveis em virtude da espessura, composição e efetividade do material isolante, inferior aos reaproveitáveis.

Tendo em vista que os tecidos humanos oferecem resistência à corrente elétrica e que a mesma busca sempre completar um circuito de menor resistência, é fácil entender a possibilidade de desvio da corrente elétrica caso exista uma falha no isolamento e tecidos próximos com resistência menor que o tecido-alvo.

Quanto maior a voltagem utilizada, maior o risco de a energia romper o defeito de isolamento do eletrodo ativo. Nesse sentido, destacam-se as correntes de coagulação, especialmente a coagulação por fulguração, que apresentam voltagens muito altas. Além disso, o eletrodo ativo, ao ser acionado, despercebidamente no ar, longe do tecido alvo, cria uma condição de circuito aberto, em que voltagens muitos altas podem ser fornecidas pelo gerador (Fig. 8-85).

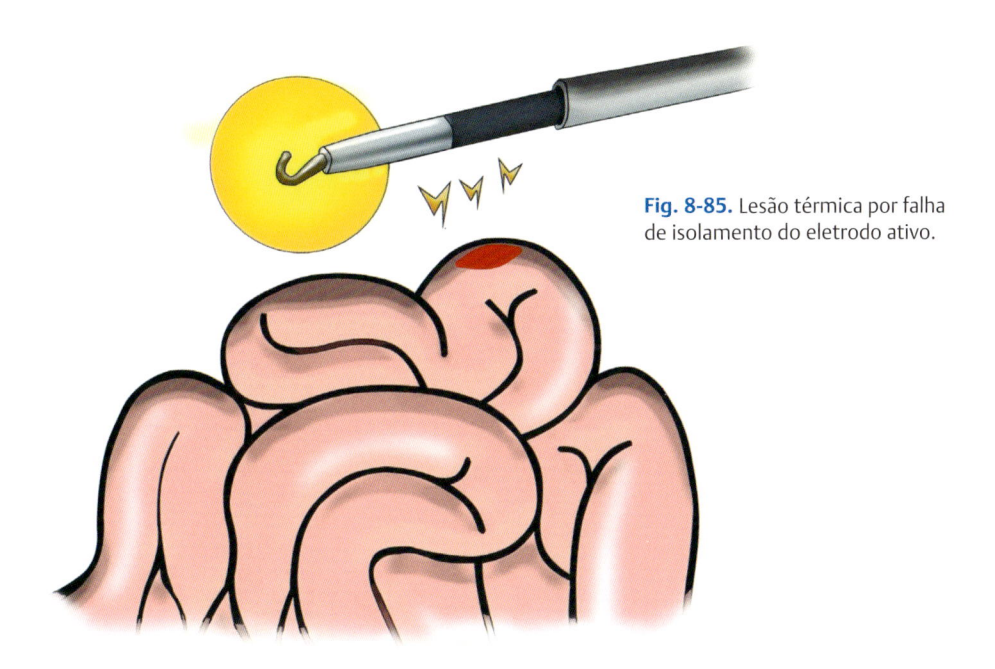

Fig. 8-85. Lesão térmica por falha de isolamento do eletrodo ativo.

Capacitância

É a passagem de corrente elétrica de um eletrodo ativo acionado a tecidos adjacentes através de um isolamento intacto.

Os desvios de corrente elétrica podem ocorrer mesmo quando o material isolante estiver intacto. Tecnicamente, quando uma corrente é aplicada entre dois condutores, os elétrons não irão fluir entre as placas condutivas por causa da presença do material isolante. Entretanto, no caso de uma corrente alternada, utilizada em dispositivos monopolares, as rápidas mudanças de polaridade criam um campo elétrico entre as superfícies dos dois corpos condutores e pode haver a transmissão de corrente. Esse desvio de corrente através de material isolante intacto, do eletrodo ativo para qualquer outro condutor do campo, é a ligação por capacitância.

A situação mais comum de ocorrência de capacitância na laparoscopia envolve os trocartes e eletrodos ativos. A capacitância pode ocorrer sempre que dois condutores são separados por um não condutor, situação frequente que ocorre quando um eletrodo ativo (Hook, por exemplo) é inserido por uma cânula metálica. Ambos são condutores, sendo separados pela camada isolante do próprio instrumento laparoscópico. Como a eletricidade sempre percorre o caminho de menor resistência, qualquer corrente elétrica desviada pelo mecanismo de capacitância fluirá através da parede abdominal em contato com o trocarte, geralmente uma área grande, havendo baixa densidade da corrente e, consequentemente, baixo risco de queimadura para o tecido. A despeito de tratar-se de material não condutor, o uso de cânula plástica não elimina totalmente a possibilidade de ocorrência de capacitância pois o tecido do paciente, condutor, completa a definição do capacitor.

Outras

A citada queimadura no sítio da placa de dispersão é também uma das causas de queimaduras decorrentes do uso de eletrocirurgia, especialmente, uso da energia monopolar.

Componentes do Circuito Bipolar

No sistema bipolar, os eletrodos ativo e neutro são necessariamente do mesmo tamanho e estão intimamente ligados, encontrando-se presentes no mesmo instrumento e separados por uma distância de 1 a 3 mm.

O fluxo da corrente elétrica no tecido limita-se ao mínimo espaço entre os dois eletrodos, havendo passagem mínima da corrente elétrica pelo corpo do paciente.

É, portanto, um sistema mais seguro que o sistema monopolar (Fig. 8-86).

Fazem parte do circuito bipolar:

- Gerador elétrico.
- Instrumento bipolar.

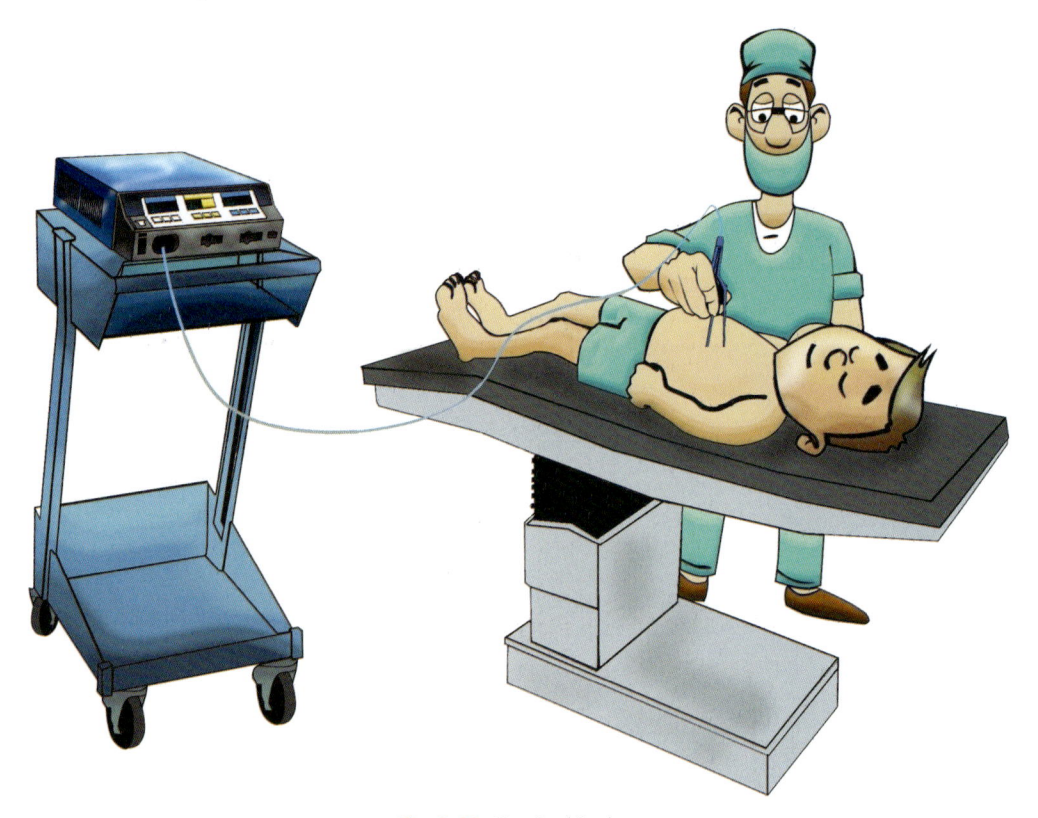

Fig. 8-86. Circuito bipolar.

FIQUE DE OLHO

Na energia bipolar, os eletrodos de ativação e retorno estão no mesmo instrumento. Por esse motivo não é necessária a utilização da placa de retorno.

Gerador Elétrico

Trata-se exatamente da mesma unidade geradora eletrocirúrgica utilizada para energia monopolar, afinal, ambas as formas de energia constituem modalidades da eletrocirurgia.

Instrumento Bipolar

Assim chamados por agregarem no mesmo dispositivo o eletrodo ativo e de dispersão (Figs. 8-87 a 8-89).

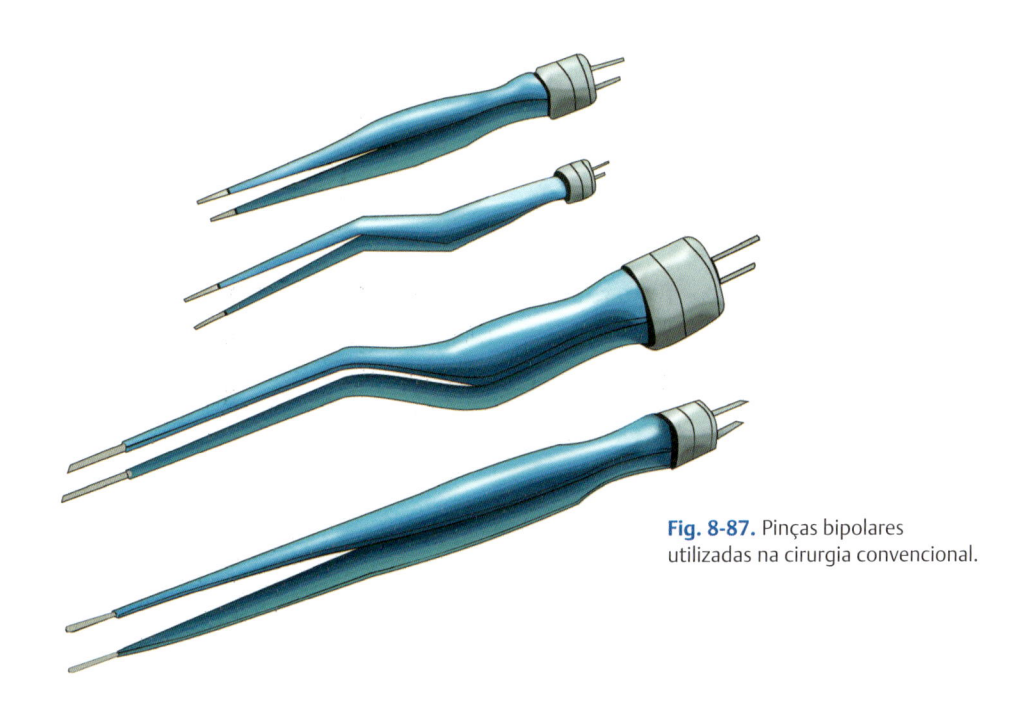

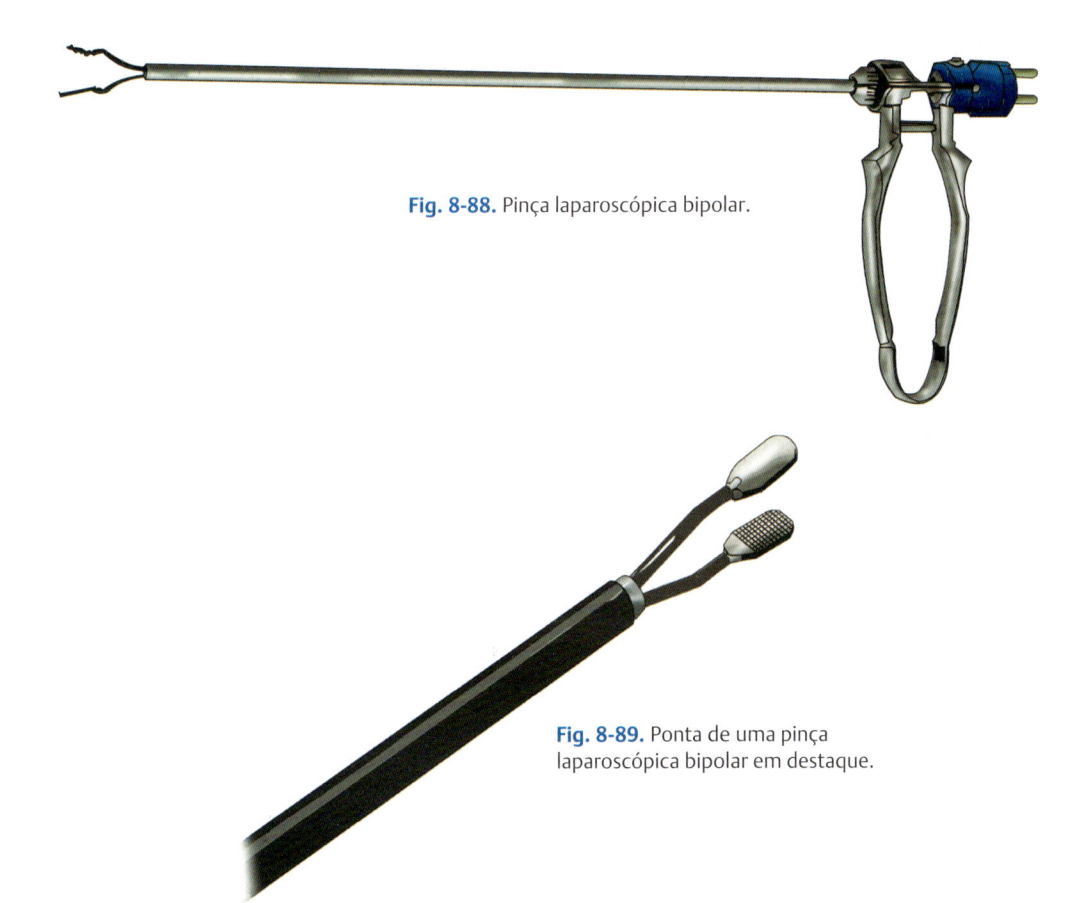

Fig. 8-87. Pinças bipolares utilizadas na cirurgia convencional.

Fig. 8-88. Pinça laparoscópica bipolar.

Fig. 8-89. Ponta de uma pinça laparoscópica bipolar em destaque.

FIQUE DE OLHO

O fluxo de corrente no sistema bipolar está restrito aos dois eletrodos do instrumento, muito próximos entre si. Logo, voltagens significantemente mais baixas são necessárias para a geração dos efeitos terapêuticos desejados, de maneira que a onda de corte e suas modulações são capazes de promover os efeitos terapêuticos desejados, sem carbonização do tecido, não sendo necessário, portanto, o uso de ondas de coagulação. Assim sendo, como apenas uma forma de onda é utilizada, o pedal ou botão de acionamento da energia bipolar é único (Fig. 8-90).

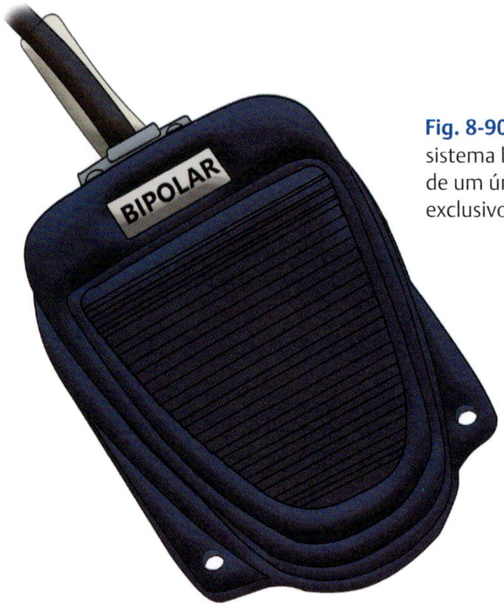

Fig. 8-90. Pedal de acionamento do sistema bipolar na laparoscopia. Trata-se de um único pedal em razão do uso exclusivo da onda de corte pelo sistema.

FIQUE DE OLHO

O risco de lesões iatrogênicas comuns na energia monopolar é minimizado com o uso da energia bipolar. Queimaduras por contato direto, falhas de isolamento, capacitância e em sítio da placa de dispersão são raras e mesmo nulas, como na última situação.

SAIBA MAIS

MARCA-PASSO E ELETROCIRURGIA
A utilização da eletrocirurgia em pacientes portadores de marca-passos (MP) e desfibriladores implantáveis (CDI) pode reiniciar ou causar leitura imprópria desses dispositivos e, por essa razão, exige a monitorização eletrocardiográfica contínua.
Preferencialmente, o dispositivo deve ser reprogramado no momento do ato cirúrgico para modo assíncrono, com frequência de estimulação superior à própria do paciente, evitando sua inibição.
Em situações emergenciais, pode-se utilizar um ímã sobre a unidade geradora. No caso de MP convencional esta estratégia faz com que o sistema fique assíncrono, evitando inibições temporárias de estimulação. No caso de portadores de CDI, a colocação do ímã sobre o gerador desabilita apenas a função antitaquicardia, evitando a liberação de choque inapropriado.
Ainda nesse contexto, o uso de energia bipolar oferece uma menor chance de interferência, sendo, portanto, a modalidade de eletrocirurgia mais adequada para uso, sempre. Todavia, nos casos em que é necessário o uso do sistema monopolar, a placa de dispersão deve ser posicionada o mais distante possível do sistema (gerador e cabos-eletrodos) e o mais próximo possível do eletrodo ativo, de tal forma que a corrente elétrica não passe sobre o sistema.

ENERGIAS AVANÇADAS

O desenvolvimento das energias avançadas foi o grande salto da cirurgia nas últimas décadas, a despeito do desenvolvimento paralelo da laparoscopia e outras formas de procedimento minimamente invasivos, como a cirurgia robótica. Seguramente, é possível afirmar que sem as energias avançadas não haveria possibilidade do desenvolvimento dessas técnicas cirúrgicas.

A despeito de não existir um conceito bem definido sobre energias avançadas, pode-se considerar que as energias avançadas constituem formas de energia inteligentes, em que os dispositivos são capazes de entender a resposta tecidual à energia fornecida, minimizando o risco de lesões iatrogênicas (Fig. 8-91).

BIPOLAR AVANÇADA X **ENERGIA ULTRASSÔNICA**

Fig. 8-91. Principais energias avançadas.

▶ Energia Bipolar Avançada
▶ *Mecanismo de Ação*

Trata-se de um sistema bipolar aprimorado em que o gerador é capaz de ler a resistência do tecido (impedância) e ceder energia térmica suficiente para o efeito terapêutico.

Esse gerador inteligente mede a impedância tecidual e administra a energia adequada, parando de forma automática e cursando com mínima lesão térmica nas áreas adjacentes. Quando a temperatura dos tecidos chega ao nível desejado (cerca de 100°C), os transmissores/sensores presentes no instrumento bipolar inteligente perdem progressivamente sua conformação especial em sentido medial, havendo interrupção da transmissão de energia.

Por meio da saída de corrente de alta frequência e baixa voltagem (onda exclusiva de corte, conforme a energia bipolar tradicional), há desnaturação do colágeno e elastina, culminando em fusão celular, ou seja, ocorre selamento dos tecidos e vasos de **até 7 mm** de diâmetro e, usando a lâmina de corte também presente no instrumento, é possível a realização concomitante de secção.

O instrumento bipolar inteligente **sela** e **corta** (Fig. 8-92).

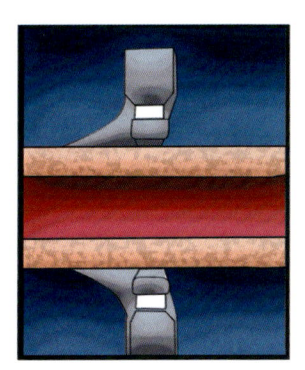

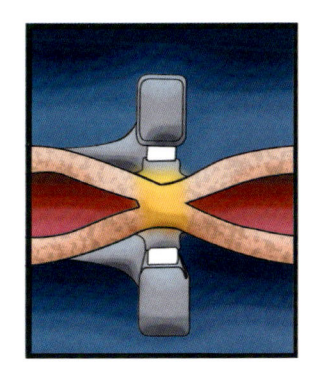

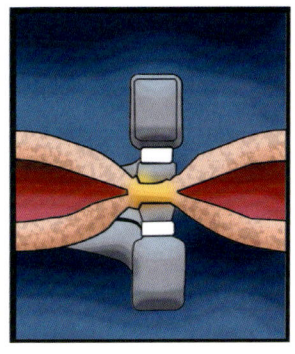

Fig. 8-92. Representação do selamento tecidual por pinça bipolar avançada.

> **FIQUE DE OLHO**
>
> A avaliação da eficácia no sistema bipolar tradicional é estritamente visual, com observação do aspecto tecidual e interrupção da produção de fumaça decorrente da carbonização tecidual.
> No sistema bipolar inteligente, tal aferição é feita de forma automática pelo gerador, que prontamente emite um alerta sonoro para avisar o cirurgião do efeito desejado alcançado.

▶ *Equipamentos*

De forma semelhante à energia bipolar tradicional, é necessário um gerador bipolar avançado e instrumentos bipolares inteligentes, sempre descartáveis.

No mercado nacional, as principais apresentações comerciais de tal tecnologia são: Sistema LigaSure® (Medtronic) e sistema Enseal® (Ethicon).

Gerador

Trata-se, em suma, de uma unidade geradora eletrocirúrgica dotada de equipamentos que permitem o entendimento da resposta tecidual.

Por ainda ser uma unidade eletrocirúrgica, ou seja, utilizar a eletrocirurgia, o gerador bipolar inteligente comporta o uso de instrumentos eletrocirúrgicos tradicionais, como bisturi elétrico, Hook, pinças bipolares tradicionais etc. (Fig. 8-93).

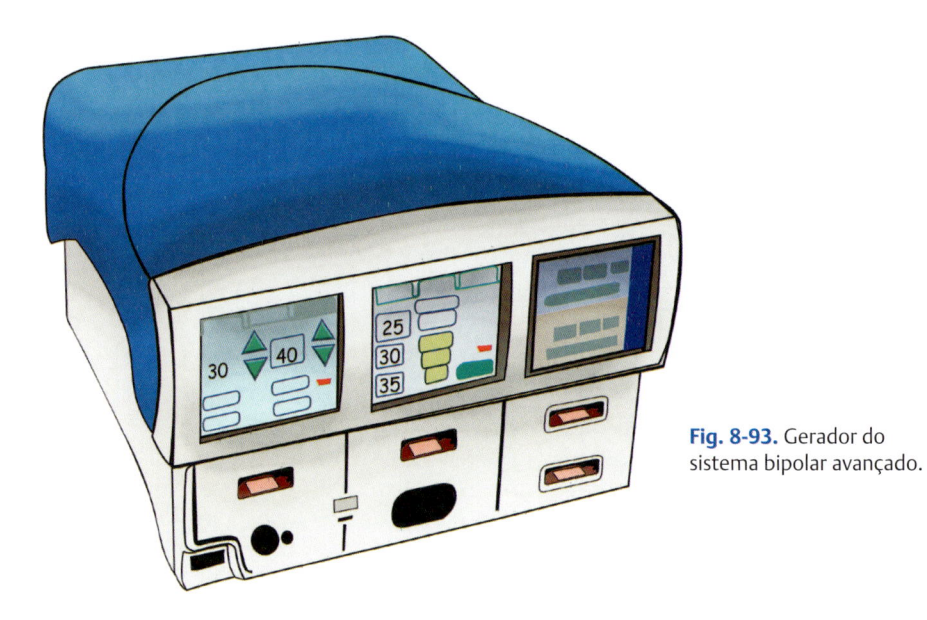

Fig. 8-93. Gerador do sistema bipolar avançado.

Pinças Bipolares Avançadas

A energia bipolar inteligente é utilizada tanto na cirurgia convencional quanto na cirurgia laparoscópica, possuindo instrumentos adequados a cada situação.

É importante ressaltar que a maioria dos instrumentos bipolares inteligentes utilizados na laparoscopia possui lâminas de corte evitando a troca constante de pinças pelos portais e reduzindo o tempo operatório (Figs. 8-94 e 8-95).

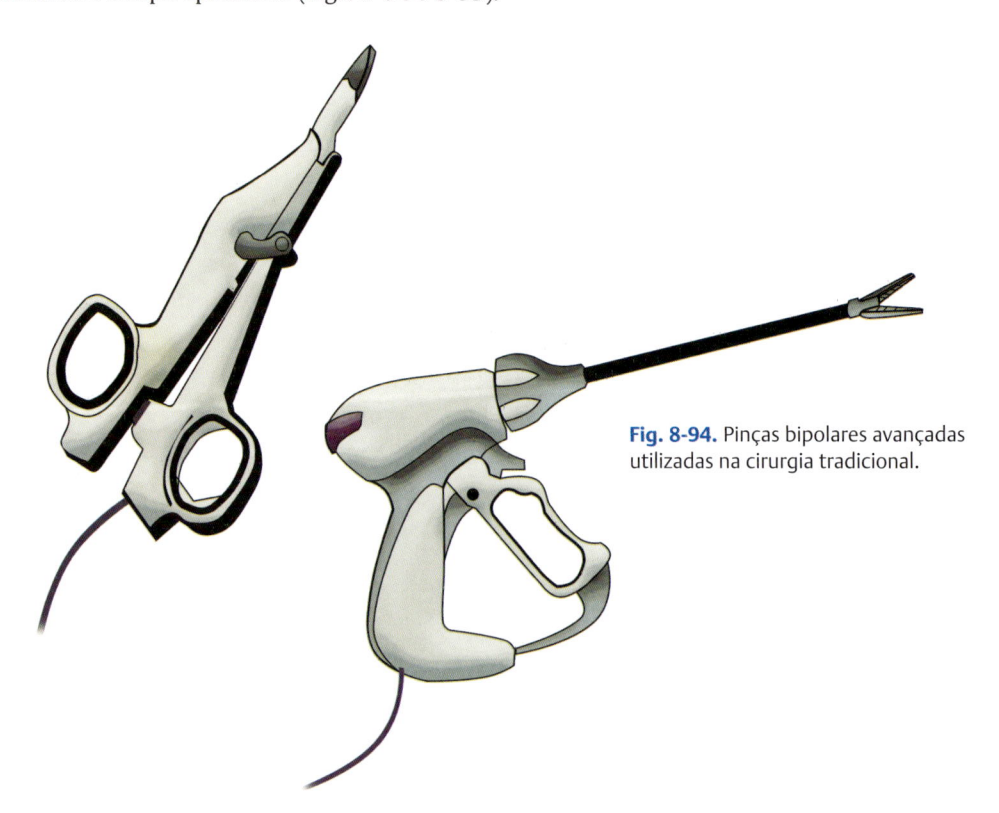

Fig. 8-94. Pinças bipolares avançadas utilizadas na cirurgia tradicional.

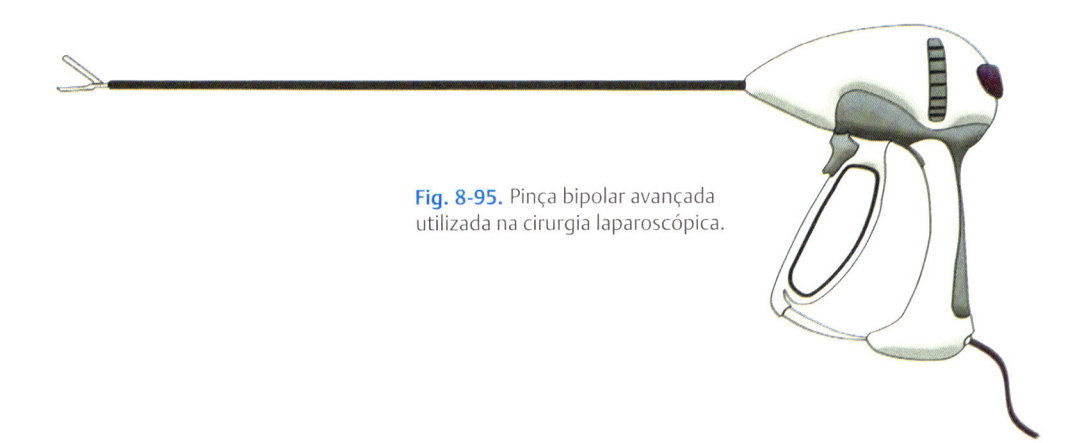

HEMOSTASIA CIRÚRGICA E APROXIMAÇÃO DE TECIDOS

Fig. 8-95. Pinça bipolar avançada utilizada na cirurgia laparoscópica.

FIQUE DE OLHO

O acionamento das pinças bipolares avançadas é realizado no próprio instrumento, assim como o corte pela lâmina.

▶ Energia Ultrassônica
▶ Mecanismo de Ação

Trata-se de um sistema que transforma energia elétrica em energia mecânica, com posterior produção de energia térmica para obtenção dos efeitos terapêuticos desejados.

A energia elétrica é convertida em energia mecânica através da vibração da haste presente na ponta do instrumento a 55.000 ciclos/segundo, com geração do calor necessário para efeitos terapêuticos pelo atrito com o tecido, levando à desnaturação de proteínas (Fig. 8-96). Não há, portanto, carbonização de tecidos e logicamente não há liberação de fumaça. Há, sim, liberação de vapor d'água. Sendo assim, o uso da energia ultrassônica proporciona ainda melhor exposição do campo operatório e possivelmente outros benefícios como melhor cicatrização e menor formação de aderências.

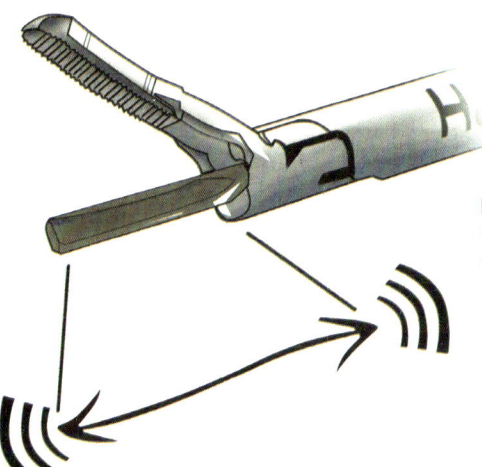

Fig. 8-96. Mecanismo de ação das pinças ultrassônicas. A ponta vibra em movimento de ida e volta com velocidade de 55.000 ciclos/segundo.

FIQUE DE OLHO

A energia ultrassônica é capaz de promover a selagem de vasos até 5 mm, porém, aprimoramentos da tecnologia permitiram o desenvolvimento recente de novos instrumentos que prometem selagem de vasos de até 7 mm de diâmetro, similarmente à energia bipolar inteligente.

▶ *Equipamentos*

O sistema ultrassônico, semelhantemente às demais formas de energia apresentados, requer um gerador ultrassônico e o instrumento ultrassônico (sempre descartável).

Vale destacar que existem disponíveis no mercado geradores portáteis que permitem o acoplamento aos instrumentos, dispensando o uso de fios e tornando o dispositivo mais versátil.

Em termos de mercado nacional, as principais apresentações comerciais de tal tecnologia são: Ultracision® (Ethicon) e Sonicision® (Medtronic).

Gerador Ultrassônico (Fig. 8-97)

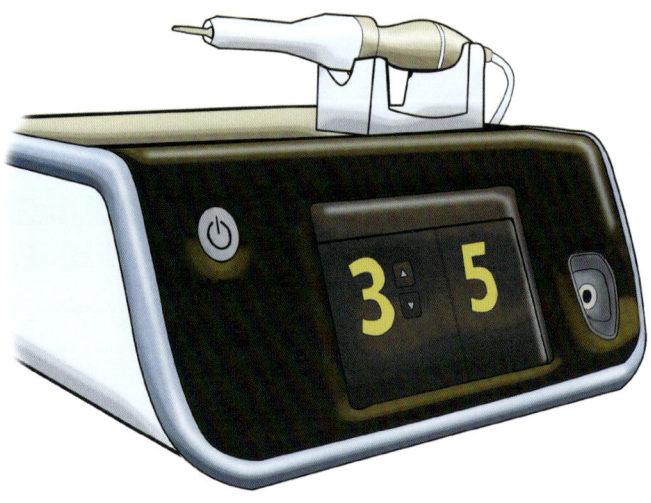

Fig. 8-97. Gerador do sistema ultrassônico. Na parte superior do equipamento, encontra-se a peça de conexão à pinça ultrassônica.

Pinças Ultrassônicas (= Bisturis Harmônicos)

As pinças ultrassônicas são também conhecidas como bisturis harmônicos e semelhantes às demais pinças laparoscópicas em relação ao formato (Figs. 8-98 e 8-99).

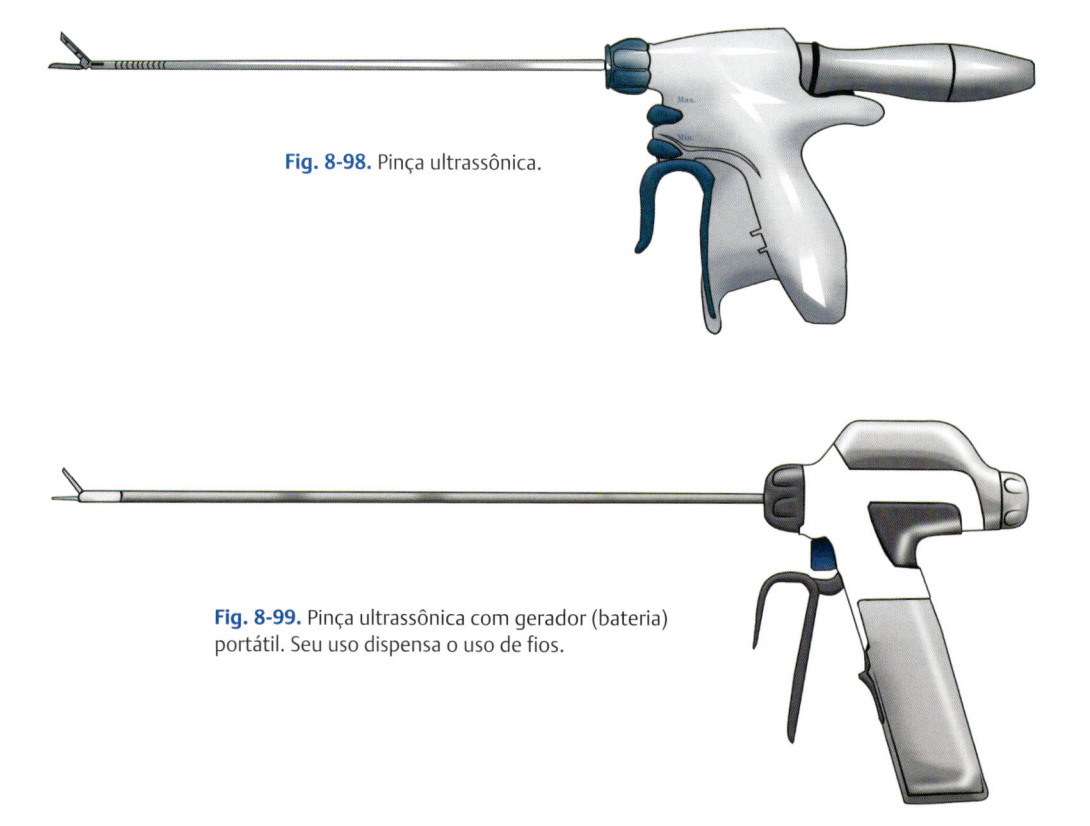

Fig. 8-98. Pinça ultrassônica.

Fig. 8-99. Pinça ultrassônica com gerador (bateria) portátil. Seu uso dispensa o uso de fios.

FIQUE DE OLHO

DICAS PRÁTICAS DE USO

- A dissipação de calor aos tecidos adjacentes é mínima se respeitado o tempo de ação da pinça (3 s). Caso o acionamento supere desnecessariamente esta margem de segurança, a dissipação torna-se significativa, especialmente em profundidade, como a eletrocirurgia, com risco elevado de queimadura iatrogênica.
- No sistema ultrassônico não há circuito elétrico. Na prática, significa dizer que não existem eletrodo ativo e eletrodo de retorno. A ação se dá pela vibração da ponta das pinças ultrassônicas. Por essa razão, é possível utilizar tais pinças com a mandíbula aberta, diferentemente das pinças seladoras, que são, essencialmente, um sistema bipolar.
- A vibração da ponta das pinças ultrassônicas promove seu aquecimento, devendo-se haver cuidado pelo cirurgião no manuseio dos instrumentos para evitar a ocorrência de queimaduras inadvertidas.
- A ausência de fluxo de corrente elétrica através do paciente possibilita o uso seguro de tal tecnologia nas linhas de grampeamento, sob clipes metálicos e em pacientes portadores de MP e CDI.

▶ Fatores que Influenciam no Efeito Terapêutico da Energia Ultrassônica

No sistema ultrassônico a energia térmica é resultado do atrito do instrumento com o tecido, havendo influência de determinadas variáveis. Para melhor compreendê-las, é preciso entender o sistema.

Um maior atrito com os tecidos promove evaporação e explosão das células, efeito similar ao corte. Um atrito menor com os tecidos, de forma progressiva, provoca maior desnaturação das proteínas e desidratação celular, efeito similar à coagulação.

Potência

Os ajustes de potência no gerador ultrassônico variam de 1 a 5, sendo ajustadas a potência máxima e potência mínima.

Independente da potência, a frequência de movimentação das hastes permanece a mesma (55.000). Vejamos, então, a diferença:

- *Potências elevadas (4 ou 5):* as hastes percorrem uma distância maior, mantendo a frequência de 55.000 ciclos/segundo, logo, há maior atrito e, consequentemente, maior produção de calor, com aquecimento mais rápido e efeito similar ao corte.
- *Potências baixas (1 até 3):* as hastes percorrem uma distância menor, logo, há menor atrito, menor produção de calor e aquecimento mais lento, com efeito mais similar à coagulação.

FIQUE DE OLHO

O ajuste mais comum observado nas salas operatórias é a potência mínima de 3 e a potência máxima de 5, mesmo sem o entendimento da razão de fazê-lo por muitos cirurgiões. Com esses ajustes, é obtida uma maximização do efeito de corte, mesmo quando a intenção é a coagulação.

Tração

A tração está intimamente associada ao contato dos instrumentos com os tecidos.

Quanto maior a tração exercida nos tecidos, maior é o atrito com as hastes do instrumento, logo, maior é a produção de calor e efeito similar ao corte.

Se uma menor tração é exercida, menor é o atrito das hastes com o tecido, com menor produção de energia térmica e efeito similar à coagulação.

▶ Outras Energias

▶ Aspirador Ultrassônico

Os aspiradores ultrassônicos consistem em dispositivos ultrassônicos acoplados ao sistema de sucção e irrigação, permitindo a dissecção simultânea à irrigação e à sucção, proporcionando melhor exposição do campo operatório e ótimo efeito hemostático.

As principais formas comerciais disponíveis no mercado são o CUSA® e o Sonoca®.

Mecanismo de Ação

Seu princípio de funcionamento baseia-se na energia ultrassônica, todavia, essa ação é apenas parte do mecanismo dos aspiradores ultrassônicos. As células e os fragmentos de tecidos liquefeitos decorrentes da destruição pela energia ultrassônica são ainda coletados por aspiração e irrigação permanentes, não havendo danos térmicos adjacentes. Há simultaneamente fragmentação, emulsificação, irrigação e aspiração dos tecidos.

O uso dos aspiradores ultrassônicos permite a dissecção seletiva do tecido humano induzida pelo efeito ultrassônico, proporcionando concentração da energia em um ponto-alvo, implosão e destruição do tecido doente, com proteção local das fibras de estruturas teciduais, paredes de vasos e nervos, sendo assim, capaz de evitar os sangramentos indesejados, não danificando as estruturas mais profundas. Isso ocorre em razão dos vasos serem mais elásticos que os tecidos adjacentes, com limite de rompimento diferente.

É por essa particularidade que os aspirados ultrassônicos são especialmente úteis nas dissecções hepáticas (Fig. 8-100).

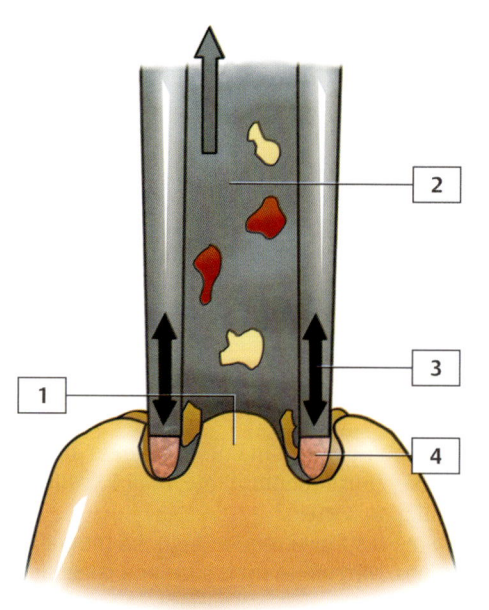

Fig. 8-100. Mecanismos de ação do aspirador ultrassônico. Em destaque, a ponta do aspirador (pinça de mão). *1.* Representação de tecido íntegro aspirado. *2.* Canal de aspiração. *3.* Amplitude de deslocamento da ponta do instrumento. *4.* Área de cavitação.

Equipamentos

Similarmente às demais formas de energia, o sistema de aspiração ultrassônica é constituído por uma unidade geradora e o dispositivo de mão.

Unidade Geradora
Trata-se de uma unidade ultrassônica com sistema acoplado de sucção e irrigação (Fig. 8-101).

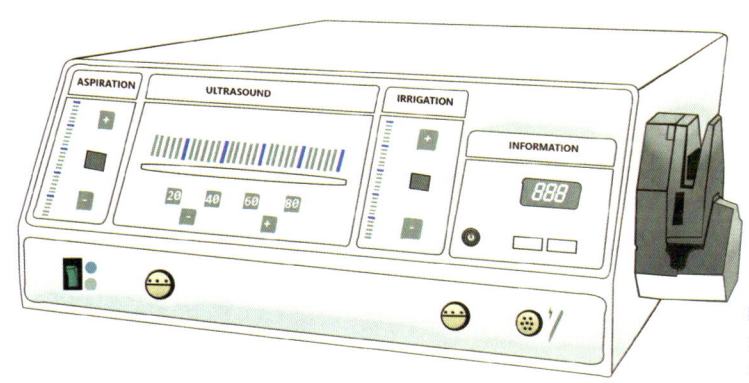

Fig. 8-101. Unidade geradora de aspiração ultrassônica.

> **FIQUE DE OLHO**
>
> **AJUSTE DA UNIDADE GERADORA**
> Ajusta-se na unidade principal os níveis de vibração (potência ultrassônica), sucção e irrigação (Fig. 8-102).

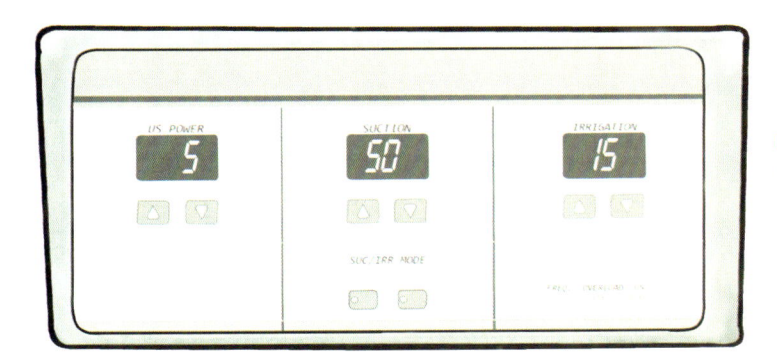

Fig. 8-102. Ajustes-padrão da unidade geradora de aspiração ultrassônica (potência máxima; 50% de sucção e 15 mL/min de irrigação).

Dispositivos de Mão
Possuem tipos de ponteiras, adaptadas às mais diversas situações, seja na cirurgia tradicional ou laparoscópica (Fig. 8-103).

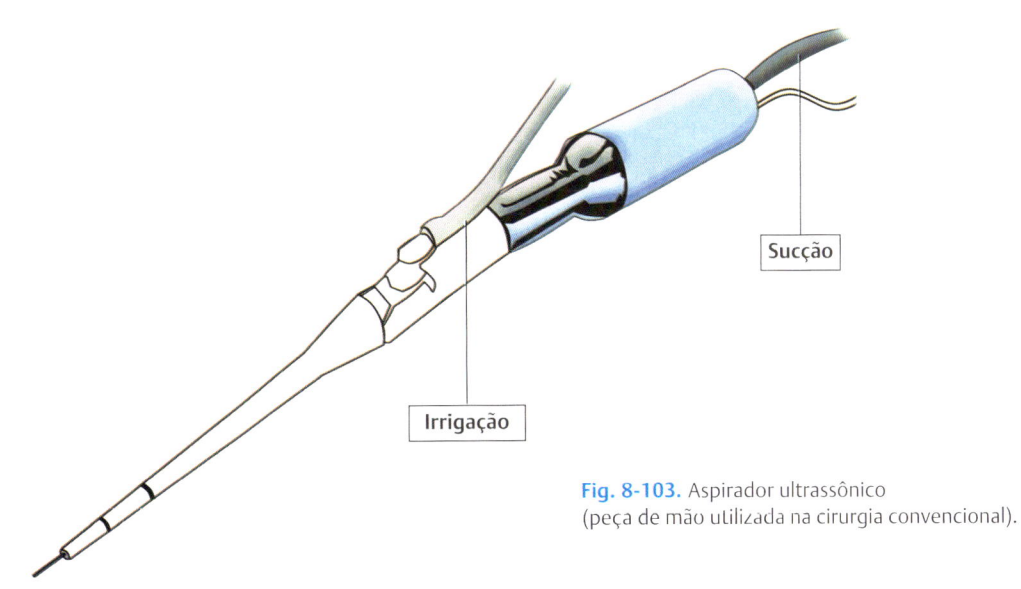

Fig. 8-103. Aspirador ultrassônico (peça de mão utilizada na cirurgia convencional).

▶ Bisturi de Argônio
Mecanismo de Ação

O instrumento promove a condução de corrente monopolar via gás ionizado (argônio). A coagulação é mais homogênea e pouco profunda, agindo lateral e radialmente, funcionando como uma fulguração potencializada (Fig. 8-104).

Um gerador eletrocirúrgico produz uma corrente direcionada através do instrumento que, ao ser acionado, libera ainda um jato do gás. O argônio tem potencial de ionização mais baixo que o do ar, dirigindo o fluxo da corrente gerada e formando uma espécie de chama. O jato também limpa a superfície dos tecidos e outros líquidos corporais, evidenciando melhor os pontos de sangramento.

As grandes vantagens do bisturi de argônio comparado com a eletrocirurgia tradicional são menor produção de fumaça e odor, menor adesão de restos teciduais no instrumento, menor dano tecidual pelo efeito mais superficial e contato dispensável com o tecido.

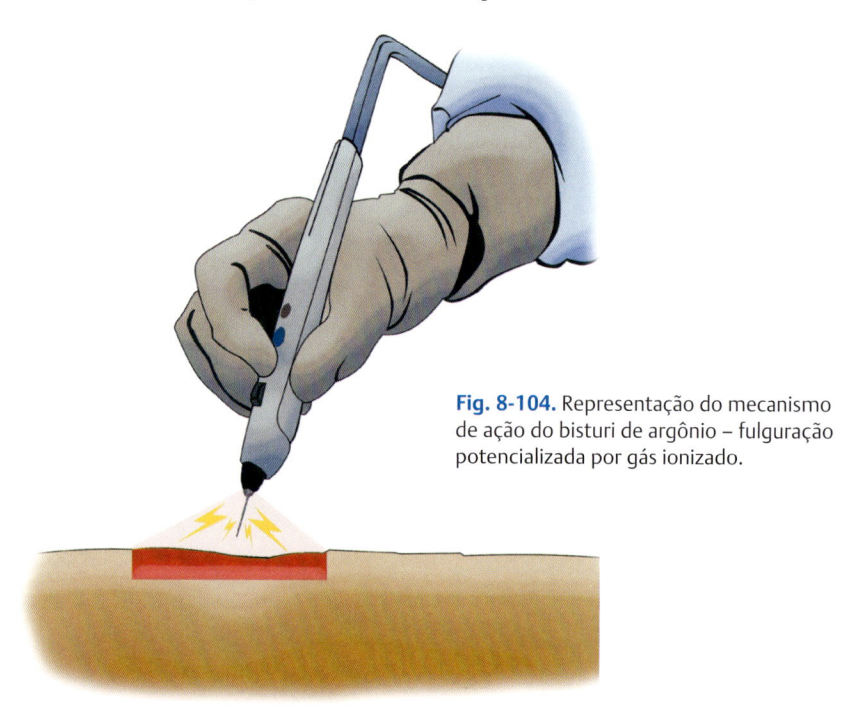

Fig. 8-104. Representação do mecanismo de ação do bisturi de argônio – fulguração potencializada por gás ionizado.

Equipamentos
Unidade Geradora

Em essência, trata-se de uma unidade geradora eletrocirúrgica capaz de insuflar argônio (Fig. 8-105).

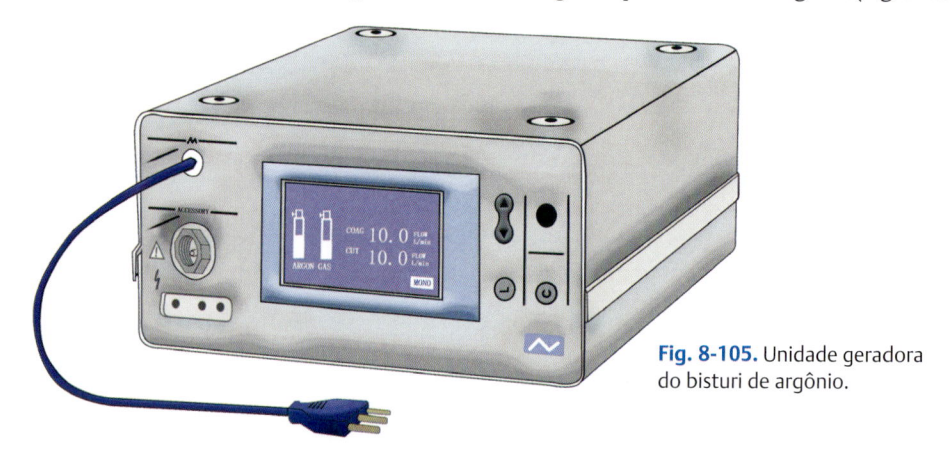

Fig. 8-105. Unidade geradora do bisturi de argônio.

Bisturi de Argônio
São as peças de mão que funcionam como eletrodos ativos da energia monopolar capazes de liberar jatos de gás.

▶ Laser
Laser é o acrônimo para *light amplification by stimulated emission of radiation*, que significa ampliação da luz por emissão estimulada de radiação.

Diversos são os tipos de *lasers* existentes, possuindo cada um propriedades únicas, com habilidades especiais para promover efeitos de corte, coagulação e vaporização do tecido.

A despeito das diferenças e variedades, o efeito terapêutico no tecido caracteriza-se pelo efeito térmico sem uso de eletricidade, com danos menores que a eletrocirurgia.

Possuem aplicação restrita na laparoscopia, sendo descrita sua aplicação em cirurgias ginecológicas, especialmente para tratamento de endometrioses, e hepáticas.

Propriedades Gerais
O raio *laser* é formado por partículas de luz (fótons) concentradas e emitidas em forma de um feixe contínuo.

Para isso, os átomos de algum material (sólido ou gasoso), são estimulados a emitirem fótons (por eletricidade, luz de outro *laser* menos potente, fonte de luz ou reações químicas). O estímulo energiza os elétrons e os estimula a tentar escapar dos átomos. Quando voltam à estabilidade, a energia que os excitou dissipa-se na forma de fótons, que também são capazes de excitar os átomos vizinhos, amplificando a luz, característica destacada no acrônimo *laser*.

Essa luz é canalizada para a formação de um feixe por meio de cilindros ordenados por dupla de espelhos paralelos, fazendo com que os fótons circulem no mesmo sentido, formando um feixe de luz coerente, ou seja, em que a luz não se difunde.

É o material usado para criar o raio que determina a cor do feixe.

A potência do *laser* é regulada pela quantidade de energia gasta para estimular a emissão de luz.

> **FIQUE DE OLHO**
>
> Essa tecnologia foi criada em 1960 por Theodore Maiman. Na ocasião, o físico americano estimulou átomos de rubi a emitir luz concentrada. Desde então, o *laser* evoluiu e atualmente é empregado em aparelhos de diversos fins, incluindo aparelhos caseiros, cirúrgicos, industriais, militares e espaciais.

O Uso do *Laser* na Cirurgia Laparoscópica
Os *lasers* têm ocupado a fantasia do público leigo, cientistas e médicos igualmente.

A literatura cirúrgica está repleta de artigos que se propõem a comparar *lasers* com dispositivos eletrocirúrgicos para uso durante a cirurgia laparoscópica.

Os dispositivos eletrocirúrgicos são muito mais familiares, disponíveis na sala de cirurgia e mais baratos, particularmente pelo fato de os cirurgiões serem mais familiarizados com a tecnologia.

Outras alternativas, incluindo o sistema bipolar avançado e o sistema ultrassônico, estão se tornando cada vez mais populares, sendo alternativas viáveis à eletrocirurgia. Tal fato se deve também à maior disponibilidade aos cirurgiões.

Vários pontos merecem menção antes da consideração de tecnologias de *laser* específicos. Os defensores de seu uso destacam o elevado grau de precisão possível com estes dispositivos e a capacidade para controlar o efeito no tecido-alvo desejado como sendo as principais vantagens desta tecnologia. Os opositores, por sua vez, enfatizam o alto custo de máquinas a *laser* e acessórios, além de aumento do tempo operatório como as principais desvantagens de *lasers* em geral. Embora estas questões sejam frequentemente discutidas, poucos reconhecem que o "custo" de uma tecnologia não está necessariamente correlacionado com o preço real da tecnologia. O preço deve ser entendido como o valor global de uma tecnologia para diminuir o gasto total de uma doença quando se consideram fatores como duração da hospitalização, complicações e retorno do paciente às suas atividades normais. Essa tese é corroborada pela colecistectomia laparoscópica em relação à sua homóloga convencional. O gasto em si da tecnologia necessária para realizar uma colecistectomia laparoscópica é bem maior, porém, o custo global é menor.

Sobre o tempo cirúrgico, deve-se considerar o declínio obtido após a curva de aprendizado, quando o cirurgião se torna experiente e hábil na técnica e no uso da tecnologia.

O cirurgião deve ter um entendimento amplo dos *lasers*, os seus sistemas de distribuição e seus efeitos no tecido antes de tentar aplicá-los a procedimentos laparoscópicos. Para isso, deve participar de cursos de formação específicos e, em tese, deveria ter a oportunidade de usar estes dispositivos ainda durante o programa de residência médica.

Cada tecnologia apresenta vantagens e desvantagens, todavia, sua utilidade adquire relevância à medida que oferece alternativa aos cirurgiões para lidarem com seus problemas diários.

Tipos e Propriedades Principais

São eles:

- *Laser* de dióxido de carbono (CO_2).
- *Laser* de hélio-neônio (HeNe).
- *Laser* de argônio.
- *Laser* de potássio-titanil-fosfato (KTP).
- *Laser* de neodímio-ítrio-alumínio-granada (Nd:YAG).

Laser *de Dióxido de Carbono (CO_2)*

- *Comprimento de onda:* 10.600 nm.
- *Cor:* invisível (exige um feixe de hélio – vermelho – para orientar o relâmpago).
- *Característica principal:* transmissão através de líquidos (os líquidos não o absorvem).
- *Efeitos biológicos:* quando usado em densidade de potência de 10 W produz uma superfície de coagulação com pouco efeito hemostático sobre os vasos. Tem excelente capacidade de corte tecidual, porém, sua penetrância é baixa (0,5 mm), atuando superficialmente. Daí a grande segurança em procedimentos endoscópicos.
- *Área com maior aplicação:* histeroscopia e cirurgias laparoscópicas ginecológicas.

Laser *de Hélio-Neônio (HeNe)*

- Baixo custo.
- Inofensivo para os tecidos.
- Vermelho.
- Necessário para uso do *laser* de CO_2 (invisível).

Laser *de Neodímio-Ítrio-Alumínio-Granada (Nd:YAG)*

- *Comprimento de onda:* 1.064 nm (pode ser transmitido por fibra óptica flexível, visível e fácil de usar).
- *Cor:* verde.
- *Característica principal:* transmissão através de líquidos (os líquidos não o absorvem).
- *Efeitos biológicos:* penetrância tecidual de 3-4 mm e alta capacidade hemostática. Quando usado sem contato com o tecido seu efeito térmico é alto e pode causar danos aos tecidos adjacentes. Quando usado em contato com o tecido, a densidade da potência é aumentada e reduzido o risco de lesões indesejadas. Para o contato direto, é necessário o uso de pontas de safira na ponteira (porção distal da fibra condutora). Em contraste com o *laser* de CO_2, a capacidade de vaporização é baixa.
- *Área com maior aplicação:* histeroscopia.

Laser *de Argônio*

- *Comprimento de onda:* 488-515 nm.
- *Cor:* azul ou verde (conforme o comprimento da onda).
- *Característica principal:* transmitido pelo ar e meios líquidos.
- *Efeitos biológicos:* bom poder coagulante e hemostático para vasos de pequeno e médio calibres. Tecidos com hemoglobina o absorvem seletivamente.
- *Área com maior aplicação:* oftalmologia e cirurgias laparoscópicas ginecológicas.

Laser de Potássio-Titanil-Fosfato (KTP)
Trata-se de uma variante do *laser* de Nd:YAG com propriedades semelhantes ao *laser* de argônio

- *Comprimento de onda:* 532 nm.
- *Cor:* verde.
- *Característica principal:* penetrância de 0,3-2 mm de profundidade e boa condução por fluidos.
- *Efeitos biológicos:* alto poder de coagulação.
- *Área com maior aplicação:* endoscopia.

FIQUE DE OLHO

EFEITOS BIOLÓGICOS: ELETROCIRURGIA × *LASER*

De forma simplista, podemos fazer a seguinte comparação entre o laser e os efeitos biológicos da eletrocirurgia já bem estabelecidos e conhecidos:

- Corte = CO_2.
- Coagulação = Nd:YAG.
- Blend = KTP/Argônio.

DRENAGEM CIRÚRGICA

Renan Silva Couto ▪ Pedro Eder Portari Filho
Agostinho Manuel da Silva Ascenção

INTRODUÇÃO

A decisão pela drenagem durante um procedimento e a forma de sua realização são questões comuns nas salas operatórias e apesar de sua importância, os conceitos e fundamentos da drenagem cirúrgica seguem sendo negligenciados e desconhecidos por boa parte dos cirurgiões, que frequentemente utilizam os anos de prática médica sem amparo técnico como justificativa de suas ações empíricas.

> **FIQUE DE OLHO**
>
> **DRENOS, CATETERES E SONDAS**
> Na prática médica é comum o cirurgião se deparar com esses termos, reproduzindo expressões inadequadas e atribuindo significados errôneos.
> Por definição, extraída do dicionário de língua portuguesa Michaelis, dreno é um tubo, gaze ou qualquer outro material, usado para assegurar a drenagem.
> Cateter é um instrumento tubular que é introduzido em canais, vasos ou cavidades do corpo para a retirada ou injeção de fluidos ou substâncias, ou a manutenção de uma passagem.
> Sonda, por sua vez, é um instrumento que se introduz na cavidade de certos órgãos para reconhecer o estado destes ou para neles fazer penetrar alguma substância ou para descobrir a causa oculta de algum mal.
> Conforme se pode verificar, as definições são amplas, entretanto, é fácil entender que determinado instrumento pode ser usado para diferentes fins, sendo utilizado como sonda ou mesmo dreno de acordo com a intenção de quem o manipula. Nesse contexto, o cateterismo vesical de demora e a sondagem vesical para irrigação exemplificam tal situação, havendo utilização de um mesmo instrumento (tubo de Foley) em ambas as situações, com diferença na nomenclatura conforme seu emprego: cateter ou sonda.

CARACTERÍSTICAS GERAIS DOS DRENOS CIRÚRGICOS

Os drenos cirúrgicos podem ser agrupados conforme características comuns, seguindo diversas classificações, dentre as quais se destacam:
- Finalidade (sentinela ou terapêutico).
- Mecanismo de ação (drenagem passiva ou drenagem ativa).
- Formas de apresentação (laminares ou tubulares).
- Sistemas de drenagem (aberto ou fechado).
- Tipo de material.

▶ Finalidade: Sentinela × Terapêutico
▶ *Dreno Sentinela*

A drenagem por meio de um dreno sentinela, com fins profiláticos, visa a detecção precoce e prevenção de agravamento de complicações.

Sua retirada é determinada pelo seu tempo de permanência e conforme sua indicação. Para possíveis deiscências ou fístulas de anastomoses colorretais, é geralmente realizado entre o 4º e o 7º dia e possíveis sangramentos, entre as primeiras 24-48 h.

Indicações
- Suturas de ureter, colédoco e duodeno.
- Cirurgias pancreáticas.
- Suturas de vísceras ocas que se apresentam com dificuldade de irrigação, seja por idade do paciente ou condição clínica crítica.
- Anastomoses colorretais de segurança duvidosa.
- Hemostasia duvidosa.

> **FIQUE DE OLHO**
>
> A utilização de drenos inseridos próximos às anastomoses intestinais ilustra claramente a drenagem sentinela. Em caso de deiscências, a drenagem ajuda na elucidação diagnóstica e pode evitar a formação de coleções por meio de uma orientação do trajeto fistuloso, permitindo a adoção inicial de uma conduta conservadora, sem reintervenções.
> A retirada deve ocorrer quando o cirurgião julgar que o risco de complicações da anastomose é mínimo, ou seja, após o período esperado mais comum para a ocorrência de deiscências/fístulas, após o 4º ou o 7º dia, geralmente.

▶ Dreno Terapêutico
A drenagem terapêutica objetiva a retirada de secreções existentes.

Sua retirada é determinada pelo volume de seu débito diário, sendo indicada quando o volume apresentado for menor que 50 mL (drenagem cavitária).

Indicações
- Hérnias incisionais, em que ocorrem grandes descolamentos (não se aplica à laparoscopia).
- Presença de secreção fecal e/ou purulenta na cavidade abdominal.

> **FIQUE DE OLHO**
>
> A drenagem em cirurgias por abdome agudo inflamatório em situações com presença de supurações e/ou abscessos é comum e exemplifica tal situação. O dreno pode evitar a formação de coleções, e também evitar necessidade de reintervenções.

▶ Mecanismo de Ação: Drenagem Passiva e Drenagem Ativa
A drenagem pode ocorrer por dois mecanismos distintos:
- Drenagem passiva:
  - Capilaridade.
  - Gravitacional.
- Drenagem ativa:
  - Sucção.

▶ Capilaridade
Capilaridade é uma propriedade física caracterizada pela tendência que os líquidos apresentam de subir em tubos capilares, finos, ou de fluir através de corpos porosos, pela ação da tensão superficial.

Essa ação pode ocasionar a subida ou descida do líquido, podendo fluir mesmo contra a ação da gravidade.

Na drenagem por capilaridade, a saída de secreções e fluidos ocorre através da superfície externa do dreno, não havendo passagem de líquidos pela sua luz.

> **FIQUE DE OLHO**
>
> Mesmo com possibilidade de funcionamento contra a gravidade é prudente evitá-la como obstáculo. Como enfatizado, pode haver subida ou descida dos líquidos, ou seja, é possível ocorrer fluxo para o interior da cavidade abdominal de ar, por exemplo, com todas as complicações infecciosas que isso pode acarretar.

▶ Gravitacional

A drenagem ocorre por ação da gravidade. São conectados a frascos/bolsas coletoras posicionados abaixo do nível que se deseja evacuar.

> **FIQUE DE OLHO**
>
> Drenos cujo mecanismos de funcionamento sejam a capilaridade ou gravitação são influenciados pelo decúbito do paciente. Caso estejam em declive, o fluxo pode ser reverso ao desejado.

▶ Sucção

Promovem a evacuação de fluidos por mecanismo ativo por meio de pressão negativa. São, geralmente, utilizados em circunstâncias em que se prevê acúmulo de líquidos em grande quantidade.

▶ Formas de Apresentação

Os drenos apresentam duas formas, básicas:
- Laminares.
- Tubulares.

▶ Drenos Laminares

São drenos altamente maleáveis, cujo mecanismo de drenagem é a capilaridade.

Pelo fato de serem drenos maleáveis, podem sofrer bloqueio pelas estruturas abdominais (omento maior, alças intestinais etc.) e ter sua drenagem comprometida.

Os drenos laminares mais comuns são os drenos de Penrose e Penrose japonês (Fig. 9-1).

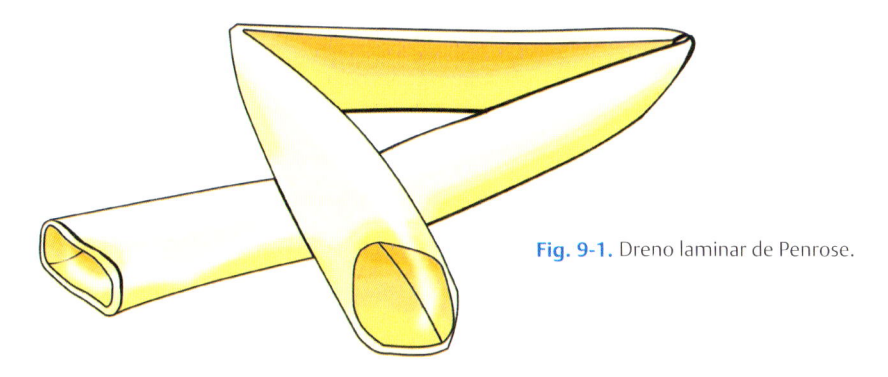

Fig. 9-1. Dreno laminar de Penrose.

Técnica Cirúrgica

Retirada dos Drenos Laminares

A retirada de drenos laminares comumente é antecedida por "mobilização" do referido, que nada mais é do que tracionar o dreno alguns centímetros isoladamente ou sequencialmente até sua completa retirada. Tal ação objetiva o reposicionamento em caso de obliteração do trajeto e drenagem de possíveis coleções residuais ao longo do trajeto.

Diferentemente, os drenos tubulares são, geralmente, retirados de uma única vez. Sua composição estrutural evita o seu colabamento por tecidos e processos inflamatórios adjacentes, não havendo colabamento de seus lúmens.

▶ Drenos Tubulares

São drenos cilíndricos, feitos de diferentes materiais, com comprimentos e diâmetros variados, correspondendo à maioria dos drenos utilizados na prática cirúrgica.

Seu mecanismo de drenagem é a gravitação e/ou sucção.

Apesar da tecnologia disponível e avanços consideráveis nos materiais utilizados, continuam apresentando algum grau de rigidez, havendo risco de lesão dos órgãos abdominais por suas pontas.

São exemplos de drenos tubulares o cateter de Foley, dreno de Kehr, dreno de Blake, dentre outros mais (Fig. 9-2).

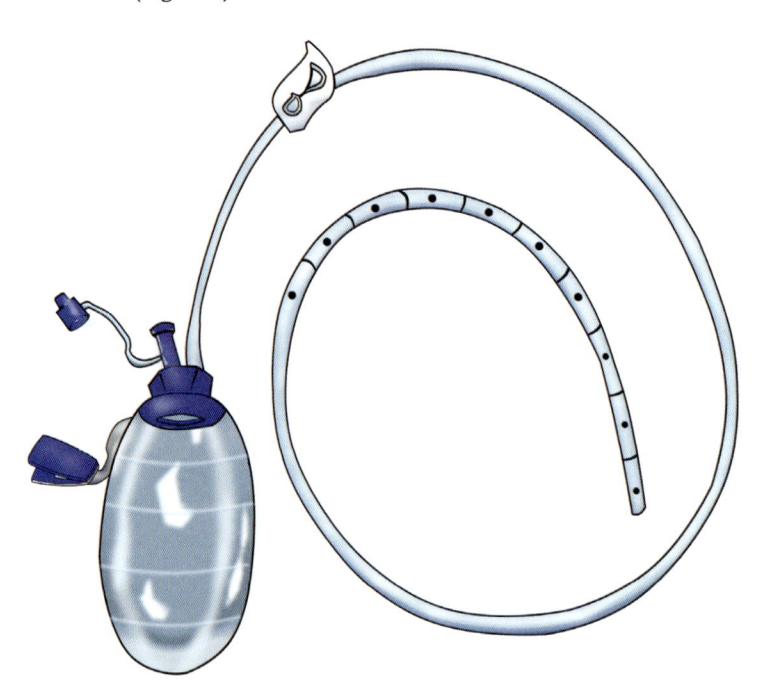

Fig. 9-2. Dreno tubular de sucção de Blake.

SAIBA MAIS

DRENOS MISTOS

Os cirurgiões, frequentemente, atuam sob circunstâncias adversas, atuando, frequentemente, com equipamentos disponíveis e não aqueles desejados. É comum, nesse contexto, a improvisação e, comumente, adaptação de drenos para melhor funcionamento, realizada com a união de drenos de diferentes características para melhor aproveitamento de suas qualidades e minimização de suas desvantagens.

Nesse sentido, destacam-se o uso de drenos tubulares no interior de drenos laminares ("tubulares encamisados"), visando a drenagem de maiores volumes sem os riscos inconvenientes de lesão pela ponta dos drenos tubulares. Outra adaptação comum é do uso de gazes também posicionadas no interior de drenos laminares ("drenos em cigarro") (Fig. 9-3).

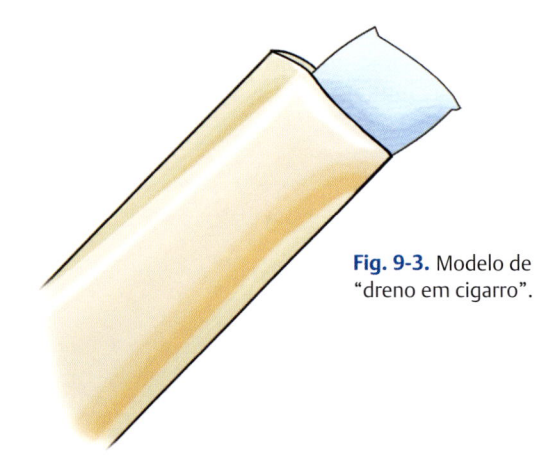

Fig. 9-3. Modelo de "dreno em cigarro".

▶ Sistemas de Drenagem
De acordo com a comunicação com o meio, os sistemas podem ser didaticamente divididos em dois sistemas de drenagem:
- Aberto.
- Fechado.

▶ *Aberto*
Há comunicação do sistema com o meio (ar ambiente).
Risco de contaminação e infecção é maior.

▶ *Fechado*
Não há comunicação do sistema com o meio.
Risco de contaminação e infecção é menor.

Drenagem Fechada em Selo D'água
Na drenagem fechada em selo d'água, o dreno é literalmente mergulhado em solução fisiológica ou água tornando a drenagem unidirecional e impedindo o retorno do material drenado (Fig. 9-4).
Tal sistema é utilizado, nas drenagens da cavidade torácica e espaços subfrênicos. A pressão negativa ocorrida no ciclo ventilatório poderia causar o retorno do material drenado e também de ar, resultado em diversas complicações, destacadamente, elevação do risco de infecções.

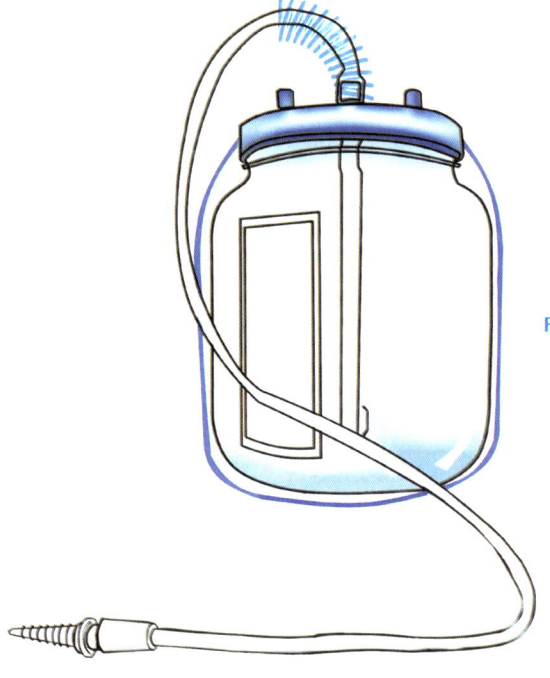

Fig. 9-4. Dreno em selo d'água.

FIQUE DE OLHO
Verdadeiramente não há sistema completamente fechado, independente do equipamento utilizado, não há vedação hermética verdadeira, pois a própria abertura dos frascos/bolsas coletoras para esvaziamento ocasiona comunicação com o meio, mesmo respeitando-se todas as técnicas de assepsia e antissepsia.

▶ Materiais

O conhecimento detalhado as características químicas e físicas de todo material que manipula é uma tarefa impossível para qualquer cirurgião, entretanto, reconhecer seus principais efeitos biológicos é um dever.

▶ *Látex/Borracha*

Os drenos de borracha são macios e maleáveis, oferecendo baixo risco de lesões abdominais.

Pode originar drenos laminares ou tubulares e, consequentemente, permite drenagem por capilaridade, gravidade ou sucção.

Como incoveniente, por sua superfície irregular, são mais suscetíveis à colonização bacteriana e formação de fibrina, bloqueando a saída dos líquidos.

Exemplos: dreno de Penrose, sonda de Foley de borracha e dreno de Kehr (Figs. 9-5 e 9-6).

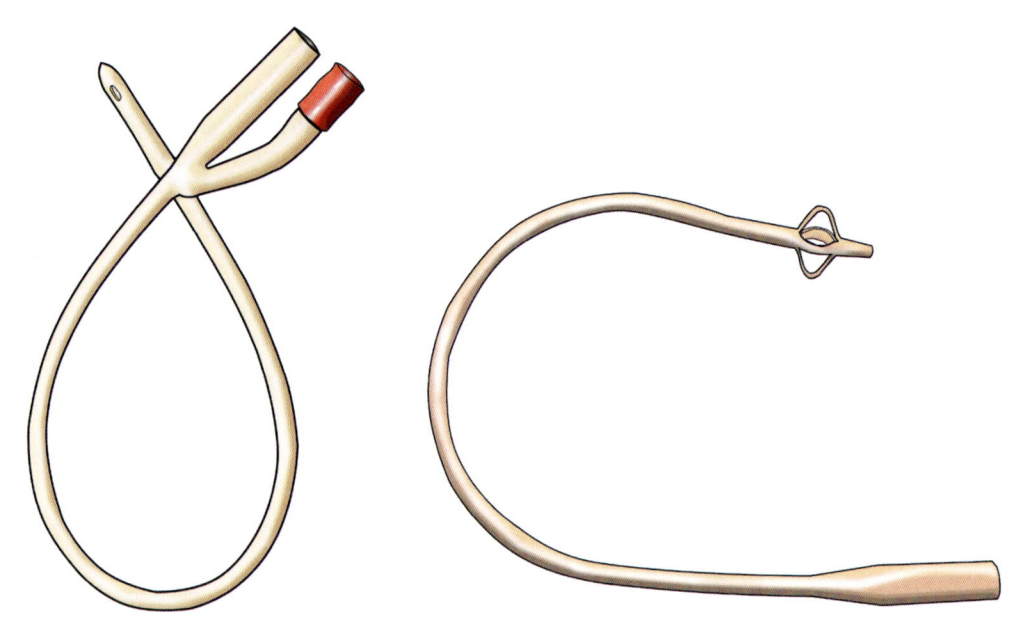

Fig. 9-5. Sonda de Foley de látex.

Fig. 9-6. Sonda de Malecot de látex.

▶ *Cloreto de Polivinil (PVC)*

Trata-se de um material rígido, que origina drenos tubulares e permite a saída dos líquidos por gravitação ou sucção.

Pela própria estrutura rígida, drenos de PVC permitem a drenagem de grandes volumes, sendo utilizados, frequentemente, para fins de descompressão gástrica.

É irritante para os tecidos e sua dureza pode causar trauma mecânico.

Exemplo: sonda nasogástrica (sonda de Levine) (Fig. 9-7).

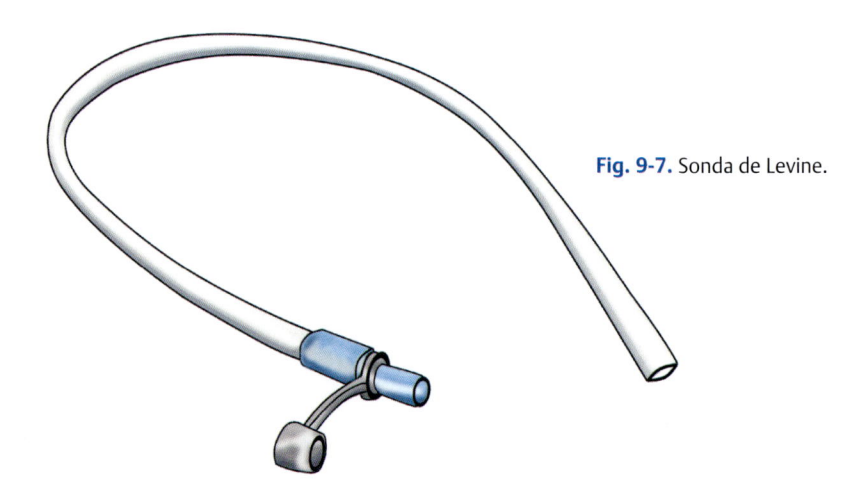

Fig. 9-7. Sonda de Levine.

▶ Polietileno

É um plástico pouco irritante aos tecidos e, geralmente, radiopaco.
Origina drenos tubulares, permitindo a saída dos fluidos por gravitação ou sucção.
Exemplos: sonda de Malecot de polietileno (Fig. 9-8).

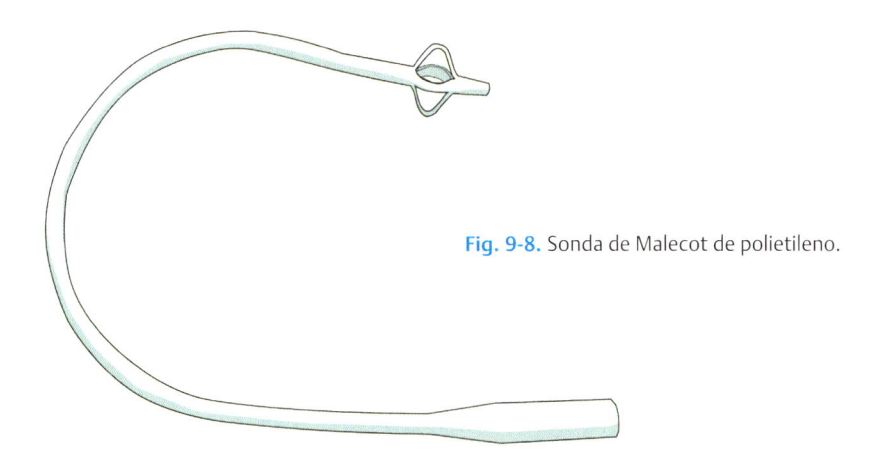

Fig. 9-8. Sonda de Malecot de polietileno.

▶ Silicone

Trata-se de material inerte, radiopaco, menos rígido que o polietileno e menos suscetível à contaminação bacteriana que o látex/borracha.
Pode originar drenos laminares ou tubulares, permitindo, assim, drenagem por capilaridade, gravidade ou sucção.
Exemplos: dreno de Penrose japonês, sonda de Foley de silicone etc. (Fig. 9-9).

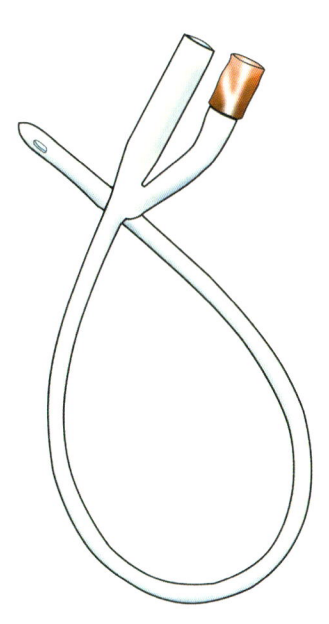

Fig. 9-9. Sonda de Foley de silicone.

DRENOS MAIS COMUNS
▶ Dreno de Penrose

É o dreno laminar mais conhecido e um dos drenos mais eficientes que existe. Como todo dreno laminar, drena por capilaridade e em sistema aberto (Fig. 9-10).

É confeccionado em látex, possui cerca de 30 cm de comprimento e disponível em três diferentes larguras, numerados progressivamente de acordo com a própria largura e capacidade de drenagem. Para a drenagem abdominal, opta-se, preferencialmente, por drenos largos (como o n° 3).

Uma desvantagem de seu uso, além daquelas inerentes a todos os drenos laminares (possibilidade de bloqueio por estruturas abdominais, influência do decúbito e posicionamento etc.) é a ocorrência de colabação de sua luz, com ocorrência de uma lâmina de borracha dupla, reduzindo sua eficácia de drenagem.

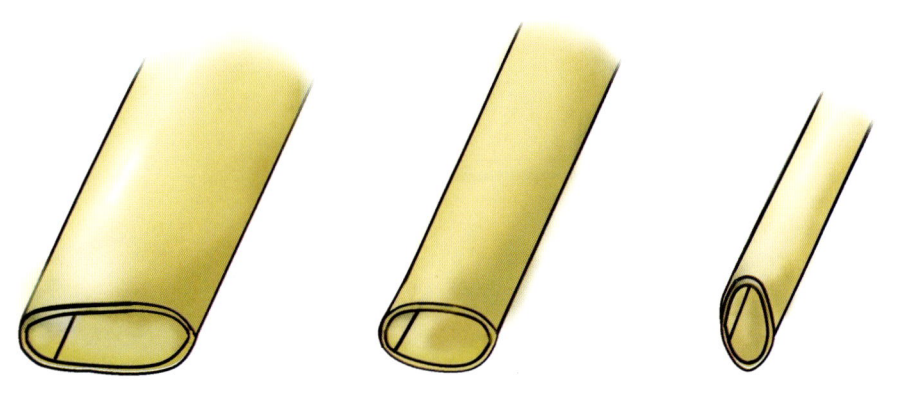

Fig. 9-10. Drenos laminares de Penrose.

> **FIQUE DE OLHO**
>
> Muitos cirurgiões recomendam o uso concomitante de dois drenos laminares sob a justificativa de facilitar a drenagem no espaço entre ambos. Tal tese não apresenta, todavia, validação científica.

▶ Penrose Japonês

Trata-se de um dreno laminar de silicone.

Drena por capilaridade e em sistema aberto.

Em relação ao Penrose tradicional, apresenta algumas vantagens: menor risco de infecção e colabamento de sua luz, com maior eficácia de drenagem. Entretanto, possui custo mais elevado (Fig. 9-11).

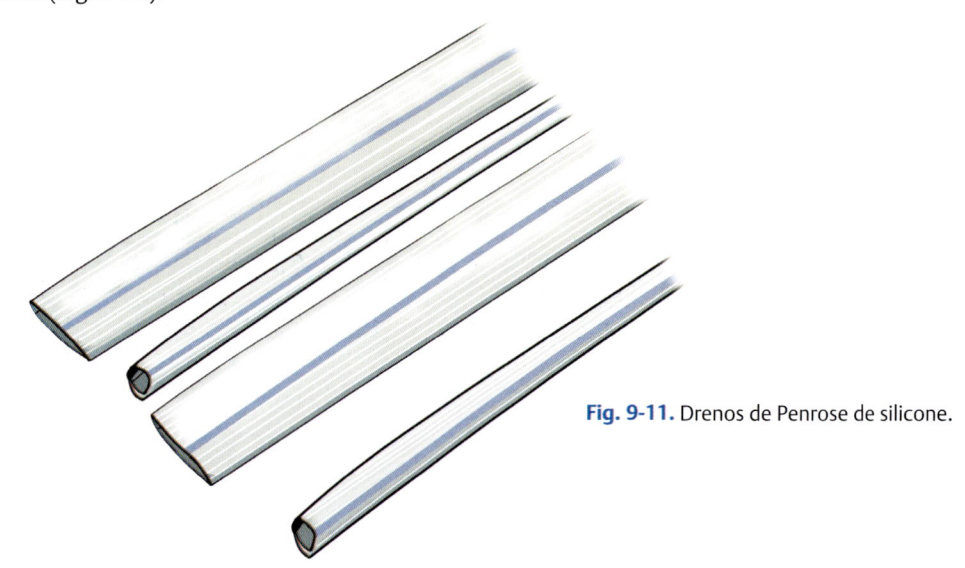

Fig. 9-11. Drenos de Penrose de silicone.

▶ Tipo Hemovac/Portovac

Drenos tipo Hemovac e Portovac são semelhantes: tubulares, confeccionados em polietileno ou silicone, apresentando multifenestrações, com sistema de drenagem em sucção fechado, com reservatório sanfonado (Fig. 9-12).

Podem causar lesões às estruturas adjacentes e o sistema de drenagem em pressão negativa eleva o risco de fístulas digestivas, quando em contato íntimo com alças intestinais.

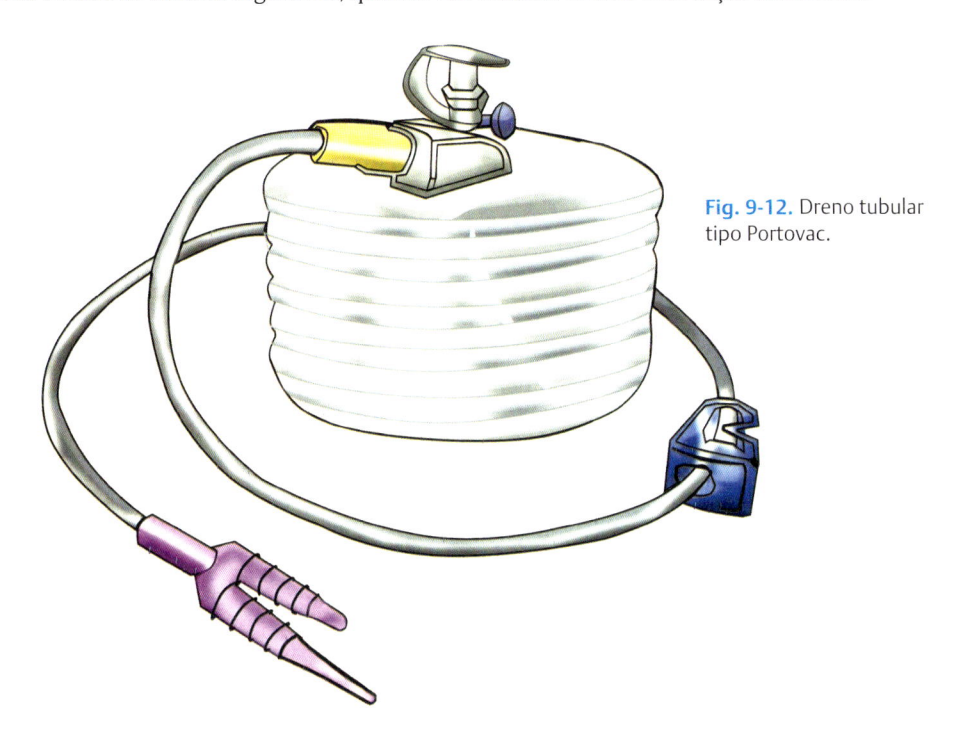

Fig. 9-12. Dreno tubular tipo Portovac.

▶ Dreno de Jackson-Pratt

Dreno laminar multifenestrado com segmento proximal tubular para acoplamento em um reservatório em pera. Alia as vantagens da drenagem por capilaridade e sucção. Geralmente, é feito em silicone (Fig. 9-13).

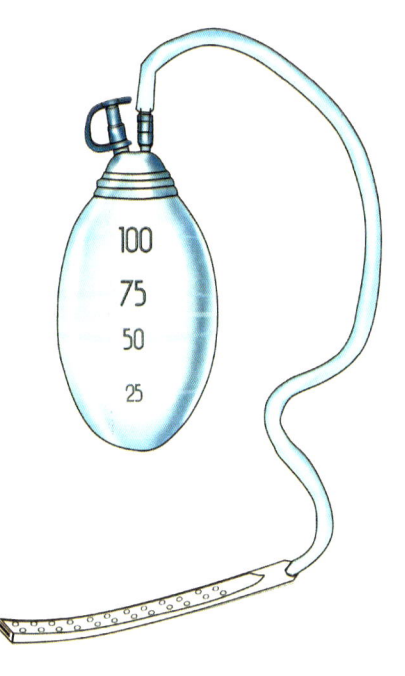

Fig. 9-13. Dreno de Jackson-Pratt.

▶ Dreno de Blake

É um aperfeiçoamento do dreno de Jackson-Pratt. Possui quatro fenestras longitudinais em seu segmento intracorpóreo, e também é conectado a um reservatório em pera de pressão negativa, também aliando vantagens de drenos laminares e o mecanismo de sucção.

Possui duas formas, básicas, achatada ou cilíndrica e é geralmente de silicone (Fig. 9-14).

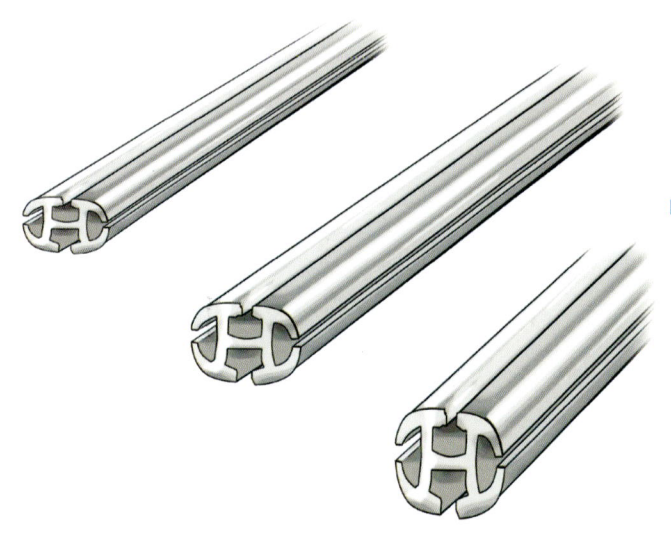

Fig. 9-14. Dreno tubular de Blake.

SAIBA MAIS

SONDA DE FOLEY
Trata-se de um tubo de látex ou silicone originalmente utilizado para cateterismo vesical.
A sonda de Foley, todavia, pode ser utilizada para drenagem abdominal, sendo feita por mecanismo gravitacional e aberto, ou utilizada em situações em que são previstas drenagens volumosas.
Uma grande vantagem de seu emprego é a possibilidade de irrigação, útil, especialmente na drenagem de coleções purulentas.
Como inconveniente, destaca-se a baixa flexibilidade e risco de lesões viscerais, além de risco elevado de infecções, minimizado pelo uso de cateter de silicone (Fig. 9-15).

DRENO DE KEHR
São drenos sob a forma de T, confeccionados em látex ou silicone, com drenagem por via gravitacional e aberta. Seu uso é restrito à drenagem da via biliar principal (Figs. 9-16 e 9-17).

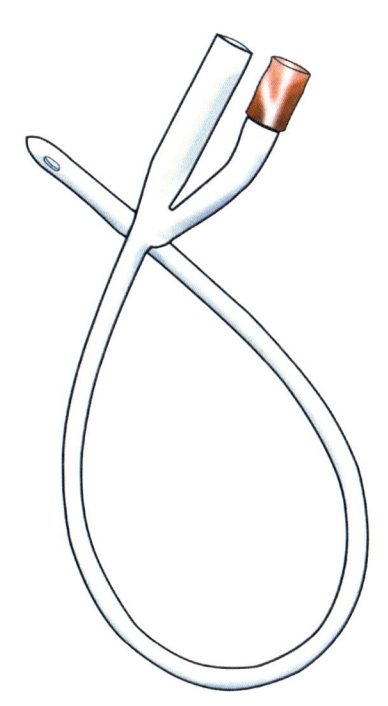

Fig. 9-15. Sonda de Foley de silicone.

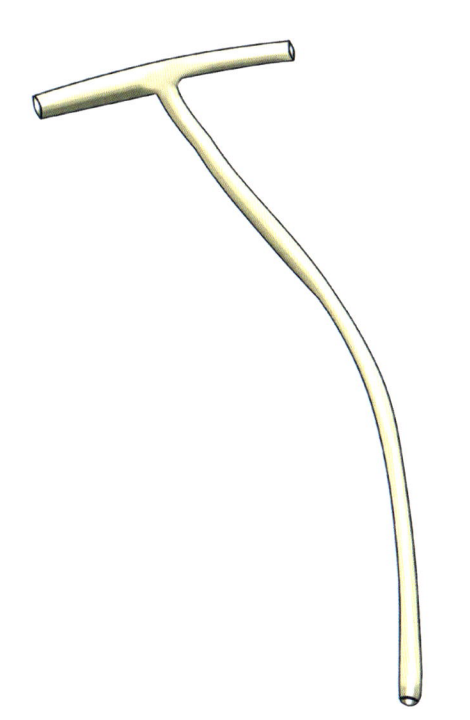

Fig. 9-16. Dreno de Kehr de látex.

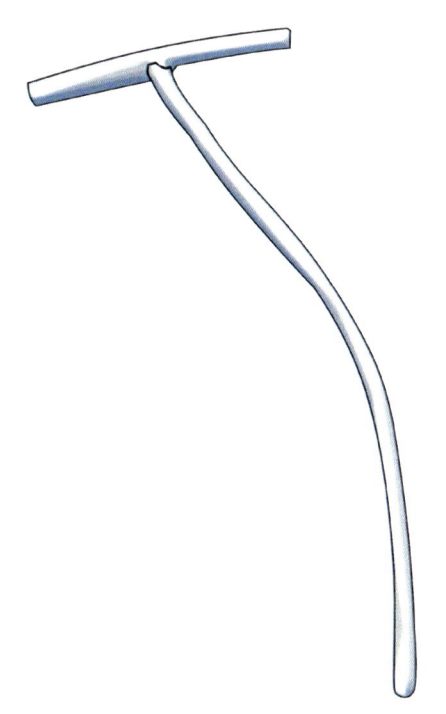

Fig. 9-17. Dreno de Kehr de silicone.

TÉCNICA CIRÚRGICA

A inserção e o posicionamento de um dreno na cavidade abdominal por via laparoscópica podem ser feitos por diversos métodos, conforme a preferência do cirurgião. Em geral, todo o dreno é inserido por algum portal e sua extremidade distal é adequadamente posicionada, ou sua extremidade proximal é levada para o interior da cavidade por um dos portais e exteriorizada por outro, até o correto posicionamento da extremidade distal.

A grande desvantagem dessas técnicas, todavia, é o grande escape de gás e restrição a pequenos diâmetros de drenos uma vez que são os portais de 5 mm os mais utilizados. Sendo assim, sugere-se adiante uma técnica simples capaz de evitar os incovenientes descritos.

▶ Inserção Geral de um Dreno na Cavidade Abdominal

1. Introdução da mandíbula de uma pinça de preensão no interior do trocarte (Fig. 9-18).
2. Exteriorização do conjunto trocarte + pinça seguida de preensão da extremidade distal do dreno (Fig. 9-19).

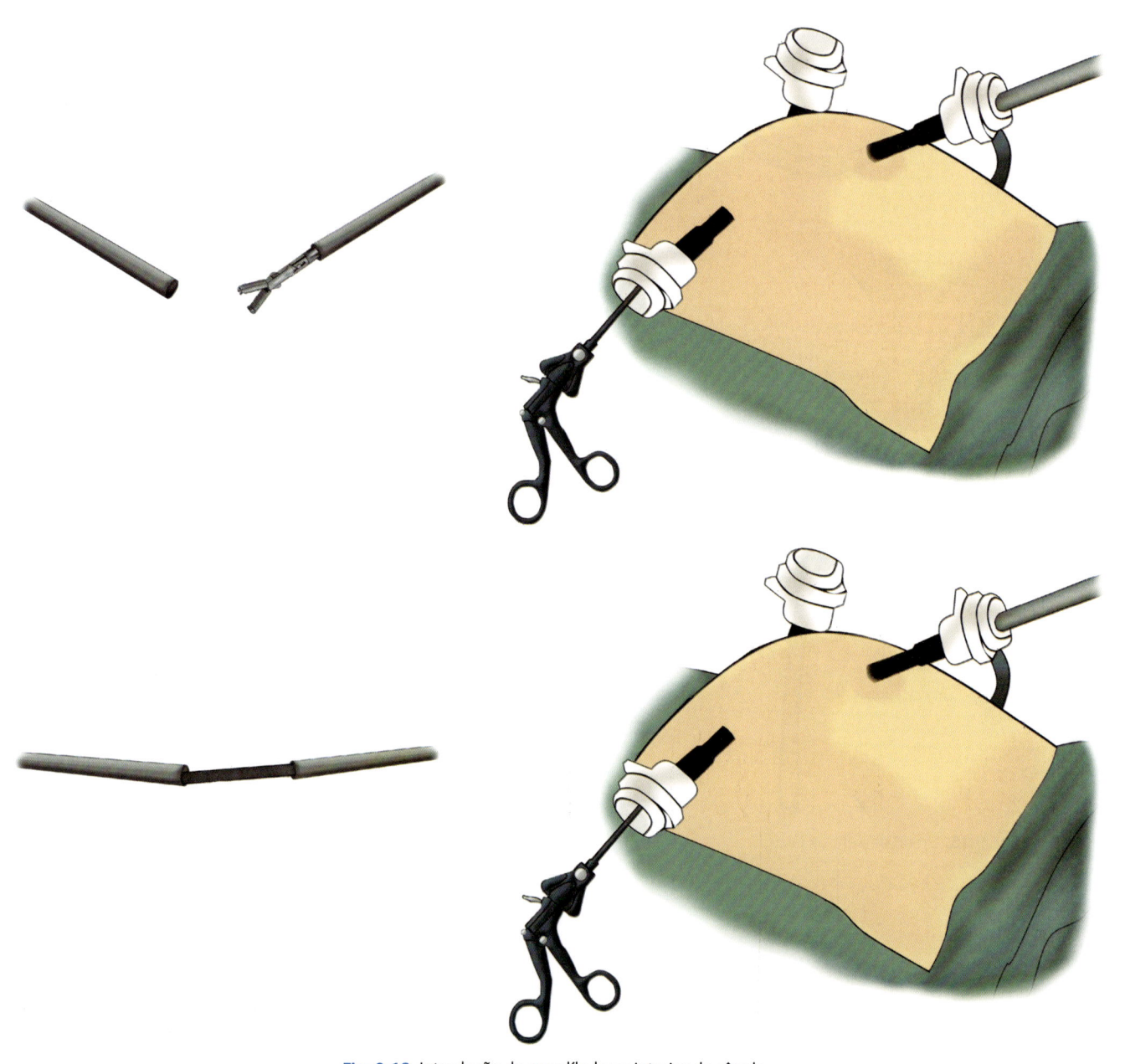

Fig. 9-18. Introdução da mandíbula no interior da cânula.

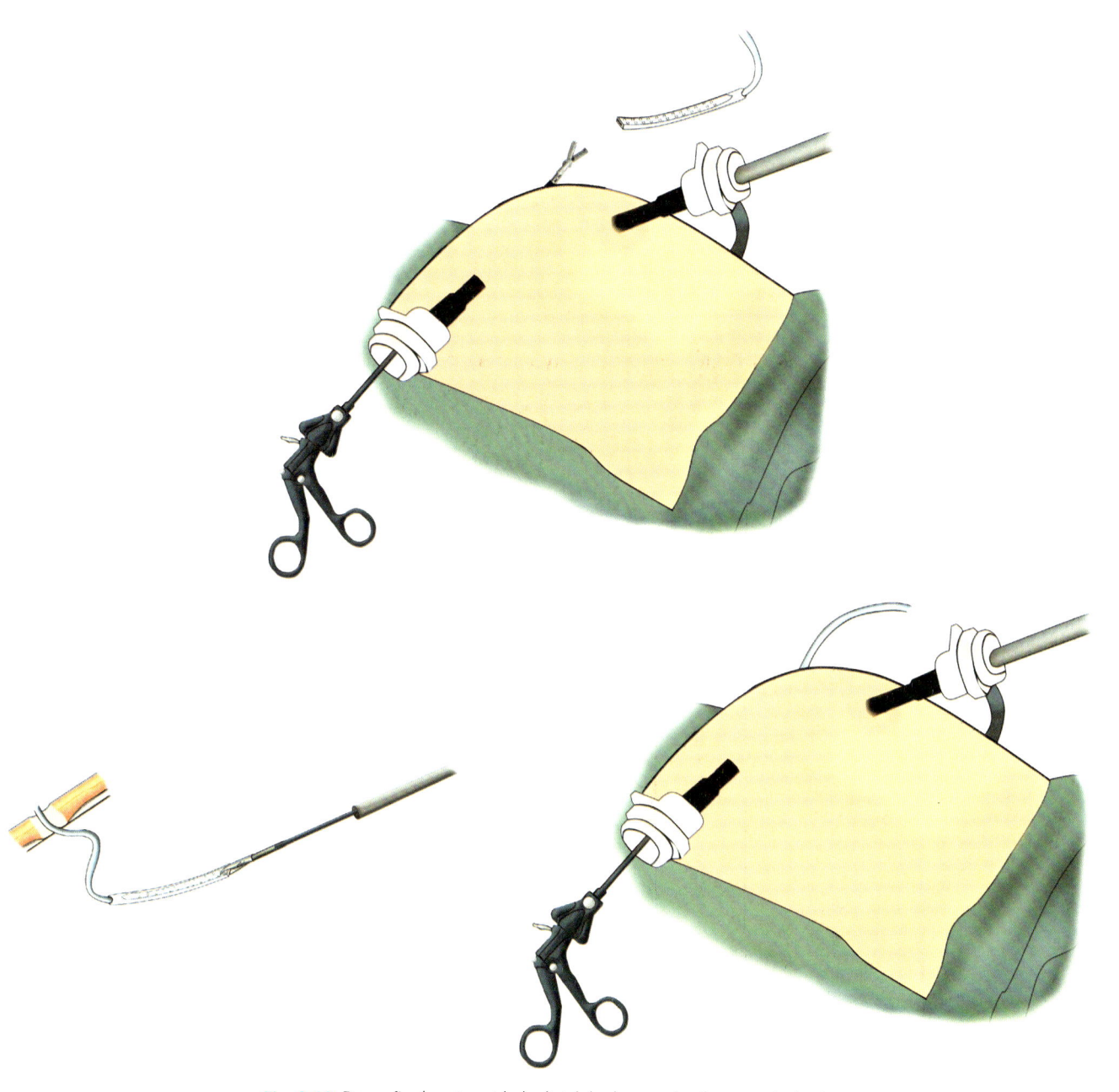

Fig. 9-19. Preensão da extremidade distal do dreno pela pinça exteriorizada.

3. Retorno à cavidade abdominal e posicionamento da extremidade do dreno na cavidade abdominal (Fig. 9-20).

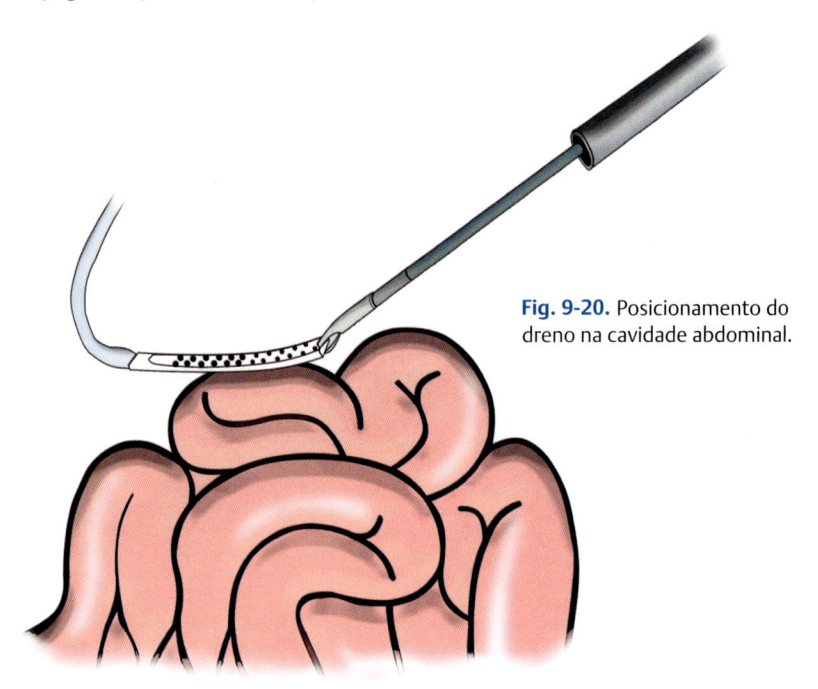

Fig. 9-20. Posicionamento do dreno na cavidade abdominal.

4. Fixação do dreno à pele.

RETIRADA DE PEÇAS CIRÚRGICAS

CAPÍTULO 10

Renan Silva Couto ▪ Rhycktielle Gladysmann Ferrer Carneiro Couto
Maria Ribeiro Santos Morard ▪ Fernanda Campos da Silva

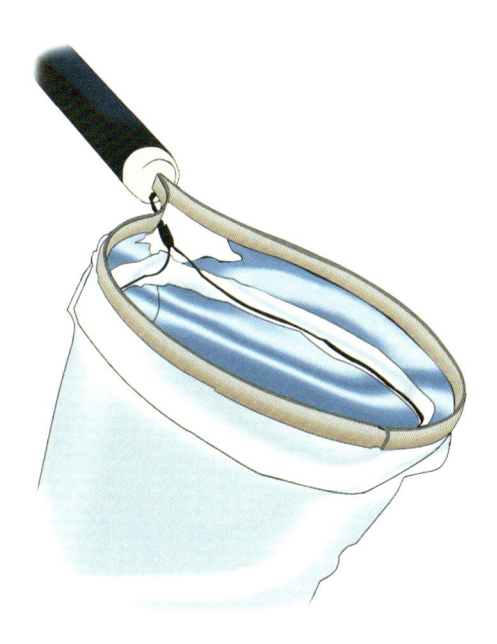

INTRODUÇÃO

A remoção segura de peças cirúrgicas é um passo importante da cirurgia laparoscópica e até pouco tempo atrás era um fator limitante de procedimentos mais complexos, com mudança desse paradigma após progressivo aprimoramento técnico dos cirurgiões e desenvolvimento de novas tecnologias.

Muitos fatores influenciam a forma dessa retirada, incluindo a etiologia da condição (se benigna ou maligna), o grau de contaminação do procedimento e, destacadamente, o tamanho das peças cirúrgicas.

PRINCÍPIOS FUNDAMENTAIS NA RETIRADA DE PEÇAS CIRÚRGICAS

- O tamanho das peças é determinante para a forma de retirada.
- Peças oriundas de cirurgias contaminadas/infectadas não devem ter contato com a parede abdominal pelo risco de infecção.
- Peças oriundas de cirurgias oncológicas devem ser retiradas de forma íntegra para adequada avaliação histopatológica.
- Peças oriundas de cirurgias oncológicas não devem ter contato com a parede abdominal pelo risco de implantes secundários.

▶ Peças Pequenas

De forma subjetiva, são peças de pequenas dimensões passíveis de serem retiradas pelo trocarte ou pela própria incisão portal, podendo se aplicar à maioria dos pequenos órgãos como apêndice cecal, vesícula biliar, ovários e outros mais.

Quando essas peças se acomodam no interior da cânula de algum portal em uso, a retirada é facilitada. Caso contrário, é necessária a retirada direta por alguma incisão ou realização de contra-aberturas, técnica pouco recomendada. O local mais frequentemente utilizado para a extensão da incisão é o portal umbilical, sendo possível sua ampliação pela incisão da aponeurose superiormente e/ou inferiormente ao orifício, sem necessidade de ampliação semelhante na pele, não havendo prejuízo estético significativo e permitindo a retirada de peças de até 5 cm.

É preciso enfatizar que peças oriundas de cirurgias contaminadas e/ou infectadas não devem ter contato com a parede abdominal, sendo necessário o uso de bolsas coletoras quando não for possível a retirada com acomodação no interior de um dos portais (Fig. 10-1).

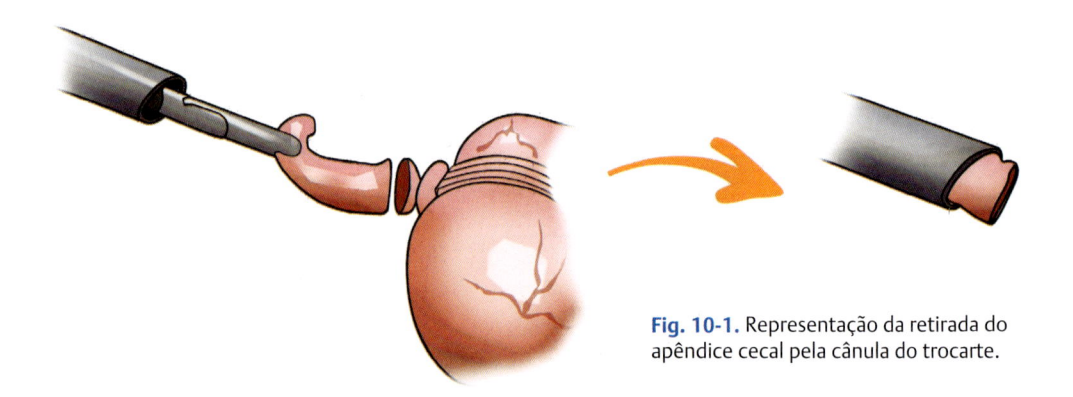

Fig. 10-1. Representação da retirada do apêndice cecal pela cânula do trocarte.

FIQUE DE OLHO

A extensão do portal pode ser realizada com ajuda do trocarte, utilizando-o como anteparo para o uso do bisturi tradicional ou bisturi elétrico (Fig. 10-2).

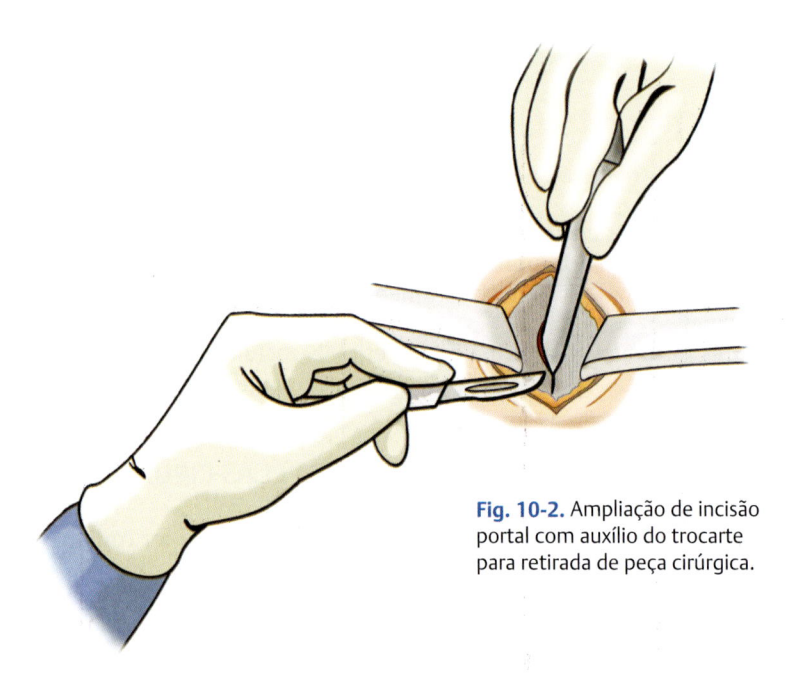

Fig. 10-2. Ampliação de incisão portal com auxílio do trocarte para retirada de peça cirúrgica.

▶ Bolsas Coletoras

Peças cirúrgicas pequenas oriundas de cirurgias oncológicas, contaminadas ou infectadas requerem sua retirada por dispositivos protetores, evitando assim contaminação da parede abdominal e reduzindo a disseminação de células tumorais.

Esses dispositivos são conhecidos como *endobags* e, na prática, tratam-se de instrumentos formados por bolsas coletoras presentes na extremidade de uma haste flexível, com um sistema de fechamento manual na empunhadura.

São equipamentos específicos para a retirada de peças cirúrgicas, porém, pouco disponíveis em nosso meio pelo seu custo elevado (Fig. 10-3).

Fig. 10-3. Representação de uma bolsa coletora.

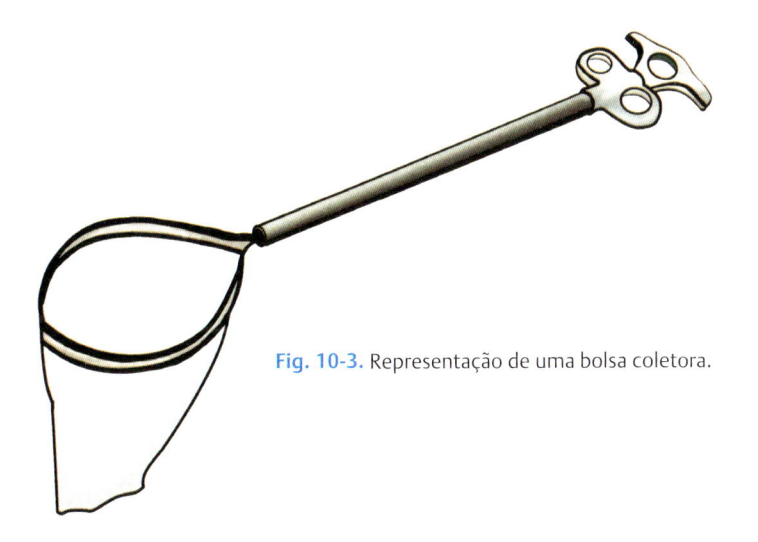

Bolsa Coletora de Confecção Artesanal

Bolsas coletoras improvisadas podem ser feitas durante o procedimento laparoscópico como alternativas de baixo custo às bolsas coletoras existentes. Para isso é necessário apenas um fio de ligadura e luva estéril, materiais amplamente disponíveis.

▶ Técnica Cirúrgica

Retirada de Peça Cirúrgica Pequena Oriunda de Procedimento Infectado com Uso de Bolsa Coletora Artesanal (Figs. 10-4 e 10-5)

1. Separação de materiais: fios de algodão não agulhados e luva estéril.
2. Ligadura da luva distalmente ao punho de acordo com o tamanho desejado da bolsa.
3. Secção do excedente cerca de 1 cm após a ligadura.
4. Passagem de pinça de preensão por redutor seguida de preensão da bolsa coletora em sua porção distal, acomodação no interior da cânula e introdução na cavidade (método de escolha); ou preensão da porção distal da bolsa coletora e introdução rápida na cavidade por um dos portais de 10 mm (elevado risco de obstrução do trocarte); ou retirada do trocarte e passagem da bolsa coletora diretamente pelo portal (escape aéreo elevado).
5. Posicionamento da bolsa coletora e colocação da peça cirúrgica em seu interior.
6. Preensão da bolsa coletora com pinça jacaré e retirada do conjunto.

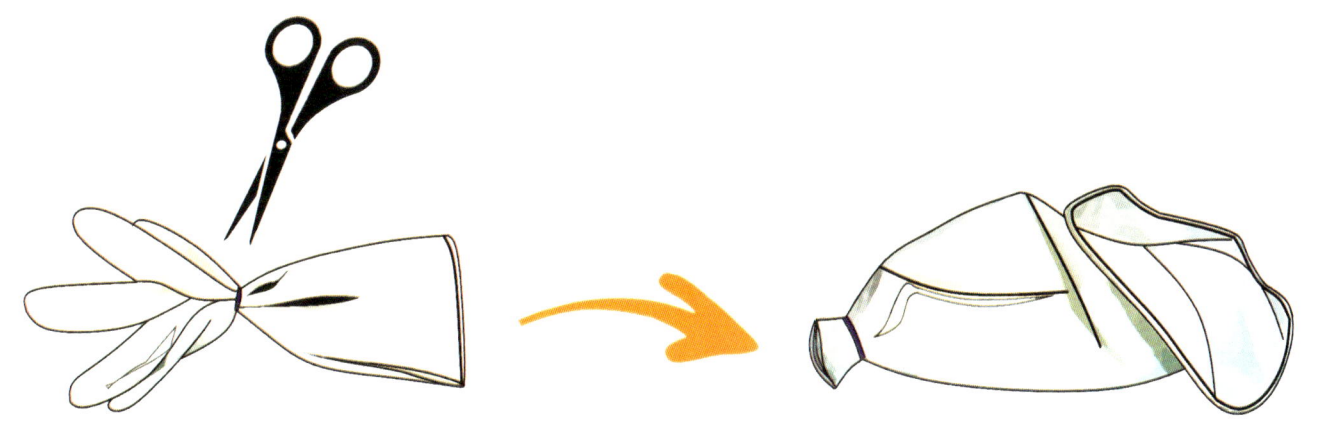

Fig. 10-4. Bolsa coletora artesanal confeccionada com luva estéril.

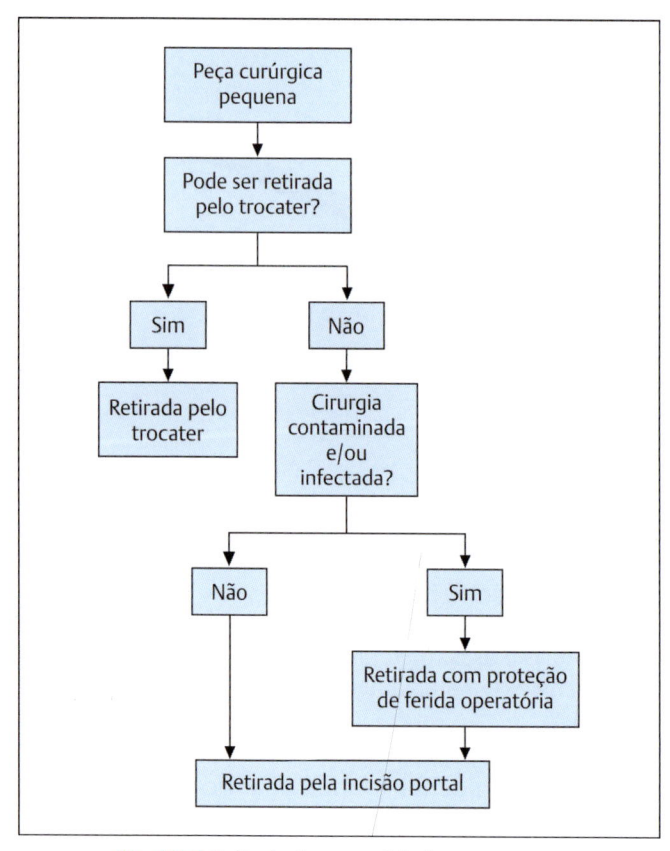

Fig. 10-5. Retirada de peças cirúrgicas pequenas.

> **FIQUE DE OLHO**
>
> O uso de preservativos masculinos como bolsa coletora é comum, entretanto, tal aplicação deve ser desencorajada, uma vez que o uso de produtos sem fins médicos em cirurgias é proibido em território nacional.

▶ Cirurgias Comuns
Apendicectomia

As cirurgias apendiculares devem-se, principalmente, por processo inflamatório agudo. Nesse contexto, é evidente que o contato da peça cirúrgica com a parede abdominal não deve ocorrer. Assim sendo, recomenda-se a retirada pelo próprio trocarte, método seguro e simples (Fig. 10-6) Entretanto, em alguns casos nos quais a peça não se acomoda na cânula do instrumento, é prudente o uso de dispositivos coletores (Fig. 10-7).

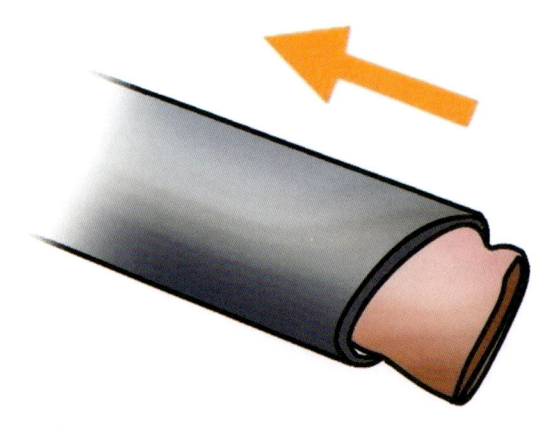

Fig. 10-6. Apêndice cecal acomodado no interior da cânula, pronto para sua retirada em conjunto com o trocarte.

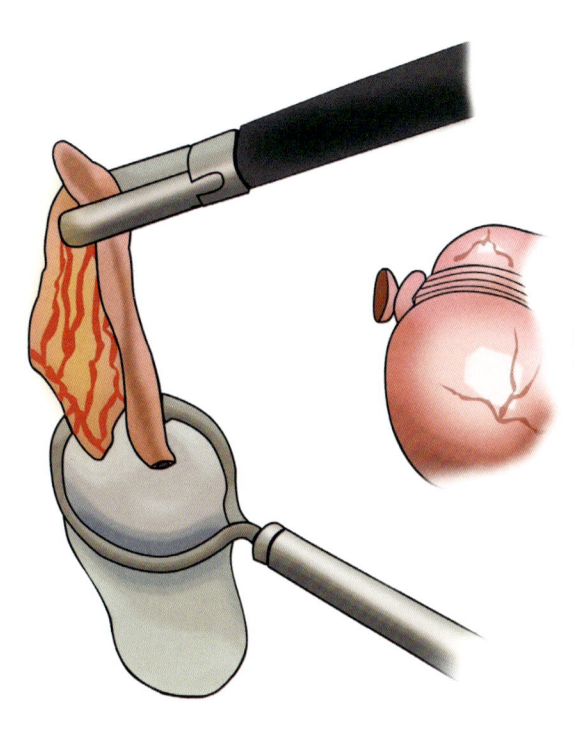

Fig. 10-7. Retirada de apêndice cecal com auxílio de bolsa coletora.

Colecistectomia

A vesícula biliar, apesar de se tratar de um órgão relativamente pequeno, não se acomoda no interior das cânulas habituais, especialmente, quando preenchida por cálculos grandes. Dessa forma, recomenda-se sua retirada pelo portal umbilical ou outro portal de 10 mm pela preensão por uma pinça tipo Jacaré, geralmente, com necessidade de extensão pequena da incisão na aponeurose (Fig. 10-8).

Visando a prevenção de contaminação da cavidade e da parede abdominal, o uso de dispositivos coletores é indispensável nos processos inflamatórios agudos e altamente recomendado nos casos com extravasamento biliar (Figs. 10-9 e 10-10).

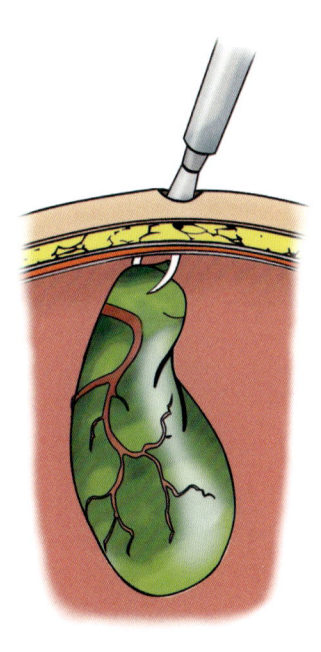

Fig. 10-8. Retirada da vesícula biliar pelo portal.

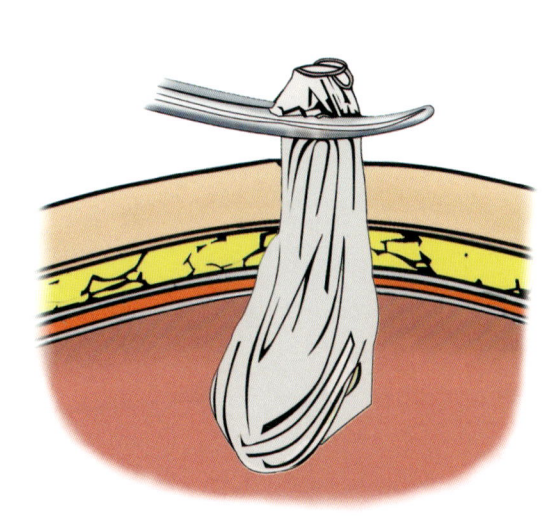

Fig. 10-9. Retirada da vesícula biliar com auxílio de bolsa coletora artesanal.

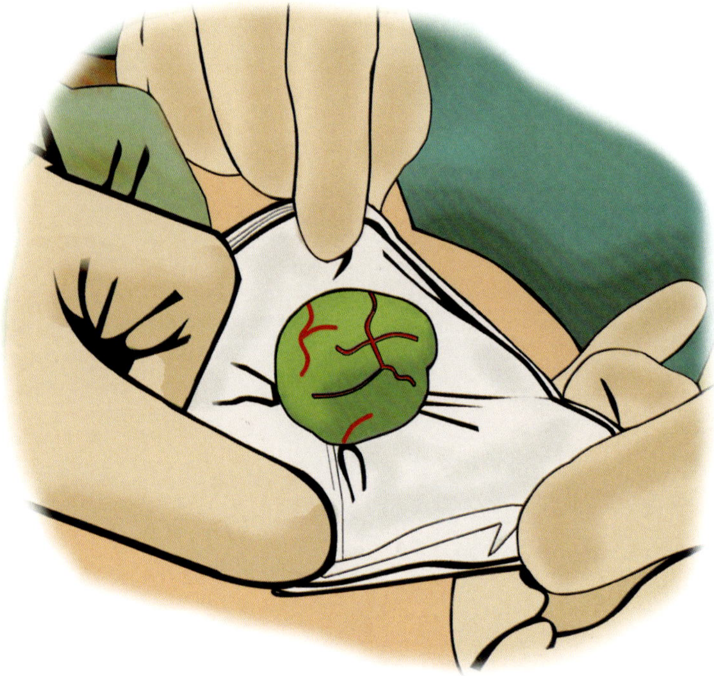

Fig. 10-10. Abertura da bolsa coletora artesanal para preensão e retirada de peça cirúrgica (a abertura da vesícula biliar e a retirada dos cálculos em seu interior pode ser útil, eventualmente).

Salpingo-Oforectomia

A tuba uterina e os ovários são órgãos pequenos e frequentemente podem ser retirados pelo próprio trocarte. Situações de exceção são as cirurgias oncológicas e casos de cistos ovarianos volumosos, que comumente exigem a retirada por um dos portais com auxílio de dispositivos coletores.

▶ Peças Grandes

Subjetivamente, são peças de grandes dimensões (geralmente maiores que 10 cm), que exigem extensão significativa das incisões portais ou realização de contra-aberturas para a retirada.

Assim como as pequenas peças, peças cirúrgicas oriundas de cirurgias oncológicas, contaminadas e infectadas não devem ter contato com a parede abdominal, sendo necessário o uso de protetores de ferida.

Nas doenças benignas com diagnóstico bem estabelecido no pré-operatório, a fragmentação da peça cirúrgica grande é uma opção que evita a realização de extensões e/ou incisões adicionais.

▶ Extensão de Incisões Portais e Realização de Contraincisões

A união de incisões portais próximas entre si e próximas ao sítio cirúrgico para a retirada de peças grandes é comum em cirurgias do andar superior do abdome como adrenalectomias, esplenectomias e nefrectomias, todavia, apesar da praticidade, outros locais de abertura possuem melhor efeito estético. Nesse contexto, recomenda-se como alternativa a incisão de Pfannenstiel na região suprapúbica, incisão comumente utilizada nas cirurgias ginecológicas tradicionais (Fig. 10-11).

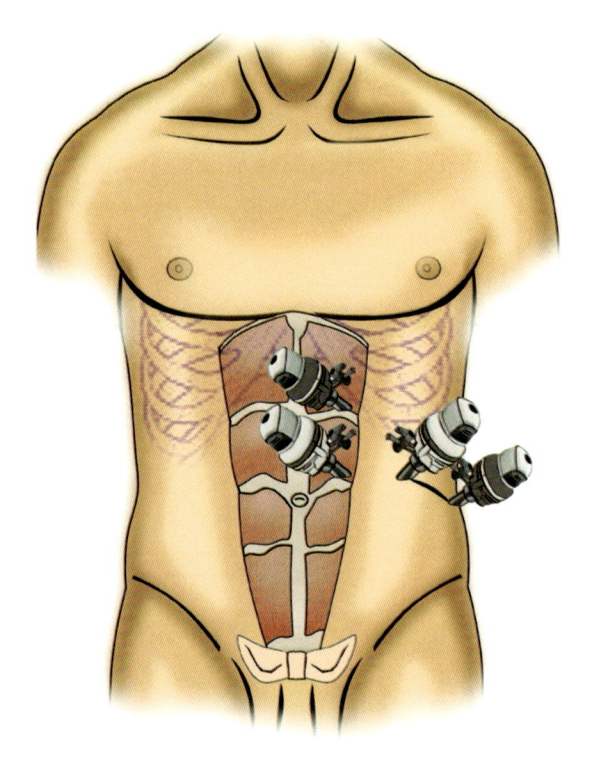

Fig. 10-11. Representação da união de extensões portais utilizada em esplenectomias de baços volumosos em que é desejável a manutenção da arquitetura histológica da peça cirúrgica.

SAIBA MAIS

Em cirurgias ginecológicas, a realização de incisões no fundo-de-saco posterior (colpotomias) para retirada de peças grandes é possível e resulta em excelente resultado estético. Porém, o método é pouco usual pela dificuldade técnica.

▶ *Técnica Cirúrgica*
Colpotomia Para a Retirada de Peças Cirúrgicas
1. Exposição do canal vaginal. Para isso são utilizadas válvulas de Auvard para a parede posterior e válvulas de Doyen nas paredes anterior e laterais.
2. Pinçamento do colo uterino posterior com pinça de Pozzi e realização de afastamento anterior.
3. Incisão de cerca de 2 cm entre os ligamentos uterossacrais (colpotomia posterior) (Fig. 10-12).
4. Introdução de trocarte de 10 mm longo sob visualização direta.
5. Preensão e tração da peça cirúrgica com a pinça jacaré até a extremidade da cânula e retirada lenta até contato com a mucosa vaginal.
6. Recuo do trocarte seguido de ampliação da colpotomia e preensão da peça com instrumentos tradicionais (pinça Kelly, Kosher etc.).
7. Retirada gradual da peça para manutenção de pneumoperitônio.
8. Reparo das bordas vaginais e fechamento da colpotomia conforme experiência do cirurgião (via vaginal ou laparoscópica).

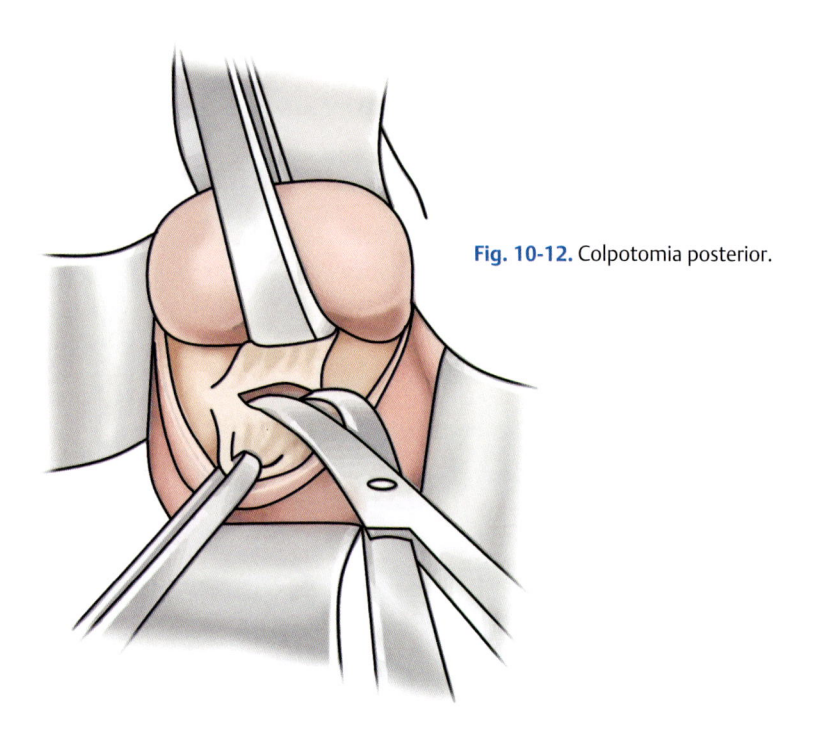

Fig. 10-12. Colpotomia posterior.

▶ *Protetores de Ferida*
São equipamentos desenvolvidos para evitar o contato das peças cirúrgicas com a parede abdominal, sendo seu uso indicado principalmente na retirada de peças cirúrgicas grandes em procedimentos oncológicos e/ou cirurgias contaminadas/infectadas (Figs. 10-13 e 10-14).

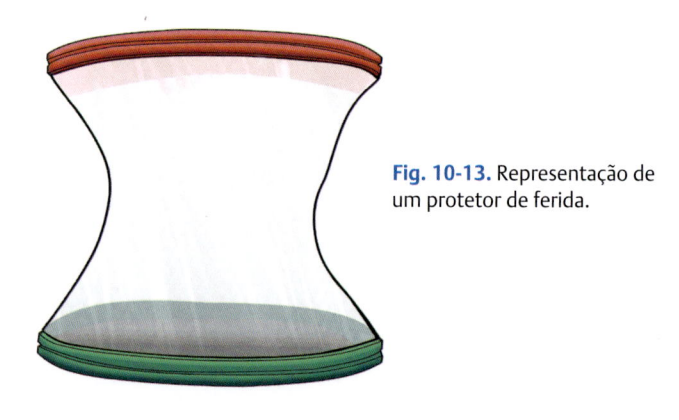

Fig. 10-13. Representação de um protetor de ferida.

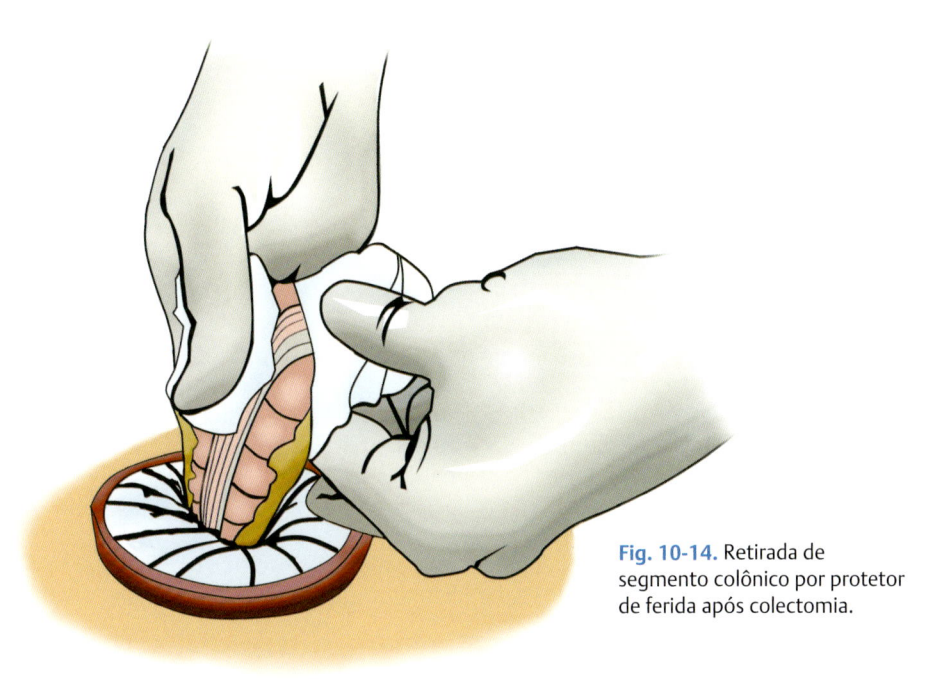

Fig. 10-14. Retirada de segmento colônico por protetor de ferida após colectomia.

> **SAIBA MAIS**
>
> **CIRURGIA LAPAROSCÓPICA ASSISTIDA COM AS MÃOS *(HAND-ASSISTED LAPAROSCOPIC SURGERY – HALS)***
> A introdução manual na cavidade abdominal e auxílio técnico durante um procedimento laparoscópico é possível. Tal recurso é útil para evitar a conversão cirúrgica diante de obstáculos técnicos e também durante a curva de aprendizado de cirurgiões iniciantes. É a chamada cirurgia laparoscópica assistida com as mãos. Para sua viabilidade, instrumentos específicos são necessários, mas vale destacar que os protetores de ferida também podem ser usados para tal fim (Figs. 10-15 e 10-16).

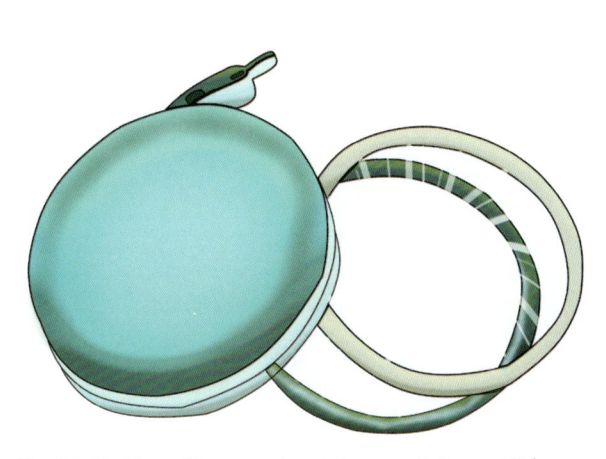

Fig. 10-15. Dispositivo para cirurgia laparoscópica assistida com as mãos.

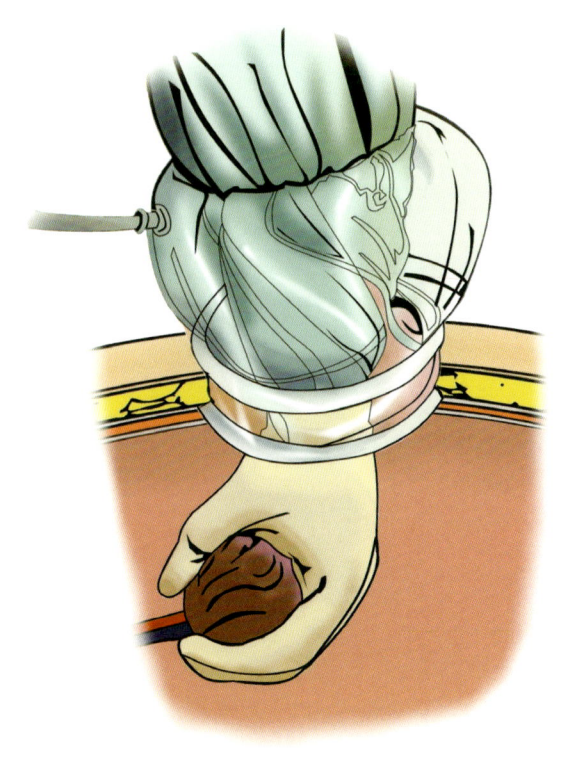

Fig. 10-16. Representação da cirurgia laparoscópica assistida com as mãos.

Protetores de Ferida de Confecção Artesanal

Protetores de ferida podem ser improvisados durante o procedimento cirúrgico com materiais de baixo custo e de alta disponibilidade em alternativa aos protetores, que ainda apresentam custo elevado.

Técnica Cirúrgica

Confecção de Dispositivo Protetor de Ferida com Capa de Proteção de Laparoscopia

1. Separação de materiais: capa estéril de laparoscopia e sonda uretral (16 ou 20 Fr) (Fig. 10-17).
2. Separação de um segmento de 40 cm da capa de laparoscopia.
3. Confecção de um anel de diâmetro médio de 12 cm com a sonda após secção de sua extremidade distal e encaixe ao seu conector.
4. Inserção da capa através do anel e realização de sua eversão, envolvendo-o completamente e formando uma estrutura cilíndrica (Figs. 10-18 e 10-19).
5. Inserção do anel presente no interior da cavidade abdominal. No interior do abdome, a própria tensão do anel provoca sua abertura, bastando tracioná-la contra o peritônio parietal (Fig. 10-20).
6. Abertura da extremidade livre pela liberação da pinça hemostática e manipulação da peça cirúrgica, evitando seu contato com a parede abdominal (Fig. 10-21).

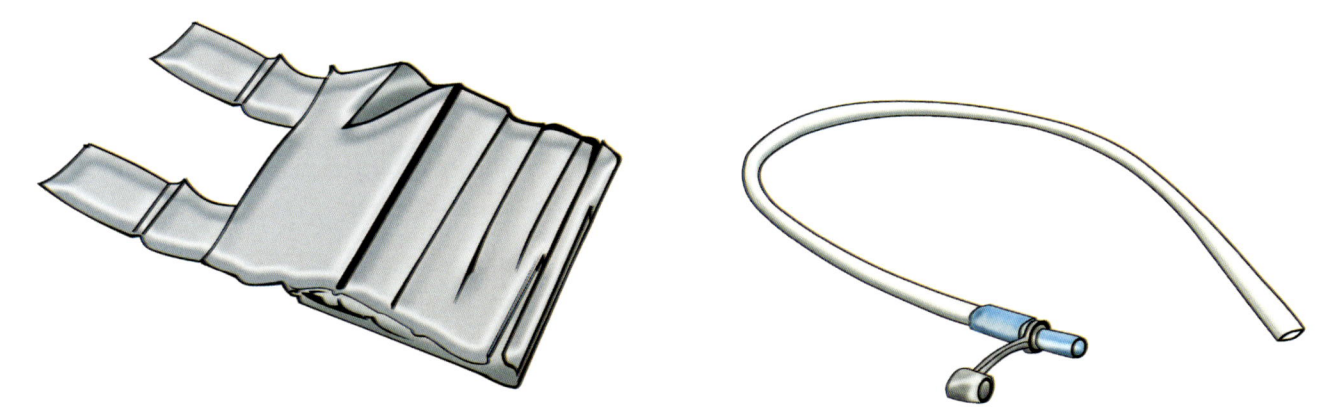

Fig. 10-17. Materiais para montagem do protetor de ferida artesanal.

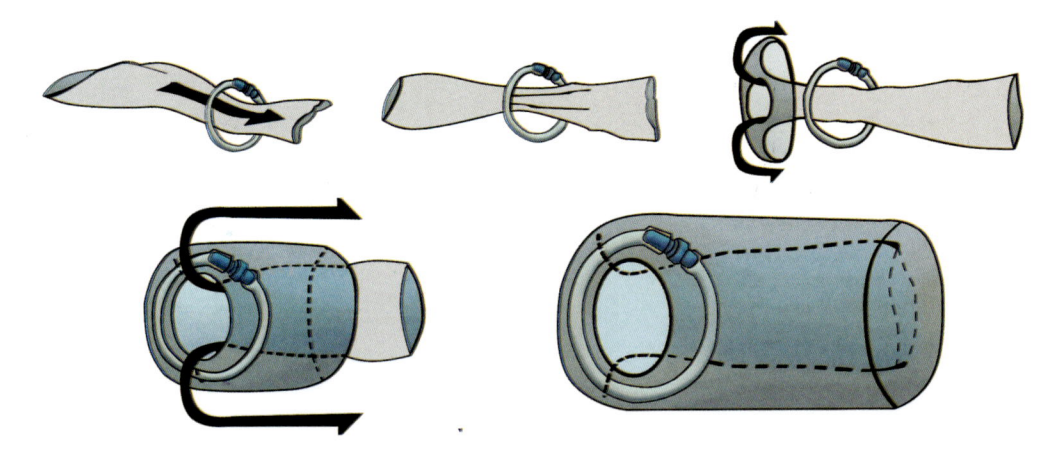

Fig. 10-18. Montagem do protetor de ferida com capa estéril.

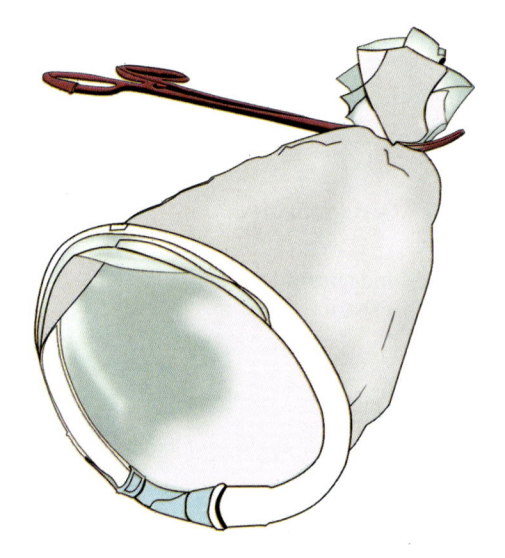

Fig. 10-19. Protetor de ferida montado. A preensão de sua extremidade com pinça hemostática minimiza o escape de gás da cavidade durante sua inserção até seu uso.

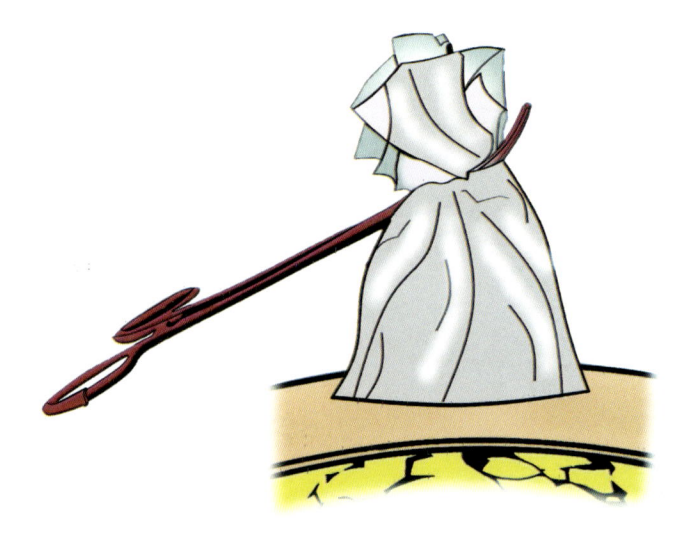

Fig. 10-20. Protetor de ferida após inserção na cavidade abdominal, pronto para uso.

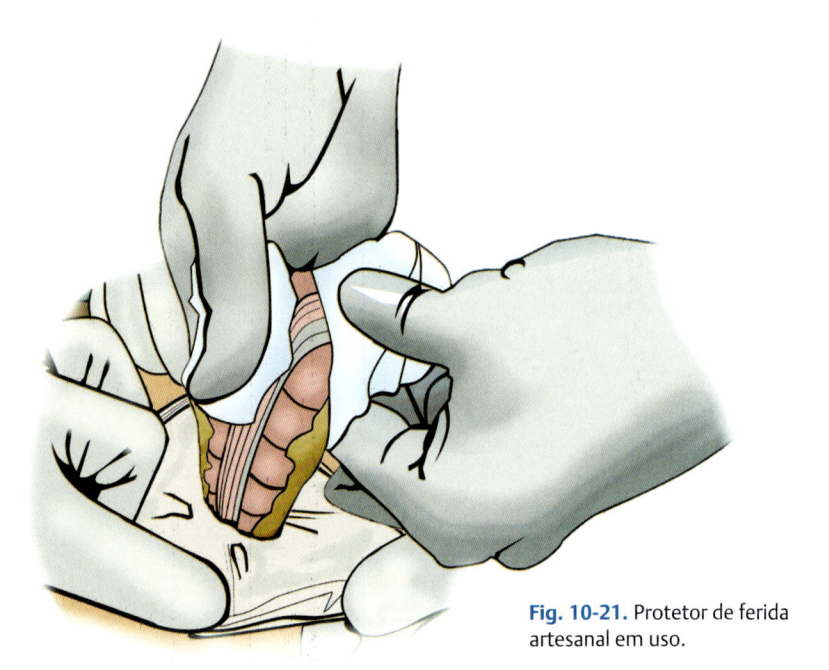

Fig. 10-21. Protetor de ferida artesanal em uso.

▶ Morcelamento

A fragmentação das peças cirúrgicas é denominada morcelamento e pode ocorrer de diversas maneiras, destacando-se o morcelamento mecânico, elétrico e/ou eletromecânico, com auxílio de tesouras laparoscópicas, uso de energias e/ou morceladores (eletro) mecânicos.

O morcelamento facilita a extração de grandes peças cirúrgicas por pequenas incisões. Como resulta em deformidade anatômica e perda da arquitetura tecidual impossibilitando adequada avaliação histopatológica, não deve ser usado em doenças oncológicas e pelo elevado risco de infecção, deve também ser evitado em cirurgias contaminadas.

Os fragmentos podem ser aspirados ou retirados pelos portais. Apesar de ser tipicamente utilizado em doenças benignas, recomenda-se o morcelamento das peças no interior de bolsas coletoras e com auxílio de protetores de ferida, evitando a contaminação da cavidade e também da parede abdominal.

As principais indicações para o morcelamento são: esplenectomias, cirurgias ginecológicas por miomas uterinos (miomectomia ou histerectomia subtotal), adenomiose (histerectomia subtotal) e sangramento uterino anormal (histerectomia subtotal).

> **FIQUE DE OLHO**
>
> A despeito de tratar-se de doença benigna, a endometriose apresenta comportamento maligno no que diz respeito à ocorrência de implantes secundários e disseminação. Portanto, o cirurgião deve ter atenção nas cirurgias envolvendo a condição e certificar-se que a cavidade abdominal seja bem limpa ao fim do procedimento, idealmente, não havendo contato dos fragmentos cirúrgicos com a parede abdominal.

Tipos de Morceladores

Existem, basicamente, três tipos de morceladores: morceladores manuais, morceladores eletromecânicos e morceladores bipolares.

Diferentemente dos morceladores manuais, mais simples que os demais, os morceladores eletromecânicos e bipolares utilizam-se de energias para a fragmentação das peças. Consequentemente, exigem uma unidade geradora que é conectada à peça de mão utilizada pelo cirurgião.

Morceladores Manuais

Os morceladores manuais foram os primeiros morceladores lançados no mercado e funcionam sem o uso de energias. São instrumentos simples, seguros, eficientes, de baixo preço e custo de manutenção. O seu maior inconveniente é a dificuldade para uso em tecidos com grande resistência como miomas calcificados.

De forma simplista, são instrumentos semelhantes às pinças laparoscópicas com lâminas cortantes em suas extremidades funcionais, geralmente retráteis fora do funcionamento (Fig. 10-22).

São equipamentos permanentes, reprocessáveis.

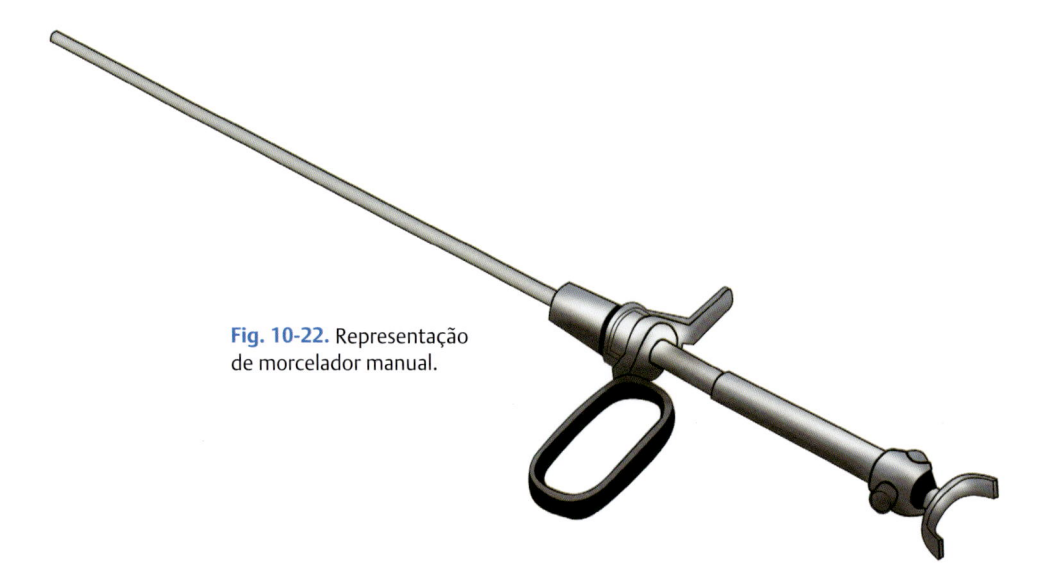

Fig. 10-22. Representação de morcelador manual.

> **FIQUE DE OLHO**
>
> Apesar de laborioso, o morcelamento pode ser realizado com a ajuda de instrumentos simples como instrumentos tradicionais da cirurgia tradicional (pinça de Duval ou pinças tipo Kelly), tesouras laparoscópicas e mesmo pinças habituais de energias (Hook no modo corte, pinça bipolar, ultrassônicas etc.).

Morceladores Eletromecânicos

Os morceladores eletromecânicos podem ser reutilizáveis ou descartáveis e são os mais comuns no mercado (Figs. 10-23 e 10-24).

Seu funcionamento fundamenta-se na eletrocirurgia e, portanto, requer uma unidade geradora eletrocirúrgica (ver *Capítulo 8: Hemostasia Cirúrgica e Aproximação de Tecidos*).

São morceladores altamente eficientes que evitam a realização de movimentos repetitivos (como os manuais) e aceleram o tempo cirúrgico.

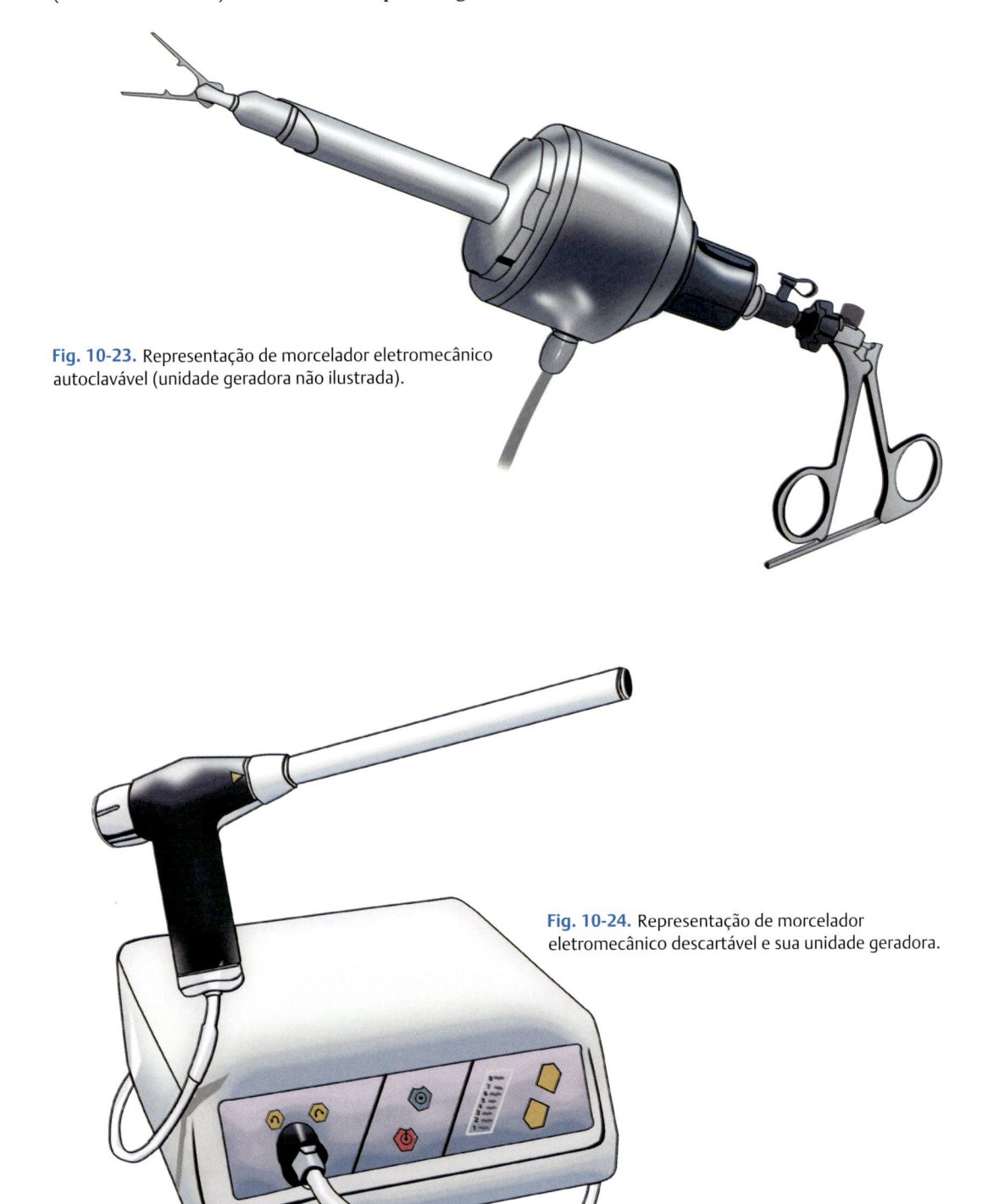

Fig. 10-23. Representação de morcelador eletromecânico autoclavável (unidade geradora não ilustrada).

Fig. 10-24. Representação de morcelador eletromecânico descartável e sua unidade geradora.

Morceladores Bipolares

São os únicos morceladores sem lâmina disponíveis no mercado. A fragmentação da peça é realizada por meio de energia bipolar (Figs. 10-25 e 10-26).

A ausência de rotações durante a fragmentação reduz o risco de dispersão de pequenos fragmentos de tecido na cavidade. Contudo, seu maior inconveniente é a grande produção de fumaça.

Fig. 10-25. Representação de morcelador bipolar (unidade geradora não ilustrada.

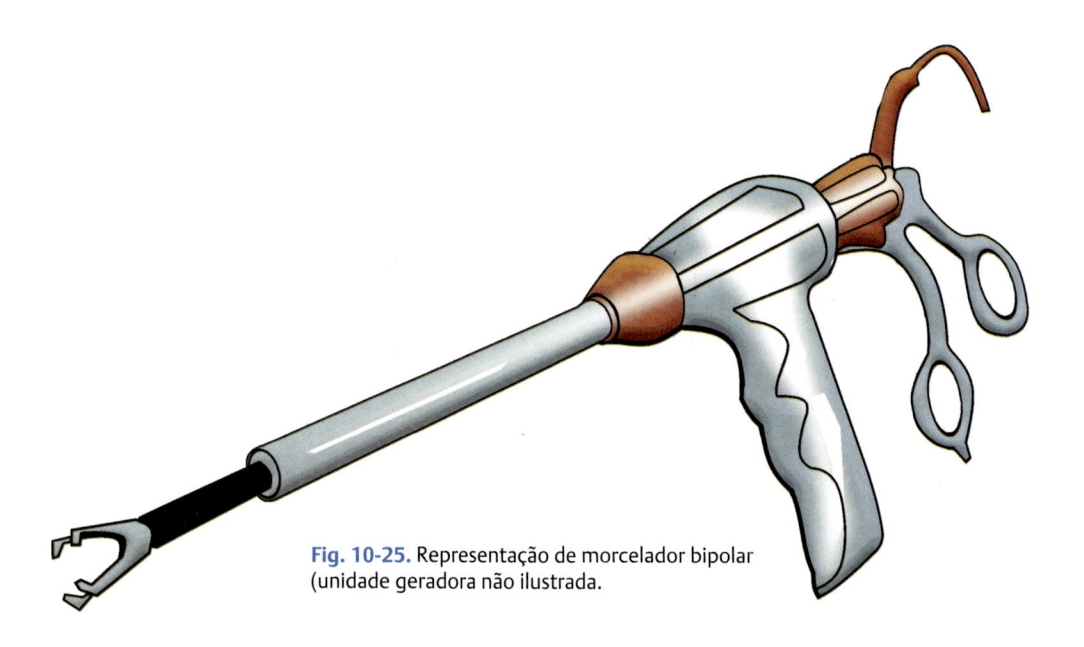

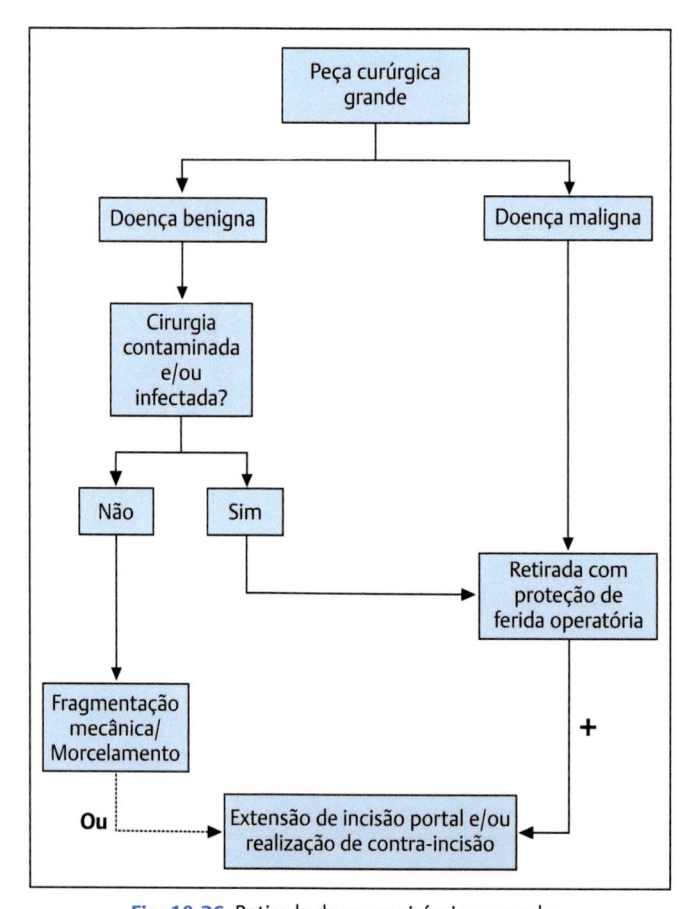

Fig. 10-26. Retirada de peças cirúrgicas grandes.

▶ *Cirurgias Comuns*
Esplenectomias
O baço é uma peça relativamente grande, com dimensões variando consideravelmente de acordo com a doença de base.

Sua retirada pode ocorrer por extensão do portal umbilical, por união das incisões em quadrante superior esquerdo ou por contraincisão; preferencialmente, pós-morcelamento. Caso ocorra a fragmentação, deve-se ter cuidado com o manuseio e a retirada das peças para evitar a esplenose (Fig. 10-27).

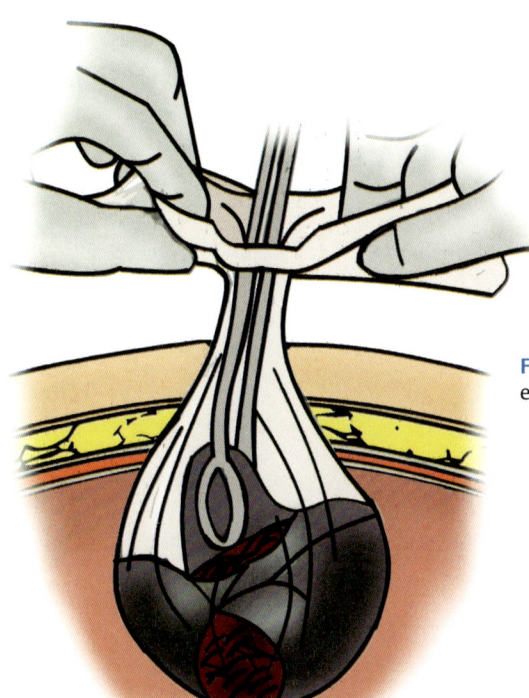

Fig. 10-27. Representação de morcelamento esplênico manual com pinça de Duval.

Hepatectomias
Nas hepatectomias as peças são geralmente grandes, com a retirada podendo ocorrer por extensão do portal umbilical e/ou realização de contraincisões, preferencialmente sob proteção para evitar o contato da peça com a parede abdominal, especialmente, nas condições suspeitas ou sabidamente malignas.

Gastrectomias
Gastrectomias nas Cirurgias Oncológicas
Nas gastrectomias segmentares, subtotais e/ou totais por doenças oncológicas, a peça deve ser retirada por extensão de orifício portal ou contraincisão com auxílio de protetores de ferida, idealmente.

Gastrectomias nas Cirurgias Bariátricas

Em ambos os procedimentos, um grande segmento gástrico em formato de tubo é excisado e, apesar de seu comprimento, pode ser facilmente removido por uma extensão do portal umbilical ou outro qualquer (Fig. 10-28).

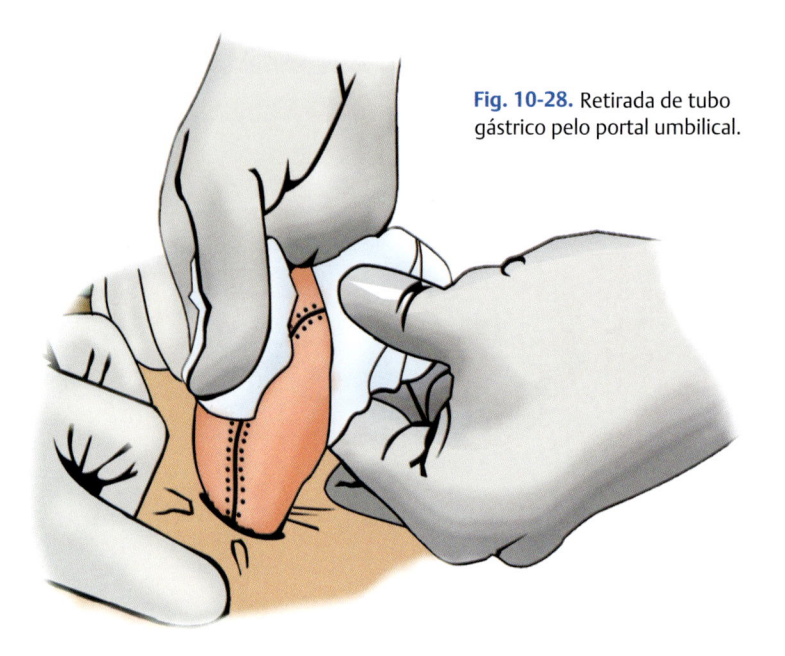

Fig. 10-28. Retirada de tubo gástrico pelo portal umbilical.

Colectomias

Peças de grandes dimensões são retiradas nas colectomias, mesmo nas colectomias parciais. Logo, a retirada deve ocorrer por extensão do portal umbilical ou realização de contraincisões, com protetor de ferida nas cirurgias oncológicas e/ou contaminadas.

Histerectomia

A forma de retirada do útero depende da indicação cirúrgica. Nas cirurgias por doenças benignas a peça pode ser retirada por ampliações portais após morcelamento ou via transvaginal (colpotomia). Nas doenças oncológicas, por sua vez, o órgão pode ser retirado de forma íntegra por via transvaginal ou, preferencialmente, por contraincisão transversa em região suprapúbica com o uso de protetor de ferida.

RETIRADA DOS TROCARTES, DESINFLAÇÃO DO PNEUMOPERITÔNIO E FECHAMENTO DA PAREDE ABDOMINAL

Renan Silva Couto ▪ Fernando Athayde Veloso Madureira ▪ Rossano Kepler Alvim Fiorelli

INTRODUÇÃO

A retirada dos trocartes, a desinflação do pneumoperitônio e o fechamento dos portais é uma etapa importante do procedimento cirúrgico e sua inadequada realização pode levar ao surgimento de consequências significativas, destacando-se as hérnias incisionais e suas complicações.

Vale destacar que a síntese cutânea não deve ser negligenciada, pois os resultados estéticos ruins, independente do grau de dificuldade do tempo principal e da qualidade de sua realização, compromete o grau de satisfação do paciente e gera repercussões negativas para o cirurgião perante a comunidade.

RETIRADA DOS TROCARTES E DESINFLAÇÃO DO PNEUMOPERITÔNIO

A retirada dos trocartes e a desinflação do pneumoperitônio é procedimento habitual na laparoscopia e, comumente, negligenciado em razão da falta de prestígio comparado ao tempo principal da cirurgia.

Embora realmente seja uma etapa simples, é prudente seguir algumas regras visando a detecção e prevenção de complicações.

É recomendada que a retirada dos trocartes seja realizada sob visualização direta, uma vez que é relativamente comum a presença de sangramentos nos sítios dos portais tamponados pelas próprias cânulas.

Uma forma segura de realizar esta retirada é inserir uma pinça qualquer e promover a retirada da cânula à procura de sangramentos em atividade. Em sua ausência realiza-se novamente a inserção da cânula guiada pela pinça seguida da retirada do conjunto (Figs. 11-1 e 11-2).

Adicionalmente, a desinflação deve também ocorrer também sob vigilância, anteriormente à remoção do último trocarte visando a prevenir o encarceramento do omento ou segmentos viscerais nos sítios de incisão. O último trocarte a ser retirado deve ser o trocarte do laparoscópio, devendo a retirada ser em conjunto com a observação de todas as camadas abdominais durante o procedimento.

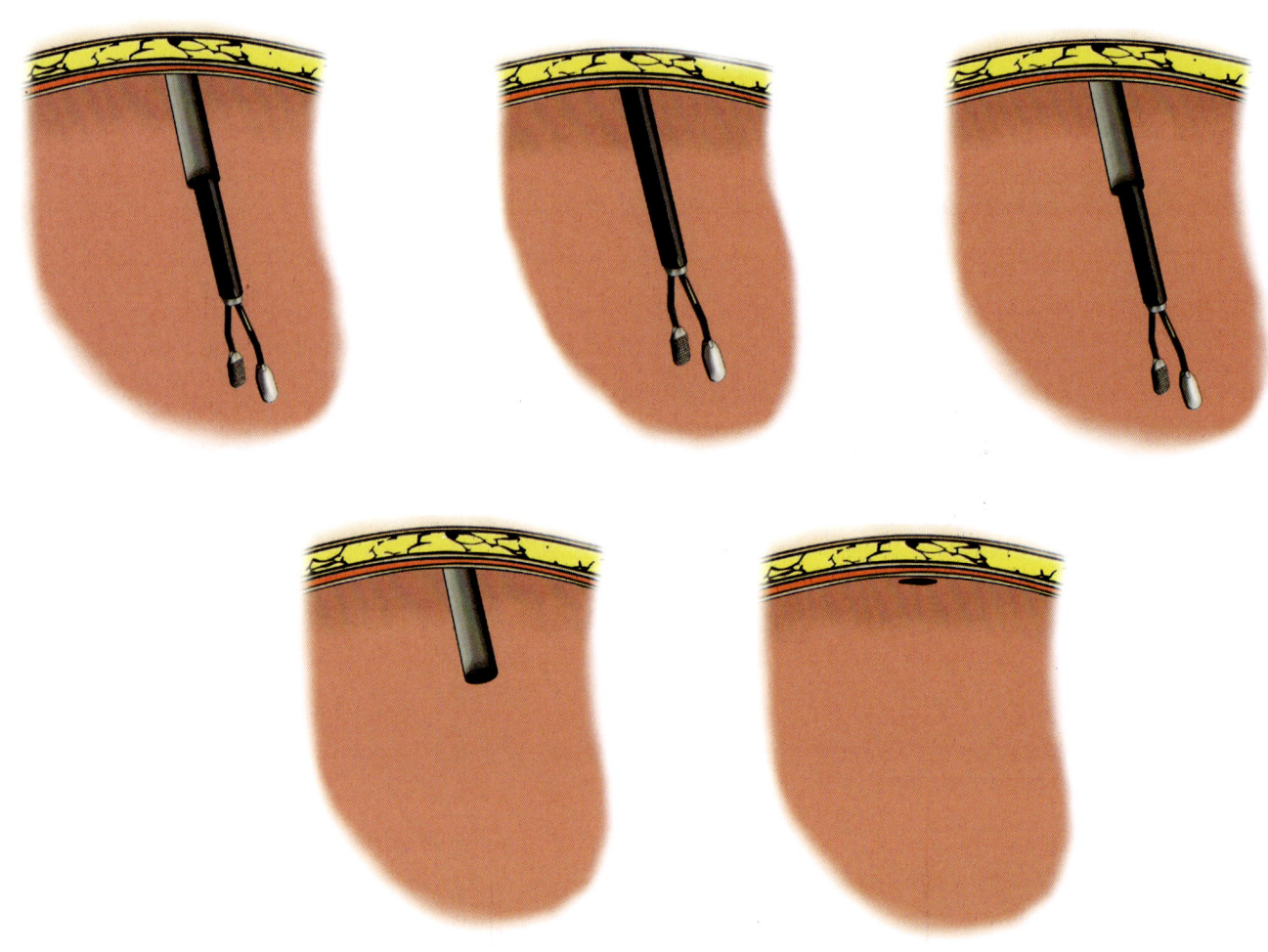

Fig. 11-1. Retirada de trocarte acessório.

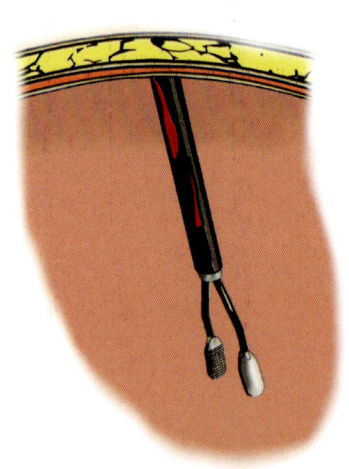

Fig. 11-2. Representação de sangramento pelo portal visualizado após tração da cânula.

FECHAMENTO FASCIAL

O fechamento dos portais deve receber a adequada atenção dos cirurgiões pois evita a ocorrência de complicações facilmente preveníveis. Um grande número de lesões assintomáticas na parede vascular parietal durante o procedimento pode revelar-se no período pós-operatório imediato, seja por hemorragias internas ou hematomas parietais.

Adicionalmente, existe o risco de desenvolvimento de hérnias incisionais, especialmente, em sítios de incisão maiores que 8 mm. Por essa razão, todos os portais de 10 mm ou mais nos adultos devem ter o defeito fascial fechado. Em crianças, todavia, recomenda-se o fechamento fascial de todos os sítios.

Esse fechamento deve envolver todas as camadas da parede abdominal. As camadas mais profundas, geralmente, são fechadas com suturas de absorção lenta ou inabsorvíveis e o fechamento cutâneo é variável de acordo com a preferência do cirurgião.

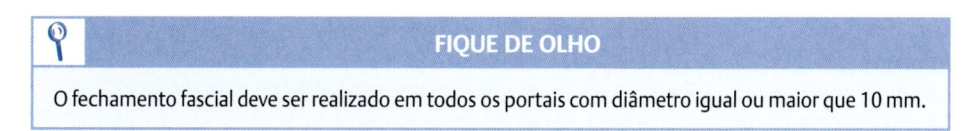

> **FIQUE DE OLHO**
>
> O fechamento fascial deve ser realizado em todos os portais com diâmetro igual ou maior que 10 mm.

▶ Métodos de Fechamento do Plano Fascial

Os métodos de fechamento do plano fascial incluem técnicas sob visualização laparoscópica e técnicas não assisitidas (Fig. 11-3). Logicamente, o fechamento laparoscopicamente assistido requer a presença de um trocarte para inserção do laparoscópio, portanto, trata-se de método utilizado exclusivamente no fechamento dos portais secundários.

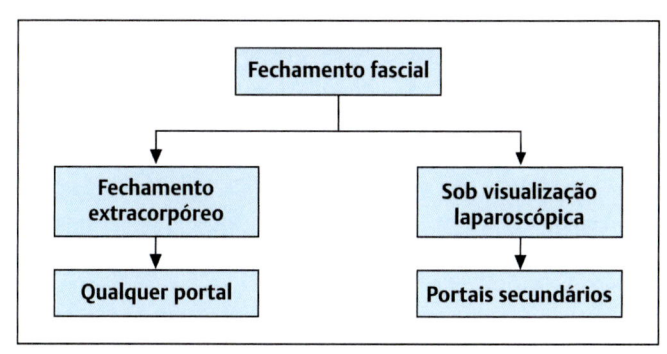

Fig. 11-3. Fechamento do plano fascial.

▶ Fechamento Extracorpóreo

Em geral, o fechamento do plano fascial ocorre após a desinflação do pneumoperitônio, sem visualização laparoscópica da agulha, sob o risco óbvio de lesão visceral inadvertida. Tradicionalmente é realizado como uma minilaparotomia, método universalmente conhecido, contudo, existem técnicas alternativas que merecem reconhecimento.

▶ Fechamento Tradicional (Minilaparotomia)

Trata-se da técnica mais tradicional. Cada incisão é considerada uma minilaparotomia e o fechamento é realizado de forma semelhante às cirurgias convencionais.

É o fechamento mais comum na prática cirúrgica e não requer o uso de nenhum dispositivo e/ou instrumento específico, sendo, portanto, o método mais simples e com baixo custo.

A despeito de tratar-se de técnica simples e de fácil execução, o cirurgião deve estar atento para evitar a ocorrência de lesões inadvertidas de vísceras abdominais, especialmente, perfurações e fixações de alças intestinais.

▶ Técnica Cirúrgica
▶ Fechamento do Portal (Peri)Umbilical

1. Preensão do ângulo inferior do defeito fascial com pinça de Kocher e reparo do ângulo com polipropileno 0-0.
2. Preensão do ângulo superior do defeito aponeurótico com pinça de Kocher e realização de ponto simples local.
3. Retirada dos reparos fasciais (se inseridos durante o acesso à cavidade).
4. Sutura contínua simples (chuleio) a partir do ângulo superior até o ângulo inferior.
   - A sutura pode ser realizada diretamente com auxílio da tração dos fios da própria sutura e do ângulo ou sob ajuda de algum anteparo como o trocarte, cabo do bisturi, pinça hemostática, afastadores em S ou outros mais (Figs. 11-4 a 11-8).
   - Em vez de sutura contínua simples, o defeito pode ser fechado por meio de pontos separados simples ou pontos separados em "X", à critério do cirurgião assistente. Nessas situações, o uso de agulhas específicas, como a agulha de Deschamps, pode ser um recurso valioso (Fig. 11-9).
   - É comum a utilização dos reparos utilizados no acesso à cavidade abdominal para o fechamento do defeito fascial, recurso particularmente útil nas ocasiões em que o reparo foi realizado por meio de bolsa de tabaco e não houve extensão para retirada de peças.
5. Amarração dos fios.

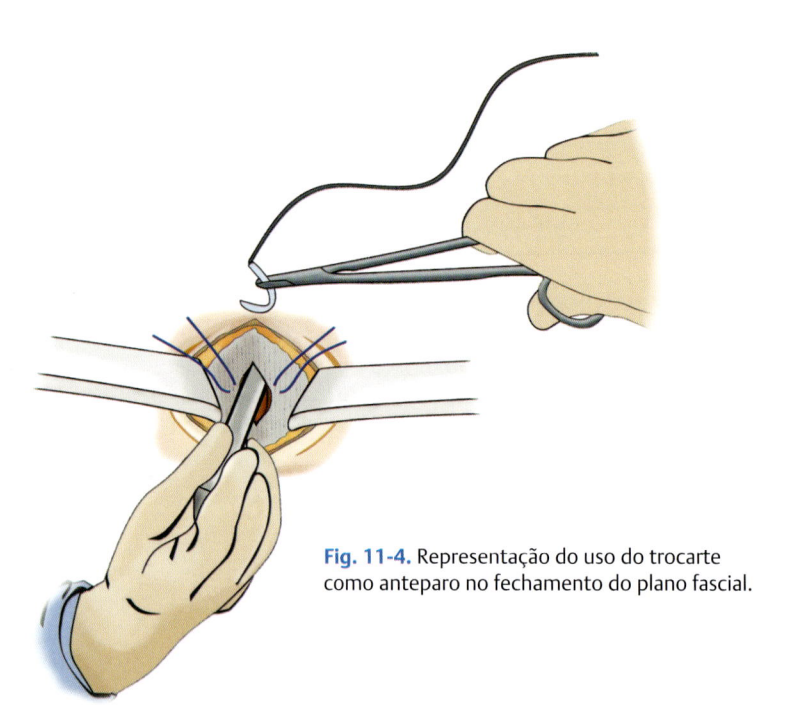

Fig. 11-4. Representação do uso do trocarte como anteparo no fechamento do plano fascial.

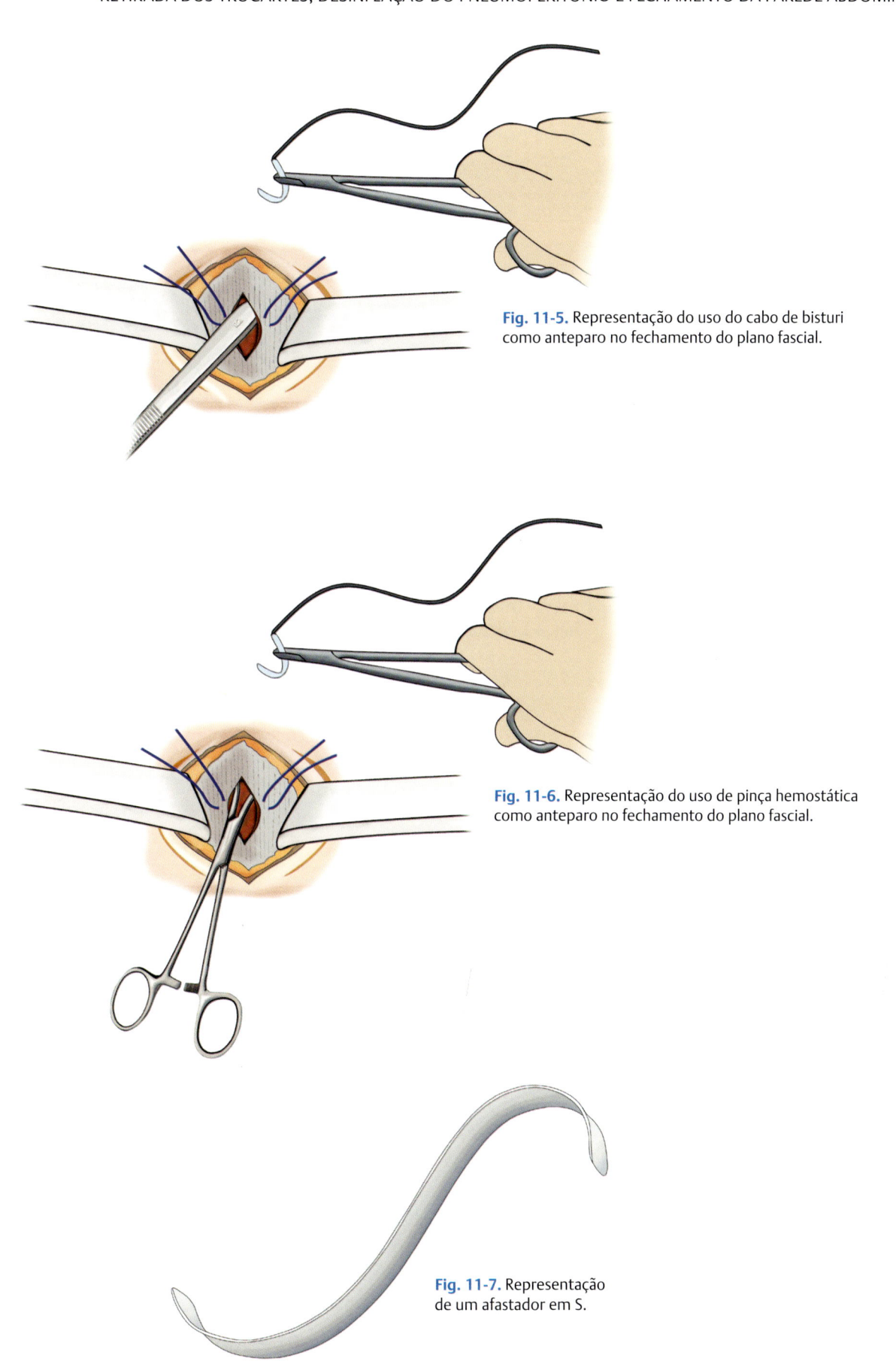

Fig. 11-5. Representação do uso do cabo de bisturi como anteparo no fechamento do plano fascial.

Fig. 11-6. Representação do uso de pinça hemostática como anteparo no fechamento do plano fascial.

Fig. 11-7. Representação de um afastador em S.

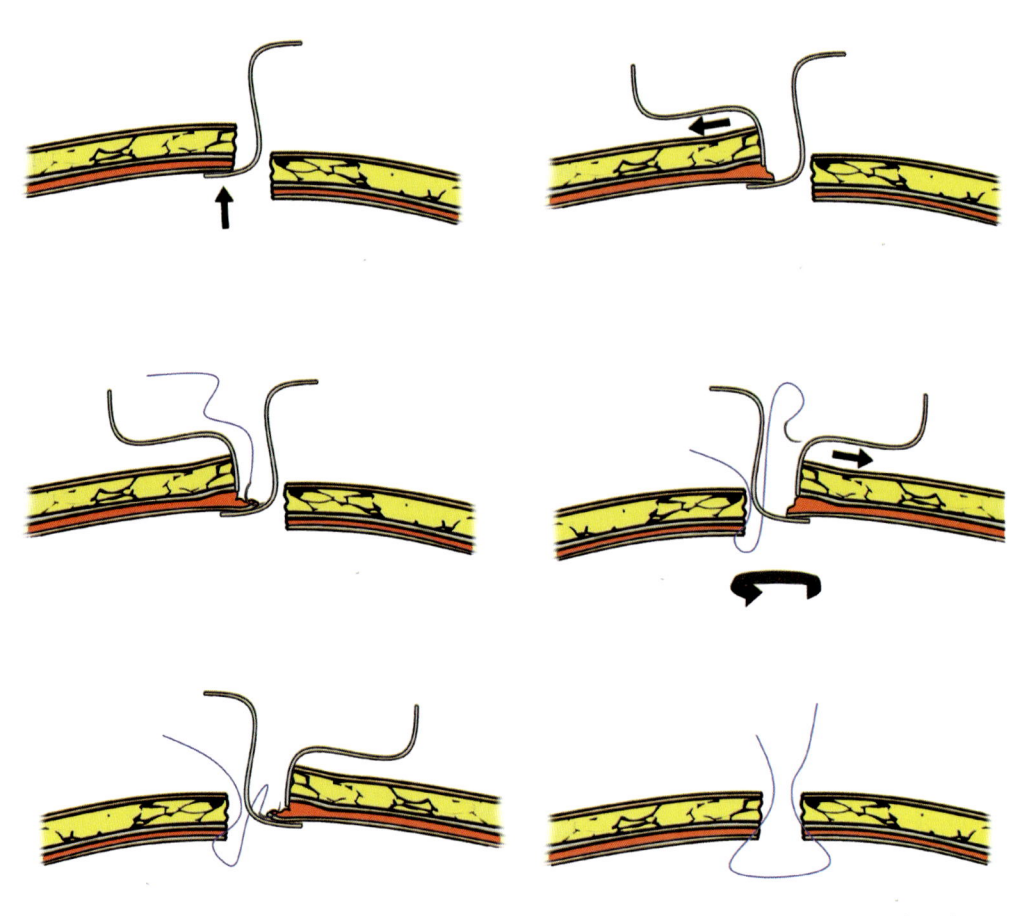

Fig. 11-8. Representação do uso afastadores em S como anteparos no fechamento do plano fascial.

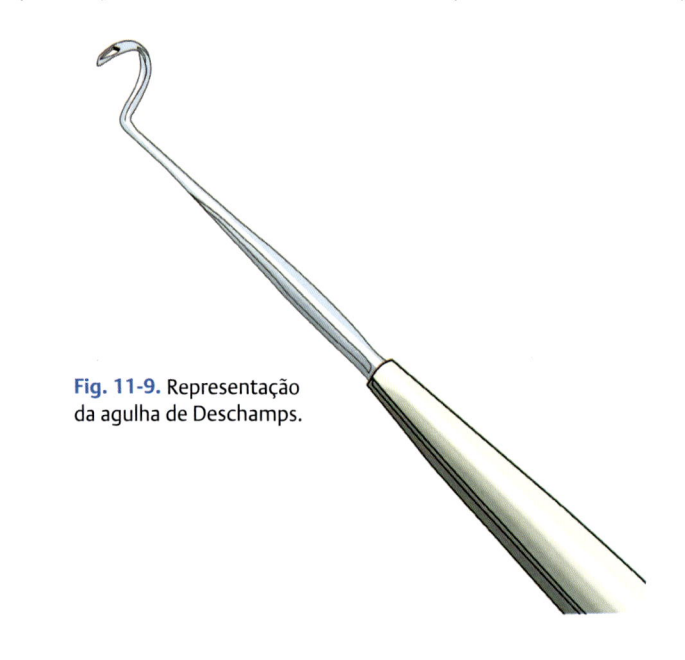

Fig. 11-9. Representação da agulha de Deschamps.

FIQUE DE OLHO

O fechamento pelo método tradicional é comumente realizado no portal (per)umbilical, utilizado para o uso do laparoscópio. Sua aplicação nos demais portais é exageradamente laboriosa, especialmente, em pacientes obesos. Por essa razão, nesses portais é recomendado o fechamento do plano fascial sob visualização laparoscópica.

▶ *Fechamento Sob Visualização Laparoscópica*

Trata-se de um conjunto de diferentes técnicas que apresentam em comum a realização de suturas videoassistidas. Para isso são utilizados inúmeros dispositivos, que variam desde o uso de instrumentos comuns adaptados para tal fim à dispositivos específicos.

Como enfatizado previamente, em razão da manutenção do pneumoperitônio e da visualização direta permanente, são métodos mais seguros.

A seguir, serão mostrados alguns dispositivos e seu mecanismo de uso, incluindo instrumentos mais simples e comuns à alguns mais recentes e sofisticados.

Agulha Espinhal

Trata-se de um método de fechamento fascial simples e prático, com utilização de instrumento amplamente disponível.

De forma simplista, a agulha raquidiana é utilizada como um passador de fio, facilitando a sutura do plano fascial.

Técnica Cirúrgica
Fechamento do Plano Fascial com Uso de Agulha Raquidiana

1. Passagem de fio monofilamentar pelo canhão da agulha raquidiana de 18 G até sua exteriorização pela cânula seguida de preensão das suas duas extremidades (Fig. 11-10).

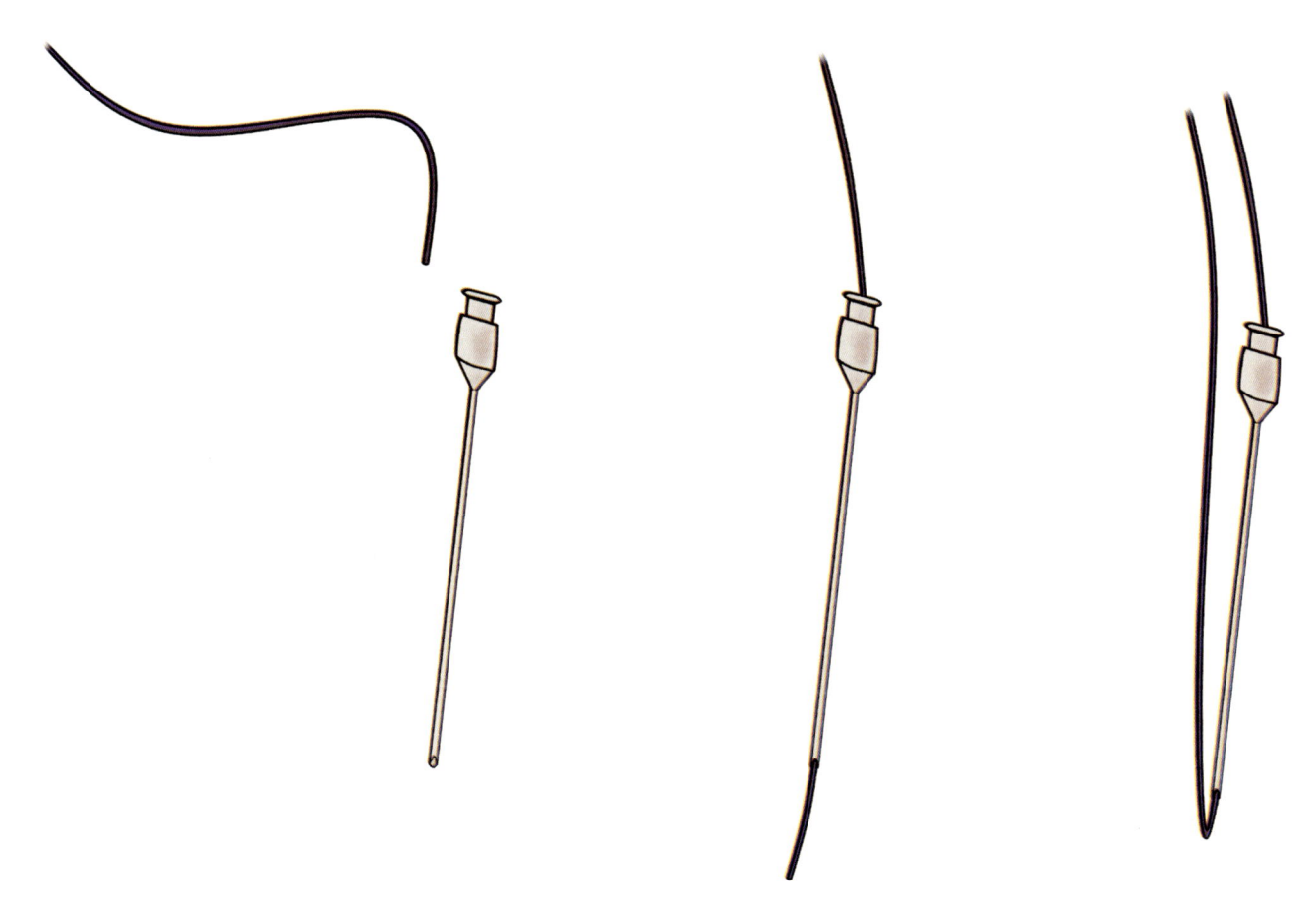

Fig. 11-10. Passagem de fio através da agulha raquidiana.

2. Introdução do conjunto agulha-fio no interior da cavidade junto ao trocarte pela mesma incisão cutânea (Fig. 11-11).
3. Tração da ponta livre para o interior da cavidade abdominal (Fig. 11-12).
4. Retirada da agulha (Fig. 11-13).
5. Nova elaboração de conjunto agulha-fio seguida de introdução no interior da cavidade junto ao trocarte, do lado oposto à punção prévia (Fig. 11-14).

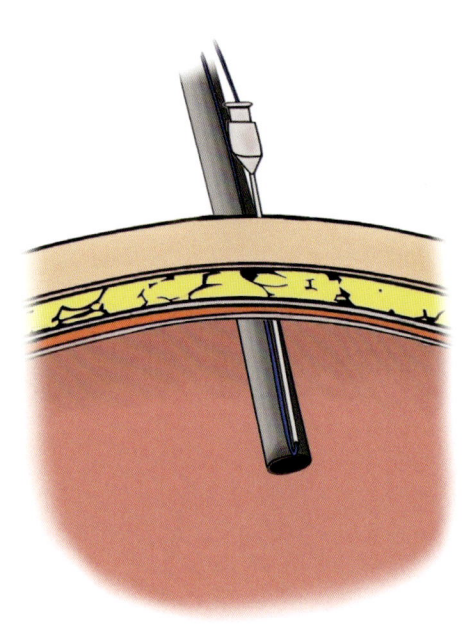

Fig. 11-11. Passagem do conjunto pelo portal.

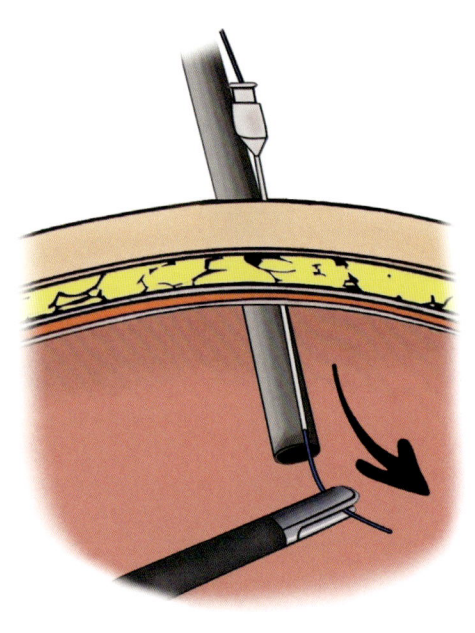

Fig. 11-12. Ponta tracionada para o interior da cavidade abdominal.

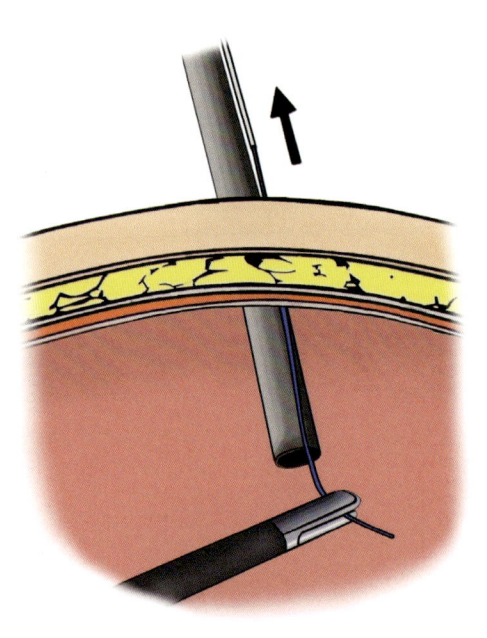

Fig. 11-13. Retirada da agulha.

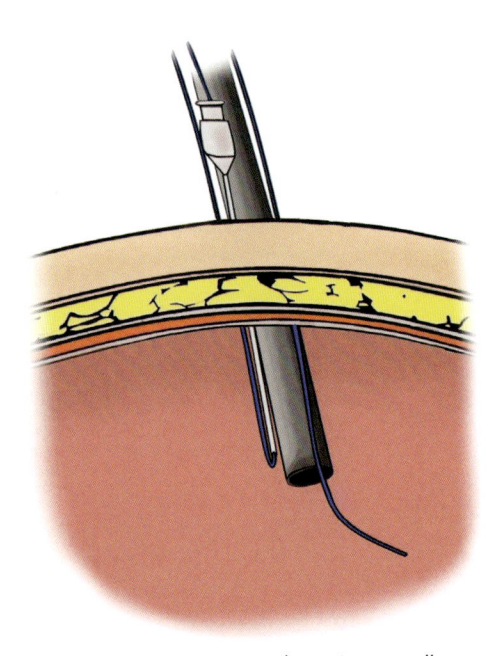

Fig. 11-14. Nova passagem do conjunto agulha-fio pelo portal.

RETIRADA DOS TROCARTES, DESINFLAÇÃO DO PNEUMOPERITÔNIO E FECHAMENTO DA PAREDE ABDOMINAL

6. Ajuste da alça do conjunto agulha-fio por tração (Fig. 11-15).
7. Preensão do fio livre através da alça (Fig. 11-16).
8. Exteriorização do fio livre por tração do conjunto agulha-fio (Fig. 11-17).
9. Retirada do trocarte (Fig. 11-18).
10. Amarração do nó.

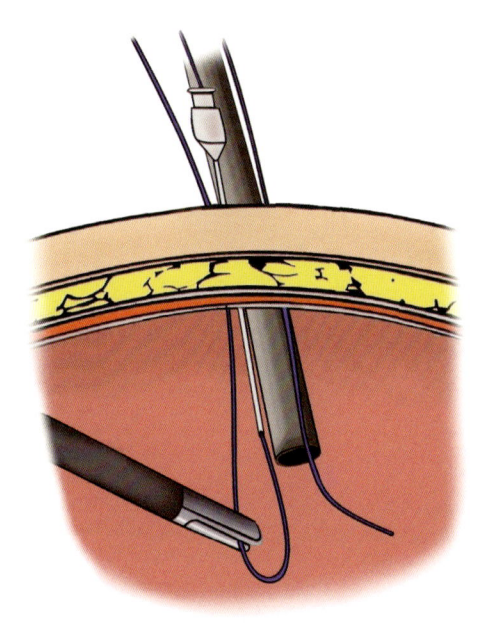

Fig. 11-15. Ajuste da alça do conjunto agulha-fio no interior da cavidade abdominal.

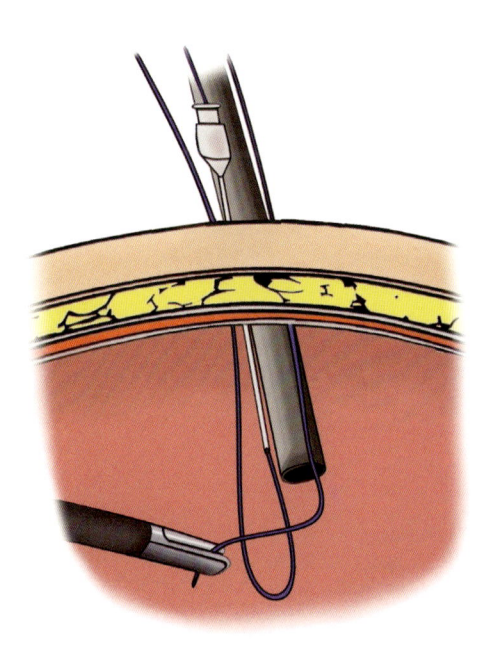

Fig. 11-16. Preensão do fio livre através da alça.

Fig. 11-17. Exteriorização do fio livre.

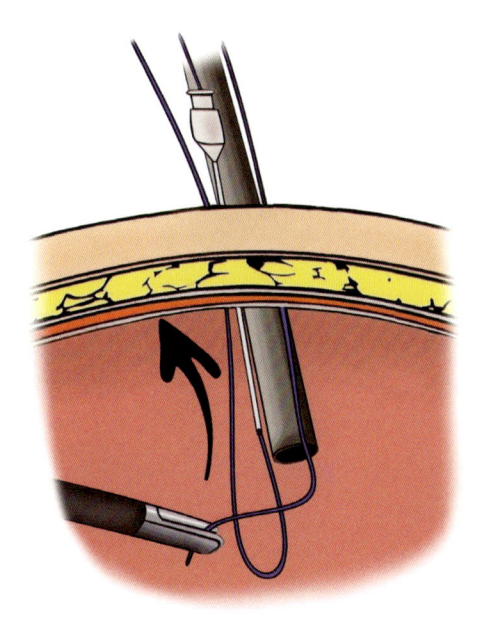

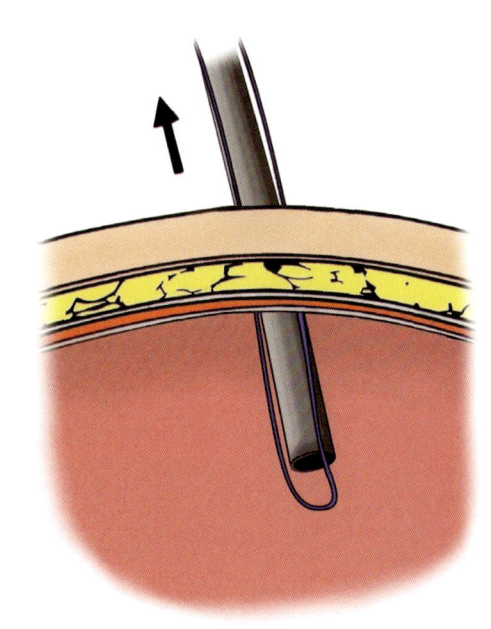

Fig. 11-18. Retirada do trocarte.

FIQUE DE OLHO

Essa é a técnica de escolha pelos autores em razão de sua simplicidade e praticidade, todavia, em substituição à agulha raquidiana, cateteres venosos e mesmo a agulha de Veress podem ser utilizados. É preciso lembrar que pela estrutura semiflexível das agulhas raquidianas descartáveis, o manuseio torna-se mais laborioso.

Agulhas de Maciol

Trata-se de um conjunto formado por três agulhas: duas agulhas para introdução dos fios na cavidade, de formato reto e curvo, e uma agulha para captação e exteriorização desses fios, reta.

Todas as agulhas possuem empunhaduras axiais simples. As agulhas de introdução diferem da agulha de recuperação pela forma das suas extremidades funcionais. As agulhas de introdução possuem pequenas fendas em suas pontas e a agulha de recuperação um pequeno entalhe, que facilitam, respectivamente a passagem dos fios e sua recuperação na cavidade abdominal.

Em razão da baixa demanda pelo mercado nacional, estão disponíveis somente por importação (Fig. 11-19).

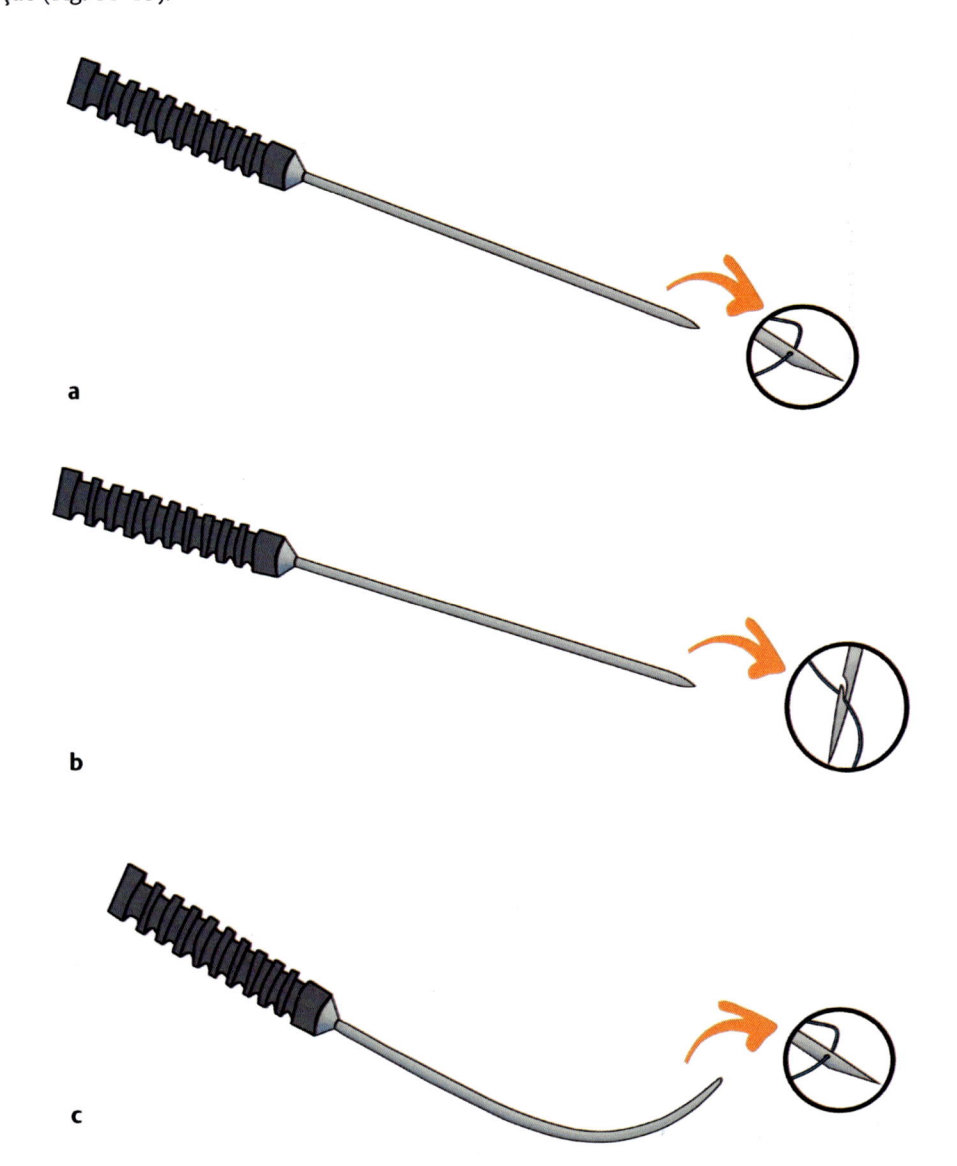

Fig. 11-19. Conjunto de agulhas de Maciol. (**a**) Agulha de introdução reta. (**b**) Agulha de recuperação reta. (**c**) Agulha de introdução curva.

RETIRADA DOS TROCARTES, DESINFLAÇÃO DO PNEUMOPERITÔNIO E FECHAMENTO DA PAREDE ABDOMINAL

Técnica Cirúrgica
Fechamento do Plano Fascial com o Uso das Agulhas de Maciol (Fig. 11-20)
1. Seleção da agulha de introdução (reta ou curva).
2. Passagem do fio de sutura pelo orifício e tração manual de suas extremidades pelo cirurgião, com formação de pequena alça.
3. Introdução da agulha com o laço no interior da cavidade junto ao trocarte.
4. Posicionamento de uma das pontas do fio no interior do abdome.
5. Retirada da agulha de introdução.
6. Inserção da agulha para recuperação do fio no lado oposto e passagem do fio por seu entalhe de apreensão com auxílio de uma pinça laparoscópica.
7. Exteriorização do fio.
8. Retirada do trocarte.
9. Amarração do nó.

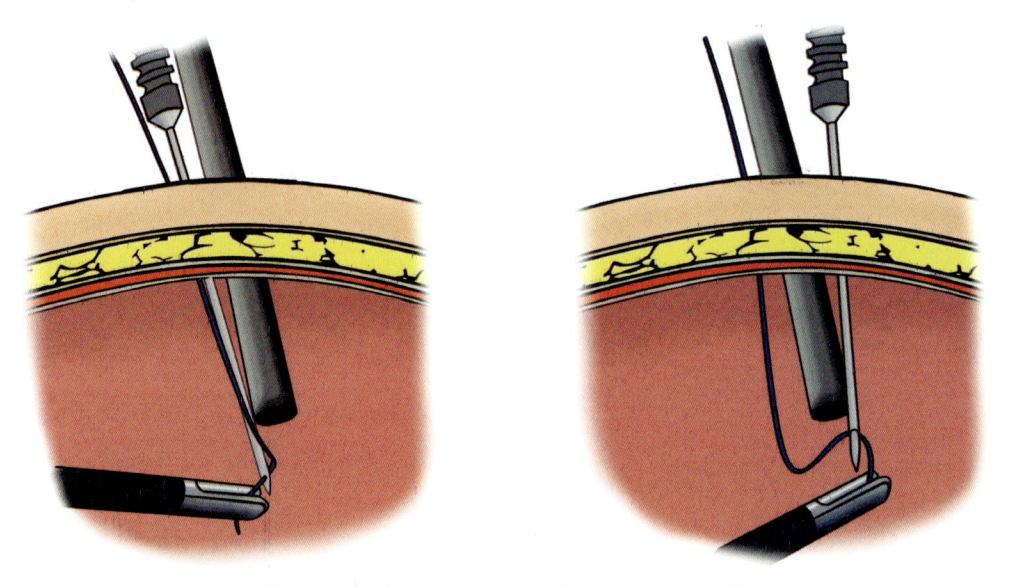

Fig. 11-20. Representação do uso das agulhas de Maciol para o fechamento fascial.

Agulha de Fechamento Fascial: Endo Close® (Medtronic)
É uma agulha de uso único especificamente produzida para o fechamento fascial.

Possui um estilete rombo retrátil com entalhe para preensão dos fios acionável por mecanismo valvular em sua empunhadura (Fig. 11-21).

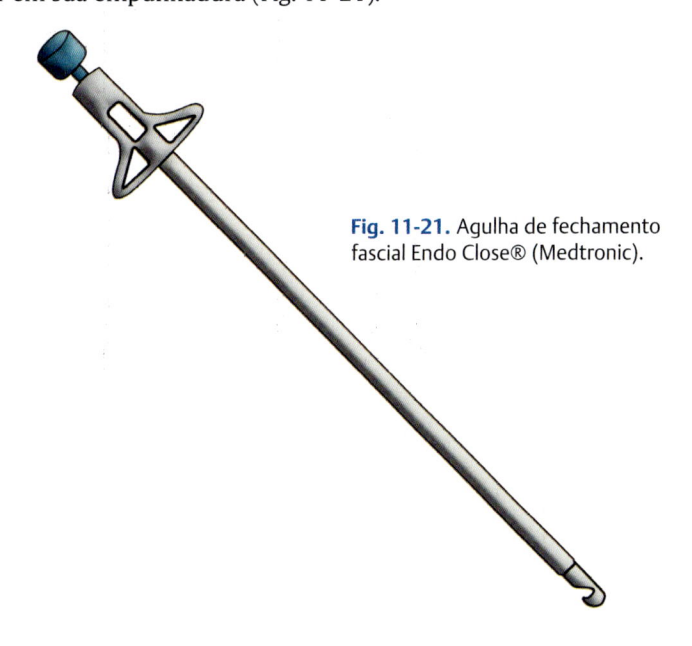

Fig. 11-21. Agulha de fechamento fascial Endo Close® (Medtronic).

Técnica Cirúrgica
Fechamento do Plano Fascial com o Uso da Agulha de Fechamento Fascial Endo Close® (Medtronic) (Fig. 11-22)

1. Preensão do fio de sutura pela agulha.
2. Introdução do conjunto agulha-fio no interior da cavidade junto ao trocarte.
3. Retirada da agulha.
4. Reintrodução da agulha no lado oposto e preensão do fio.
5. Exteriorização do conjunto agulha-fio.
6. Retirada do trocarte.
7. Amarração do nó.

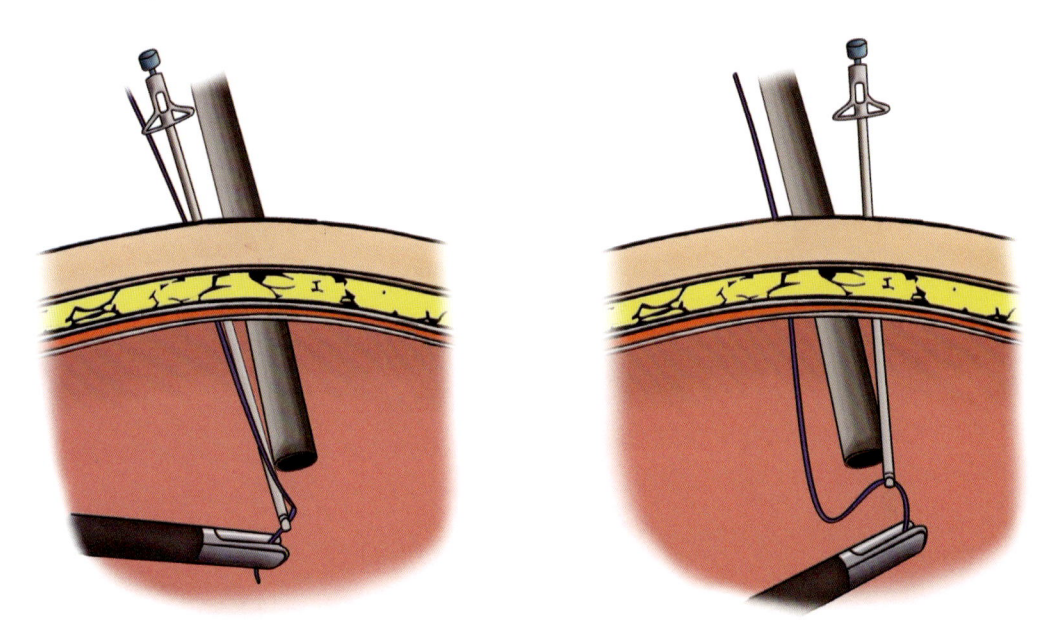

Fig. 11-22. Representação da agulha de fechamento fascial Endo Close® (Medtronic) e seu uso no fechamento fascial.

Instrumento de Sutura de Berci (Karl Storz)

Trata-se de um dispositivo de sutura próprio para o fechamento fascial.

É constituído por uma pinça de preensão que facilita a introdução e o recuo do fio no fechamento dos portais laparoscópicos (Fig. 11-23).

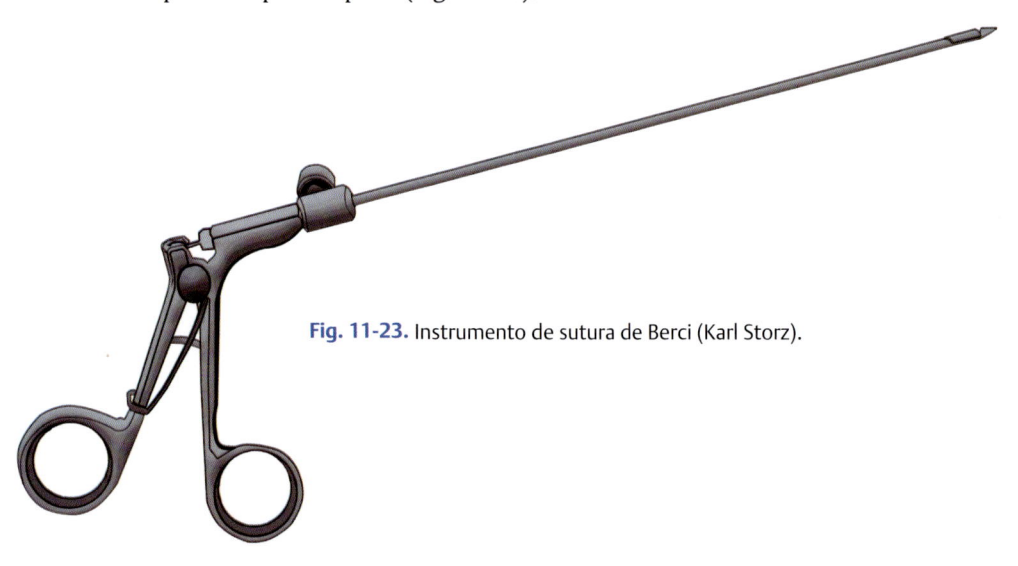

Fig. 11-23. Instrumento de sutura de Berci (Karl Storz).

RETIRADA DOS TROCARTES, DESINFLAÇÃO DO PNEUMOPERITÔNIO E FECHAMENTO DA PAREDE ABDOMINAL

Técnica Cirúrgica
Fechamento do Plano Fascial com o Uso do Instrumento de Berci (Karl Storz)
1. Preensão do fio de sutura pela pinça.
2. Introdução do conjunto pinça-fio no interior da cavidade junto ao trocarte (Fig. 11-24).
3. Posicionamento de uma das pontas do fio no interior da cavidade abdominal (Fig. 11-25).
4. Retirada da pinça.
5. Reintrodução da pinça no lado oposto e preensão do fio (Fig. 11-26).
6. Exteriorização do conjunto pinça-fio.
7. Retirada do trocarte.
8. Amarração do nó.

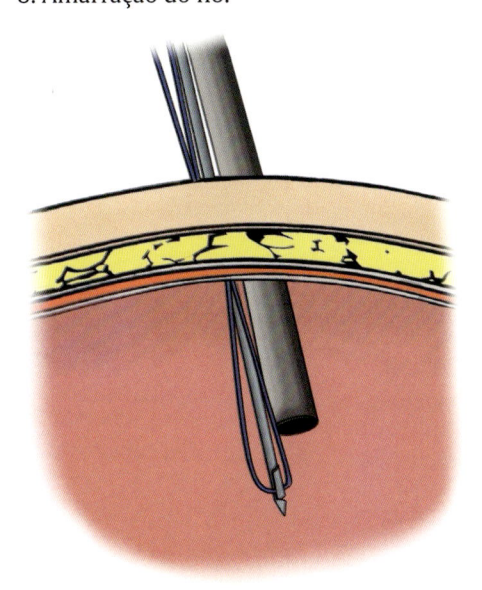

Fig. 11-24. Passagem do fio para o interior da cavidade abdominal.

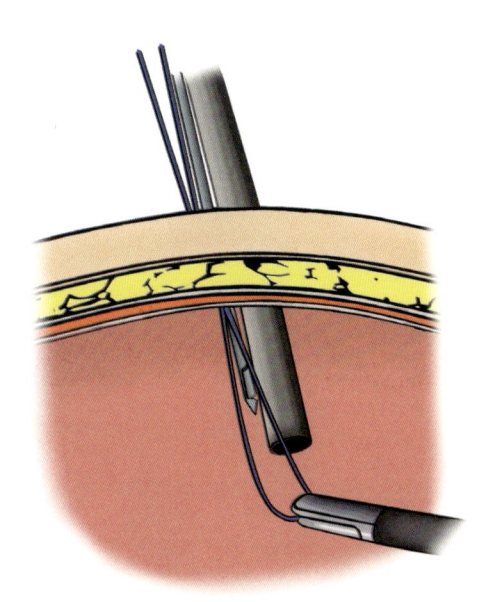

Fig. 11-25. Posicionamento do fio no interior da cavidade abdominal e retirada da pinça.

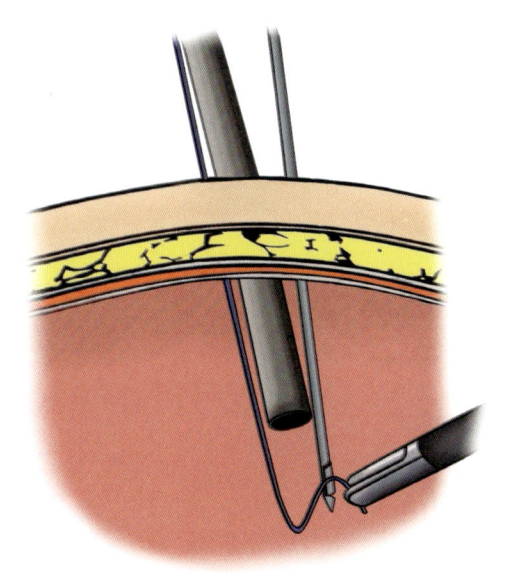

Fig. 11-26. Preensão do fio para sua exteriorização após a reintrodução da pinça na cavidade abdominal.

SAIBA MAIS

O instrumento de Berci, assim como os demais apresentados, podem também ser utilizados na fixação de telas nas hernioplastias laparoscópicas, destacadamente, as hernioplastias ventrais.

▶ Agulha para Fechamento Fascial: Gore-Tex® Suture Passer®

Constitui-se em mais uma opção de fechamento fascial, apresentando funcionamento semelhante aos dispositivos previamente apresentados.

É um instrumento reutilizável com uma empunhadura axial simples para encaixe dos dedos e uma extremidade funcional com entalhe para manipulação dos fios.

Não é comercializada no mercado nacional e recentemente foi descontinuada, porém, segue sendo um excelente passador de sutura (Figs. 11-27 e 11-28).

Fig. 11-27. Agulha de fechamento fascial – Gore-Tex®.

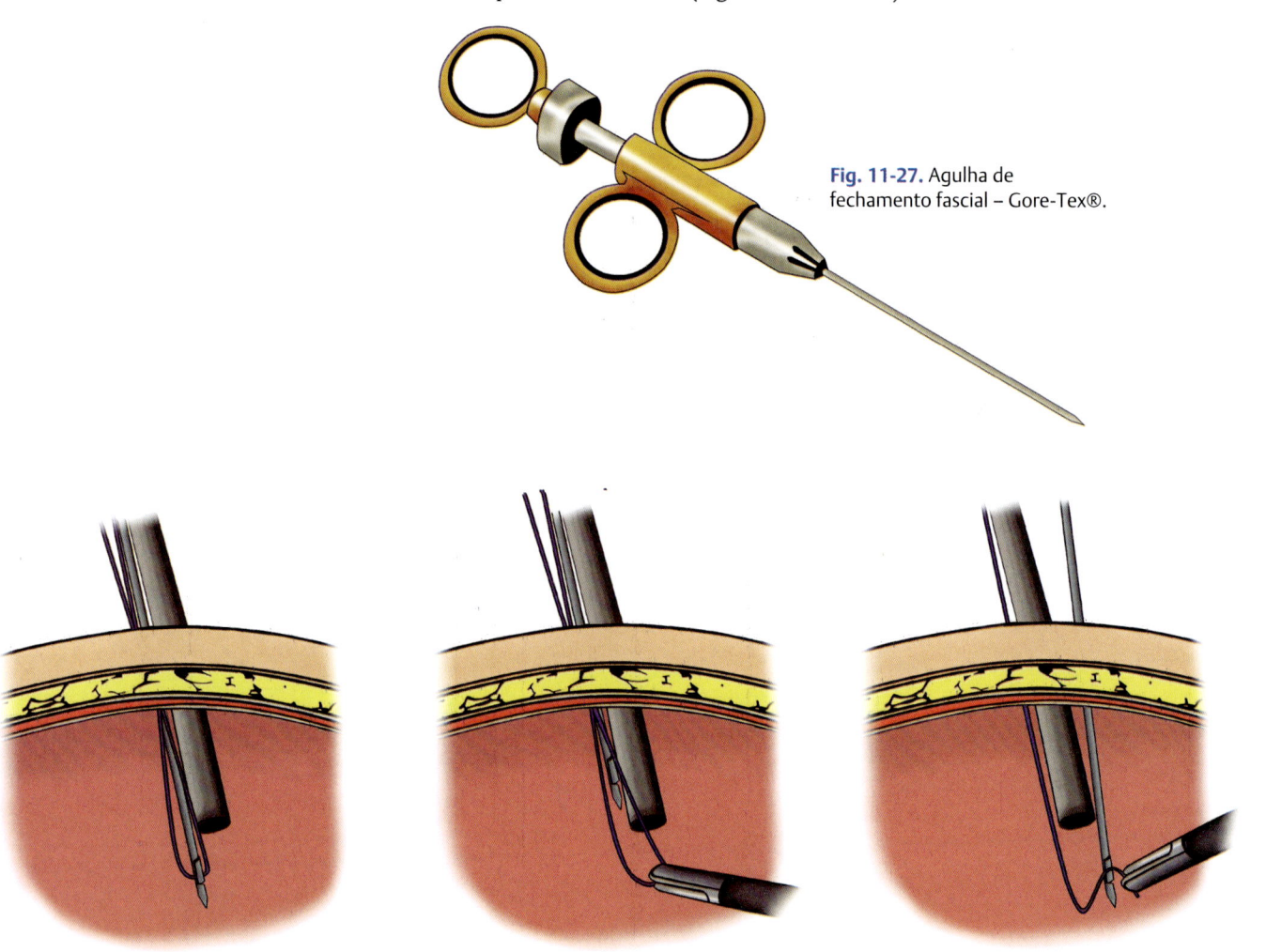

Fig. 11-28. Representação do uso da agulha de fechamento facial Gore-Tex®.

▶ Sistema de Fechamento Fascial: Carter-Thomason

O sistema Carter-Thomason é um sistema de fechamento fascial composto por duas peças: um guia-piloto de formato cônico (disponíveis em diferentes tamanhos: 5 mm, 10/12 mm e 15 mm) e um passador de sutura, permitindo a realização de uma sutura rápida, reprodutível e segura.

Diferentemente dos dispositivos apresentados previamente, que exigem dois portais, respectivamente, para o uso do laparoscópio e de uma pinça laparoscópica para auxílio na sutura, o sistema Carter-Thomason dispensa um segundo portal além do portal de uso do laparoscópio.

Também não é comercializado no mercado nacional. Pode ser encontrado em apresentações de uso único ou reutilizáveis (Fig. 11-29).

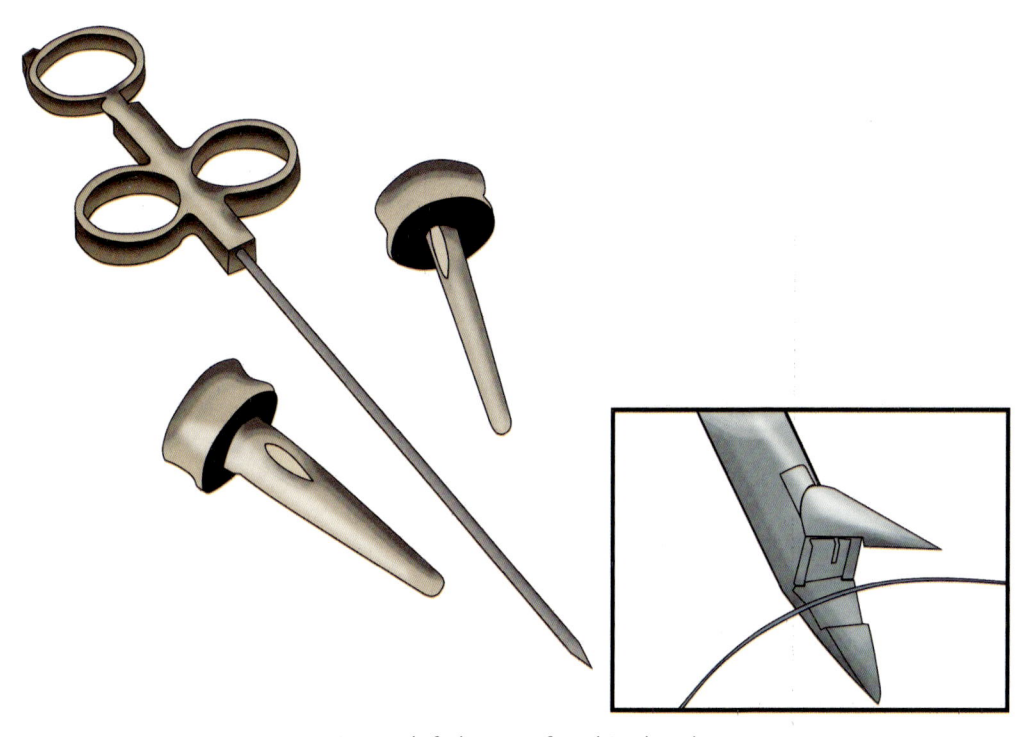

Fig. 11-29. Sistema de fechamento fascial Carther-Thomason®.

Técnica Cirúrgica
Fechamento do Plano Fascial com o Uso do Sistema Carter-Thomason (Fig. 11-30)
1. Substituição do trocarte pelo guia-piloto cônico.
2. Preensão do fio pelo passador de sutura.
3. Introdução do conjunto no interior da cavidade por um dos orifícios do guia-piloto.
4. Retirada do passador de sutura.
5. Reintrodução do passador de sutura pelo outro orifício do guia-piloto.
6. Preensão do fio solto na cavidade abdominal com auxílio de alguma pinça laparoscópica, se necessário.
7. Exteriorização do conjunto.
8. Retirada do guia-piloto.
9. Amarração do nó.

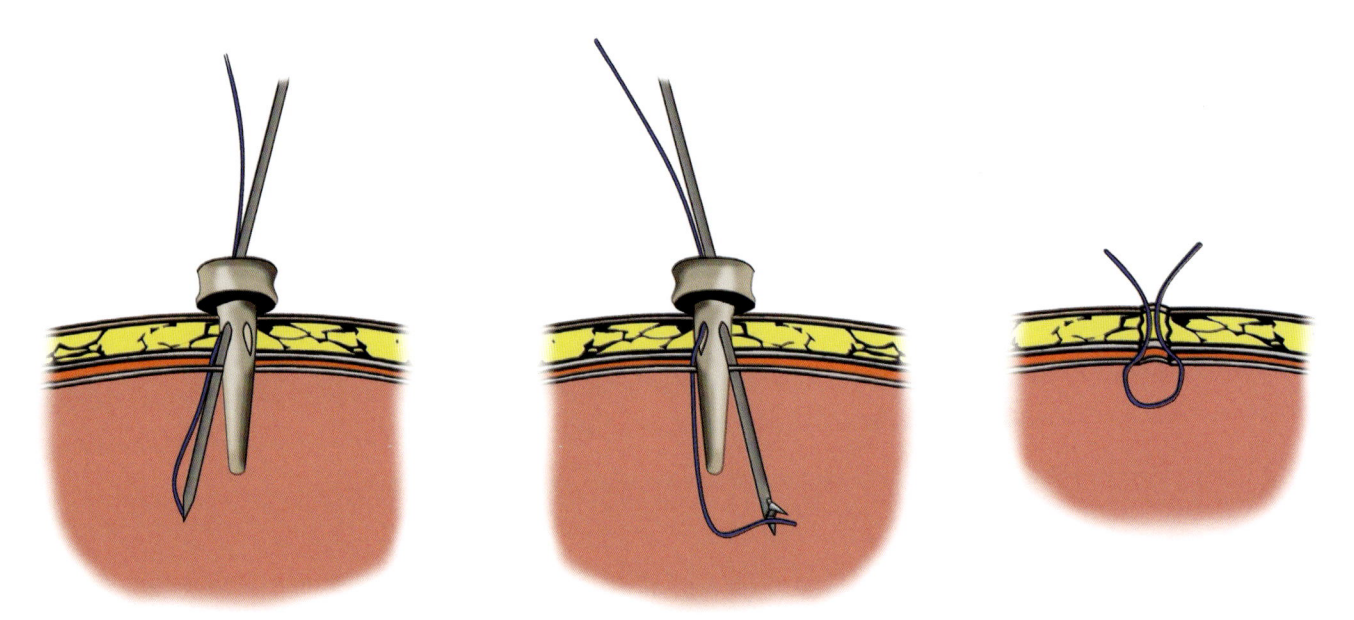

Fig. 11-30. Representação do sistema Carter-Thompson no fechamento fascial.

SAIBA MAIS

Inúmeros outros sistemas de fechamento fascial são disponíveis no mercado, porém, apesar das diferenças em seus formatos, o mecanismo de funcionamento é semelhante às técnicas já apresentadas (passadores de sutura). Nesse grupo são incluídos os seguintes dispositivos e sistemas: Carter-Thomason®II, NeoClose®, CrossBow®, The Weck EFX®, Neatistitch®, Lapro-Shark® e outros mais.

FECHAMENTO CUTÂNEO

A despeito de tratar-se de tempo comum a todos os procedimentos cirúrgicos, a aproximação da pele não deve ser neglicenciada pois conforme já enfatizado, resultados estéticos ruins podem prejudicar a reputação do operador, independente da qualidade e do nível de dificuldade enfrentado no tempo cirúrgico principal.

Em instituições onde há disponibilidade de fios de poliglecaprone, recomenda-se a aproximação das bordas cutâneas com pontos intradérmicos (contínuos ou separados), em todas as incisões. Se indisponíveis, é recomendado o fechamento com pontos simples sem tração ou sutura intradérmica contínua, especialmente nos portais maiores que 5 mm (Fig. 11-31).

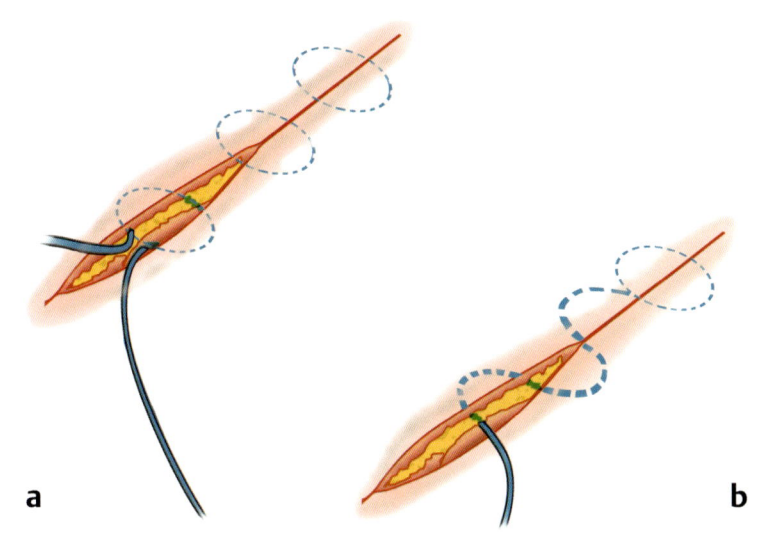

Fig. 11-31. Representação da sutura intradérmica. (**a**) Descontínua. (**b**) Contínua.

SAIBA MAIS

SEPULTAMENTO DE ÂNGULOS EM SUTURAS SUBCUTÂNEAS CONTÍNUAS REALIZADAS COM FIOS ABSORVÍVEIS

A grande vantagem do uso de fios absorvíveis na síntese cutânea é o resultado estético, além do benefício prático da não necessidade de retirada dos pontos.

Visando ao efeito estético, é possível realizar as suturas sem exposição de nós, mesmo nas suturas descontínuas.

▶ Técnica Cirúrgica
▶ Fechamento Cutâneo por Sutura Contínua Simples com Fio Absorvível

1. Passagem do fio no ângulo superior da incisão conforme suturas descontínuas e amarração proporcionando o sepultamento natural do ângulo.
2. Passagens intradérmicas pelos bordos até o ângulo inferior da incisão.
3. Interrupção da sutura (nó de Aberdeen) junto ao ângulo inferior (Fig. 11-32).
4. Exteriorização da agulha distalmente ao ângulo inferior com entrada no interior da incisão junto ao ângulo inferior e saída pela pele com secção do fio junto à referida.
5. Secção do fio junto à pele.

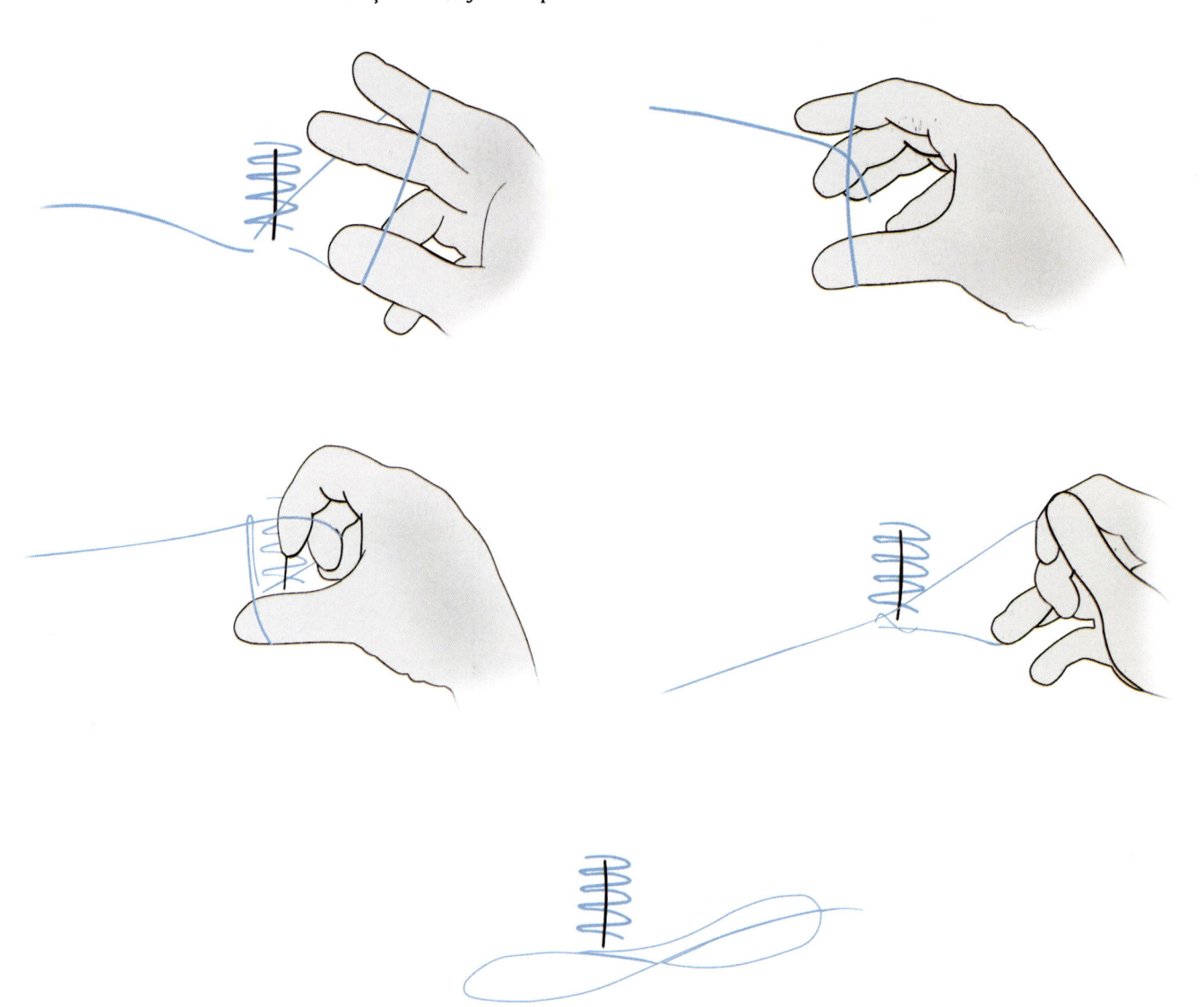

Fig. 11-32. Representação do nó de Aberdeen.

▶ Neo-Onfaloplastia

A realização de pneumoperitônio por técnica aberta com incisão transumbilical ou por técnica semiaberta exige do cirurgião ao fim do procedimento a realização de neo-onfaloplastia para restauração anatômica e, logicamente, por aspecto estético.

Dessa maneira, propõe-se a seguir uma padronização técnica simples para o procedimento.

▶ *Técnica Cirúrgica*
Fechamento da Incisão Umbilical

1. Passagem de fio absorvível 4-0 no plano fascial e realização de ponto simples invertido restrito ao plano subdérmico nas bordas cutâneas da incisão, com o reparo das extremidades do fio.
2. Síntese cutânea por meio de pontos simples com fio inabsorvível 4-0 ou pontos simples invertidos subdérmicos com fio absorvível 4-0 a partir dos ângulos, mantendo-se os dois pontos mais próximos ao ponto médio da incisão reparados, sem amarração dos fios.
3. Plastia umbilical com amarração do fio absorvível com passagem pela aponeurose reparado previamente e aproximação da pele à fáscia.
4. Amarração dos fios centrais restantes.

Escolha do Tipo de Sutura e Fio de Acordo com o Tecido

Tecido	Sutura mais recomendada	Fio	Calibre
Pele	▪ Descontínuos: simples ou Donatti ▪ Contínuos: intradérmico	Não absorvível ou absorvível em tempo médio ou longo	4-0 ou 5-0
Subcutâneo	Nenhuma, pontos simples ou chuleio	Absorvível em tempo curto ou médio	3-0 ou 5-0
Musculatura	Pontos simples, em U ou X sem apertar	Absorvível em tempo médio ou longo	2-0 ou 3-0
Aponeurose	Ponto simples ou chuleio	Não absorvível ou absorvível em tempo longo	0 ou 1

REPROCESSAMENTO E CUIDADOS GERAIS COM OS MATERIAIS

Renan Silva Couto ▪ Rhycktielle Gladysmann Ferrer Carneiro Couto ▪ Ricardo Cavalcanti Ribeiro

O conhecimento sobre cuidados com o material laparoscópico é fundamental. Embora não seja papel do cirurgião, os cuidados gerais e processamento devem ser conhecidos. A conservação inadequada abrevia o tempo útil do material e impõe custos significativos pelos reparos e substituições. Custos que, impreterivelmente, serão repassados, direta ou indiretamente, ao paciente, seja por elevação de gastos públicos, gastos com planos de saúde e mesmo gastos diretos em procedimentos privados.

Portanto, zelar pelos equipamentos e instrumentos deve ser preocupação constante do cirurgião e de todos aqueles que com eles lidam (Fig. 12-1).

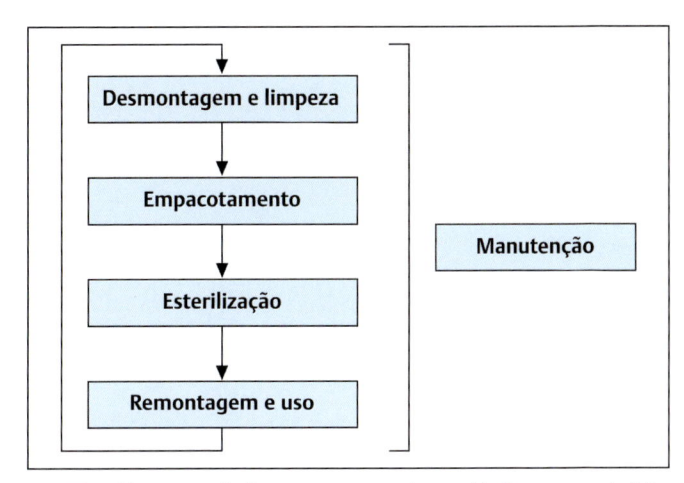

Fig. 12-1. Etapas gerais do reprocessamento e cuidados com materiais laparoscópicos.

DESMONTAGEM E LIMPEZA

Limpeza é o processo de remoção dos resíduos orgânicos e sujidades presentes nos materiais. Ela precede a desinfecção ou esterilização, conforme a natureza do material, e pode ser realizada de forma manual e/ou automática.

A limpeza manual é realizada manualmente por ação mecânica (fricção), química (detergentes) e/ou orgânica (enzimas). Ela é requerida, principalmente, no caso de materiais sensíveis, delicados e de alta complexidade (como materiais com lente – laparoscópios, por exemplo –) ou quando a limpeza automática não é disponível.

A limpeza automática é aquela realizada por equipamentos específicos (lavadoras), atuando por meio de ação mecânica (ondas ultrassônicas e jatos d'água), frequentemente associada a ação térmica (calor), química (detergentes) e/ou orgânica (enzimas). A grande vantagem desse método é a padronização da limpeza e menor exposição dos profissionais a efeitos nocivos de substâncias químicas.

> **FIQUE DE OLHO**
>
> **CLASSIFICAÇÃO DE ARTIGOS**
>
> Os artigos reprocessados são classificados para definição dos processos a que serão submetidos após seu uso, da seguinte forma, de acordo com os riscos potenciais de transmissão de infecção:
>
> - *Artigos críticos:* utilizados em procedimentos invasivos com penetração em pele e mucosas adjacentes, tecidos subepiteliais e sistema vascular (áreas SEM colonização com microbiota própria). Estes artigos após limpeza devem ser submetidos à *esterilização*.
> - *Artigos semicríticos:* entram em contato com pele não íntegra ou mucosas íntegras (tecidos que possuem colonização com microbiota própria). Após limpeza devem ser submetidos à *desinfecção de alto nível ou esterilização*.
> - *Artigos não críticos:* são aqueles que entram em contato com pele íntegra e/ou que não entram em contato direto com o paciente. Estes artigos requerem limpeza e, eventualmente de acordo com a finalidade, *desinfecção de baixo ou médio nível*.
>
> É evidente, portanto, que os instrumentos utilizados na laparoscopia devem ser submetidos à esterilização após a limpeza.

▶ Limpeza Manual do Instrumental Laparoscópico

Para a limpeza manual os instrumentos devem ser totalmente desmontados e abertos (Fig. 12-2).

Após, as peças devem ser imergidas na solução enzimática pelo tempo recomendado pelo fabricante (Fig. 12-3).

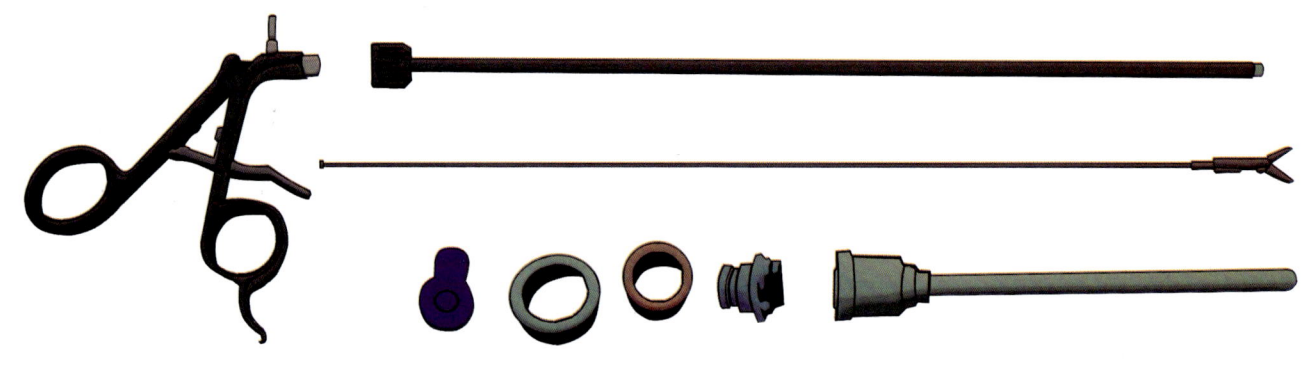

Fig. 12-2. Representação de uma pinça e trocarte desmontados.

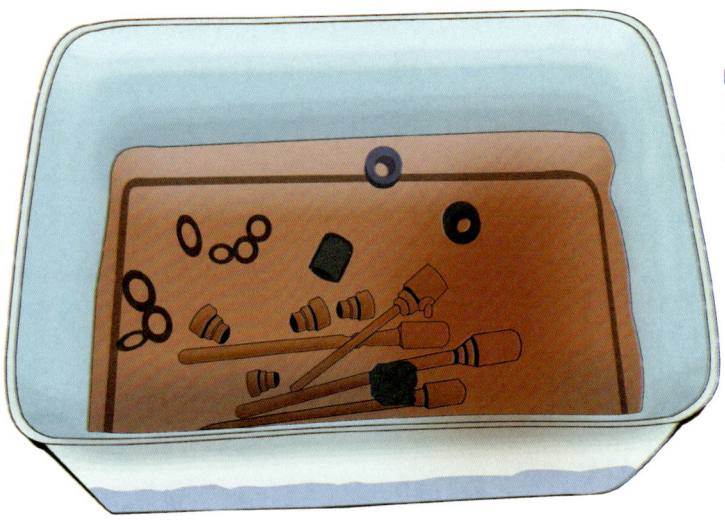

Fig. 12-3. Pré-lavagem – instrumentos desmontados imergidos em solução enzimática.

Posterior e idealmente com os instrumentos imergidos, deve ser realizada fricção/escovação de todas as superfícies e lavagem interna de todas as cânulas e canais de trabalho com injeção de líquido (Fig. 12-4). Terminada esta etapa, o enxague deve ser abundante (preferencialmente com água destilada), havendo, então, encaminhamento do material para a área limpa, onde os artigos deverão ser secos com compressas e auxílio de ar comprimido, idealmente, ou de forma natural pela exposição ao ambiente.

Por fim, os instrumentos deverão ser revisados em busca de alguma sujidade visível e, então, encaminhados à esterilização.

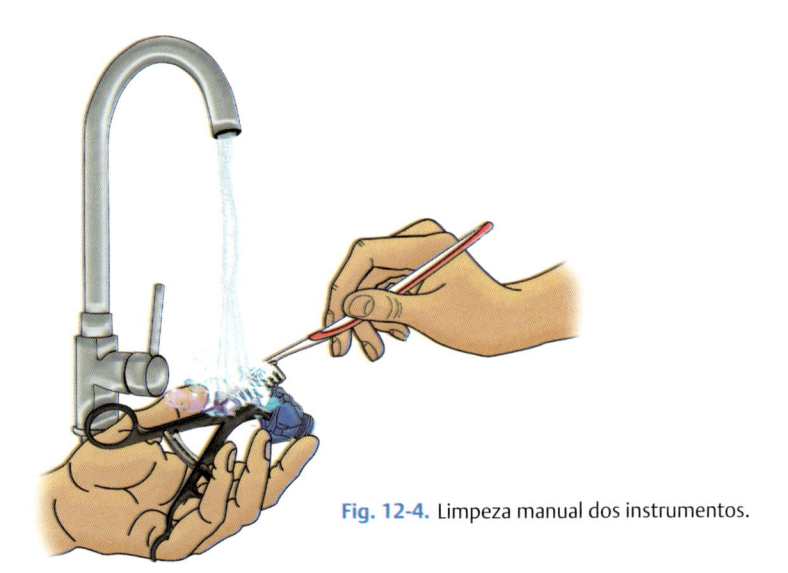

Fig. 12-4. Limpeza manual dos instrumentos.

SAIBA MAIS

ORGANIZAÇÃO E DETALHES TÉCNICOS

A instituição deve possuir um local adequado para limpeza de materiais (área suja).

Os profissionais envolvidos no processo devem estar dotados de equipamentos de proteção individual adequados (luvas, avental, gorro, protetor facial, óculos de proteção e calçados fechados e impermeáveis).

Os materiais contaminados devem ser transportados sempre em caixas com tampas.

A área de limpeza deve possuir um outro recipiente com tampa para a diluição do detergente e imersão dos instrumentos. A diluição da solução deve ser realizada de acordo com as recomendações do fabricante.

Devem estar disponíveis nessa área escovas não abrasivas (com cerdas macias) para limpeza de artigos com ranhura e delicados; escovas tubulares para limpeza de artigos canulados; compressas e pistola de ar comprimido.

▶ Limpeza Automática

A limpeza automática é realizada por lavadoras com diferentes mecanismos de ação, sendo geralmente associado um procedimento mecânico (jato d'água ou ultrassom) aos demais (químico, enzimático e/ou térmico).

Os instrumentos são desmontados e dispostos no interior desses equipamentos. De forma geral, na limpeza automática não há necessidade de escovação.

Artigos canulados são conectados à sistemas de irrigação de forma que os lúmens possam ser limpos adequadamente e assim como na limpeza manual, instrumentos articulados devem ser dispostos com as mandíbulas abertas para evitar o acúmulo de sujidade.

Após a limpeza, realizada conforme orientação dos fabricantes da lavadora e produtos de limpeza, os instrumentos devem ser enxaguados e secos.

A limpeza de fibroscópios (endoscópios, colonoscópios e afins) deve ser realizada por lavadoras específicas para tal fim. São equipamentos que, frequentemente, promovem a automação do processo e realizam não só a limpeza como também a desinfecção, enxague e secagem.

Instrumentos com lentes, como os laparoscópios, não devem ser utilizados em lavadoras ultrassônicas (Figs. 12-5 e 12-6).

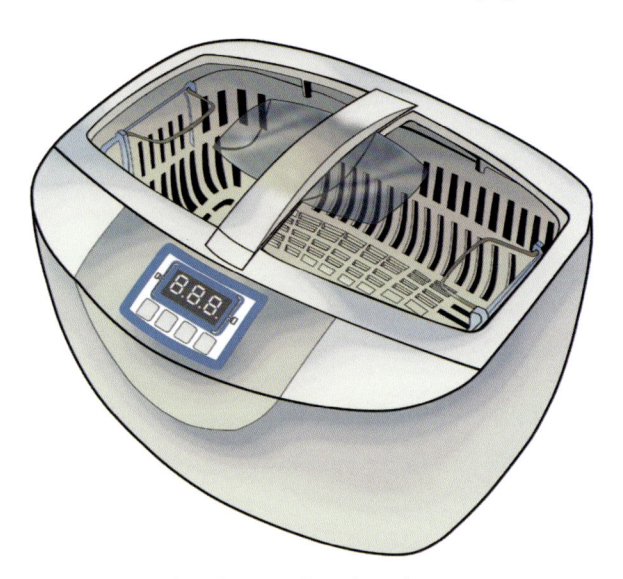

Fig. 12-5. Lavadora ultrassônica.

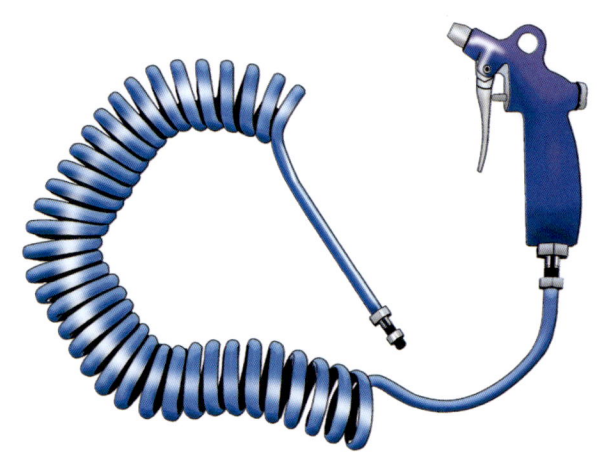

Fig. 12-6. Modelo de pistola para enxague e/ou secagem com ar comprimido após limpeza.

EMPACOTAMENTO

Após a limpeza os instrumentos devem ser embalados em invólucros compatíveis com o tipo de esterilização a ser empregado e com o próprio instrumento, fornecendo a proteção adequada e reduzindo o risco de contaminação.

Diversos são os tipos de invólucros e, frequentemente, é realizado o envelopamento duplo, que permite ao invólucro interno manter-se estéril a despeito da manipulação do invólucro externo.

Na laparoscopia destacam-se os estojos e caixas metálicas (aço INOX), Tyvec®, mantas de polipropileno, campos de algodão, papel crepado e papel grau cirúrgico com filme.

> **FIQUE DE OLHO**
>
> Idealmente, os instrumentos laparoscópicos devem ser embalados desmontados, especialmente, àqueles com canais, canaletas e áreas internas, o que facilita o contato com os agentes esterilizantes, entretanto, existe evidências de que a esterilização de instrumentos montados não é menos segura.

▶ Caixas e Estojos Metálicos

São materiais confeccionados em aço inox que oferecem proteção adequada aos instrumentos laparoscópicos e são autoclaváveis, desde que possuam aberturas e sejam embalados em materiais permeáveis (Fig. 12-7).

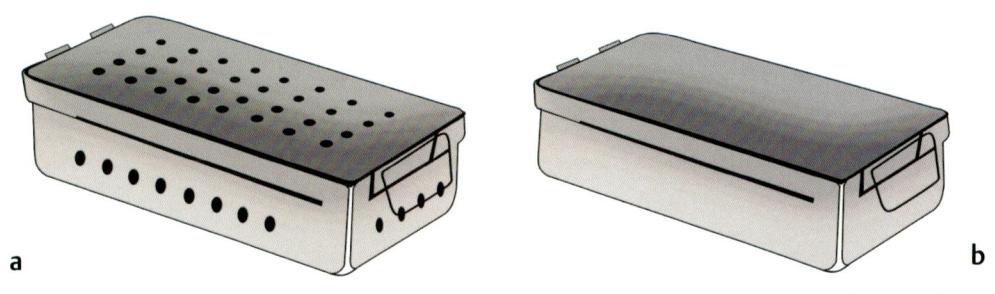

Fig. 12-7. Modelos de caixa para acondicionamento dos instrumentos. (**a**) Caixa autoclavável. (**b**) Caixa não autoclavável.

FIQUE DE OLHO

Para evitar o deslizamento dos instrumentos, atritos e choques entre eles, o fundo dessas caixas e estojos é frequentemente revestido por mantas de silicone próprias para tal fim ou compressas cirúrgicas (Fig. 12-8).

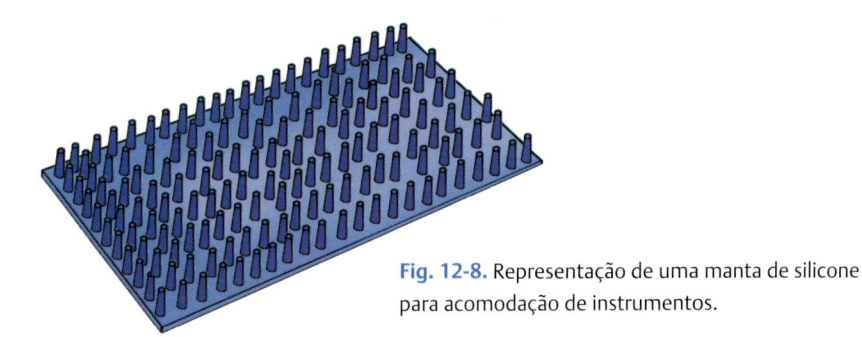

Fig. 12-8. Representação de uma manta de silicone para acomodação de instrumentos.

▶ Campos de Algodão

Em razão de se tratar de um material reprocessável e de custo relativamente baixo, é a forma de empacotamento mais utilizada nas instituições públicas.

Pode ser utilizado como campo duplo, funcionando como invólucro interno e externo dos instrumentos, ou como revestimento externo de caixas metálicas, funcionando exclusivamente como invólucro externo (Fig. 12-9).

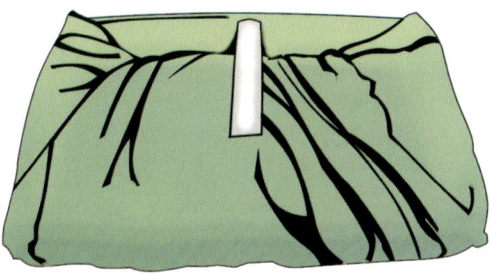

Fig. 12-9. Modelo de caixa empacotada com campos de algodão.

SAIBA MAIS

O tecido deve ser lavado anteriormente ao primeiro uso para a retirada do amido.
A instituição deve estabelecer um método para controle de tempo de vida útil dos campos de tecido reprocessados, ou seja, estabelecer o número máximo de reprocessamentos.
Após cada uso, deve ser novamente lavado para remoção de sujidades e caso apresente remendos, perfurações e/ou cerzimentos deve ser desprezado.
Possui tempo de estocagem curto: 7 dias.

▶ Mantas de Polipropileno

As mantas de polipropileno são também conhecidas como não tecido (SMS), disponíveis como folhas flexíveis e porosas constituídas por diferentes mantas de fibras (Fig. 12-10).

São de uso único e pela ausência de memória torna o empacotamento mais difícil. Vale destacar que as mantas de polipropilenos não absorvem umidade e, portanto, campos absorventes internos devem ser utilizados (Fig. 12-11).

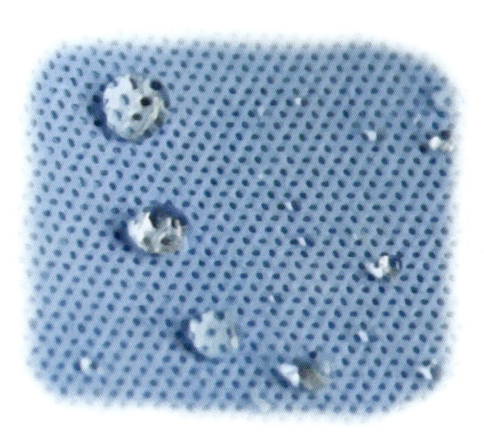

Fig. 12-10. Manta de polipropileno em detalhe.

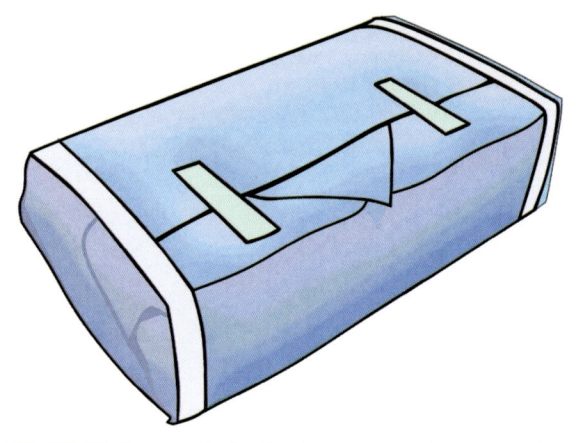

Fig. 12-11. Representação de caixa empacotada com manta de polipropileno.

FIQUE DE OLHO

Grande parte dos capotes e gorros descartáveis disponíveis no mercado são constituídos de não tecido SMS.

▶ Papel Crepado

O papel crepado é constituído de 100% de celulose tratada e disponível sob a forma de folhas (Fig. 12-12).

É de uso único.

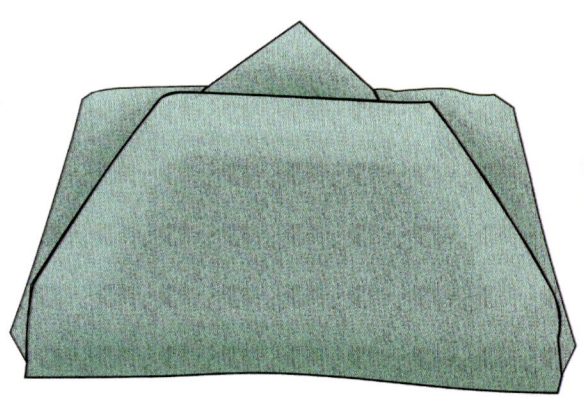

Fig. 12-12. Representação de caixa empacotada com papel crepado.

SAIBA MAIS

TÉCNICA DO ENVELOPE
É uma técnica universalmente aceita para o revestimento de materiais.

▶ **Técnica**
- Colocar o material no centro do campo, que deve estar na posição diagonal acomodado sobre uma superfície lise – bancadas e afins.
- Pegar a ponta voltada para o profissional e cobrir o material, fazendo uma dobra externa na ponta.
- Pegar uma das laterais do campo e trazer sobre o objeto a ser empacotado, fazendo uma dobra externa na ponta.
- Repetir o procedimento com a outra lateral.
- Completar o pacote trazendo a ponta restante sobre o objeto, finalizando o envelope (Fig. 12-13).

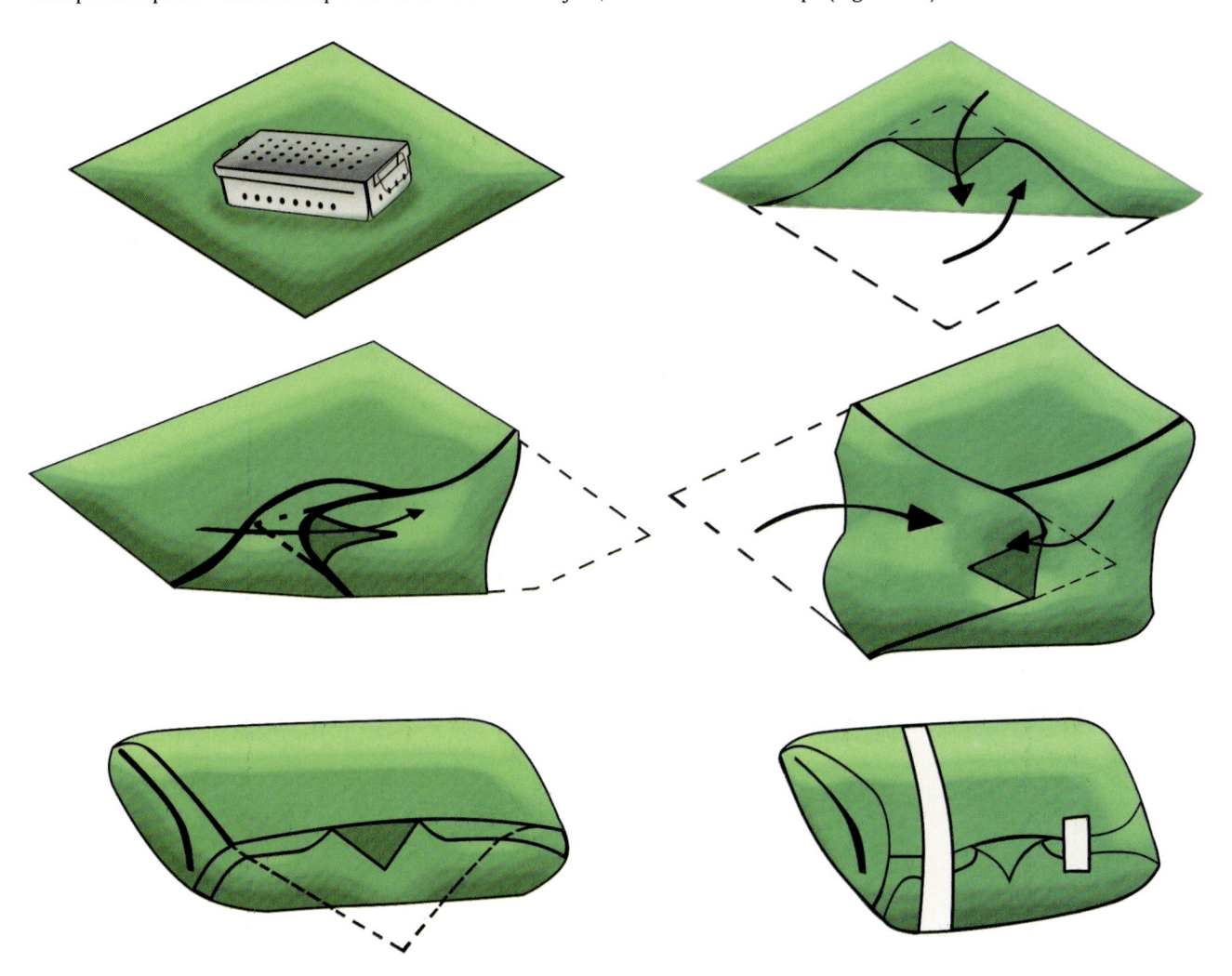

Fig. 12-13. Técnica de envelopamento.

▶ Papel Grau Cirúrgico com Filme

Trata-se de envelopes e bobinas constituídas de papel de celulose alvejado associado a filmes transparentes de polietileno e polipropileno.

São de uso único e bastante comuns em nosso meio. Seu uso, frequentemente, não requer empacotamento duplo, salvo situações específicas como embalagem de instrumentos pequenos e pontiagudos, por exemplo.

Requer selagem.

SAIBA MAIS

SELAGEM

Por ser disponível na forma de envelopes e, geralmente, não requerer envelopamento duplo, deve haver selagem do conjunto invólucro-instrumento para reduzir o risco de contaminação e permitir o adequado processo de esterilização.

A selagem e fechamento ocorre por seladoras térmicas, disponíveis em variados modelos, desde manuais a modelos automáticos (Figs. 12-14 e 12-15).

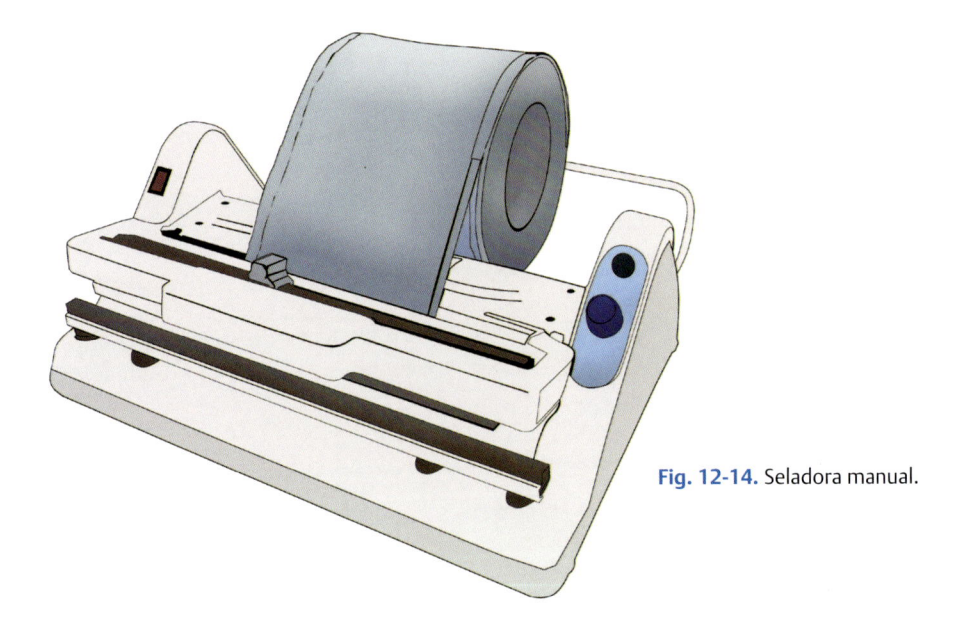

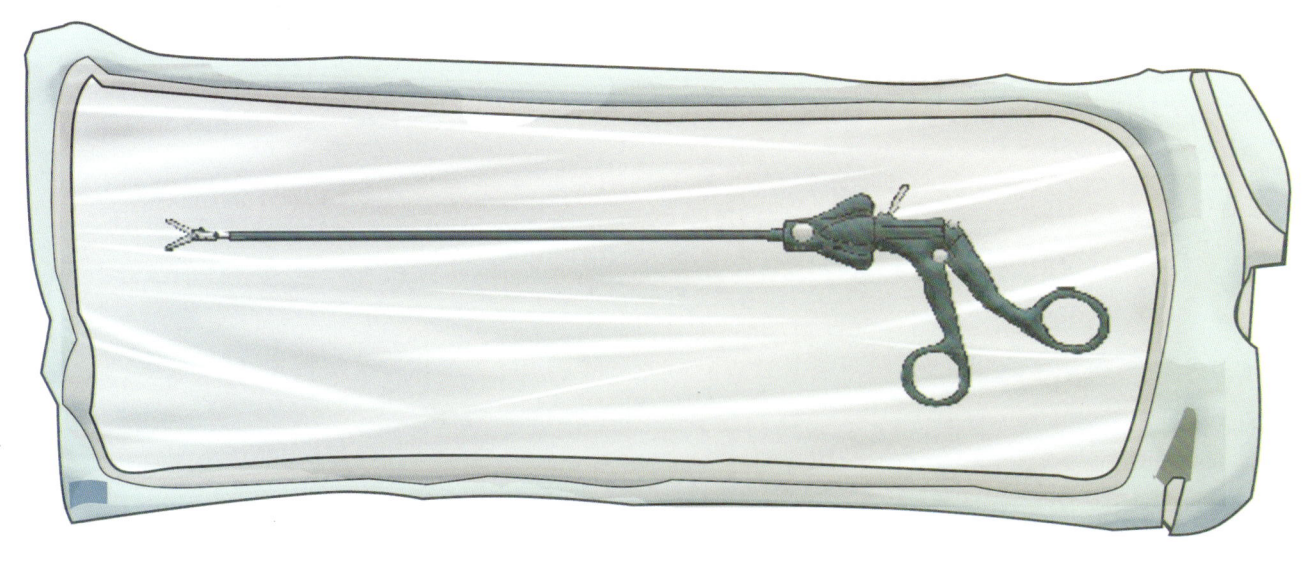

Fig. 12-14. Seladora manual.

Fig. 12-15. Representação de pinça laparoscópica embalada em papel grau cirúrgico.

▶ Tyvec®

É um não tecido composto por fibras de polietileno entrelaçado de alta densidade que suporta altas temperaturas, tem alta resistência à tração e perfuração e é incinerável (Fig. 12-16).

Apresenta-se também sob a forma de envelopes e bobinas e por essa razão deve ser submetido à termosselagem.

Apesar de ser um excelente invólucro, seu uso é limitado por ser descartável e apresentar alto custo.

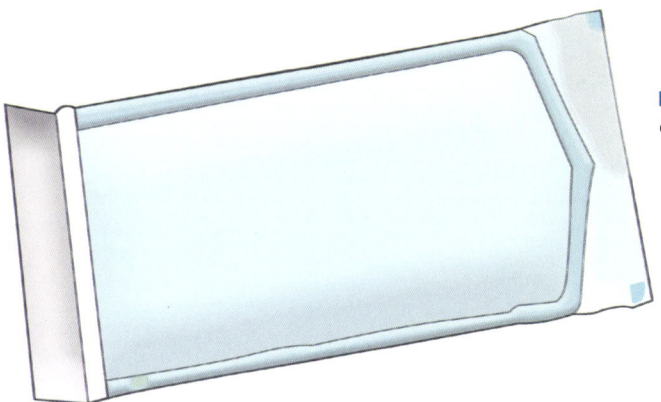

Fig. 12-16. Representação de envelope de Tyvec®.

ESTERILIZAÇÃO

Esterilização é o processo de remoção completa de todas as formas de microrganismos presentes em um determinado artigo. Ela de forma alguma substitui a limpeza.

Os processos de esterilização podem ser físicos (vapor saturado sob pressão – autoclave, calor seco – estufa e radiação); físico-químicos (óxido de etileno – ETO, vapor de baixa temperatura e formaldeído gasoso – VBTF ou plasma de peróxido de hidrogênio) ou químicos (ácido peracético, gluteraldeído 2% etc.).

Em nosso meio o processo de autoclavagem é o mais comum para os materiais reprocessáveis, entretanto, materiais termossensíveis, aqueles cujas características físicas são incompatíveis com os processos convencionais de esterilização por vapor e alta temperatura, frequentemente são esterilizados pelo óxido de etileno. Como a maior parte dos materiais termossensíveis são de uso único, o óxido de etileno é o processo mais comum de esterilização de artigos descartáveis.

▶ Autoclavagem

É o método mais usual, barato e disponível em todos os hospitais.

A autoclavagem utiliza três parâmetros essenciais para a obtenção de resultado: tempo, temperatura/pressão e qualidade de vapor. Elas podem ser subdivididas em diversos grupos (autovácuo, vácuo fracionado, gravitacional, pulsante), entretanto, a essência do funcionamento se mantém.

Geralmente a temperatura de esterilização é de 134°C, mantidos por cerca de 3 minutos e 30 segundos, contudo, temperaturas menores podem ser utilizadas, devendo-se, portanto, aumentar o tempo de exposição do instrumental ao vapor saturado, sendo mais prejudicial ao instrumental.

A maioria dos instrumentos reprocessáveis pode ser submetida à autoclavagem, contudo, grande parte instrumentos constituídos por plásticos e borrachas são termossensíveis e não deve ser submetida a altas temperaturas, sob risco de danos a sua integridade.

Os invólucros adequados e compatíveis ao processo de esterilização são: tecido de algodão, caixas/estojos metálicos, manta de polipropileno, papel grau cirúrgico, papel crepado, mantas de silicone, determinados *conteiners* e bandejas de plástico com tampa.

▶ Óxido de Etileno

Trata-se de um método de esterilização com uso de gases a baixa temperatura. O óxido de etileno é misturado a outros gases inertes como CO_2, de forma a reduzir sua inflamabilidade.

Seu efeito esterilizante é excelente e adequado para materiais termossensíveis, entretanto, é altamente tóxico e em razão do elevado custo, não disponível na maioria dos hospitais.

Seu uso de dá, frequentemente, em nível industrial, sendo o método mais comum de esterilização de artigos de uso único, comumente termossensíveis.

> **FIQUE DE OLHO**
>
> Materiais termossensíveis, na ausência do processo de esterilização por óxido de etileno, podem, eventualmente, ser esterilizados por processos químicos como o gluteraldeído a 2%. Ressalta-se, porém, que tais métodos frequentemente causam desgaste do material.

REMONTAGEM E USO

A montagem dos materiais é tradicionalmente realizada pelos instrumentadores, que devem conhecer pormenorizadamente cada instrumento, saber montá-lo e, especialmente, testá-lo, garantindo seu adequado funcionamento.

Ao cirurgião e seus assistentes cabe o seu adequado uso.

Os instrumentos devem ser manuseados com delicadeza e cuidado, evitando quedas e manipulações bruscas na desmontagem e remontagem.

> **SAIBA MAIS**
>
> **EQUIPAMENTOS ESPECÍFICOS**
>
> **Microcâmera**
>
> A microcâmera é geralmente revestida por capas estéreis de uso único, não havendo contato direto com o paciente. Por essa razão não se trata de artigo crítico e não requer esterilização. Após o seu uso é recomendada somente sua limpeza conforme orientações do fabricante.
>
> Por ser um instrumento delicado é recomendado seu acondicionamento em estojos plásticos/metálicos revestidos para seu adequado acondicionamento, mesmo durante eventuais transportes.
>
> **Cabo de Fibra Óptica**
>
> Grande parte dos cabos de fibra óptica disponíveis no mercado atualmente são autoclaváveis, entretanto, não são artigos críticos.
>
> Por essa razão, é prática comum protegê-los com capas estéreis assim como as microcâmeras, procedendo-se apenas a limpeza após seu uso.
>
> **Laparoscópio**
>
> Os laparoscópios são introduzidos no interior da cavidade abdominal, sendo, portanto, instrumentos críticos, que requerem esterilização.
>
> A limpeza pode ser manual ou automática, conforme rotina da unidade. É importante lembrar que laparoscópios não devem ser submetidos à limpeza automática com lavadora ultrassônica.
>
> Em relação ao empacotamento, o ideal é o acondicionamento em estojos próprios revestidos conforme rotina da instituição (campos de algodão, mantas de polipropileno etc.).
>
> Sobre a esterilização, a autoclavagem é comumente o método de escolha pela ampla disponibilidade nas instituições. Destaca-se, porém, que determinados laparoscópios, especialmente, de fabricação mais antiga, não são autoclaváveis.
>
> Os laparoscópios merecem muita atenção, pois, apesar de serem os itens mais sensíveis de todo o sistema, são os instrumentos mais agredidos no processo de esterilização. Lentes, soldas e aço possuem comportamentos distintos diante do calor. Todos expandem em tempos e intensidades diferentes. Portanto, uma ótica muito quente é uma peça extremamente sensível. A autoclavagem é o método mais comum, contudo, deve-se considerar a possibilidade de utilização de métodos menos agressivos, de baixa temperatura, como o peróxido de hidrogênio ou pastilhas de formaldeído, pela durabilidade dos instrumentos. É importante lembrar que nunca se devem usar métodos diferentes no mesmo laparoscópio. Uma vez que ele tenha ido para a autoclave, alterar de método fará diminuir a vida útil de soldas e emendas importantes. Portanto, deve-se ter cautela ao escolher o método e assegurar-se de que ele não mudará em breve.
>
> Seguramente pode-se dizer que os laparoscópios e os cabos de fibra atualmente são os grandes responsáveis por perda de qualidade em imagens laparoscópicas, em razão de danos durante o processo (Fig. 12-17).
>
> **Pinças e Trocartes**
>
> A limpeza das pinças e trocartes é a mais trabalhosa, mesmo quando realizada de forma automática. Como o processo exige desmonte total, a atenção deve ser redobrada para evitar a perda de peças.
>
> De forma semelhante aos laparoscópios recomenda-se o acondicionamento em estojos/caixas metálicos com mantas de silicone no fundo, que evitam o deslizamento e o choque dos instrumentos. O revestimento deverá ocorrer também conforme rotina da instituição (campos de algodão, mantas de polipropileno etc.).
>
> As peças de cada instrumento devem ser agrupadas e presas em conjunto com elástico, por exemplo, visando a facilitar a posterior reunião e remontagem.
>
> Novamente, a autoclavagem é o processo de escolha.

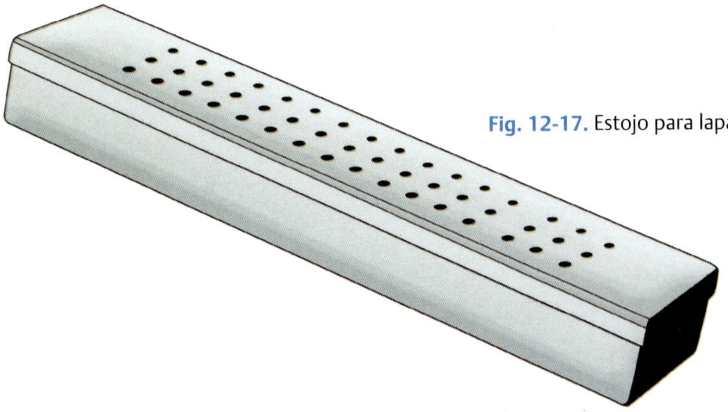

REPROCESSAMENTO E CUIDADOS GERAIS COM OS MATERIAIS

Fig. 12-17. Estojo para laparoscópio.

MANUTENÇÃO

A preocupação com o material deve ser de todos que lidam com os instrumentos, desde os técnicos de enfermagem que realizam o transporte aos membros da equipe cirúrgica e funcionários encarregados pelo processamento e guarda.

A identificação de danos e anormalidades deve ser sucedida pela separação do material para posterior conserto por assistência técnica especializada, sob o risco de lesões inadvertidas por mal funcionamento ao agravamento do problema em caso do seu equivocado uso.

Idealmente, todos os materiais devem ser submetidos a revisões periódicas visando sua melhor conservação e aumento de vida útil.

DIFICULDADES, CONTRATEMPOS E COMPLICAÇÕES

CAPÍTULO 13

Renan Silva Couto ▪ Henrique Neubarth Phillips ▪ Ricardo Zorrón

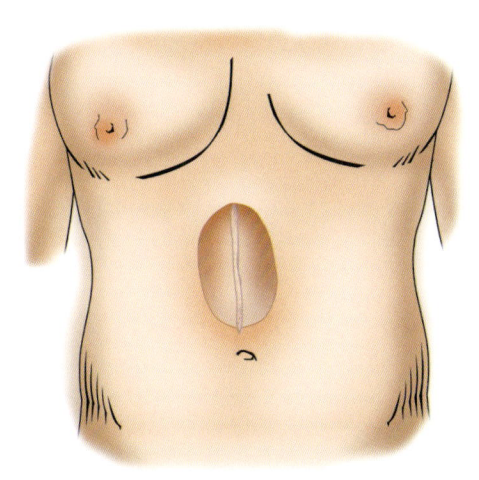

INTRODUÇÃO

Uma complicação cirúrgica pode ser definida como um evento inesperado e/ou não planejado durante a cirurgia. Nesse contexto, a laparoscopia, tal qual qualquer outro procedimento médico, não está isenta de sua ocorrência, assim como outras dificuldades e ocorrência de contratempos.

Assim sendo, objetiva-se com esse capítulo avaliar as principais complicações e problemas enfrentados pelo cirurgião durante o ato laparoscópico (Fig. 13-1).

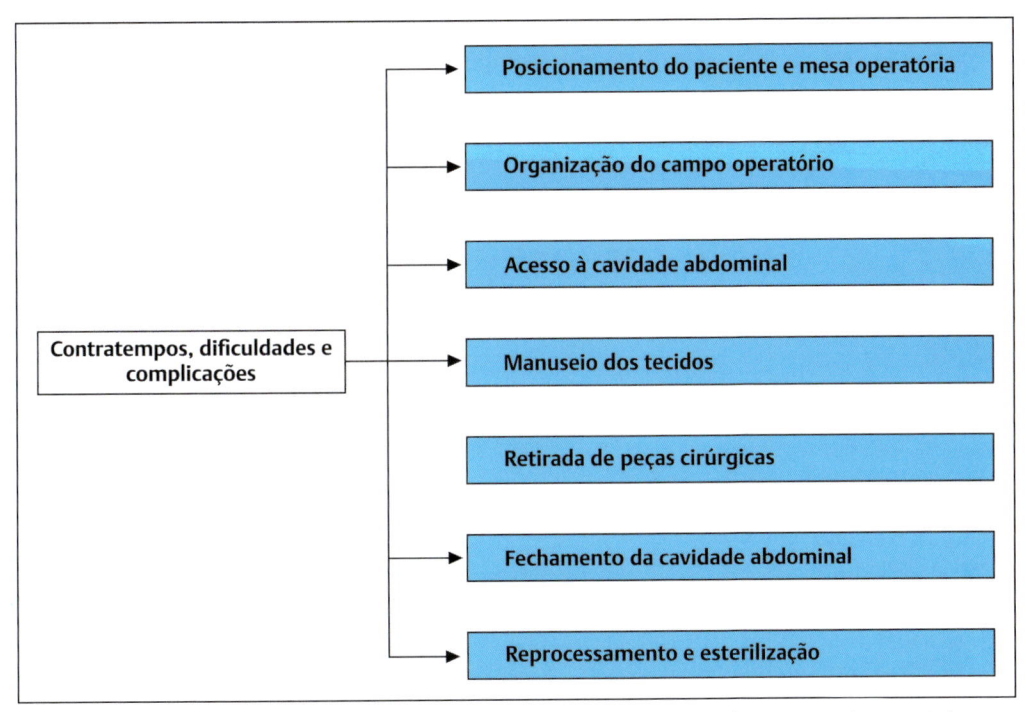

Fig. 13-1. Principais complicações e problemas enfrentados pelo cirurgião durante o ato laparoscópico.

- Posicionamento do paciente e mesa operatória
- Organização do campo operatório
- Acesso à cavidade abdominal
- Manuseio dos tecidos
- Retirada de peças cirúrgicas
- Fechamento da cavidade abdominal
- Reprocessamento e esterilização

COMPLICAÇÕES NO POSICIONAMENTO DO PACIENTE E MESA OPERATÓRIA

As complicações relacionadas com o posicionamento do paciente e a mesa operatória correspondem às temerosas quedas e lesões decorrentes da inadequada fixação do paciente.

Nesse contexto, é fácil entender que todos os contratempos dessa etapa são facilmente preveníveis por uma dedicação mínima do cirurgião no adequado posicionamento.

▶ Quedas

As quedas são eventos temerosos pois além dos danos decorrentes do trauma direto ao paciente há o risco de lesões intracavitárias potencialmente graves pelos instrumentos sob manipulação do cirurgião durante o evento. Apesar de serem incomuns, não devem ser esquecidas pelo cirurgião.

▶ Lesões Musculares

São lesões decorrentes do decúbito prolongado e pressão exagerada sobre determinado grupamento muscular. Apesar de cursarem com dor no pós-operatório, são de baixa gravidade, apresentando remissão rápida ao uso de sintomáticos.

▶ Úlceras de Pressão e Tromboses

São lesões decorrentes de pressão exagerada sobre proeminências ósseas por posicionamento inadequado do paciente. Logicamente, são de morbidade e gravidade variáveis exigindo internação mais prolongada.

▶ Lesões Nervosas

As lesões de nervos periféricos são também de morbidade variável, causadas pelo estiramento ou compressão das terminações nervosas, que pode resultar em parestesia e paralisias.

De todos os nervos o plexo braquial é o mais suscetível a esse tipo de lesão. Na posição de Trendelenburg a clavícula é mobilizada para o espaço retroclavicular, exercendo pressão no plexo. O posicionamento inadequado dos braços é outra causa de lesão do plexo braquial, particularmente quando o braço está em abdução forçada, para além dos 90° (Fig. 13-2). A cabeça do úmero também pode exercer pressão no plexo braquial quando o braço está extremamente rodado, e por essa razão as palmas das mãos devem sempre ser posicionadas em pronação visando a evitar a rotação externa da cabeça do úmero quando os membros superiores estão colocados ao longo do corpo.

Lesão do nervo femoral é também comum e atribuída à abdução e à rotação lateral externa da articulação coxofemoral na posição de litotomia.

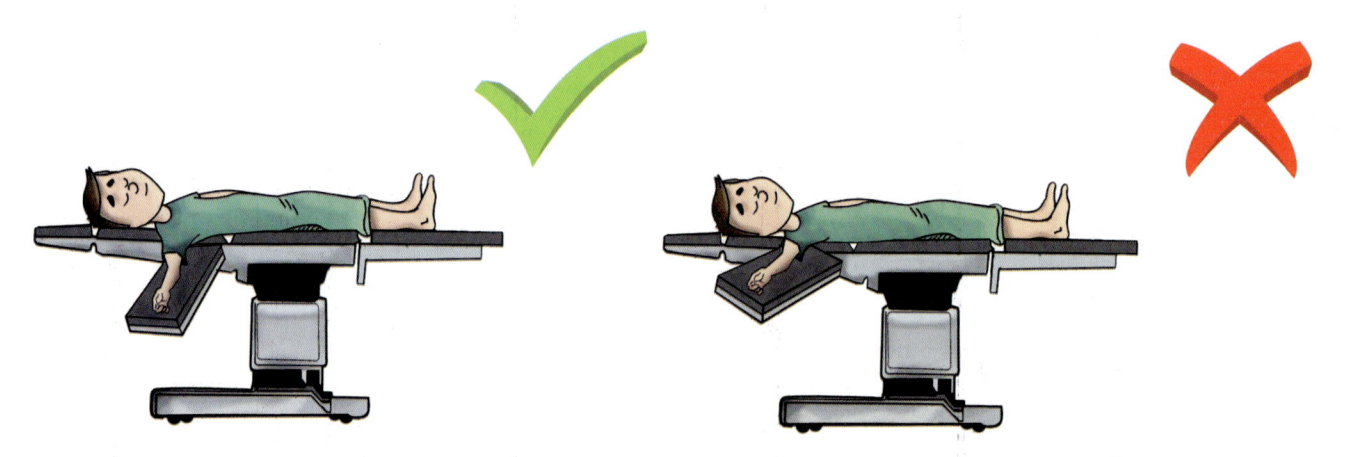

Fig. 13-2. Representação de abdução exagerada e posicionamento adequado do paciente.

CONTRATEMPOS NA ORGANIZAÇÃO DO CAMPO OPERATÓRIO

Os maiores contratempos na organização do campo operatório devem-se a falha nos pré-ajustes dos equipamentos, nas conexões ou mesmo problemas técnicos.

Felizmente, são problemas facilmente resolvidos pelo adequado ajuste e conexão ou substituição da torre cirúrgica.

COMPLICAÇÕES NO ACESSO À CAVIDADE ABDOMINAL
As complicações e intercorrências no acesso à cavidade abdominal incluem as complicações decorrentes do posicionamento incorreto da agulha de Veress no estabelecimento do pneumoperitônio, complicações do pneumoperitônio em si e complicações decorrentes da inserção dos trocartes remanescentes.

▶ Complicações na Criação do Pneumoperitônio
As dificuldades e complicações no estabelecimento do pneumoperitônio devem-se, principalmente, ao posicionamento inadequado da ponta da agulha de Veress na técnica fechada, incluindo localização no plano pré-peritoneal e punções inadvertidas de vasos ou vísceras.

▶ Posicionamento da Agulha no Plano Pré-Peritoneal
Trata-se de intercorrência mais comum em punções fora da linha mediana, onde a espessura da gordura pré-peritoneal é maior, e em pacientes obesos (Fig. 13-3).

Deve ser suspeitada diante das falhas dos testes de posicionamento da ponta da agulha, como já descrito no *Capítulo 5: Acesso à cavidade abdominal e primeira punção.*

O tratamento envolve, logicamente, o reposicionamento da agulha ou a realização do acesso por outra técnica, que não a fechada.

Logicamente, depois de alcançado o pneumoperitônio, uma inspeção criteriosa da cavidade abdominal deve ser realizada a fim de garantir a inexistência de lesões viscerais ou vasculares.

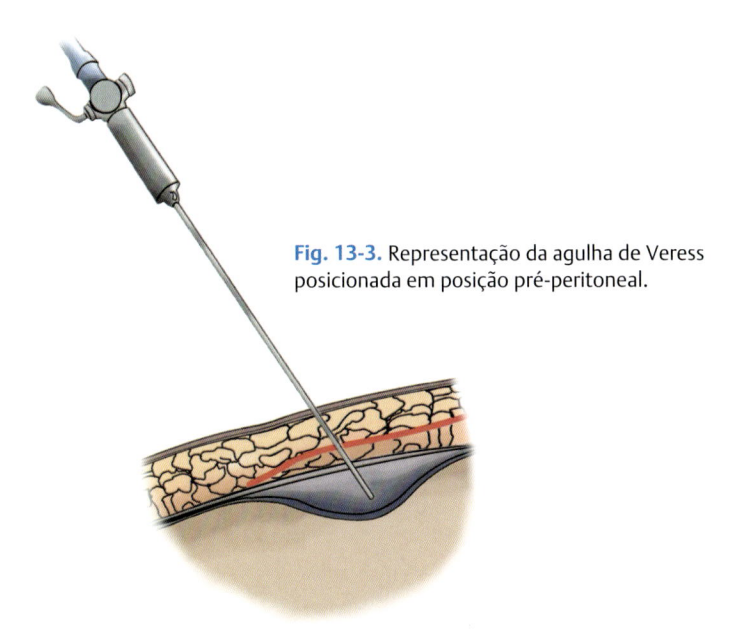

Fig. 13-3. Representação da agulha de Veress posicionada em posição pré-peritoneal.

▶ Enfisemas
A falha da identificação de localização inadequada da ponta da agulha de Veress pode levar ao acúmulo de gás em espaços inadequados como tecido subcutâneo e espaço pré-peritoneal

O enfisema subcutâneo é resultado da insuflação de gás carbônico no plano subcutâneo por posicionamento inadequado da ponta da agulha de Veress e menos comumente por fuga aérea através dos trajetos de trocartes.

Seu reconhecimento é simples e se dá pela observação de aumento do volume da parede abdominal associado a crepitações à palpação.

Por se tratar de uma condição essencialmente benigna não exige tratamento específico, havendo resolução espontânea em poucas horas.

O enfisema pré-peritoneal, diferentemente do enfisema subcutâneo, é inicialmente de difícil diagnóstico pois a distensão abdominal decorrente da insuflação do espaço pré-peritoneal pode ocorrer de maneira uniforme e simétrica. Contudo, após inserção do laparoscópio, o diagnóstico é evidente, uma vez que as vísceras abdominais não são visíveis, com visualização eventual do peritônio parietal como uma fina película impedindo o acesso à cavidade abdominal. Nesse contexto, a realização da técnica aberta após remoção da maior quantidade de gás possível pela abertura da válvula do trocarte é a melhor escolha.

▶ Lesões Viscerais

Em geral são lesões mínimas e puntiformes, não exigindo intervenção para sua correção.

Tais lesões são também detectadas pelos testes de posicionamento da ponta da agulha e corrigidas de acordo com sua extensão, variando desde a observação nos casos de lesões pequenas sem extravasamento de conteúdo luminal ou sangramento (no caso de punção de vísceras maciças) a suturas nas lacerações e mesmo conversão para laparotomia nos casos mais complicados (Fig. 13-4).

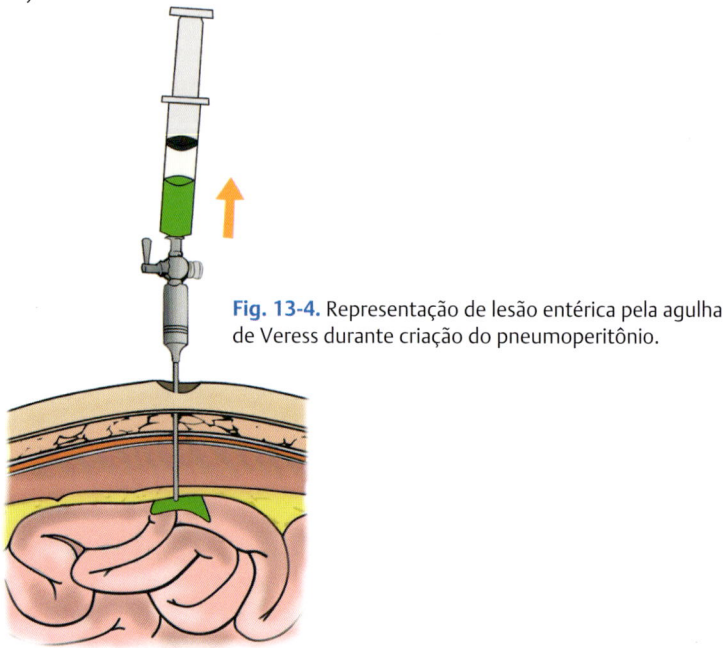

Fig. 13-4. Representação de lesão entérica pela agulha de Veress durante criação do pneumoperitônio.

▶ Lesões Vasculares

São lesões ocasionadas pela inserção da agulha em trajetos vasculares, sendo diagnosticadas de forma semelhante às lesões viscerais, pelos testes de verificação do posicionamento da ponta da agulha, ou observação de suas consequências após a passagem do laparoscópio.

Felizmente, costumam ser autolimitadas em sua grande maioria.

Sangramentos de vasos da parede abdominal eventualmente necessitam de suturas externas, especialmente, quando a lesão atinge os vasos epigástricos superficiais, situação mais comum.

Lesões de vasos retroperitoneais (grandes vasos) com hematomas em expansão ou sangramento em atividade podem até ser tratadas por via laparoscópica, porém, em razão da dificuldade técnica e risco de embolia é prudente a conversão para laparotomia. Logicamente, compressão mecânica deve ser realizada até abertura da parede abdominal e exposição aberta do campo operatório para reparo da lesão (Fig. 13-5).

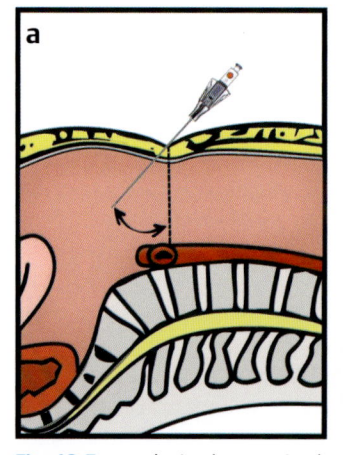

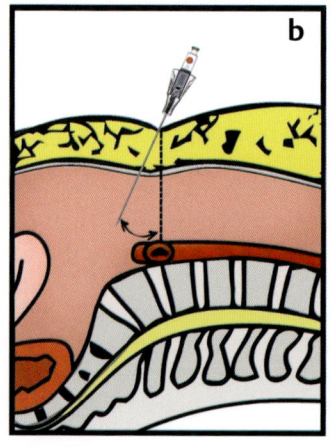

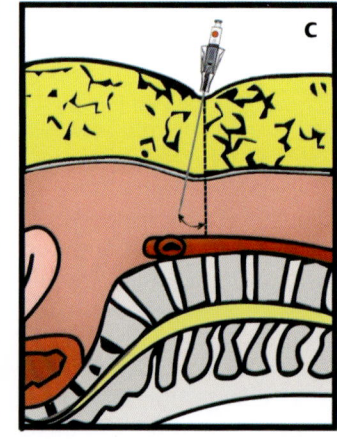

Fig. 13-5. Angulação de inserção da agulha de Veress conforme o biotipo do paciente. (**a**) Paciente normal. (**b**) Paciente com sobrepeso. (**c**) Paciente obeso.

COMPLICAÇÕES DO PNEUMOPERITÔNIO (ABSORÇÃO DE GÁS CARBÔNICO E ELEVAÇÃO DA PRESSÃO INTRA-ABDOMINAL)

▶ Efeitos Mediados pelo Gás Carbônico

Embora seja o gás de escolha na laparoscopia pelas características que mais o aproximam do gás ideal, o dióxido de carbono não é biologicamente inativo. Seus efeitos, todavia, são complexos e ainda pouco compreendidos. De forma geral as principais repercussões da absorção do CO_2 são a acidose respiratória e a ocorrência de efeitos circulatórios.

▶ *Acidose Respiratória*

A acidose respiratória é resultado da rápida absorção do gás carbônico, sendo um efeito imediato. Contudo, é rapidamente resolvida em razão dos mecanismos fisiológicos de tamponamento e por hiperventilação determinada pelo anestesiologista durante a ventilação mecânica.

▶ *Efeitos Circulatórios*

A absorção de CO_2 desencadeia resposta pelo sistema nervosa simpático autônomo, podendo resultar em taquicardia e arritmias, frequentemente, fugazes e autolimitadas.

▶ *Embolia Gasosa*

Trata-se de uma complicação rara e temida pelos cirurgiões causada pela entrada de gás no sistema vascular.

Ela acontece quando uma veia lesada apresenta pressão sanguínea menor que a pressão intracavitária ou por punção direta da agulha de Veress na insuflação. Sua gravidade, todavia, é determinada pelo tamanho das bolhas e pela velocidade de entrada do gás. A absorção de CO_2 pode acarretar desde hipercarbia com acidose respiratória até embolia fatal com formação de bolhas dentro do átrio ou ventrículo direitos, com prejuízo ao enchimento do coração direito.

Nesse contexto podem-se detectar hipóxia, redução na PCO_2 expirada no capnógrafo, taquicardia, arritmias, sinais de sobrecarga no átrio direito, hipotensão e choque. Logicamente, será um diagnóstico suspeitado pelo anestesista.

Nessa situação, o tratamento consiste na desinsuflação do pneumoperitônio com colocação do paciente em decúbito lateral esquerdo em cefalodeclive. Desta forma, a quantidade de gás que passa do coração direito para a circulação pulmonar é menor. O óxido nitroso deve ser descontinuado e, se estas medidas não forem efetivas, um cateter central pode ser posicionado para tentativa de aspiração do gás. Devido à grande solubilidade do gás carbônico, sua absorção ocorre de forma rápida e o paciente, em geral, recupera-se com medidas de suporte adequadas.

▶ Efeitos Mediados pelo Pneumoperitônio

São os efeitos determinados pelo aumento abrupto e posteriormente continuado da pressão intra-abdominal.

▶ *Alterações Cardíacas e Hemodinâmicas*

No início da insuflação peritoneal, as alterações hemodinâmicas instalam-se de modo mais intenso, sendo os 5 minutos iniciais da insuflação o período mais crítico, razão de maior atenção ao paciente pelo anestesista.

A realização do pneumoperitônio aumenta a pressão intra-abdominal, resultando em diminuição do retorno venoso. Adicionalmente ocorre ainda aumento da resistência vascular periférica e redução do débito cardíaco (Fig. 13-6).

A redução do retorno venoso agrava-se ainda mais nas cirurgias em que há cefaloaclive.

A elevação da frequência cardíaca é resultado, usualmente, da resposta simpática compensatória à diminuição do retorno venoso e também da própria absorção do gás, conforme explicado previamente.

A resistência vascular periférica aumenta não somente em razão da compressão da aorta e vasos viscerais pelo pneumoperitônio, mas também por inúmeros outros fatores como vasoconstrição compensatória, aumento da pós-carga pela liberação de fatores humorais como renina e vasopressina; e, possivelmente, também resultante da hipercarbia.

O aumento da pressão venosa central é resultado da transmissão do aumento da pressão intra-abdominal ao tórax, com elevação do diafragma (Fig. 13-7).

Arritmias são eventos comuns na laparoscopia, porém, frequentemente são arritmias sinusais benignas que desaparecem com o término do pneumoperitônio. As causas dessas arritmias são a hipercarbia severa (acima de 50 mmHg), conforme já citado; hipóxia; estimulação simpática pela diminuição do retorno venoso, e comumente estimulação vagal pelo estiramento do peritônio. Adicionalmente, outros fatores influenciam como as condições pré-operatórias do paciente, incluindo o grau de hidratação e a reserva cardíaca.

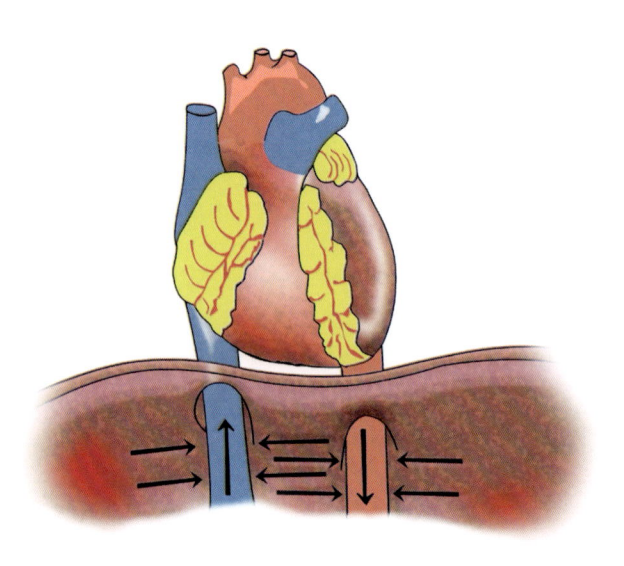

Fig. 13-6. Ilustração da pressão exercida pelo pneumoperitônio na veia cava inferior e artéria aorta, determinantes para a redução do retorno venoso, resistência vascular periférica e débito cardíaco.

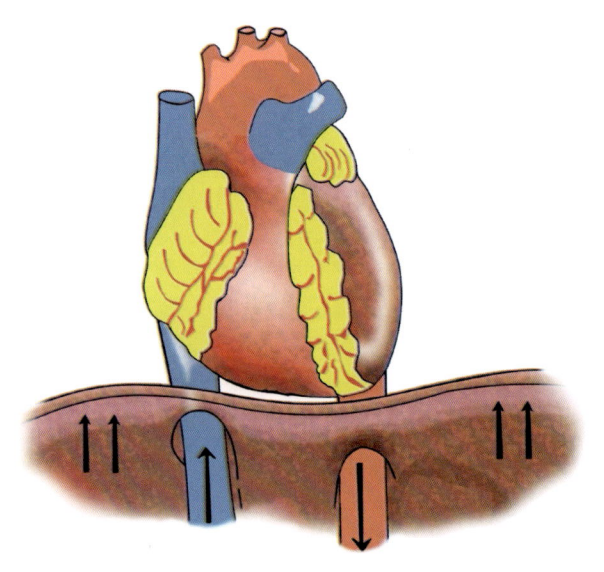

Fig. 13-7. Ilustração da elevação do diafragma pelo aumento da pressão intra-abdominal.

▶ Alterações Pulmonares

Os efeitos do pneumoperitônio no sistema respiratório devem ser considerados em dois momentos separados: o intraoperatório e o pós-operatório.

Durante o procedimento laparoscópico, o pneumoperitônio causa elevação do diafragma pelo aumento da pressão intra-abdominal, gerando uma diminuição da capacidade vital e do volume respiratório, com consequente aumento das pressões necessárias para ventilação mecânica. Esse aumento causa desvio do sangue na circulação pulmonar para regimes de menor pressão e gera uma alteração da relação entre ventilação e perfusão, aumentando o efeito *shunt* e a ventilação do espaço morto. Estas alterações resultam em hipóxia e/ou hipercarbia, agravada pela absorção de gás carbônico através do peritônio.

No pós-operatório, destaca-se o benefício fisiológico mais bem documentado da cirurgia minimamente invasiva, que é a preservação da função pulmonar. A função pulmonar usualmente retorna aos valores basais de 4 a 10 dias antes nas cirurgias laparoscópicas do que nas cirurgias convencionais. Além disso, a redução da intensidade de dor pós-operatória certamente tem um papel importante na preservação da função pulmonar após as laparoscopias. A dor decorrente da inspiração profunda leva a uma redução da capacidade vital, taquipneia e respiração superficial, contribuindo para a formação de atelectasias, que são precursores da maioria das complicações pulmonares e principal causa de morbidade na cirurgia tradicional. A mobilização precoce do paciente e a menor lesão da musculatura da parede abdominal, logicamente, também contribuem para a melhor preservação da função pulmonar.

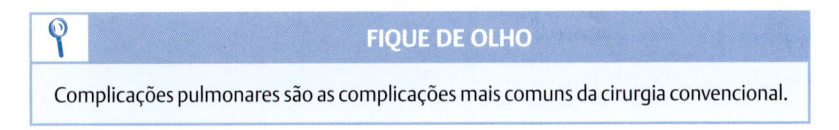

> **FIQUE DE OLHO**
> Complicações pulmonares são as complicações mais comuns da cirurgia convencional.

▶ Coagulação e Trombose

A despeito da deambulação precoce dos pacientes e uma possível menor hipercoagulabilidade pós-operatória, os pacientes submetidos a procedimentos laparoscópicos possuem risco aumentado de trombose venosa profunda (TVP). Diversos fatores específicos ao método laparoscópico levam a esse risco aumentado de TVP. O aumento da pressão intra-abdominal causa compressão parcial das veias ilíacas e cava inferior, acarretando baixo fluxo venoso nas extremidades inferiores e favorecendo a estase sanguínea. Adicionalmente, a posição de cefaloaclive e o tempo cirúrgico prolongado também contribuem para o aumento do risco de tromboses.

▶ Fluxo Sanguíneo Cerebral e Pressão Intracraniana

Diversos fatores contribuem para a elevação do fluxo sanguíneo cerebral e pressão intracraniana, como a hipercarbia e elevação da $PaCO_2$; posição de cefalodeclive, e também elevação do diafragma, que resulta em aumento da pressão intratorácica, reduzindo a drenagem pelas jugulares.

▶ *Função Renal*

O aumento da pressão intra-abdominal resulta em redução do fluxo sanguíneo renal, taxa de filtração glomerular e débito urinário, tanto pela compressão da veia renal quanto compressão direta do parênquima.

> **SAIBA MAIS**
>
> **RESPOSTA METABÓLICA AO TRAUMA**
> A resposta metabólica ao trauma cirúrgico está diretamente relacionada com a extensão do trauma tecidual, destacadamente, a incisão cirúrgica (Fig. 13-8).
> As concentrações dos marcadores do estresse metabólico no período peroperatório, como o cortisol, as catecolaminas, a glicose e o GH atingem picos menores nas laparoscopias do que nas cirurgias abertas, retornando mais rapidamente aos níveis basais. O mesmo se observa em relação a outros indicadores, como citocinas e proteína C reativa.

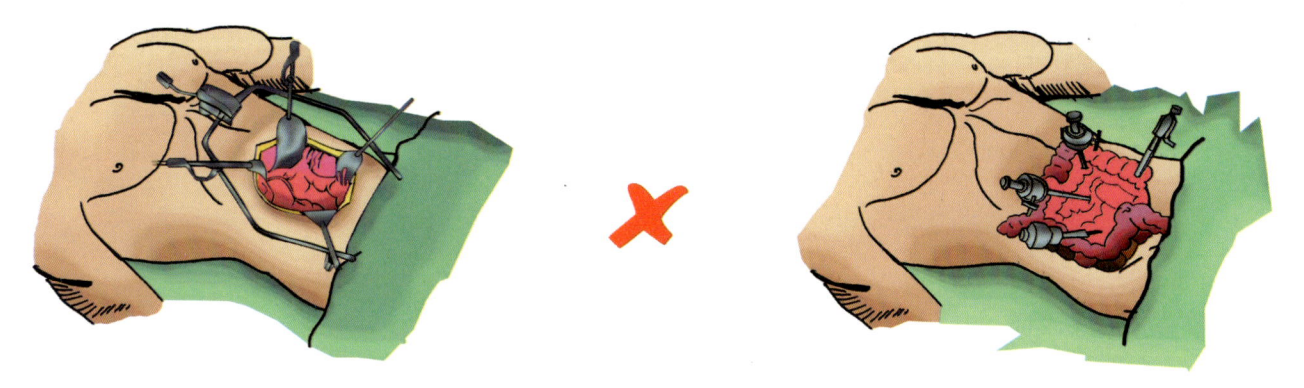

Fig. 13-8. Representação das incisões na cirurgia convencional e laparoscópica.

▶ **Complicações Decorrentes da Inserção dos Trocartes Remanescentes**
▶ **Lesões Iatrogênicas**

A passagem do trocarte pode determinar lesões mais graves que as agulhas por causa do maior calibre desses instrumentos.

Os vasos da parede abdominal podem ser lesados durante a inserção dos portais, provocando a saída de sangue pela incisão abdominal ou pela cânula em sua parte intraperitoneal, progressivamente formando um hematoma na parede. Para evitar esta ocorrência, sugere-se realizar as punções abdominais fazendo a transiluminação com a ponta da ótica, a fim de localizar e evitar os vasos de maior calibre (Figs. 13-9 e 13-10).

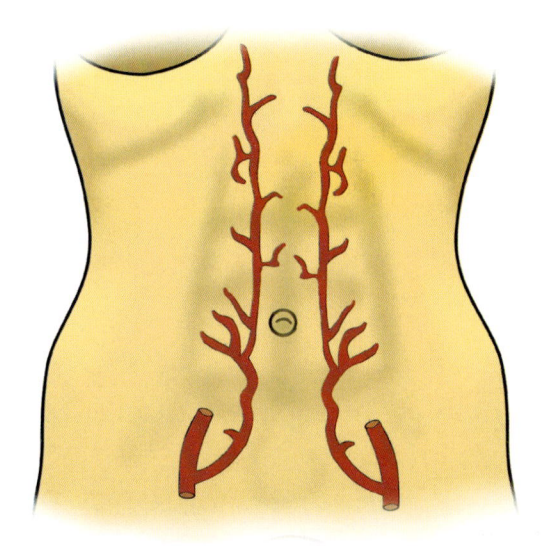

Fig. 13-9. Representação dos principais trajetos vasculares da parede abdominal.

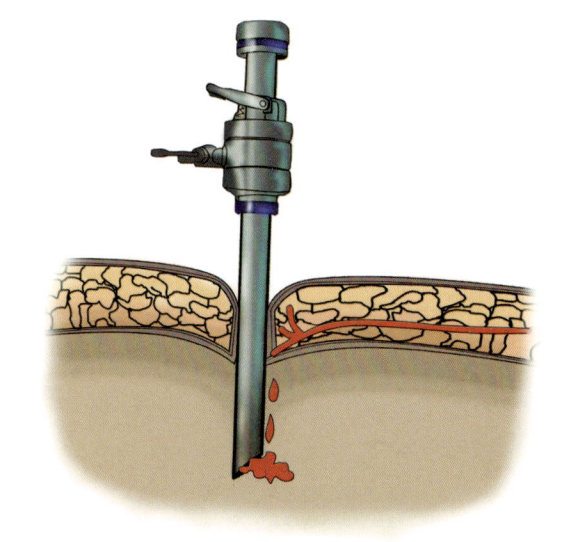

Fig. 13-10. Representação de sangramento por lesão de vaso parietal.

DIFICULDADES, CONTRATEMPOS E COMPLICAÇÕES

O sangramento pode ser controlado por tamponamento local ou requerer outras medidas hemostáticas. Em geral, a própria colocação do portal pode ser suficiente para controle do sangramento. A constatação de sangramento persistente indica a tentativa de tamponamento com introdução de sonda vesical no trajeto e na tração da parede ou pontos temporários com agulha reta e longa (Keith), geralmente amarrados externamente sobre um coxim de gazes. Logicamente, tais medidas inutilizam o portal. Ao fim da cirurgia, o afrouxamento do ponto ou da sonda permite a observação do controle do sangramento pelos mecanismos fisiológicos. Se ainda assim nenhuma das medidas citadas for eficaz, recomenda-se a realização de ponto(s) permante(s) transparietais em "U" (Figs. 13-11 a 13-13).

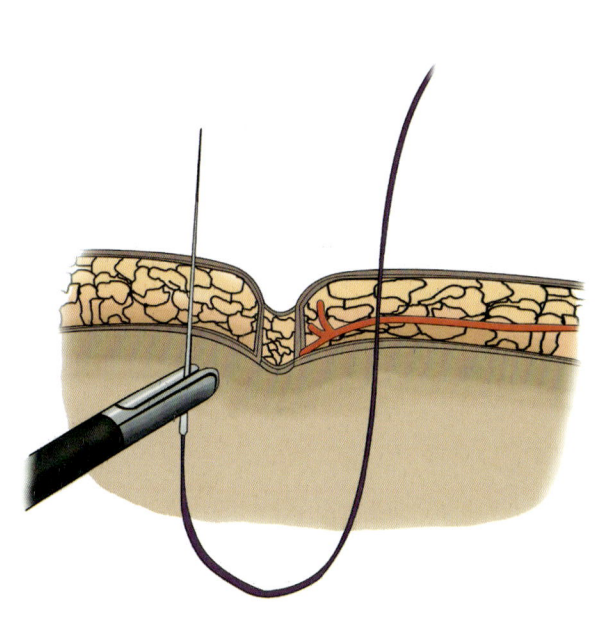

Fig. 13-11. Representação da sutura transparietal com agulha de Keith.

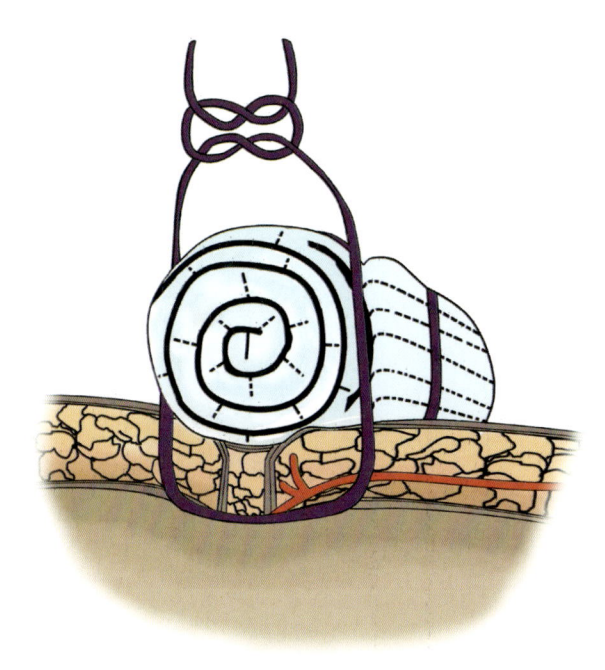

Fig. 13-12. Sutura temporária com uso de coxim de gazes.

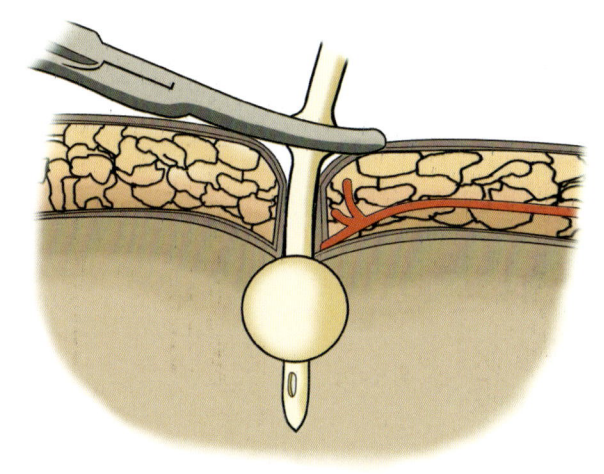

Fig. 13-13. Tamponamento com sonda vesical.

Lesões de vasos intra-abdominais calibrosos geralmente exigirão conversão para a cirurgia convencional para adequado manejo.

Lesões viscerais, com ocorrência frequente de sangramento ou vazamento de secreção, exigem reparação, a ser realizada, preferencialmente, por via laparoscópica (Fig. 13-14).

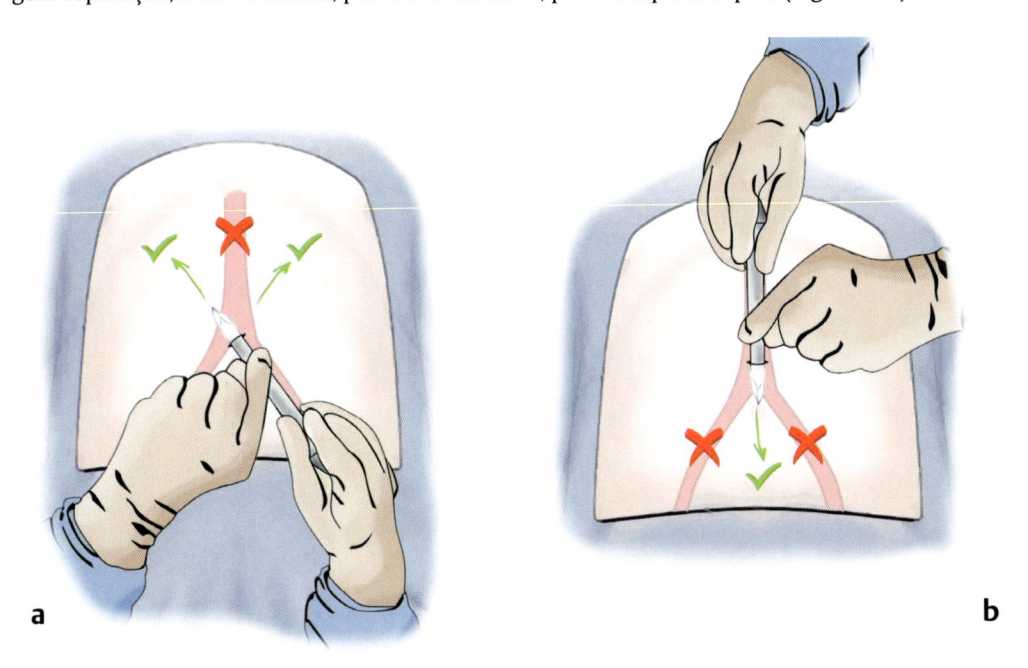

Fig. 13-14. Introdução do primeiro trocarte em região periumbilical. (**a**) Sentido cranial. (**b**) Sentido caudal.

▶ *Escape de Gás pelo Portal*

Como já discutido previamente, existem mecanismos intrínsecos dos próprios trocartes que ajudam na sua fixação e vedação (cânulas rosqueáveis, dispositivos insufladores etc.), contudo, por vezes, a incisão cutânea ou do plano fascial são demasiadamente grandes, facilitando o escape gasoso. Nessa condição, um ponto cutâneo ao redor do orifício do trocarte, preenchimento do espaço da incisão com gazes ou mesmo redução do espaço por preensão local com pinça de campo é suficiente para resolver tal problema.

Todavia, defeitos do equipamento devem ser considerados uma vez que problemas com o diafragma e o sistema valvular são comuns, especialmente, em equipamentos permanentes (Fig. 13-15).

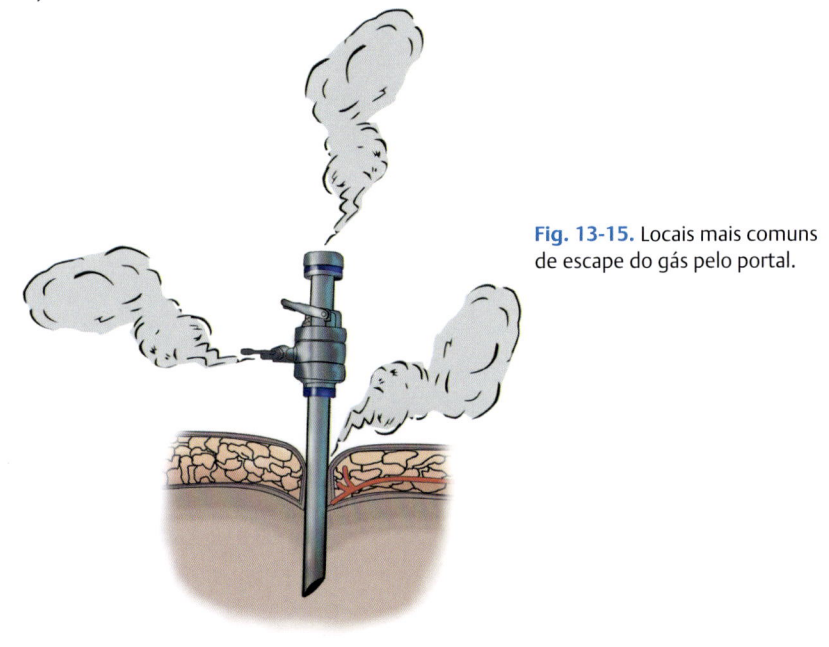

Fig. 13-15. Locais mais comuns de escape do gás pelo portal.

COMPLICAÇÕES NO MANUSEIO DOS TECIDOS

As complicações intracavitárias são constituídas, principalmente, pelas lesões iatrogênicas, todavia, dificuldades também são encontradas durante o ato cirúrgico, incluindo, dificuldade de manutenção do pneumoperitônio e dificuldades com a imagem.

▶ Lesões Iatrogênicas

A despeito de cada cirurgia apresentar suas peculiaridades, em regra geral, as complicações no manuseio dos tecidos resumem-se às lesões iatrogênicas, incluindo, lacerações de órgãos sólidos, tubo digestório, sistema urinário, epíplon ou vasos sanguíneos.

Em razão de serem lesões de características e gravidade variáveis, a escolha de tratamento recairá sobre a situação conjuntural da situação. Mesmo lesões extensas, com exceção de lesão de grandes vasos com sangramento em atividade, podem ser tratadas por via laparoscópica, todavia, tal escolha dependerá de uma série de fatores, como extensão da lesão, condição do instrumental e, obviamente, habilidade cirúrgica do operador e equipe (Figs. 13-16 e 13-17).

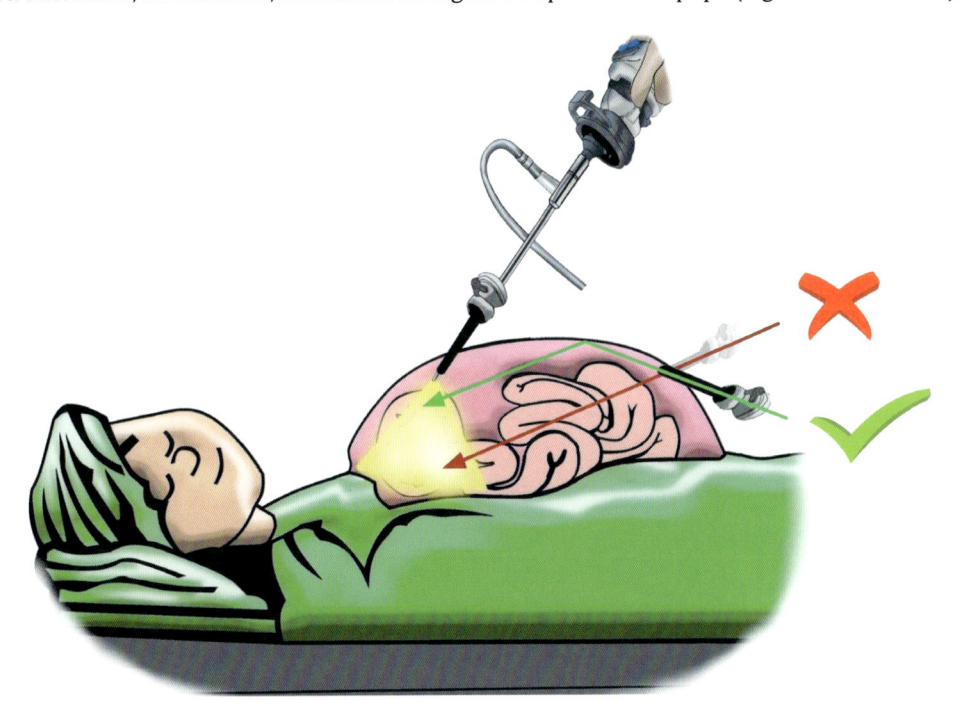

Fig. 13-16. Risco de lesão intestinal durante introdução dos instrumentos.

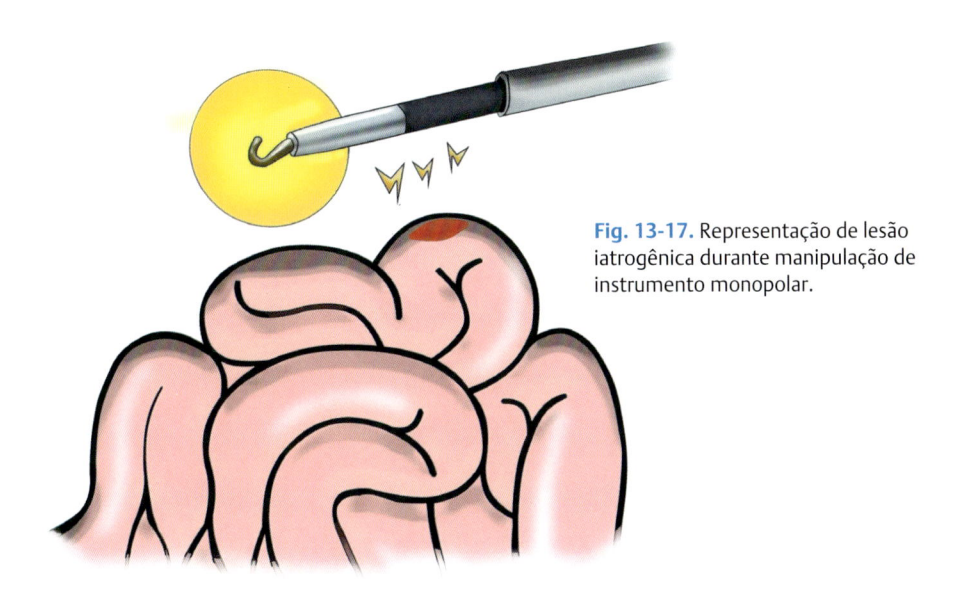

Fig. 13-17. Representação de lesão iatrogênica durante manipulação de instrumento monopolar.

▶ Dificuldades na Manutenção do Pneumoperitônio

A redução do pneumoperitônio resulta em queda da parede abdominal sobre as vísceras abdominais. Nesse contexto, é importante prestar atenção em dois parâmetros básicos: velocidade de fluxo e pressão indicada.

Baixa pressão acompanhada de baixo fluxo está associada a insuficiência de gás carbônico, devendo-se verificar o tanque de gás carbônico e suas conexões.

Alta pressão e baixo fluxo indicam obstrução ao fluxo de gás carbônico, podendo decorrer de dobras da mangueira, fechamento equivocado da torneira do trocarte e mesmo superficialização da anestesia com contratura muscular e movimentos respiratórios ativos, situação de fácil identificação.

Por fim, baixa pressão acompanhada de alto fluxo significa escape de gás, logo, checagem de escape periportal; torneira do trocarte; válvulas e diafragmas, instrumentos (redutores mais largos que as pinças) e uso inadequado dos instrumentos deve ser pesquisado (uso de aspirador etc.).

▶ Dificuldades com a Imagem

Apesar de inúmeros problemas possíveis com o sistema de imagem, desde problemas técnicos à conexão inadequada, a maior parte dos contratempos ocorridos com a qualidade da imagem são de simples solução.

Cores desbotadas são, em geral, decorrentes de inadequado controle do branco.

Imagens desbotadas devem-se comumente ao ajuste inadequado no início da cirurgia, bastando reajustá-lo para solucionar o problema.

O embaçamento da imagem, por sua vez, decorre da condensação das lentes, resultado do contato das lentes frias e secas com a cavidade quente e úmida ou contato com a fumaça e/ou vapor d'água pelo uso de energias. Mesmo incômodo, trata-se de um contratempo de fácil resolução e prevenível. Desconsiderando sistemas de aquecimento próprios dos equipamentos, o aquecimento do laparoscópio, proteção do contato inadvertido com estruturas abdominais e afastamento leve do foco operatório durante o uso de energias minimizam o referido embaçamento (Fig. 13-18).

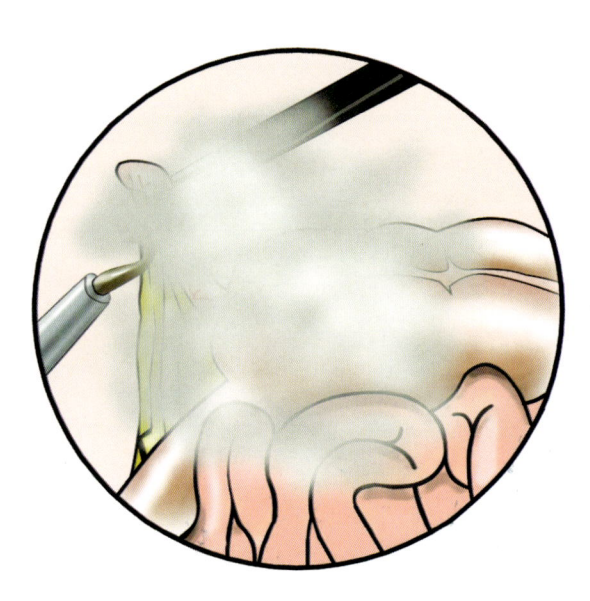

Fig. 13-18. Representação da lente embaçada pela fumação gerada no uso da energia monopolar.

COMPLICAÇÕES NO FECHAMENTO DA CAVIDADE ABDOMINAL

As complicações no fechamento da cavidade abdominal são, basicamente, as hérnias incisionais.

É preciso destacar que estrangulamento de alças pode ocorrer por fechamento inadvertido do plano fascial. Trata-se de uma complicação raríssima, mas possível.

▶ Hérnias Incisionais

As hérnias incisionais podem aparecer precocemente ou tardiamente ao procedimento laparoscópico (Fig. 13-19). O desenvolvimento de hérnia no local de inserção das cânulas constitui evento pouco comum, especialmente, quando utilizados trocartes de pequeno diâmetro (menores que 10 mm).

A presença de infecção na incisão, obesidade e esforços abdominais constituem fatores de risco.

As incisões criadas para a colocação de trocartes maiores ou iguais a 10 mm devem sempre ser fechadas, assim como o fechamento da ferida umbilical, situação particularmente importante quando tal ferida é propositalmente alargada para a retirada da vesícula ou outras peças cirúrgicas.

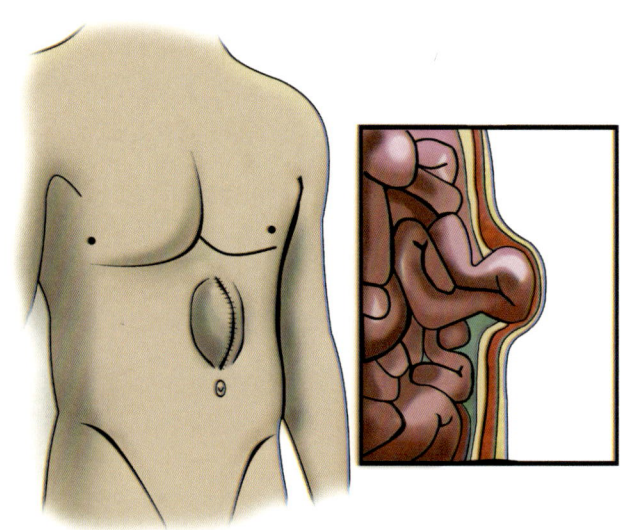

Fig. 13-19. Hérnia incisional.

COMPLICAÇÕES NO REPROCESSAMENTO E ESTERILIZAÇÃO DE MATERIAIS

Além da possibilidade de falha na esterilização dos materiais, o reprocessamento e esterilização sucessivo de materiais pode levar ao dano material dos instrumentos, além de perda de peças.

No Brasil, surtos de micobactérias de crescimento rápido ocorridos na primeira década deste século por falhas de esterilização foram emblemáticos e expuseram o controle precário de infecções hospitalares no nosso país.

Em relação aos danos materiais, além de danos grosseiros durante manipulação inadequada, outros danos inerentes ao reprocessamento podem ocorrer como manchas, fissuras por tensão e corrosões. Especialmente, em relação ao laparoscópio, uma complicação temida é a chamada infiltração, decorrente de umidade interna no aparelho que provoca borramento e distorção das imagens (Fig. 13-20).

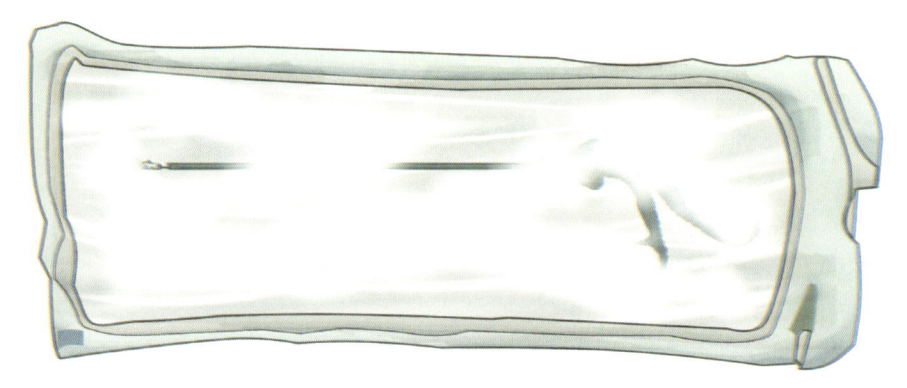

Fig. 13-20. Pacote úmido após a esterilização, indicando falha grosseira do processo.

REFERÊNCIAS BIBLIOGRÁFICAS

1. Goffi FS. Técnica cirúrgica: Bases anatômicas, fisiopatológicas e técnica da cirurgia. 4. ed. Rio de Janeiro: Atheneu; 2001.
2. Townsend CD, Beauchamp RD, Evers BM, Mattox KL. Sabiston: Tratado de Cirurgia: A Base da Prática Cirúrgica Moderna. 20. ed. Saunders; 2016.
3. Schwartz. Tratado de Cirurgia. 9. ed. Rio de Janeiro: Revinter; 2013.
4. Scott-Conner CEH. SAGES: Manual de Videocirurgia e Endoscopia Digestiva. Rio de Janeiro: Revinter; 2003.
5. Parra OM. Fundamentos da cirurgia videolaparoscópica. São Paulo: Atheneu; 2006.
6. Speranzini MB et al. Laparoscopia: Princípios Básicos e Aspectos Técnicos: Manual de diagnóstico e tratamento para o residente de cirurgia: edição revista e ampliada. v. 2. São Paulo: Atheneu; 2013. p.1473-1484.
7. Arregui ME et al. Principles of Laparoscopic Surgery Basic and Advanced Techniques: Laparoscopic Instrumentation, Videoimaging, and Equipment Disinfection and Sterilization. New York: Springer; 1995.
8. Udelsmann A. Responsabilidade Civil, Penal e Ética dos médicos. Rev Assoc Med Bras. 2002;48(2):172-182.
9. Ahamad G, Gent D, Henderson D, O'Flynn H, Phillips K, Watson A. Laparoscopic entry techniques. Cochrane Database Of Systematic Reviews. Wiley. 2015;8(CD006583):1-22.
10. Prisco Rui. Instrumental Laparoscópico. Acta Urológica. Outubro 2002; edição especial.
11. Carbonnel M et al. Single-port approach to benign gynecologic pathology. A review. Minerva Ginecol. 2015;67(3):239-47.
12. Duarte AM, Santos EG. Suturas mecânicas. Rev Col Bras Cir. 2002;29(5):300-303.
13. Lustosa AS et al. Stapled versus handswen for colorectal anastomosis surgery. Cochrane Database Syst Rev. 2001;(3):CD003144.
14. Rodrigues JJG, Machado MCC, Rasslan S. Clínica Cirúrgica. Clínica Cirúrgica FMUSP. São Paulo: Manole; 2008.
15. Frantzides CT, Carlson M, Laguna L. Laparoscopic Transverse Colectomy; In Atlas of Minimally Invasive Surgery. Rio de Janeiro: Elsevier; 2008.
16. Rudmik LR et al. Laparoscopic incisional hernia repair: a review of the literature. Hernia. 2006;10(2):110-9.
17. Araujo UR et al. Escolha do material da tela para disposição intra-peritoneal na correção cirúrgica de defeitos herniários da parede abdominal. Arq Bras Cir Dig 2010;23(2):118-121.
18. Agarwal BB, Agarwal KA, Mahajan KC. Prospective double-blind randomized controlled study comparing heavy and lightweight polypropylene mesh in totally extraperitoneal repair of inguinal hernia: early results. Surg Endosc. 2009;23(2);242-247.
19. Machuca LP. Cirugía General: Vesícula y Vías Biliares – Exploración de Vías Biliares por Laparoscopía. 1999. p. 674.
20. Klingler CH et al. Haemostasis in laparoscopy. Eur Urol. 2006;50(5):948-57.
21. Piardi T et al. Laparoscopic Pringle maneuver: how we do it? Hepatobil Surg Nutrit. 2016;5(4):345-9.
22. McGinnis DE, Strup SE, Gomella LG. Management of hemorrhage during laparoscopy. J Endourol. 2000;14:915-20.
23. Comajuncosas J et al. Effect of bag extraction to prevent wound infection on umbilical port site wound on elective laparoscopic cholecystectomy: a prospective randomised clinical trial. Surg Endosc. 2017;31(1):249-254.

24. Rimbach S, Schempershofe M. In-Bag Morcellation as a Routine for Laparoscopic Hysterectomy. Biomed Res Int. 2017;2017:6701916.
25. Lajer H, Widecrantz S, Heisterberg L. Hernias in trocar ports following abdominal laparoscopy. Surg Endosc. 2007:1895-7.
26. Holzinger F, Klaiber C. Trocar site hernias: a rare but potentially dangerous complication of laparoscopic surgery. Chirurg. 2002;73(9):899-904.
27. Hamood MA, Mishra RK. Different Port Closure Techniques in Laparoscopy Surgery. World J Laparosc Surg. 2009;2(3):29-38.
28. Medha MK. Various Port-site Closure Techniques. in Laparoscopic Surgeries. World J Laparosc Surg. 2016;9:138-141.
29. Macedo ALV. Atlas de Cirurgia Minimamente Invasiva e Robótica: Cirurgia Gastrointestinal. São Paulo: Artmed; 2017.
30. Silva RS, Carli LA et al. Videocirurgia. São Paulo: Artmed; 2007.
31. Cameron JL. Atlas De Cirurgia Gastrointestinal. 2. ed. São Paulo: Dilivros; 2016.
32. Robert M, Zollinger Jr, Ellison C. Atlas of Surgical Operations. 10th ed. Columbus: McGraw-Hill Education; 2016.
33. Townsend CM, Evers BM. Atlas de técnicas cirúrgicas. Rio de janeiro: Elsevier; 2011.
34. Gomes MTV. Atlas de cirurgia minimamente invasiva e robótica: cirurgia ginecológica. Porto Alegre: Artmed; 2017.
35. Mishra RK. Textbook of Practical Laparoscopic Surgery. 3rd ed. Jp Medical Publishers. 2013.
36. Zulian MC, Corleta OC, Cavazzola LT. Rotinas em cirurgia digestiva. 2. ed. Porto Alegre: Artmed; 2011.
37. Bemelman WA et al. Efficacy of establishment of the pneumoperitoneum with the Veress needle, Hasson trocar, and modified blunt trocar (TrocDoc): a randomized study. J Laproendosc Adv Surg Tech A. 2000;10(6):325-30.
38. Duarte AM, Costa EJM. Programa de Auto-avaliação em Cirurgia do CBC: Perspectivas atuais em videolaparoscopia. Rio de Janeiro: Diagraphic; 2013.
39. Becker JOM et al. Punção com agulha de Veress no hipocôndrio esquerdo para a criação do pneumoperitônio: valor diagnóstico das provas de posicionamento da agulha em pacientes não selecionados. Rev Col Bras Cir. 2011;38(1):28-34.
40. Azevedo OC et al. Criação do pneumoperitônio mediante punção com agulha de Veress no hipocôndrio esquerdo: ensaio clínico, prospectivo e randomizado. Rev Col Bras Cir. 2005;32(5):273-278.
41. Dingfelder JR. Direct laparoscope trocar insertion without prior pneumoperitoneum. J Reprod Med. 1978;21(1):45-7.
42. Chapelle CF et al. Trocar types in laparoscopy. Cochrane Database Syst Rev. 2015;(12):CD009814.
43. Leroy J, Dutson, E, Henri M. Access and trocar complications. WebSurg. 2018;80(03).
44. Cohen RV, Filho JCP, Schiavon CA, Correa JLL. Alterações Sistêmicas e Metabólicas da Cirurgia Laparoscópica. Rev Bras Videocir. 2003;1(2):77-81.
45. Lawrentschuk N et al. Laparoscopic Lens Fogging: A Review of Etiology and Methods to Maintain a Clear Visual Field. J Endourol. 2010;24(6).
46. Nguyen NT, Scott-Conner CEH. The SAGES Manual. v. 2, advanced laparoscopy and endoscopy. New York: Springer-Verlag; 2012.
47. Cameron JL. Atlas De Cirurgia Minimamente invasiva e Robótica: Cirurgia Gastrointestinal. Rio de Janeiro: Dilivros; 2017. v. 2.
48. Aytac HO, Torer N, Arer IM. The type of specimen retrieval in laparoscopic appendectomy affects wound infection. Ann Ital Chir. 2016;87:572-576.
49. Silva JJ, Silva RM, Costa KK. Nova alternativa para proteção da ferida cirúrgica em colectomia laparoscópica. Arq Bras Cir Dig. 2015;28(1):61-64.
50. Majid MH, Meshkat B, Kohar H, Masry S. Specimen retrieval during elective laparoscopic cholecystectomy: is it safe not to use a retrieval bag. BMC Surg. 2016;16:64.
51. Wong LFA, Anglim B, Wahab NA, Gleeson N. A review of the open laparoscopic Hasson technique and retrieval of adnexal specimen via umbilicus. J Obstet Gynaecol. 2017;37(4):487-491.
52. Kilpiö O, Härkki PSM, Mentula MJ, Jokela RM, Pakarinen PI. Transumbilical versus lateral transabdominal removal of benign adnexal masses in laparoscopic surgery-A randomized trial. J Obstet Gynecol Reprod Biol. 2017;218:49-54.

53. Rimbach S, Schempershofe M. In-Bag Morcellation as a Routine for Laparoscopic Hysterectomy. Biomed Res Int. 2017;(3):1-6.
54. Hoffman BL, Schorge JO et al. Ginecologia de Williams. 2. ed. Nova York: McGraw Hill; 2011.
55. Reid K, Pockney P, Draganic B, Smith SR. Barrier wound protection decreases surgical site infection in open elective colorectal surgery: a randomized clinical trial. Dis Colon Rectum. Pubmed. 2010;53(10):1374-80.
56. Arkenbout EA, Jansen FW, Herder JL. A comparative overview of existing and experimental morcellators in gynecology and urology. J Med Devices. 2011;5(2):027529.
57. Lajer H, Widecrantz S, Heisterberg L. Hernias in trocar ports following abdominal laparoscopy: A review. Acta Obster Gynecol Scand. 1997;76:389-93.
58. Medha MK. Various Port-site Closure Techniques. in Laparoscopic Surgeries. World J Laparosc Surg. 2016;9(3):138-141.
59. Mishra RK, Majid AH. Different Port Closure Techniques in Laparoscopy Surgery. World J Laparosc Surg. 2009;2(3):29-38.
60. Brasil, Ministério da Saúde. Secretaria de Assistência à Saúde, Coordenação-Geral das Unidades Hospitalares Próprias do Rio de Janeiro. Orientações Gerais para Central de Esterilização. Brasília, DF; 2001.
61. Alfa MJ, Nemes R. Manual versus automated methods for cleaning reusable accessory devices used for minimally invasive surgical procedures. J Hosp Infect. 2004;58(1):50-8.
62. Moraes CQB. Preparo e embalagem dos materiais para a esterilização. USP: São Paulo; 2011 [acesso em 15 março 2018]. Disponível em: https://edisciplinas.usp.br/pluginfile.php/4167930/mod_resource/content/0/Enfermagem_CME_-_cap_4_Preparo_e_embalagem.pdf.

ÍNDICE REMISSIVO

Entradas acompanhadas por um *f* ou *q* em itálico
indicam figuras e quadros, respectivamente.

A

Aberdeen
  nó de, 165*f*, 248*f*
    final, 165*f*
Abertura
  do plano aponeurótico, 86*f*
Absorção
  de gás carbônico, 267
    na criação do pneumoperitônio, 267
Acesso
  à cavidade abdominal, 83-100, 265
    complicações no, 265
      enfisemas, 265
      lesões viscerais, 266
      na criação do pneumoperitônio, 265
    métodos de, 83
      técnica, 83, 89, 92
        aberta, 83
        fechada, 92
        semiaberta, 89
Acomodação
  à mesa operatória, 54
Acondicionamento
  dos instrumentos, 255*f*
    caixa para, 255*f*
    manta de silicone para, 255*f*
Adesivo(s)
  teciduais, 137, 139
    de albumina, 141
      com gluteraldeído, 141
    de cianoacrilato, 141
    hidrogéis de polietilenoglicol, 140
Afastador(es), 32
  articulável(eis), 32*f*
    descartáveis, 33*f*
      com almofada inflável, 33*f*
      com extremidade em pá, 33*f*
    em dobradiça, 33*f*
      afastamento hepático com, 33*f*
    permanentes, 32*f*
      em dobradiça, 32*f*
      em leque, 32*f*

em bloco, 63*f*
  do intestino delgado, 63*f*
    com pinça laparoscópica, 63*f*
hepático, 33*f*, 57*f*
  com pinça laparoscópica, 57*f*
  em dobradiça, 33*f*
laparoscópicos, 32*q*
  características dos, 32*q*
Agente(s)
  hemostáticos, 137
    ativos, 137
      trombina, 137
    mecânicos, 137
    passivos, 137
      celulose, 138
      colágeno, 138
      gelatina, 138
      polissacarídeo, 139
Agulha(s)
  ajuste da, 156*f*, 157*f*
  cirúrgicas, 148*f*
    corpo das, 148*f*
    pontas das, 148*f*
      formatos de, 148*f*
    componentes da, 147*f*
  de aspiração, 46
  de Deschamps, 236*f*
  de fechamento fascial, 241
    Endo Close®, 241
      técnica cirúrgica, 242
    Medtronic, 241
      Gore-Tex®, 244
      Suture Passer®, 244
      técnica cirúrgica, 242
  de Maciol, 240
    conjunto de, 240*f*
    fechamento com, 241
      do plano fascial, 241
  de punção, 46
  dos fios cirúrgicos, 147
    apresentação, 149
    embalagem, 149
  entrada da, 155
    na cavidade abdominal, 155
  inserção da, 93*f*
    na cavidade abdominal, 93*f*
  para fechamento, 52*f*
    das aponeuroses, 52*f*

passagem da, 155*f*
  pelo trocarte, 155*f*
perda da, 156
  na cavidade, 156
posicionamento da, 158, 265
  no plano pré-peritoneal, 265
    complicações por, 265
  no porta-agulha, 158
    conforme linha de sutura, 158
raquidiana, 237
  fechamento com, 237
    do plano fascial, 237
saída da, 155
  na cavidade abdominal, 155
Agulha de Veress
  características, 25*q*
  descartável, 25*f*, 92*f*
  em posição pré-peritoneal, 265*f*
  esquema de segurança da, 24*f*
  inserção da, 94, 266*f*
    ângulo de, 94
    pelo biotipo do paciente, 266*f*
  na criação do pneumoperitônio, 266*f*
    lesão pela, 266*f*
      entérica, 266*f*
  permanente, 25*f*, 92*f*
  posicionamento
    da ponta da, 94
    provas de, 94
  substituição da, 98*f*
    pelo trocarte, 98*f*
Albumina
  com gluteraldeído, 141
    adesivo de, 141
Algodão
  campos de, 255
    caixa empacotada com, 255*f*
    para materiais, 255
Anel(éis)
  anastomóticos, 174*f*
    integridade dos, 174*f*
    verificação da, 174*f*
Ângulo(s) de Visão
  mais comuns, 121*f*
    dos laparoscópios, 121*f*

281

obtidos pela rotação, 122*f*
  do laparoscópio
    angulado, 122*f*
    em seu próprio eixo, 122*f*
Apêndice
  cecal, 216*f*, 219*f*
    retirada do, 216*f*, 219*f*
      com bolsa coletora, 219*f*
      pela cânula
        do trocarte, 216*f*
Apendicectomia(s)
  campo visual na, 129
  noções sobre, 129
  controle hemostático, 142*f*
    clipadura para, 142*f*
      vascular, 142*f*
  disposição nas, 70*f*
    da equipe cirúrgica, 79*f*
    do paciente, 79*f*
    do *rack*, 79*f*
  laparoscópica, 50*f*, 60*f*, 124*f*
    conceito de horizonte
      aplicado à, 124*f*
    energia monopolar na, 50*f*
    posicionamento na, 60*f*
      da mesa cirúrgica, 60*f*
      do paciente, 60*q*
  retirada na, 218
    de peça cirúrgica, 218
    por bolsa coletora
      artesanal, 218
Aponeurose(s)
  exposição das, 85*f*
  fechamento das, 52*f*
    agulhas para, 52*f*
    pinça para, 52*f*
  sobre o orifício umbilical, 91*f*
    exérese de, 91*f*
Aposição
  dos campos cirúrgicos, 80*f*
Aproximação
  de tecidos, 36, 133-199
    aplicação de energia, 175
      eletrocirurgia, 175
      clipagem, 142
      energias avançadas, 189
        bipolar, 189
        ultrassônica, 191
    instrumentos para, 36
      clipadores, 36
      clipes, 36
      contra porta-agulhas, 38
      empurradores de nós, 42
      endogrampeadores, 38
      porta-agulhas, 37
    ligaduras, 143
    suturas, 143, 159, 161
      contínuas, 161
      laparoscópicas, 159
      manuais, 143
      técnica cirúrgica, 162
        chuleio simples, 162
        sutura mecânica, 167
Aquecimento
  do laparoscópio, 128
  unidade de, 57*f*
    manta térmica e, 57*f*

Argônio
  bisturi de, 196
    equipamentos, 196
      unidade geradora, 196
    mecanismo de ação, 196
  laser de, 198
    propriedades principais, 198
Armário
  cirúrgico, 15
    proteção mecânica, 15
Aspiração
  agulha de, 46
  prova de, 95
Aspirador(es), 78
  cirúrgico, 78*f*
    modelo de, 78*f*
  descartável, 35*f*
    com acionamento por
      válvula, 35*f*
      tipo trompete/pistão, 35*f*
    com empunhadura, 35*f*
      axial, 35*f*
      radial, 35*f*
  laparoscópicos, 35*q*
    características dos, 35*q*
  permanente, 34*f*, 35*f*
    com acionamento
      valvulado, 34*f*
      tipo trompete/pistão, 35*f*
    com empunhadura, 34*f*, 35*f*
      axial, 34*f*, 35*f*
      radial, 35*f*
  ultrassônico, 193
    equipamentos, 194
      dispositivos de mão, 195
      unidade geradora, 195
    mecanismo de ação, 194
Autoclavagem
  de materiais, 259

B

Baço(s)
  volumosos, 221*f*
    esplenectomias de, 221*f*
      união de extensões
        portais em, 221*f*
Bainha
  diafragma, 20*f*
    lisa, 21*f*
      sem válvula torneira, 21*f*
    rosqueável, 20*f*
      com válvula torneira, 20*f*
  do trocarte, 92*f*
    inserção de, 92*f*
      para confecção, 92*f*
        do pneumoperitônio,
          92*f*
  e componentes, 21*f*
    janela, 21*f*
      lisa, 21*f*
        com válvula torneira, 21*f*
    orifício distal da, 22*f*
Balão
  instrumentos tipo, 43
    dissectores, 43

Berci
  instrumento de, 242
    de sutura, 242
      técnica cirúrgica, 242
Biópsia
  pinças de, 26, 31
    características gerais, 26
    modelo de, 31*f*
Bisturi
  de argônio, 196
    equipamentos, 196
      unidade geradora, 196
    mecanismo de ação, 196
  para vias biliares, 47
Blake
  dreno de, 210
    tubular, 210*f*
Bolsa
  para acomodação, 80*f*, 123*f*
    do laparoscópio, 123*f*
      no campo operatório, 123*f*
    dos instrumentos, 80*f*
Bolsa(s) Coletora(s)
  descartável, 51*f*
  para retirada de peça
    cirúrgica, 216
    de apêndice cecal, 219*f*
    de confecção artesanal, 217
      abertura da, 220*f*
      cirurgias comuns, 218
    de luva estéril, 217*f*
      técnica cirúrgica, 217
    de vesícula biliar, 219*f*
Buldog
  pinça tipo, 135*f*
    laparoscópica, 135*f*
Bypass
  gástrico, 111
    posicionamento, 111
      dos postais, 111

C

Cabo
  de fibra ótica, 11
    aspectos técnicos, 11
Caixa(s)
  empacotada, 255*f*
    com campos de algodão,
      255*f*
    com manta de
      polipropileno, 256*f*
    com papel crepado, 256*f*
  para acondicionamento, 255*f*
    dos instrumentos, 255*f*
  para materiais, 255
Cálculo(s)
  extratores de, 48
    endoscópicos, 48
      cateter-balão, 48*f*
      cesta de Dormia, 48*f*
Campo Cirúrgico
  preparo do, 79
    aposição, 80*f*
    bolsa para acomodação, 80*f*
      dos instrumentos, 80*f*
    conexão do
      laparoscópico, 80*f*
        à microcâmera, 80*f*

ÍNDICE REMISSIVO

controle do branco, 81*f*
degermação do, 79*f*
  com solução a base de iodo, 79*f*
incisão, 81*f*
Campo Operatório
  exposição do, 2
  iluminação do, 4
    na laparoscopia, 4*f*
  organização do, 65-81, 264
    acomodação, 66
      da equipe, 66
      do *rack* cirúrgico, 66
    contratempo na, 264
    etapas de 65*f*
    preparação dos equipamentos, 76
      aspirador, 778
      checagem
        do sistema, 76, 77
        de captação de imagens, 77
        de distensão, 77
        de iluminação, 78
        elétrico, 76
      irrigador, 78
    preparação do, 79
      aposição, 80*f*
      bolsa para acomodação, 80*f*
        dos instrumentos, 80*f*
      conexão do laparoscópico, 80*f*
        à microcâmera, 80*f*
      controle do branco, 81*f*
      degermação, 79*f*
        com solução a base de iodo, 79*f*
      incisão, 81*f*
  visão do, 3
    na laparoscopia, 3*f*
Campo Visual, 119-131
  humano, 121*f*
    e laparoscópico de 30 graus, 121*f*
      comparação entre, 121*f*
    noções sobre, 128
      nas cirurgias mais comuns, 128
        em grandes estruturas, 130
        em pequenas estruturas, 129
Campos
  de algodão, 255
    caixa empacotada com, 255*f*
    para materiais, 255
Cânula
  do trocarte, 216*f*, 218*f*
    retirada pela, 216*f*, 218*f*
      do apêndice cecal, 216*f*, 218*f*
    introdução no interior da, 212*f*
    da mandíbula, 212*f*
Capilaridade
  drenagem e, 202
    passiva, 202

Captação
  de imagens, 77
    sistema de, 77
Carter-Thomason
  sistema de, 245
    de fechamento fascial, 245
    técnica cirúrgica, 246
Cateter-Balão
  modelo de, 48*f*
Cavidade Abdominal
  acesso à, 83-100, 265
    complicações no, 265
      enfisemas, 265
      lesões viscerais, 266
      na criação do pneumoperitônio, 265
    métodos de, 83
      técnica, 83, 89, 92
        aberta, 83
        fechada, 92
        semiaberta, 89
  entrada na, 87*f*, 155
    da agulha, 155
  fechamento da, 52, 275
    complicações no, 275
      hérnias incisionais, 275
    instrumentos para, 52
  inserção na, 93*f*, 134*f*, 212
    da agulha, 93*f*
    de dreno, 212
    de gaze, 134*f*
      com auxílio de redutor longo, 134*f*
  perda na, 156
    da agulha, 156
  posicionamento na, 214*f*
    do dreno, 214*f*
  saída na, 155
    da agulha, 155
Cavidade Peritoneal
  acesso à, 19
    instrumentos para, 19
      redutor, 24
      trocartes, 20
CDI (Desfibriladores Impantáveis), 188
Cefaloaclive
  com inclinação lateral, 58*f*, 59*f*
  esquerda, 58*f*
Celulose
  na hemostasia, 138
    definitiva, 138
      malha de, 138*f*
Cesta
  de Dormia, 48*f*
Chuleio
  simples, 162
    técnica cirúrgica, 162
Cianoacrilato
  adesivo de, 141
Cirurgia(s)
  anexiais, 130*f*
    campo visual nas, 130*f*
  colorretais, 73*f*
    disposição nas, 69*f*
      da equipe cirúrgica, 69*f*
      do paciente, 69*f*
      do *rack*, 69*f*

convencional, 2
  versus laparoscópica, 2
  campo operatório, 2
    exposição do, 2
    iluminação do, 4
    visão do, 3
  incisões, 2
  instrumental, 2
de Miles, 73*f*
  disposição nas, 73*f*
    da equipe cirúrgica, 73*f*
    do paciente, 73*f*
    do *rack*, 73*f*
do hiato esofágico, 69*f*
  disposição nas, 69*f*
    da equipe cirúrgica, 69*f*
    do paciente, 69*f*
    do *rack*, 69*f*
gastrectomias nas, 229
  morcelamento nas, 229
    bariátricas, 230
    oncológicas, 229
gástricas, 69*f*
  disposição nas, 69*f*
    da equipe cirúrgica, 69*f*
    do paciente, 69*f*
    do *rack*, 69*f*
laparoscópica, 9
  em três dimensões, 9
  noções sobre campo visual nas, 128
    em grandes estruturas, 130
      colorretais, 131
      do hiato esofágico, 130
      gástricas, 130
      hernioplastias inguinais, 131
    em pequenas estruturas, 129
      apendicectomia, 129
      colecistectomia, 129
      ginecológicas, 130
  posicionamento nas, 58-60, 108
    apendiculares, 60
    colorretais, 62
    do abdome, 58, 60
      no andar inferior, 60
      no andar superior, 58
    do hiato esofágico, 59
    dos portais, 108
      apendiculares, 108
      colecistectomia, 109
      do hiato esofágico, 110
      gástricas, 110
      ginecológicas, 109
    gástricas, 59
    ginecológicas, 61
salas de, 16
  inteligentes, 16
Cirurgião
  no ato laparoscópico, 263*f*
    complicações, 263*f*
    e problemas enfrentados pelo, 263*f*
  posicionamento ideal do, 66*f*
    em relação ao *rack* cirúrgico, 66*f*

Clampe
  para uso laparoscópico, 135*f*
Clipador(es), 36
  laparoscópicos, 37*q*
    características dos, 37*q*
  permanente, 36*f*
Clipadura
  da artéria cística, 49*f*
    na colecistectomia, 49*f*
  dupla, 142*f*
    secção ductal entre, 142*f*
      colecistectomia, 142*f*
  vascular, 142*f*
    para controle
      hemostático, 142*f*
        apendicectomia, 142*f*
Clipagem
  na hemostasia, 142
    definitiva, 142
Clipe(s), 36
  hemostáticos, 142*f*
    sistemas de, 142*f*
  laparoscópicos, 36*f*
CO_2 (Dióxido de Carbono)
  laser de, 198
    propriedades principais, 198
Colágeno
  na hemostasia, 138
    definitiva, 138
      esponja de, 139*f*
Colecistectomia
  retirada na, 219
    de peça cirúrgica, 219
      por bolsa coletora
        artesanal, 218
Colecistectomia(s), 58
  campo visual na, 129
  cefaloaclive, 58*f*
  clipadura na, 49*f*
    com inclinação lateral, 58*f*
      esquerda, 58*f*
    com membro superior, 58*f*
      em abdução, 58*f*
    da artéria cística, 49*f*
  disposição na, 67*f*
    da equipe cirúrgica, 67*f*
    do paciente, 67*f*
    do rack, 67*f*
    dos postais, 109
    entre dupla clipadura, 142*f*
  laparoscópica, 58*q*, 129*f*
    noções sobre, 129
    posição, 58*f*, 67*f*, 68*f*
      americana, 67*f*
      francesa, 68*f*
      supina, 58*f*
  posicionamento na, 58*q*, 109
    da mesa operatória, 58*q*
    do paciente, 58*q*
  secção ductal, 142*f*
Colectomia(s)
  direita, 74*f*
    disposição na, 74*f*
      da equipe cirúrgica, 74*f*
      do paciente, 74 *f*
      do *rack*, 74*f*
  esquerda, 73*f*
    disposição na, 73*f*
      da equipe cirúrgica, 73 *f*
      do paciente, 73 *f*
      do *rack*, 73*f*
  morcelamento nas, 230
  posicionamento na, 114, 115
    dos postais, 114
    direita, 114
    transversa, 115
  retirada após, 223*f*
    de segmento colônico, 223*f*
    por protetor
      de ferida, 223*f*
Coledocoscópio, 47
Colpotomia
  para a retirada, 222
    de peças cirúrgicas, 222
    técnica cirúrgica, 222
  posterior, 222*f*
Complicação(ões), 263-275
  do pneumoperitônio, 267
    absorção de gás carbônico, 267
    da inserção dos trocartes
      remanescentes, 270
    elevação da pressão intra-
      abdominal, 267
  na esterilização, 275
    de materiais, 275
      pacote úmido após a, 275
  no acesso, 265
    à cavidade abdominal, 265
    na criação do
      pneumoperitônio, 265
    no ato laparoscópico, 263
  no fechamento, 275
    da cavidade abdominal, 275
    hérnias incisionais, 275
  no manuseio dos tecidos, 273
    dificuldades, 274
      com a imagem, 274
      na manutenção do
        pneumoperitônio, 274
    lesões iatrogênicas, 273
  no posicionamento, 264
    da mesa operatória, 264
      abdução exagerada, 264*f*
    do paciente, 264
      lesões, 264
        musculares, 264
        nervosas, 264
      quedas, 264
      tromboses, 264
      ulceras de pressão, 264
  no reprocessamento, 275
    de materiais, 275
Compressa
  cirúrgica, 55*f*
    contenção do quadril e, 55*f*
    com fita adesiva, 55*f*
Compressão Mecânica
  na hemostasia temporária, 133
    passagem das gazes, 134
    pelos trocartes, 134
Conexão
  do laparoscópio, 80*f*
    à microcâmera, 80*f*
Confecção
  do pneumoperitônio, 83
Contato Direto
  na eletrocirurgia, 184
    lesão térmica por, 184*f*
      fora do campo visual, 184*f*
Contenção
  de membros superiores, 54*f*
  do quadril, 54*f*, 55*f*
    com fita adesiva, 55*f*
    e compressa cirúrgica, 55*f*
  por cinto
    de imobilização, 54*f*
Contraincisão(ões)
  realização de, 221
    na retirada de peças
      cirúrgicas, 221
Contraporta-Agulhas, 38, 150
Contratempo(s), 263-275
  na organização, 264
    do campo operatório, 264
Controle
  do branco, 81*f*
  hemostático, 142*f*
    clipadura vascular para, 142*f*
      apendicectomia, 142*f*
Cor
  temperatura da, 10
Coxim(ns)
  de almofada, 56*f*
  de polímero de gel, 56*f*
  para calcanhar, 56*f*
CPRE (Colangiopancreatografia
  Retrógrada Endoscópica), 47
Criação
  do pneumoperitônio, 265
    complicações na, 265
      posicionamento da
        agulha, 265
      no plano pré-
        peritoneal, 265
Cuidado(s) Geral(is)
  com os materiais, 251-261
    desmontagem, 252
      detalhes técnicos, 253
      organização, 253
    empacotamento, 254
      caixas, 255
      campos de algodão, 255
      estojos metálicos, 255
      mantas
        de polipropileno, 256
      papel, 256, 258
        crepado, 256
        grau cirúrgico com
          filme, 258
      selagem, 258
      técnica, 256, 257
        do envelopamento, 257*f*
        do envelope, 256
      Tyvec®, 259
    esterilização, 259
      autoclavagem, 259
      óxido de etileno, 259
    etapas gerais, 251*f*
    limpeza, 252, 253*f*, 254
      automática, 254
      detalhes técnicos, 253

    manual, 252, 253f
    organização, 253
    manutenção, 261
    remontagem, 260
    e uso, 260
De Bakey
  pinça tipo, 135f
  laparoscópica, 135f
Degermação
  do campo cirurgico, 79f
    com solução à base de iodo, 79f
Deschamps
  agulha de, 236f
Desinflação
  do pneumoperitônio, 231-249
    retirada dos trocartes e, 231
Desmontagem
  dos materiais, 252
    detalhes técnicos, 253
    organização, 253
Dificuldade(s), 263-275
Disposição
  da equipe cirúrgica, 67f
    hernioplastia inguinal, 75f
      direita, 75f
    na colecistectomia, 67f
      posição francesa, 68f
    na colectomia, 73f
      direita, 74f
      esquerda, 73f
    na laqueadura tubária, 71f
    na ressecção de reto, 73f
      anterior, 73f
    na retossigmoidectomia, 73f
    nas apendicectomias, 70f
    nas cirurgias, 69f
      colorretais, 73f
      de Miles, 73f
      do hiato esofágico, 69f
      gástricas, 69f
  do paciente, 67f
    hernioplastia inguinal, 75f
      direita, 75f
    na colecistectomia, 67f
      posição francesa, 68f
    na colectomia, 73f
      direita, 74f
      esquerda, 73f
    na laqueadura tubária, 71f
    na ressecção de reto, 73f
      anterior, 73f
    na retossigmoidectomia, 73f
    nas apendicectomias, 70f
    nas cirurgias, 69f
      colorretais, 73f
      de Miles, 73f
      do hiato esofágico, 69f
      gástricas, 69f
  do *rack*, 67f
    hernioplastia inguinal, 75f
      direita, 75f
    na colecistectomia, 67f
      posição francesa, 68f
    na colectomia, 73f
      direita, 74f
      esquerda, 73f

    na laqueadura tubária, 71f
    na ressecção de reto, 73f
      anterior, 73f
    na retossigmoidectomia, 73f
    nas apendicectomias, 70f
    nas cirurgias, 69f
      colorretais, 73f
      de Miles, 73f
      do hiato esofágico, 69f
      gástricas, 69f
Dispositivo(s)
  de fixação, 44
    dos materiais protéticos, 44, 45
    na hernioplastia, 44, 45
  de suturas, 44f, 166
    automáticos, 166
    transfaciais, 44f
  para HALS, 223f
  protetor de ferida, 224
    confecção de, 224
      com capa de proteção laparoscópica, 224
Dissecção
  do orifício umbilical, 90f
  pinças de, 26, 29
    características gerais, 26
    Maryland, 29f
    modelos de, 29f
Distensão
  da parede abdominal, 98
    simétrica, 98
  sistema de, 77
Dormia
  cesta de, 48f
Drenagem Cirúrgica, 201-214
  cateteres, 201
  drenos, 201
    características
      gerais dos, 201
      finalidade, 201
      formas
        de apresentação, 203
      materiais, 206
      mecanismo de ação, 202
      sistemas, 205
    mais comuns, 208
      de Blake, 210
      de Jackson-Pratt, 209
      de Penrose, 208
        japonês, 208
      Hemovac, 209
      Portovac, 209
    técnica cirúrgica, 212
      inserção geral, 212
        na cavidade abdominal, 212
  sondas, 201
Dreno(s)
  em cigarro, 204f
    modelo de, 204f
  em selo d'água, 205f
  extremidade distal do, 213f
    preensão da, 213f
      pela pinça
        exteriorizada, 213f

  laminares, 203
    de Penrose, 203f
    técnica cirúrgica, 203
      retirada, 203
  mais comuns, 208
    de Blake, 210
      tubular, 210f
    de Jackson-Pratt, 209
    de Kehr, 210
    de Penrose, 208
      de silicone, 208f
      japonês, 208
      laminares, 208f
    Hemovac, 209
    Portovac, 209
      tubular, 209f
  materiais, 26
    borracha, 206
    látex, 206
    polietileno, 207
    PVC, 206
    silicone, 207
    mistos, 204
  posicionamento do, 214f
    na cavidade abdominal, 214f
  sentinela, 201
    indicações, 202
  terapêutico, 202
    indicações, 202
  tubulares, 204
    de sucção, 204f
    de Blake, 204f
Dreno(s) Cirúrgico(s)
  características gerais dos, 201
    finalidade, 201
      sentinela, 201
      terapêutico, 201
    formas de apresentação, 203
    mecanismo de ação, 202
      ativa, 202
      passiva, 202
Duplo Clique
  da agulha de Veress, 95
Duval
  pinça de, 229f
    morcelamento esplênico com, 229f
      manual, 229f

E

Efeito(s)
  fulcro, 2
  mediados pelo
    pneumoperitônio, 268
      alterações, 268
        cardíacas, 268
        hemodinâmicas, 268
        pulmonares, 269
      coagulação, 269
      fluxo sanguíneo
        cerebral, 269
      função renal, 270
      pressão intracraniana, 269
      trombose, 269
Eletrocautério
  eletrocirurgia *versus*, 176

ÍNDICE REMISSIVO

Eletrocirurgia
  circuito elétrico na, 179f
  complicações comuns da, 184
    capacitância, 185
    contato direto, 184
    falhas de isolamento, 184
    outras, 185
  componentes
    do circuito, 180, 186
    bipolar, 186
      gerador elétrico, 186
      instrumento, 187
    monopolar, 180
      eletrodo, 181
        ativo, 181
        de dispersão, 182
        neutro, 182
      gerador elétrico, 180
  corrente elétrica, 179
    modulações da, 179
  efeitos de, 175, 176
    biológicos, 175
      eletrolítico, 175
      farádico, 175
      térmico, 175
    terapêuticos, 176
      divisão celular, 177
      hemostasia, 177
  energia, 179
    bipolar, 179
    monopolar, 179
  frequências elétricas, 176q
    principais aplicações, 176f
  modalidades da, 179
    energia, 179
      bipolar, 179
      monopolar, 179
  MP e, 188
  princípio, 175
  unidade geradora em, 50f
  versus eletrocautério, 176
  versus Laser, 199
    efeitos biológicos, 199
Eletrodo
  ativo, 181
  de dispersão, 182
  neutro, 182
Elevação
  da pressão
    intra-abdominal, 267
    na criação do
      pneumoperitônio, 267
Embaçamento
  da lente, 127f
    pela fumaça, 127f
      da aplicação
        de energia, 127f
Empacotamento
  dos materiais, 254
    caixas, 255
    campos de algodão, 255
    estojos metálicos, 255
    mantas
      de polipropileno, 256
    papel, 256, 258
      crepado, 256

  grau cirúrgico
    com filme, 258
  selagem, 258
  técnica, 256, 257
    do envelopamento, 257f
    do envelope, 256
  Tyvec®, 259
Empunhadura
  axial, 27f, 34f, 35f, 37f
    de aspiradores, 34f, 35f
      descartável, 35f
      permanente, 34f, 35f
    de pinça laparoscópica, 27f
    de porta-agulhas, 37f
      tipo Mathier, 37f
      tipo Mayo-Hegar, 37f
  radial, 34f, 35f, 37f, 100f
    de aspiradores, 34f, 35f
      descartável, 35f
      permanente, 34f, 35f
    de pinça laparoscópica, 27f
    de porta-agulhas, 37f
    em cabo de pistola, 100f
    de trocarte óptico, 100f
Empurrador(es)
  de nós, 42, 150
    características dos, 42q
Endo Close®
  agulha 241
    de fechamento fascial, 241
    técnica cirúrgica, 242
Endoalça(s), 153f
  aplicabilidade clínica, 153
  apreensão pela, 153f
    da estrutura, 153f
  técnica cirúrgica, 152
Endogrampeador(es), 38
  características dos, 42q
  grampeadores, 38
    circulares, 40
    curvos, 40
    intraluminares, 40
    lineares, 38
  grampeamento, 42
    vantagens do, 42
  para hernioplastia, 44f
Endoloops, ver endoalças
Energia(s)
  aplicação de, 175
    eletrocirurgia, 175, 179
      modalidades da, 179
    na laparoscopia, 175f
      principais, 175f
  avançadas, 189
    bipolar, 189
      equipamentos, 189
      mecanismo de ação, 189
    outras, 193
      aspirador
        ultrassônico, 193
      bisturi de argônio, 196
      laser, 197
    principais, 189f
    ultrassônica, 191
      efeito terapêutico da, 193
      fatores que
        influenciam no, 193

      equipamentos, 192
      mecanismo de ação, 191
    bipolar, 179
    componentes do circuito, 180
      bipolar, 186
        gerador elétrico, 186
        instrumento, 187
      monopolar, 180
        gerador elétrico, 180
        eletrodo, 181
          ativo, 181
          de dispersão, 182
          neutro, 182
    monopolar, 179
    uso de, 49, 50
      eletrocirurgia, 50
        unidade geradora, 50
      monopolar, 50f
        na apendicectomia
          laparoscópica, 50f
Enfisema(s)
  no acesso, 265
    à cavidade abdominal, 265
Enquadramento
  do objeto, 127f
Envelopamento
  técnica de, 257f
Envelope
  de Tyvec®, 259f
  técnica do, 256
Equipamento(s)
  de fixação, 54
    à mesa operatória, 54
  específicos, 260
    cuidados com, 260
  preparação dos, 76
    aspirador, 778
    checagem do sistema, 76, 77
    de distensão, 77
    elétrico, 76
    de captação de imagens, 77
    de iluminação, 78
    irrigador, 78
Equipe
  acomodação da, 66
    cirurgias comuns, 67
      apendicectomias, 70
      colecistectomias, 67
      colorretais, 72
      do hiato esofágico, 69
      gástricas, 69
      ginecológicas, 71
  cirúrgica, 67f
    disposição da, 67f
      hernioplastia inguinal, 75f
        direita, 75f
      na colecistectomia, 67f
      na colectomia, 73f
        direita, 74f
        esquerda, 73f
      na laqueadura tubária, 71f
      na ressecção de reto, 73f
        anterior, 73f
      na retossigmoidectomia,
        73f
      nas apendicectomias, 70f
      nas cirurgias, 69f
        colorretais, 73f

de Miles, 73f
do hiato esofágico, 69f
gástricas, 69f
Espaço Operatório
criação do, 19
instrumentos para, 19
agulha de Veress, 24
trocartes, 20
Esplenectomia(s)
de baços volumosos, 221f
união de extensões portais em, 221f
morcelamento nas, 229
Esponja
de colágeno, 139f
revestida por trombina, 139f
e fibrinogênio, 139f
de gelatina, 49f, 138f
absorvível, 49f
combinada com trombina, 49f
Estabilizador(es)
de tensão, 15
Esterilização
de materiais, 259, 275
autoclavagem, 259
complicações no, 275
pacote úmido após a, 275
óxido de etileno, 259
Estojo(s)
metálicos, 255
para materiais, 255
para laparoscópio, 261f
Etileno
óxido de, 259
na esterilização, 259
de materiais, 259
Exérese
de aponeuroses, 91f
sobre o orifício umbilical, 91f
Exposição
das aponeuroses, 85f
Extensão(ões)
portais, 221f
união de, 221f
esplenectomias, 221f
de baços volumosos, 221f
Extrator(es)
endoscópicos, 48
de cálculos, 48
cateter-balão, 48f
cesta de Dormia, 48f

F

Fechamento
cutâneo, 247
neo-onfaloplastia, 249
sutura intradérmica, 247f
técnica cirúrgica, 248
sutura contínua, 248
da cavidade abdominal, 52, 275
complicações no, 275
hérnias incisionais, 275
instrumentos para, 52
da incisão umbilical, 249
técnica cirúrgica, 249

escolha da sutura, 249
pelo tecido, 249
da parede abdominal, 231-249
fascial, 233
métodos de, 233
extracorpóreo, 233
tradicional, 234
técnica cirúrgica, 234
sob visualização laparoscópica, 237
agulha espinhal, 237
do plano fascial, 237, 241
com agulha, 237, 241
de Maciol, 241
raquidiana, 237
fascial, 241
agulha de, 241
Endo Close®, 241
Gore-Tex®, 244
Medtronic, 241
Suture Passer®, 244
instrumento de sutura, 242
de Berci, 242
Karl Storz, 242
sistema de, 245
Carter-Thomason, 245
Ferida
protetores de, 222
de confecção artesanal, 224
com capa de proteção laparoscópica, 224
na retirada, 222
de peças cirúrgicas, 222
de segmento colônico, 223f
Fibrina
vedantes de, 140
Fibrinogênio
esponja revestida por, 139f
de colágeno, 139f
Filtro(s)
de linha, 15
hidrofóbico, 14
Fio(s) Absorvível(is)
suturas subcutâneas com, 247
contínuas, 247
sepultamento de ângulos em, 247
Fio(s) Cirúrgico(s)
agulha, 147
apresentação, 149
embalagem, 149
ajuste do, 156
no porta-agulha, 156
classificação dos, 144f
componentes do, 143f
de sutura, 143
absorção, 143
configuração, 144
diferença entre a, 144f
diâmetro, 146
força de tensão, 145
manuseabilidade, 145
origem, 143
reação tecidual, 145
excessivas, 146

diâmetro dos, 146f
comparação dos, 146q
farpados, 147
mais comuns, 147
na cirurgia laparoscópica, 147
PDS®, 147
polidioxanona, 147
poliglactina, 147
polipropileno, 147
Prolene®, 147
Vicryl®, 147
mais utilizados, 149q
por topografia, 149q
manuseio do, 155
resistência dos, 145f
Fita Adesiva
contenção com, 55f
do quadril, 55f
e compressa cirúrgica, 55f
Fixação
à mesa operatória, 54
com uso de materiais, 55
de baixo custo, 55
equipamentos de, 54
Foley
sonda de, 206f, 208f, 210
de látex, 206f
de silicone, 208f, 211f
Fonte(s)
de luz, 10, 78q
ajustes iniciais da, 78q
fria, 10
aspectos técnicos, 11
halógenas, 10
versus xênon, 10
versus LED, 10
Frequência(s) Elétricas
principais aplicações, 176f
Fundoplicatura(s)
posicionamento na, 110
dos postais, 110

G

Gás Carbônico
absorção de, 267
na criação do pneumoperitônio, 267
efeitos mediados pelo, 267
acidose respiratória, 267
circulatórios, 267
embolia gasosa, 267
Gastrectomia(s)
morcelamento nas, 229
nas cirurgias, 229, 230
bariátricas, 230
oncológicas, 229
posicionamento na, 111, 112
dos postais, 111, 112
subtotal, 112
total, 112
vertical, 111
vertical, 130f
campo visual na, 130f
Gaze(s)
inserção de, 134f
na cavidade abdominal, 134f

com auxílio de redutor
longo, 134f
passagem das, 134
pelos trocartes, 134
Gelatina
combinada com trombina, 49f
esponja absorvível de, 49f
na hemostasia, 138
definitiva, 138
esponja de, 138f
Geração
da luz, 9
Gerador
elétrico, 180, 186
no circuito, 180, 186
bipolar, 186
monopolar, 180
Gluteraldeído
albumina com, 141
adesivo de, 141
Gore-Tex®
agulha, 244
de fechamento fascial, 244
Gotejamento
prova do, 97
Grampeador(es)
cortante(s), 41f, 169, 172
circular(es), 40, 41f, 169f, 172
técnica cirúrgica, 172
linear, 171
técnica cirúrgica, 171
curvos, 40
modelos de, 40f
intraluminares, 40
laparoscópico(s), 44, 168f
curvo, 168f
cortante, 168f
linear, 168f
articulável, 168f
para hernioplastias, 44
linear(es), 38, 39f, 40f
cargas para, 39f
cortantes, 39f, 40f
laparoscópico, 39f
recargas de, 170f
comparação entre, 170f
tamanho das, 170f
Grampeamento
dicas para, 171
linha de, 167f
circular, 169f
curva, 168f
linear, 167f
regras para o, 170
mecânico, 170
respeitar, 170
a espessura
do tecido, 170
a pré-compressão, 171
o tecido, 171
técnica cirúrgica, 171
com grampeador
cortante, 171, 172
circular, 172
linear, 171
vantagens do, 42

Grampo(s)
disponíveis no mercado, 45f
formato de, 45f
dos grampeadores, 39f, 40f
circulares, 41f
configurações de, 41f
linhas de, 41f
lineares cortantes, 39f, 40f
configurações de, 39f, 40f
linhas de, 39f, 40f
linha de, 167-169
desenho da, 167-169
migratório, 171
Gravador
cirúrgico, 9
representação do, 9f

H

HALS (Hand-Assisted Laparoscopic Surgery/ Cirurgia Laparoscópica com Assistência Manual), 25, 223
dispositivo, 26f, 223f
representação da, 25f
Hasson
trocarte de, 23, 84f, 88f
descartável, 84f
inserção do, 88f
Hemostasia
cirúrgica, 133-199
aplicação de energia, 175
eletrocirurgia, 175
definitiva, 137
clipagem, 142
hemostáticos, 137
adesivos teciduais, 137, 139
tópicos, 137
vedantes, 137, 139
ligaduras, 143
suturas, 143, 159, 161
contínuas, 161
laparoscópicas, 159
manuais, 143
energias avançadas, 189
bipolar, 189
ultrassônica, 191
na laparoscopia, 133f
manobras de, 133f
técnica, 162
chuleio simples, 162
sutura mecânica, 167
temporária, 133
compressão
mecânica, 133
pinçamento vascular, 135
instrumentos de, 49
métodos, 49
mecânicos, 49
químicos, 49
Hemostático(s)
adesivos teciduais, 137, 139
agentes, 137
ativos, 137
trombina, 137
mecânicos, 137
passivos, 137
celulose, 138

colágeno, 138
gelatina, 138
polissacarídeo, 139
tópico, 49f, 137
inserção no redutor do, 49f
para introdução na cavidade, 49f
vedantes, 137, 139
Hemovac
dreno tipo, 209
HeNe(Hélio-Neônio)
laser de, 198
propriedades principais, 198
Hepatectomia(s)
morcelamento nas, 229
Hérnia(s)
incisionais, 275
no fechamento, 275
da cavidade abdominal, 275
Hernioplastia(s)
endogrampeador para, 44f
inguinal, 43f, 62, 63q, 75f, 116
direita, 75f, 131f
campo visual na, 131f
disposição na, 75f
da equipe cirúrgica, 75f
do paciente, 75f
do rack, 75f
posicionamento, 62, 63q, 115
da mesa cirúrgica, 62, 63q
dos portais, 115
TAPP, 115
TEP, 117
TEP na, 43f
instrumentos para, 42
características dos, 46q
dissectores, 43
tipo balão, 43
grampeadores
laparoscópicos, 44
materiais protéticos, 44, 45
dispositivos
de fixação dos, 44
Hiato Esofágico
cirurgia do, 59f, 69, 110, 130
campo visual na, 130
noções sobre, 130
posição supina na, 59f
dos membros superiores em abdução, 59f
posicionamento na, 110
dos portais, 110
rack cirúrgico, 69
acomodação do, 69
disposição do, 69f
Hidrogel(éis)
de polietilenoglicol, 140
na hemostasia, 140
definitiva, 140
Histerectomia(s)
morcelamento nas, 230
Horizonte
conceito de, 124
na apendicectomia, 124f
subjetivo, 124f

I

Identificação
  do orifício umbilical, 90f
Iluminação
  sistema de, 9, 78, 119
Imagem(ns)
  captação de, 77
    sistema de, 77
  exibição da, 4
  processador de, 6, 77f
    ajustes iniciais do, 77q
    aspectos técnicos, 6
  resolução da, 8
Incisão(ões)
  do plano aponeurótico, 86f
  no campo operatório, 81f
  portais, 221
    extensão de, 221
      na retirada de peças cirúrgicas, 221
    transumbilical, 89f
    transversa, 85f, 93f
      infraumbilical, 85f, 93f
Individualização
  do orifício umbilical, 90f
Infusão
  salina, 96
    teste de, 96
Inserção
  da agulha 93f, 94
    de Veress, 94
      ângulo de, 94
      na cavidade abdominal, 93f
  de bainha do trocarte, 92f
    para confecção, 92f
      do pneumoperitônio, 92f
  de dreno, 212
    na cavidade abdominal, 212
  de gaze, 134f
    com auxílio de redutor longo, 134f
  do hemostático tópico, 49f
    no redutor, 49f
      para introdução na cavidade, 49f
  do(s) trocarte(s), 88f, 91f, 99, 270
    de Hasson, 88f
      descartável, 88f
    direta, 99
      técnica de, 99
    orifício umbilical alargado para, 91f
    remanescentes, 270
      complicações decorrentes da, 270
    sob visualização direta, 99
Instrumental, 19-52
  laparoscópico, 252
    limpeza do, 252
      manual, 252
    instrumentos, 19
      de fechamento 52
        da cavidade abdominal, 52
      de manipulação tecidual, 26
        afastadores, 32
        das vias biliares, 46
      de hemostasia, 49
      de irrigação, 34
      de sucção, 34
      de uso de energias, 49, 50
      para aproximação de tecidos, 36
      para hernioplastias, 42
      pinças, 26
        de biópsia, 26
        de dissecção, 26
        de preensão, 26
      tesouras, 26
    para acesso, 19
      à cavidade peritoneal, 19
    para criação, 19
      do espaço operatório, 19
    para retirada, 51
      de peças cirúrgicas, 51
Instrumento(s)
  acomodação dos, 80f
  bolsa para, 80f
  bipolar, 187
  de fechamento 52
    da cavidade abdominal, 52
  de manipulação
    tecidual, 26-50
    afastadores, 32
    das vias biliares, 46
      agulha, 46
        de aspiração, 46
        de punção, 46
      bisturi, 47
      características dos, 48q
      coledocoscópio, 47
      extratores de cálculos, 48
    de hemostasia, 49
      mecânicos, 49
      químicos, 49
    de irrigação, 34
    de sucção, 34
    de uso de energias, 49, 50
    para aproximação de tecidos, 36
      clipadores, 36
      clipes, 36
      contraporta-agulhas, 38
      empurradores de nós, 42
      endogrampeadores, 38
      porta-agulhas, 37
    para hernioplastias, 42
      características dos, 46q
      dissectores, 43
        tipo balão, 43
      grampeadores laparoscópicos para, 44
      materiais protéticos, 44, 45
        dispositivos de fixação dos, 44
    pinças, 26, 29-31
      de biópsia, 26, 31
      de dissecção, 26, 29
      de preensão, 26, 30
    tesouras, 26, 31
      características gerais, 26
      permanente, 31f
  de sutura, 242
    de Berci, 242
      técnica cirúrgica, 242
    Karl Storz, 242
      técnica cirúrgica, 242
    desmontados, 253f
      em solução enzimática, 253f
    laparoscópicos
      fundamentais, 143
      para ligaduras, 143
      para suturas manuais, 143
    para acesso, 19
      à cavidade peritoneal, 19
      redutor, 24
      trocartes, 20
    para criação, 19
      do espaço operatório, 19
        agulha de Veress, 24
        trocartes, 20
    para retirada, 51
      de peças cirúrgicas, 51
    permanentes, 25
      versus descartáveis, 24f
Insuflação
  mangueira de, 13
    aspectos técnicos, 13
  tubo de, 13
    aspectos técnicos, 13
    descartável, 14f
    reutilizável, 13f
Insuflador, 12
  ajustes do, 77f, 89
    gerais, 89
      sugestões de, 89
  aspectos técnicos, 13
  de gás, 77f
    pré-ajustado, 77f
  representação de, 12f
Intestino Delgado
  afastamento do, 63f
    em bloco, 63f
      com pinça laparoscópica, 63f
Irrigação
  instrumentos de, 34
    de manipulação tecidual, 34
Irrigador, 78
Isolamento
  falha de, 184
    lesão térmica por, 185f
    na eletrocirurgia, 184

J

Jackson-Pratt
  dreno de, 209

K

Karl Storz
  instrumento, 242
    de sutura, 242
      técnica cirúrgica, 242
Kehr
  dreno de, 210
    de látex, 211f
    de silicone, 211f
KTP (Potássio-Titanil-Fosfato)
  laser de, 199
    propriedades principais, 199

L

Laparoscopia
  campo operatório na, 3f, 4f
    iluminação do, 4f
    visão do, 3f
  capas para, 16
  posicionamento na, 154f
    adequado, 154f
      do cirurgião, 154f
  processador
    ajustado para, 120f
Laparoscópio(s)
  ângulos
    de visão dos, 121f, 122f
    mais comuns, 121f
    obtidos pela rotação, 122f
  aspectos técnicos, 8
  conexão do, 80f
    à microcâmera, 80f
  de 30 graus, 121f
    campo visual do, 121f
      comparação entre humano e, 121f
  estojo para, 261
  lente do, 127f
    embaçamento da, 127f
      nitidez reduzida pelo, 127f
    sangue na, 127f
      campo visual comprometido pelo, 127f
  microcâmera acoplada ao, 119f
  princípios
    de manuseio do, 119-131
    aquecimento, 128
    conceito de horizonte, 124
      na apendicectomia, 124f
      subjetivo, 124f
    mecanismos diversos, 128
    movimentação, 125f
      campo operatório de acordo com a, 125f
    sistemas, 119
      de iluminação, 119
      de vídeo, 119
    soluções antiembaçantes, 128
    suporte, 126f
  representação do, 8f
Laqueadura
  tubária, 71f
    disposição na, 71f
      da equipe cirúrgica, 71f
      do paciente, 71f
      do rack, 71f
Laser (Light Amplification by Stimulated Emission of Radiation/Ampliação da Luz por Emissão Estimulada de Radiação)
  propriedades gerais, 197
  tipos, 198
    e propriedades principais, 198
    de argônio, 198
    de CO_2, 198
    de HeNe, 198
    de KTP, 199
    de Nd:YAG, 198
  uso do, 197
    na cirurgia laparoscópica, 197
Látex
  dreno de, 211f
    de Kehr, 211f
  sonda de, 206f
    de Foley, 206f
    de Malecot, 206f
Lesão(ões)
  entérica, 266f
    pela agulha de Veress, 266f
      na criação do pneumoperitônio, 266f
  iatrogênicas, 270, 273
    pela inserção dos trocartes, 270
    remanescentes, 270
    pelo manuseio dos tecidos, 273
  musculares, 264
  nervosas, 264
  no acesso, 266
    à cavidade abdominal, 266
    vasculares, 266
    viscerais, 266
  térmica, 184f
    por contato direto, 184f
    fora do campo visual, 184f
    por falha de isolamento, 185f
    do eletrodo ativo, 185f
Levine
  sonda de, 206f
Ligadura(s)
  na hemostasia definitiva, 143
    instrumentos fundamentais, 143
    contraporta-agulhas, 150
    empurradores de nó, 150
    fios cirúrgicos, 143
    porta-agulha, 150
  tipos de, 151
    endoalças, 152
Limpeza
  automática, 254
    lavadora ultrassônica, 254f
  manual, 252, 253f
    do instrumental, 252
    laparoscópico, 252
  pistola, 254f
    para enxague após, 254f
    para secagem após, 254f
      com ar comprimido, 254f
Linha
  de grampeamento, 167f
    curva, 168f
    linear, 167f
  de grampo, 167-169
    desenho da, 167-169
  mecânica, 171
    sobressutura na, 171
Lloyd-Davies
  posição de, 72f

Luz(es)
  fonte de, 10, 78q
    ajustes iniciais da, 78q
  fria, 10
    aspectos técnicos, 11
  geração da, 9
  transmissão da, 9

M

Maciol
  agulhas de, 240, 241
    conjunto de, 240f
    fechamento com, 241
      do plano fascial, 241
Malecot
  sonda de, 206f
    de látex, 206f
Malha
  de celulose, 138f
Mandíbula
  introdução da, 212f
    no interior da cânula, 212f
Mandril
  descartável, 22f
  orifício lateral do, 22f
  permanente, 22f
  pontas de, 22f
    diferentes formatos de, 22f
  trocarte com, 20f
    fora da cânula, 20f
Manipulação
  instrumentos de, 26, 34, 36
    das vias biliares, 46
    agulha, 46
      de aspiração, 46
      de punção, 46
    bisturi, 47
    características dos, 48q
    coledocoscópio, 47
    extratores de cálculos, 48
  tecidual, 26, 34, 36
    afastadores, 32
    das vias biliares, 46
    de hemostasia, 49
    de irrigação, 34
    de sucção, 34
    de uso de energias, 49, 50
    para aproximação de tecidos, 36
    para hernioplastias, 42
    pinças, 26, 29-31
      de biópsia, 26, 31
      de dissecção, 26, 29
      de preensão, 26, 30
    tesouras, 26, 31
Manipulador(es)
  uterinos, 34
    modelo de, 3f
Manobra
  de Pringle, 135, 136f
    laparoscópica, 135
Manta(s)
  de polipropileno, 256
    caixa empacotada com, 256f
  de silicone, 255f
    para acomodação de instrumentos, 255f

ÍNDICE REMISSIVO

térmica, 57f
   unidade de aquecimento, 57f
Manuseio
   do laparoscópio, 119-131
      princípios de, 119-131
         aquecimento, 128
         conceito de horizonte, 124
            na apendicectomia, 124f
            subjetivo, 124f
         mecanismos diversos, 128
         movimentação, 125f
            campo operatório de acordo com a, 125f
         sistemas, 119
            de iluminação, 119
            de vídeo, 119
         soluções antiembaçantes, 128
         suporte para, 126f
   dos tecidos, 273
      complicações no, 273
         dificuldades, 274
            com a imagem, 274
            na manutenção do pneumoperitônio, 274
         lesões iatrogênicas, 273
Manutenção
   dos materiais, 261
Material(is)
   de baixo custo, 55
      fixação com uso de, 55
      à mesa, 55
   cuidados gerais com os, 251-261
      desmontagem, 252
         detalhes técnicos, 253
         organização, 253
      empacotamento, 254
         caixas, 255
         campos de algodão, 255
         estojos metálicos, 255
         mantas
            de polipropileno, 256
         papel, 256, 258
            crepado, 256
            grau cirúrgico com filme, 258
         selagem, 258
         técnica, 256, 257
            do envelopamento, 257f
            do envelope, 256
         Tyvec®, 259
      esterilização, 259
         autoclavagem, 259
         óxido de etileno, 259
      etapas gerais, 251f
      limpeza, 252, 253f, 254
         automática, 254
         detalhes técnicos, 253
         manual, 252, 253f
         organização, 253
      manutenção, 261
      remontagem, 260
      e uso, 260

protéticos, 44, 45
   dispositivos de fixação dos, 44
   telas, 45
reprocessamento dos, 251-261
   etapas gerais, 251f
Mathier
   empunhadura tipo, 37f
      de porta-agulhas, 37f
      axial, 37f
Mayo-Hegar
   empunhadura tipo, 37f
      de porta-agulhas, 37f
      axial, 37f
Medtronic
   agulha 241
      de fechamento fascial, 241
      técnica cirúrgica, 242
Membro(s) Superior(es)
   contenção de, 54f
   em abdução, 58f, 59f
      posição supina com, 58f, 59f
         nas cirurgias, 59f
            do hiato esofágico, 59f
            gástricas, 59f
         na colecistectomia, 58f
Mesa Cirúrgica
   posicionamento da, 53-63
      acomodação à, 54
      fixação à, 54
         com materiais de baixo custo, 55
         equipamentos de, 54
      nas cirurgias, 61f, 62q
         ginecológicas, 61f
         colorretais, 62q
      nas hernioplastias inguinais, 62f, 63q
      nos procedimentos ginecológicos, 61q
      laparoscópicos, 61q
Mesa Operatória
   posicionamento da, 58q, 264
      complicações no, 264
         abdução exagerada, 264f
      na colecistectomia laparoscópica, 58q
      nas apendicectomias laparoscópicas, 60q
      nas cirurgias, 59q
         do hiato esofágico, 59q
         gástricas, 59q
Método(s) de Acesso
   à cavidade abdominal, 83
      técnica aberta, 83
         ajustes gerais do insuflador, 89
         instrumentos necessários, 84
         técnica cirúrgica, 85
      técnica fechada, 92
         instrumentos necessários, 92
         técnica cirúrgica, 93

técnica semiaberta, 89
   instrumentos necessários, 89
   técnica cirúrgica, 89
Microcâmera
   acoplada ao laparoscópio, 119f
   e cabo de fibra, 119f
   ajuste de foco, 120f
   aspectos técnicos, 5
   cabeçote de, 5
   componentes, 5f
   conexão à, 80f
      do laparoscópio, 80f
   controle do branco, 120f
   funcionamento da, 5
Miles
   cirurgia de, 73f
      disposição na, 73f
         da equipe cirúrgica, 73f
         do paciente, 73f
         do *rack*, 73f
Miotomia(s)
   posicionamento na, 110
   dos postais, 110
Monitor
   grau médico, 7
Morcelador(es)
   tipos de, 226
      bipolares, 228
      eletromecânicos, 227
         autoclavável, 227f
         descartável, 227f
      manuais, 226
Morcelamento
   esplênico, 229f
      manual, 229f
         com pinça de Duval, 229f
   na retirada, 225
      de peças cirúrgicas, 225
         em cirurgias comuns, 229
         tipos de morceladores, 226
MP (Marca-Passo)
   e eletrocirurgia, 188

N

Nd:YAG (Neodímio-Ítrio-Alumínio-Granada)
   laser de, 198
      propriedades principais, 198
Neo-Onfaloplastia
   fechamento cutâneo na, 249
      técnica cirúrgica, 249
         da incisão umbilical, 249
Nó(s)
   aperto do, 153f
   cirúrgicos, 158
      tipos de, 158
         de cirurgiões, 158
         deslizantes, 158
         duplos, 158
         quadrados, 158
   de Aberdeen, 248f
   de rabiola, 162f
      realização do, 162f
         demonstração de 162f
   de Roeder, 152f

de Tayside, 153f
deslizantes, 160
    demonstração de, 160f
    técnica cirúrgica, 160
do cirurgião, 161
    conversão do, 161
        em nó deslizante, 161
empurradores de, 150
final, 164f
    com ponto simples, 164f
        demonstração do, 164f
    de Aberdeen, 165f
iniciais, 163f
    de suturas contínuas, 163f
laparoscópicos, 151f
    classificação dos, 151f
pré-amarrados, 163f
    suturas separadas com, 163f
        demonstração de, 163f
quadrado, 159
    demonstração do, 159f
    técnica cirúrgica, 159
tipos de, 151
    extracorpóreos, 151
        técnica cirúrgica, 151
        verdadeiros, 151
    intracorpóreos, 153
        fundamentos, 153
Nobreaks, 15
    proteção elétrica, 15

O

Obesidade
    cirurgia da, 111
        posicionamento na, 111
            dos postais, 111
Onda
    de coagulação, 177f
        forma da, 177f
    de corte, 177f
        forma da, 177f
        uso da, 177f
        no tecido, 177f
Organização
    do campo operatório, 65-81, 264
        acomodação, 66
            da equipe, 66
            do *rack* cirúrgico, 66
        contratempo na, 264
        etapas de 65f
        preparação dos
            equipamentos, 76
                aspirador, 778
                checagem do sistema, 76, 77
                de captação de imagens, 77
                de distensão, 77
                de iluminação, 78
                elétrico, 76
                irrigador, 78
Orifício
    umbilical, 90f
        alargado, 91f
        para inserção
            do trocarte, 91f

dissecção do, 90f
identificação do, 90f
individualização do 90f
suturas próximo ao, 91f
    de reparo, 91f
Ótica
    aspectos técnicos, 8
Óxido
    de etileno, 259
        na esterilização, 259
        de materiais, 259

P

Paciente
    disposição do, 67f
        hernioplastia inguinal, 75f
            direita, 75f
        na colecistectomia, 67f
            posição francesa, 68f
        na colectomia, 73f
            direita, 74f
            esquerda, 73f
        na laqueadura tubária, 71f
        na ressecção de reto, 73f
            anterior, 73f
        na retossigmoidectomia, 73f
        nas apendicectomias, 70f
        nas cirurgias, 69f
            colorretais, 73f
            de Miles, 73f
            do hiato esofágico, 69f
            gástricas, 69f
    posicionamento do, 53-63
        adequado, 53q
            objetivos do, 53q
        na colecistectomia
            laparoscópica, 58q
        nas apendicectomias
            laparoscópicas, 60q
        nas cirurgias, 59q
            do hiato esofágico, 59q
            gástricas, 59q
        noções gerais de, 54
            cirurgias do abdome, 58, 60
                no andar inferior, 60
                no andar superior, 58
        recursos de proteção do, 55
        no posicionamento
            cirúrgico, 55
Palmer
    punção de, 98, 99f
Papel
    crepado, 256
        caixa empacotada com, 256f
        para materiais, 256
    grau cirúrgico, 258
        com filme, 258
        pinça embalada em, 258f
        laparoscópica, 258f
Parede Abdominal
    distensão da, 98
        simétrica, 98
    fechamento da, 231-249
        fascial, 233
            métodos, 233
                extracorpóreo, 233
                tradicional, 234

técnica cirúrgica, 234
timpanismo da, 98
Peça(s) Cirúrgica(s)
    retirada de, 51, 215-230
        colpotomia para, 222
        com bolsa coletora
            artesanal, 217
            de procedimento
                infectado, 217
        instrumentos para, 51
            bolsa coletora
                descartável, 51f
        morcelamento na, 225
        pela cânula do trocarte, 216f
        pelo trocarte, 216f
            ampliação de incisão
                portal com, 216f
            do apêndice cecal, 216f
        princípios
            fundamentais, 215
            grandes, 220
            pequenas, 215
        protetores de ferida na, 222
Penrose
    dreno de, 208
        de silicone, 208f
        japonês, 208
        laminares, 208f
Perda
    de resistência, 95
        da agulha de Veress, 95
Perfuração
    do peritônio parietal, 91f
        com pinça hemostática, 91f
Peritônio
    parietal, 86f, 91f
        identificação do, 86f
        perfuração do, 91f
            com pinça
                hemostática, 91f
        prensão do, 87f
        secção do, 87f
Pinça(s)
    articulável, 29f
    bipolares, 187f
        na cirurgia
            convencional, 187f
    de biópsia, 26, 31
        características gerais, 26
        modelo de, 31f
    de campo, 93f
        tração da pele com, 93f
    de dissecção, 26, 29
        características gerais, 26
        Maryland, 29f
        modelos de, 29f
    de Duval, 229f
        morcelamento esplênico
            com, 229f
        manual, 229f
    de preensão, 26, 30
        características gerais, 26
        dente-de-rato, 30f
        modelos de, 30f
    desmontada, 252f
    exteriorizada, 213f
        preensão pela, 213f

da extremidade distal do dreno, 213f
hemostática, 91f
　perfuração com, 91f
　　do peritônio parietal, 91f
　laparoscópicas, 26f, 31q, 57f, 63f, 135f, 187f, 258f
　　afastamento com, 57f, 63f
　　　em bloco, 63f
　　　　do intestino delgado, 63f
　　　　hepático, 57f
　　bipolar, 187f
　　　ponta da, 187f
　　características das, 31q
　　componentes, 26f
　　cremalheira, 28f
　　　modelos de, 28f
　　embalada, 258f
　　　em papel grau cirúrgico, 258f
　　empunhadura, 27f
　　　axial, 27f
　　　radial, 27f
　　ponta funcional, 26f
　　　rotação da, 27f
　　tipo Buldog, 135f
　　tipo De Bakey, 135f
　para aponeuroses, 52f
　tipo jacaré, 29f
　　de apreensão, 29f
　　de extração, 29f
Pinçamento
　vascular, 135
　　na hemostasia, 135
　　　temporária, 135
Plano
　aponeurótico, 86f
　　abertura do, 86f
　　incisão do, 86f
Pneumoperitônio
　complicações do, 267
　　absorção de gás carbônico, 267
　　da inserção dos trocartes remanescentes, 270
　　elevação da pressão intra-abdominal, 267
　confecção do, 83, 92f
　　inserção para, 92f
　　de bainha do trocarte, 92f
　criação do, 98f, 265, 267
　　complicações na, 265
　　　posicionamento da agulha, 265
　　　　no plano pré-peritoneal, 265
　　por técnica fechada, 98f
　desinflação do, 231-249
　formação do, 12
　insuflador, 12
　manutenção do, 12
　　insuflação, 13
　　　mangueira de, 13
　　　tubo de, 13
　representação do, 3f
Polietileno
　drenos de, 207

Polietilenoglicol
　hidrogéis de, 140
　　na hemostasia, 140
　　　definitiva, 140
Polipropileno
　mantas de, 256
　　para acomodação de instrumentos, 256f
Polissacarídeo
　na hemostasia, 139
　　definitiva, 139
　　　spray de, 139f
Ponto
　simples, 164f
　　nó final com, 164f
　　　demonstração do, 164f
Porta-Agulha(s), 37, 150
　contraporta-agulhas, 38
　empunhadura, 37f
　　axial, 37f
　　　tipo Mathier, 37f
　　　tipo Mayo-Hegar, 37f
　　radial, 37f
　laparoscópicos, 38q
　　características dos, 38q
　pontas de, 37f
　　diferentes, 37f
　posicionamento, 158
　　da agulha no, 158
　　　conforme linha de sutura, 158
Portal(is)
　dilatação do, 87f
　　instrumental, 87
　fechamento do, 234
　　periumbilical, 234
　　　técnica cirúrgica, 234
　posicionamento dos, 101-117, 154
　　nas cirurgias mais comuns, 108
　　　apendiculares, 108
　　　colecistectomia, 109
　　　do hiato esofágico, 110
　　　gástricas, 110
　　　ginecológicas, 109
　　número de, 105
　　　escolha do, 105
　triangulação dos, 155f
　　para suturas laparoscópicas, 155f
　　　intracorpóreas, 155f
Portovac
　dreno tipo, 209
　　tubular, 209f
Posição
　de Lloyd-Davies, 72f
　de Trendelenburg, 60f
　francesa, 59
　supina, 58f, 59f
　　dos membros superiores em abdução, 58f, 59f
　　nas cirurgias, 59f
　　　do hiato esofágico, 59f
　　　gástricas, 59f
　　na colecistectomia, 58f

Posicionamento
　adequado, 154f
　　na laparoscopia, 154f
　　do cirurgião, 154f
　complicações no, 264
　　da mesa operatória, 264
　　　abdução exagerada, 264f
　　do paciente, 264
　　　lesões, 264
　　　　musculares, 264
　　　　nervosas, 264
　　　quedas, 264
　　　tromboses, 264
　　　úlceras de pressão, 264
　da mesa cirúrgica, 53-63
　　acomodação, 54
　　fixação, 54
　　　com materiais de baixo custo, 55
　　equipamentos de, 54
　　nas cirurgias, 61f
　　　colorretais, 62q
　　　ginecológicas, 61f
　　nas hernioplastias inguinais, 63q
　da mesa operatória, 58q
　　na colecistectomia laparoscópica, 58q
　　nas apendicectomias laparoscópicas, 60q
　　nas cirurgias, 59q
　　　do hiato esofágico, 59q
　　　gástricas, 59q
　da ponta da agulha
　　de Veress, 94
　　provas, 94
　　　aspiração, 95
　　　de resistência, 96
　　　distensão simétrica da parede abdominal, 98
　　　do gotejamento, 97
　　　duplo clique, 95
　　　perda de resistência, 95
　　　pressão intraperitoneal inicial, 97
　　　recuperação, 96
　　　teste de infusão salina, 96
　　　timpanismo da parede abdominal, 98
　do dreno, 214f
　　na cavidade abdominal, 214f
　do paciente, 53-63
　　adequado, 53q
　　　objetivos do, 53q
　　na colecistectomia laparoscópica, 58q
　　nas apendicectomias laparoscópicas, 60q
　　nas cirurgias, 59q
　　　do hiato esofágico, 59q
　　　gástricas, 59q
　　noções gerais de, 54
　　　cirurgias do abdome, 58, 60
　　　　no andar inferior, 60
　　　　no andar superior, 58

recursos de proteção do, 55
    no posicionamento
        cirúrgico, 55
dos portais, 101-117, 154
    nas cirurgias
        mais comuns, 108
        apendiculares, 108
        colecistectomia, 109
        do hiato esofágico, 110
        gástricas, 110
        ginecológicas, 109
    número de, 105
    escolha do, 105
Preensão
    da extremidade distal, 213*f*
        do dreno, 213*f*
            pela pinça
                exteriorizada, 213*f*
    pinças de, 26, 30
        características gerais, 26
        dente-de-rato, 30*f*
        modelos de, 30*f*
Preparação
    do campo operatório, 79
        aposição, 80*f*
        bolsa para acomodação, 80*f*
            dos instrumentos, 80*f*
        conexão do
            laparoscópico, 80*f*
            à microcâmera, 80*f*
        controle do branco, 81*f*
        degermação, 79*f*
            com solução à base de
                iodo, 79*f*
        incisão, 81*f*
    dos equipamentos, 76
        aspirador, 778
        checagem
            do sistema, 76, 77
            de distensão, 77
            elétrico, 76
        de captação de imagens, 77
        de iluminação, 78
        irrigador, 78
Preparo
    do campo cirúrgico, 79
        aposição, 80*f*
        bolsa para acomodação, 80*f*
            dos instrumentos, 80*f*
        conexão do
            laparoscópico, 80*f*
            à microcâmera, 80*f*
        controle do branco, 81*f*
        degermação, 79*f*
            com solução à base de
                iodo, 79*f*
        incisão, 81*f*
Pressão
    intra-abdominal, 267
        elevação da, 267
            na criação do
                pneumoperitônio, 267
    intraperitoneal, 97
        inicial, 97
        na agulha de Veress, 97
Primeira Punção, 83-100
    métodos, 83

técnica, 83, 89
    aberta, 83
    fechada, 92
    semiaberta, 89
Pringle
    manobra de, 135, 136*f*
    laparoscópica, 135
Procedimento
    laparoscópico, 19*f*
        etapas gerais, 19*f*
Processador
    ajustado para l
        aparoscopia, 120*f*
    de imagem, 6
        aspectos técnicos, 6
Proteção
    do paciente, 55
        no posicionamento
            cirúrgico, 55
        recursos de, 55
Protetor(es)
    de ferida, 222
        de confecção artesanal, 224
            com capa de proteção
                laparoscópica, 224
        na retirada, 222
            de peças cirúrgicas, 222
            de segmento
                colônico, 223*f*
Prova(s)
    de posicionamento, 94
        da ponta da agulha de
            Veress, 94
        aspiração, 95
        de resistência, 96
        distensão simétrica da
            parede abdominal, 98
        do gotejamento, 97
        duplo clique, 95
        perda de resistência, 95
        pressão intraperitoneal
            inicial, 97
        recuperação, 96
        teste de infusão salina, 96
        timpanismo da parede
            abdominal, 98
Punção(ões)
    agulha de, 46
    de Palmer, 98, 99*f*
    remanescentes, 101-117
        manobras de auxílio, 101
            na introdução, 101
        trocartes, 101, 105
            escolha do tamanho, 105
            fixação dos, 105
            introdução dos, 101
PVC (Cloreto de Plivinil)
    dreno de, 206

Q

Quadril
    contenção do, 54*f*
        por cinto de imobilização, 54*f*
Queda(s)
    do paciente, 264

R

Rack Cirúrgico, 76*f*
    acomodação do, 66
        cirurgias comuns, 67
        apendicectomias, 70
        colecistectomias, 67
        colorretais, 72
        do hiato esofágico, 69
        gástricas, 69
        ginecológicas, 71
        hernioplastias
            inguinais, 75
    disposição do, 67*f*
        hernioplastia inguinal, 75*f*
        direita, 75*f*
        na colecistectomia, 67*f*
            posição americana, 67*f*
            posição francesa, 68*f*
        na colectomia, 73*f*
            direita, 74*f*
            esquerda, 73*f*
        na laqueadura tubária, 71*f*
        na ressecção de reto, 73*f*
            anterior, 73*f*
        na retossigmoidectomia, 73*f*
        nas apendicectomias, 70*f*
        nas cirurgias, 69*f*
            colorretais, 73*f*
            de Miles, 73*f*
            do hiato esofágico, 69*f*
            gástricas, 69*f*
    e seus componentes, 1-17
        cirurgia convencional, 2
        versus laparoscópica, 2
        sistema de distensão, 12
            insuflador, 12
            mangueiras de
                insuflação, 13
            tubos de insuflação, 13
        sistema de vídeo, 4
            cabeçote de câmera, 5
            captação, 4
            exibição da imagem, 4
            geração da luz, 9
            laparoscópico, 8
            microcâmera, 5
            monitor grau médico, 7
            ótica, 8
            processador de imagem, 6
            sistema de iluminação, 9
            transmissão, 4
            transmissão da luz, 9
    posicionamento
        em relação ao, 66*f*
        do cirurgião, 66*f*
Recuperação
    resistência e, 96
        da agulha de Veress, 96
        prova de, 96
Recurso(s)
    de proteção do paciente, 55
        no posicionamento
            cirúrgico, 55
Redutor(es), 24
    características dos, 24*q*
    externo, 24*f*
    longo, 24*f*

Região
  periumbilical, 88*f*
    introdução em, 88*f*
      do primeiro trocarte, 88*f*
Regra(s)
  para grampeamento
    mecânico, 170
    respeitar, 170
      a espessura
        do tecido, 170
      a pré-compressão, 171
      o tecido no
        grampeamento, 171
Remontagem
  de materiais, 260
  e uso, 260
    equipamentos
      específicos, 260
Reprocessamento
  dos materiais, 251-261, 275
    complicações no, 275
    desmontagem, 252
      detalhes técnicos, 253
      organização, 253
    empacotamento, 254
      caixas, 255
      campos de algodão, 255
      estojos metálicos, 255
      mantas
        de polipropileno, 256
      papel, 256, 258
        crepado, 256
        grau cirúrgico com
          filme, 258
      selagem, 258
      técnica, 256, 257
        do envelopamento, 257*f*
        do envelope, 256
      Tyvec®, 259
    esterilização, 259
      autoclavagem, 259
      óxido de etileno, 259
    etapas gerais, 251*f*
    limpeza, 252, 253*f*, 254
      automática, 254
      detalhes técnicos, 253
      manual, 252, 253*f*
      organização, 253
    manutenção, 261
    remontagem, 260
    e uso, 260
Resistência
  da agulha de Veress, 95
  e recuperação, 95
    prova de, 95
    perda de, 95
Ressecção
  anterior de reto, 73*f*
    disposição na, 73*f*
      da equipe cirúrgica, 73*f*
      do paciente, 73*f*
      do *rack*, 73*f*
  Retirada
    da vesícula biliar, 219*f*
      pelo portal. 219*f*
    de peças cirúrgicas, 51,
      215-230

colpotomia para, 222
com bolsa coletora
  artesanal, 217
  de procedimento
    infectado, 217
instrumentos para, 51
  bolsa coletora
    descartável, 51*f*
pela cânula
  do trocarte, 216*f*
pelo trocarte, 216*f*
  ampliação de incisão
    portal com, 216*f*
  do apêndice cecal, 216*f*
princípios
  fundamentais, 215
  grandes, 220
  pequenas, 215
de segmento colônico, 223*f*
  por protetor de ferida, 223*f*
  após colectomia, 223*f*
dos drenos, 204
  laminares, 204
dos trocartes, 231-249
  e desinflação do
    pneumoperitônio, 231
Reto
  ressecção anterior de, 73*f*
    disposição na, 73*f*
      da equipe cirúrgica, 73*f*
      do paciente, 73*f*
      do *rack*, 73*f*
Retossigmoidectomia
  campo visual na, 131*f*
  disposição na, 73*f*
    da equipe cirúrgica, 73*f*
    do paciente, 73*f*
    do *rack*, 73*f*
  posicionamento na, 115
    dos postais, 115
Roeder
  nó de, 152*f*
Rumel
  torniquete de, 135*f*, 136*f*

# S
Sala(s)
  inteligentes, 16, 17*f*
  de cirurgia, 16
Salpingo-Oforectomia
  retirada na, 220
    de peça cirúrgica, 220
    por bolsa coletora
      artesanal, 220
Seladora
  manual, 258*f*
Selagem
  de materiais, 258
Sepultamento
  de ângulos, 247
    em suturas subcutâneas, 247
      contínuas, 247
        com fios absorvíveis,
          247
Silicone
  drenos de, 207, 08*f*
  de Kehr, 211*f*
  de Penrose, 208*f*

manta de, 255*f*
  para acomodação de
    instrumentos, 255*f*
sonda de, 208*f*, 211*f*
  de Foley, 208*f*, 211*f*
Sistema(s)
  bipolar, 188*f*
    na laparoscopia, 188*f*
    pedal de
      acionamento, 188*f*
  de apoio, 15
    armário cirúrgico, 15
      proteção mecânica, 15
    nobreaks, 15
      proteção elétrica, 15
  de captação de imagens, 77
  de distensão, 12, 77
  de drenagem, 205
    aberto, 205
    fechado, 205
      em selo d'água, 205
  de fechamento fascial, 245
    Carter-Thomason, 245
      técnica cirúrgica, 246
  de iluminação, 9, 78, 119
    componentes, 9
    luz, 9
      fria, 10
      geração da, 9
      transmissão da, 9
  de vídeo, 4, 119
    captação, 4
    componentes, 4
    exibição da imagem, 4
    transmissão, 4
  elétrico, 76
    checagem do, 76
Sleeve
  gástrico, 111
    posicionamento, 111
    dos postais, 111
Solução(ões)
  antiembaçantes, 128
  degermante, 79*f*
    à base de iodo, 79*f*
      degermação do campo
        cirúrgico com, 79*f*
  enzimática, 253*f*
    instrumentos imergidos
      em, 253*f*
    desmontados, 253*f*
Sonda
  de Foley, 206*f*, 210
    de látex, 206*f*
    de silicone, 208*f*, 211*f*
  de Levine, 206*f*
  de Malecot, 206*f*
    de látex, 206*f*
Spray
  de polissacarídeo, 139*f*
Sucção
  drenagem e, 202
    ativa, 202
  instrumentos de, 34
    de manipulação tecidual, 34
Suporte
  almofadas para, 55*f*
  para laparoscópio, 126*f*

Sutura(s)
  contínuas, 161, 163f
    aplicabilidade clínica, 165
    características gerais, 161
    nós iniciais de, 163f
    técnica cirúrgica, 162
      chuleio simples, 162
  de reparo, 91f
    próximo ao orifício
      umbilical, 91f
  de tração, 86f
    passagem de, 86f
  dispositivos de, 166
    automáticos, 166
  escolha da, 249
    pelo tipo do tecido, 249
  instrumento de, 242
    de Berci, 242
      técnica cirúrgica, 242
    Karl Storz, 242
      técnica cirúrgica, 242
  laparoscópicas, 155f, 159
    características gerais, 159
    intracorpóreas, 155f
      triangulação dos portais
        para, 155f
    ligaduras em geral, 159
    pontos separados, 159
    técnica cirúrgica, 159
      nó deslizante, 160
        conversão do nó do
          cirurgião em, 161
      nó quadrado, 159
  manuais, 143
    instrumentos
      fundamentais, 143
        contraporta-agulhas, 150
        empurradores de nó, 150
        fios cirúrgicos, 143
        porta-agulha, 150
  mecânica, 167
    desvantagens, 167
    grampeamento, 170
      regras para o, 170
    tipos, 167
      circulares, 168
      curvas, 168
      lineares, 167
    vantagens, 167
  separadas, 163f
    com nós
      pré-amarrados, 163f
      demonstração de, 163f
  subcutâneas contínuas, 247
    sepultamento
      de ângulos em, 247
      com fios absorvíveis, 247
  transfaciais, 44f, 52f
    dispositivos de, 44f
Suture Passer®
  agulha, 244
    de fechamento fascial, 244

T

TAPP (Transabdominal Pré-
  Peritoneal/*Transabdominal
  Preperitoneal*)
  abordagem, 43

Tayside
  nó de, 153f
Tecido(s)
  aproximação de, 36, 133-199
    aplicação de energia, 175
      eletrocirurgia, 175
    clipagem, 142
    energias avançadas, 189
      bipolar, 189
      ultrassônica, 191
    instrumentos para, 36
      clipadores, 36
      clipes, 36
      contraporta-agulhas, 38
      empurradores de nós, 42
      endogrampeadores, 38
      porta-agulhas, 37
    ligaduras, 143
    suturas, 143, 159, 161
      contínuas, 161
      laparoscópicas, 159
      manuais, 143
      técnica cirúrgica, 162
        chuleio simples, 162
      sutura mecânica, 167
  escolha pelo, 249
    da sutura, 249
    do fio, 249
  manuseio dos, 273
    complicações no, 273
      dificuldades, 274
        com a imagem, 274
        na manutenção do
          pneumoperitônio,
          274
      lesões iatrogênicas, 273
  respeitar o, 171
    no grampeamento, 171
Técnica
  do envelopamento, 257f
  do envelope, 256
Tela(s), 45
  cirúrgica, 45f
Temperatura
  da cor, 10
TEP (Totalmente
  Extraperitoneal/*Totally
  Extraperitoneal*)
  na hernioplastia, 43f
    inguinal, 43f
  técnica, 43
Tesoura(s), 31
  características gerais, 26
  permanente, 31f
    curva, 31f
      tipo Metzenbaum, 31f
    reta, 31f
      com ponta romba, 31f
    tipo bico de papagaio, 31f
Teste
  de infusão salina, 96
Timpanismo
  da parede abdominal, 98
Torniquete
  de Rumel, 135f, 136f
Tração
  da pele, 93f
    com pinças de campo, 93f

suturas de, 86f
  passagem de, 86f
Transmissão
  da luz, 9
Trendelenburg
  posição de, 60f
Triangulação
  dos portais, 155f
    para suturas
      laparoscópicas, 155f
      intracorpóreas, 155f
Trocarte(s), 20
  bainha do, 92f
    inserção de, 92f
      para confecção, 92f
        do pneumoperitônio,
          92f
  características dos, 23q
  com mandril, 20f
    fora da cânula, 20f
  de Hasson, 23, 84f, 88f
    descartável, 23f, 84f
    inserção do, 88f
  de ponta ótica, 23
    descartável, 23f
  descartáveis, 23
    versus permanentes, 23
  desmontado, 252f
  fixação dos, 105
    formas de, 105f
  inserção de, 91f, 99, 100f, 107f
    adicionais, 107f
    direta, 99
      técnica de, 99
    orifício umbilical alargado
      para, 91f
    introdução dos, 88f, 101
      do primeiro, 88f
        em região
          periumbilical, 88f
      manobras de auxílio na, 101
        compressão interna por
          pinças, 103
        compressão manual, 102
        movimentos durante a, 101f
          giratórios, 101f
    óptico, 100f
      com empunhadura radial,
        100f
      em cabo de pistola, 100f
      modelo de 100f
  passagem pelos, 134
    das gazes, 134
  remanescentes, 270
    complicações decorrentes
      da inserção dos, 270
      escape de gás
        pelo portal, 272
      lesões iatrogênicas, 270
  retirada dos, 231-249
  tamanho dos, 105
    escolha do, 105
Trocarte-Balão
  modelo de, 43f
    descartável, 43f
    permanente, 43f

Trombina
  esponja revestida por, 139*f*
    de colágeno, 139*f*
  gelatina combinada com, 49*f*
    esponja absorvível de, 49*f*
  na hemostasia, 137
    definitiva, 137
      vedantes de, 139
Trombose(s), 264
Tyvec®, 259
  envelope de, 259*f*

U
Úlcera(s)
  de pressão, 264

V
Vedante(s)
  na hemostasia, 137, 139
    definitiva, 137, 139
      de fibrina, 140
      de trombina, 139
Vesícula Biliar
  retirada da, 219*f*
    com bolsa coletora, 219*f*
      artesanal, 219*f*
      pelo portal, 219*f*
Via(s) Biliar(es)
  manipulação das, 46
    instrumentos para, 46
      agulha, 46
      de aspiração, 46
      de punção, 46
      bisturi, 47
      características dos, 48*q*
      coledocoscópio, 47
      extratores de cálculos, 48
Vídeo
  sistema de, 4, 119
    captação, 4
    exibição da imagem, 4
    transmissão, 4
Videocoledocoscópio, 47*f*